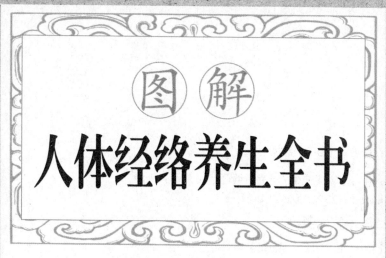

图解

人体经络养生全书

杨克新　编著

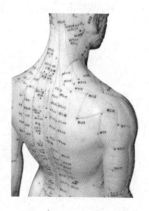

天津出版传媒集团

天津科学技术出版社

图书在版编目（CIP）数据

图解人体经络养生全书 / 杨克新编著 . -- 天津：天津
科学技术出版社，2017.5（2024.1 重印）

ISBN 978-7-5576-2530-6

Ⅰ.①图… Ⅱ.①杨… Ⅲ.①经络 – 养生（中医）– 图
解 Ⅳ.① R224.1-64

中国版本图书馆 CIP 数据核字（2017）第 056177 号

图解人体经络养生全书
TUJIE RENTI JINGLUO YANGSHENG QUANSHU

策划编辑：杨　譞

责任编辑：孟祥刚

责任印制：兰　毅

出　　版：天津出版传媒集团
　　　　　天津科学技术出版社

地　　址：天津市西康路 35 号

邮　　编：300051

电　　话：（022）23332490

网　　址：www.tjkjcbs.com.cn

发　　行：新华书店经销

印　　刷：三河市华成印务有限公司

开本 720×1 020　1/16　印张 29　字数 590 000

2024 年 1 月第 1 版第 2 次印刷

定价：68.00 元

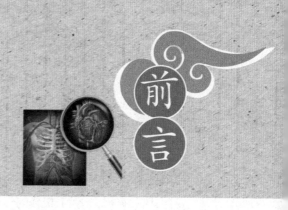

　　在很多武侠小说中，都有关于经络、穴位的记载。在小说中，经络穴位往往有着神奇而强大的功效，特别是有关打通经络的神奇功效，比如打通任督二脉和奇经八脉，一个人的功力就会得到成倍的提升。经络是如此神奇，那么，经络究竟是什么呢？存在于人体何处？中医上有句俗语："痛则不通，通则不痛。"生活中，我们常常出现头痛、腰痛、肩膀酸痛甚至浑身疼痛的状况。从中医的角度讲，这些都是经络不通的表现。经络是体内气血的运输通道，可以供给脏腑所需的各种营养物质。经络一旦不通，身体就会生病。我们在养生过程中，总是在不停地提到经络。经络有哪些作用，是通过什么途径实现的？这些问题既是中外科学家研究的重大课题，也是老百姓非常想了解的奥秘。

　　在《黄帝内经》中，经络的概念贯穿于全书，经络是经脉和络脉的总称，它是以手、足三阴和三阳经以及任、督二脉为主体，网络遍布全身的一个综合系统，它内联五脏六腑，外布五官七窍、四肢百骸，沟通表里、上下、内外，将人体的各部分连接成有机的、与自然界阴阳属性密不可分的整体。《黄帝内经》里面讲："经脉者，人之所以生，病之所以成，人之所以治，病之所以起。"而经脉则"伏行分肉之间，深而不见，其浮而常见者，皆络脉也"，并有"决生死，处百病，调虚实，不可不通"的特点。经络理论对中医各科实践有着决定性的作用，它不仅指导着中医各科的临床实践，而且是人体保健、养生祛病的重要依据。

　　中医上说，经络作为人体中内属脏腑、外络肢节、运行气血、联系全身的通路，可以决生死、除百病、调虚实，对于人体健康有着非常重要的作用。经络学也是人体针灸和按摩的基础，是中医学的重要组成部分。经络学说是祖国医学基础理论的核心之一，源于远古，服务当今。

　　经络主导体内气血运行。气血是人体生命活动的物质基础，其作用是濡润全身脏腑组织器官，使人体完成正常的生理功能。经络是人体气血运行的通道，气血只有通过经络系统才能被输送到周身，从而将营养物质提供给全身各脏腑组织，使各组织得到濡养。经络可以抵御外邪。由于经络系统的作用是运行气血，那么它就可以使营卫之气密布周身，尤其是随着散布于全身的络脉运行。卫气是一种具有保卫机体功能的物质，它能够抵御外邪的入侵。外邪侵犯人体往往由表及里，先从皮毛开始，所以当外邪侵犯机体时，卫气就会首当其冲地发挥其抵御外邪、保卫机体的作用。

本书以中医经络养生学说为核心，针对身体健康的方方面面，教给读者如何通过按摩经络来达到祛病、健身、养生的方法。本书系统介绍了经络的基本知识，经络与十二时辰的对应关系，打通经络的常用方法，使读者对经络有系统而全面的认识，然后介绍了人体的各个穴位的功用，对症治疗的疾病，并介绍了各种常见常用的日常经络养生操，以及对应老年人、女性、男性、儿童等不同人群的经络养生操；还讲解了经络松筋术等内容，使人们可以全面了解经络知识，学会运用经络养生。

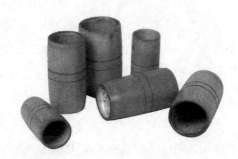

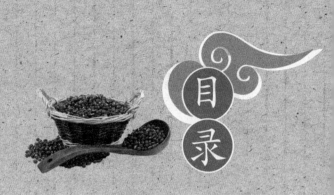

目录

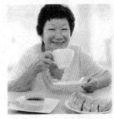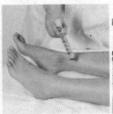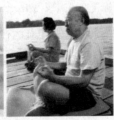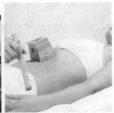

第二篇 | 百穴通经脉，护体胜本草
——人体特效穴位养生方

第三章　　相互定位腰背穴

第四章　　上肢穴位随手用

第五章　轻松打通下肢穴

第六章　经外奇穴有奇效

第三篇 | 经络养生操：身体动一动，经络就疏通

第一章　一学就会的经络养生操

第二章　对症养生操：健康就要从头到脚

第三章　最适合中老年人的经络养生操

第四章　养护女人身心的经络操

第五章　强肾健体的男性养生经络操

第六章　增强儿童体质的亲子经络操

第七章　古代经络导引操——老祖宗传下来的智慧

第四篇 | 经络松筋法：筋脉一松，气血畅通

第一章　走近神奇的经络松筋法

第二章　健康活力牛角松筋法

第三章　解结松筋法，让疼痛立即消失

第四章　　经络瑜伽，日益盛行的松筋秘方

第五章　　疏气活血，也有间接的松筋效果

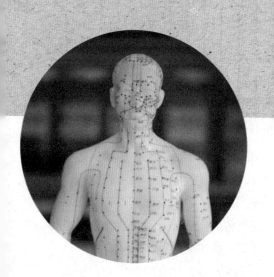

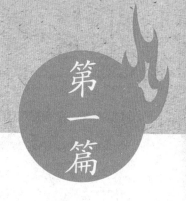

第一篇

人体自有天然药库
——走近经络

●中医上说，经络是运行气血、联系脏腑和体表及全身各部的通道，是人体功能的调控系统。经络学也是人体针灸和按摩的基础，是中医学的重要组成部分。经络学说是祖国医学基础理论的核心之一，源于远古，服务当今。

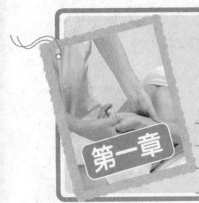

探索经络，打开气血运行通道

第一章

经络是运行气血、联系脏腑和体表及全身各部的通道，是人体功能的调控系统。当人体的某一脏器功能异常时，可运用针刺等治疗方法来进一步激发经络的调节功能，从而使功能异常的脏器恢复正常。

♥ 经络，生命气血的运输线

我们在读武侠小说的时候，经常会碰到任督二脉、点穴之类的称谓，似乎打通任督二脉是练成绝世神功的关键，而点住穴位则可以控制人体全部或某一部位的功能。对于一般人来说，这些可能有些神秘莫测，但如果略懂一些中医知识就会知道，这其实都是基于中医的经络原理。实际上，经络在武侠小说中的应用远不止如此，包括所谓的易筋经、一阳指、六脉神剑、九阳神功等功法，都是以经络理论为基础创造出来的。虽然小说中对经络的作用有艺术夸大的成分，但人体的经络确实是存在的，而且对强身健体起着至关重要的作用。

话说回来，经络究竟是什么呢？实际上，经络是经脉和络脉的总称。它不像心脏、肝脏、血管、四肢等是看得见的，而是人体内部遵循一定线路、互相联系、传输气血的隐性系统，解剖看不见，但遇到情况人体却能有所感觉。形象地说，人体就像一座城市，而经络就如同城市中的各种管道。在这些管道中，大的主干叫经脉，

小的分支叫络脉。它们纵横交错，遍布全身，向内连接着人体的五脏六腑，向外沟通着人体的四肢百骸、五官九窍。总之，经络将人体各部分组织器官联系成为一个富有生机和活力的有机整体。

除连接人体脏腑器官外，经络还有一个重要的作用，那就是运输气血。气血是人体中营养五脏六腑、抵御外部风邪、提高人体免疫力的精微物质，它们在人体中不断运动变化，使人体产生了各种生理活

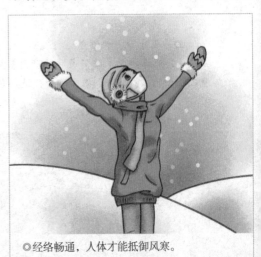

◎经络畅通，人体才能抵御风寒。

动，而气血之所以能畅通无阻地通达全身，全都依赖于经络的传输功能。

中医里有句术语，叫"诸病于内，必形于外"这就是说，既然经络在人体内循行，那么只要观察一下我们的哪条经络有不正常的反映，就可以知道身体哪个部位出了问题。之后通过对经络的按摩或刺激，还可达到养生祛病的目的。可以说，经络是人体的生命之河。疏通它，你就能告别疾病，常葆健康；忽视它，你可能会因此百病缠身，伤痛不断。

由于经络在人体的分布极为复杂，人体各部位又相互关联，所以用经络治病并不像我们想象的那么简单，并不是哪个部位出现病变，刺激相应经穴就可以了。中医在治疗某些疾患时，常常不仅是治这个脏器，而且特别重视与其有关的另一些脏器。例如，治疗肺结核，常用补肾的方法；治疗肾炎，常常用运脾或宣肺的方法；目疾不治目而用补肝的方法；口舌生疮，可以清泄小肠之火；大便泄泻，采用调治膀胱或补肾的治法。又如，针灸治疗高热疾患，常取大椎穴退热，因为大椎穴是诸阳交会穴；阳气不足，可温灸关元穴，因关元为三阴之会，又是肾间动气所系的穴位；此外如头顶痛，取足小趾至阴穴；泄泻及脱肛，取头顶百会穴；呼吸器官疾患，取用大肠经的曲池、合谷穴；肝炎取胆经的阳陵泉、丘墟穴；三阴交主治妇女月经病等，这类例子不胜枚举。

近代医家发现的压痛点、皮肤活动点及过敏带等，也是对经络反映作用的印证。有人认为，某些压痛点与皮肤活动点和经

络腧穴不尽相符，事实上，这是因为经穴仅仅是经络学说中的一部分，它还包括经别、奇经、经筋、皮部以及标本、根结之类。因此，经络在人体中的分布，不仅仅是"线"或"点"，还应从"面"的角度来理解。这也就涉及一些养生专家提到的"反射区疗法"，它并不是一种全新的疗法，只不过是经络疗法的延伸，它之所以能够起到保健作用，就是因为人体内存在着经络。

总而言之，人体经络包括点、线、面三个部分，所谓点，除了360多个经穴之外，还有很多奇穴，另有天应穴、不定穴等，所谓"人身寸寸皆是穴"，其数不可胜数。至于线，有正脉、支脉、别脉、络脉、孙脉、奇脉及经隧等各种纵横交错和深浅密布的循行径路。至于面，肢体的皮肉筋骨和脏腑组织，都有一般的分布和特殊的联系。它们共同具有反映病候、传导病邪、接受刺激、传递药性、指导治疗的作用，只要方法应用得当，我们完全可以利用经络达到祛病强身的目的。

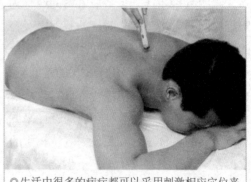

◎生活中很多的病症都可以采用刺激相应穴位来进行治疗和缓解，如艾灸、按摩、刮痧等。

经络也是阴阳、五行的缩影

阴阳是我国古代的哲学概念，是事物相互对立统一的两个方面，它是自然界的规律，世界万物的纲领，事物变化的根源，事物产生、消灭的根本。可以说，阴阳是处处存在的，凡是明亮的、兴奋的、强壮的、热的、运动的、上面的、外面的事物，都是"阳"；而凡是属于阴暗的、沮丧的、衰弱的、冷的、静的、下面的、里面的事物则都是"阴"。

中医认为，在人体中"阴"代表储存的能源，具体到形上包括血、津液、骨、肉，性别中的雌性等，而"阳"则代表能源的消耗，是可以通过人体表面看到的生命活力，无形的气、卫、火，性别中的雄性等都属于阳，而"阳"的这种生命活力靠的是内在因素的推动，即"阴"的存储。

人体经络中同样存在着阴阳。内属于脏的经络，跟脏直接相连、关系最紧密的经称为阴经，它与脏对应的腑又有紧密联系，中医称这种关系为络；内属于腑的经络，跟腑直接相连、关系最紧密的经称为阳经，同样它络于腑相对应的脏。阳经在四肢的阳面，阴经在四肢的阴面。

在中医理论中，与阴阳相关的是五行，合称为"阴阳五行说"。所谓五行，是以木、火、土、金、水五种物质的特性来归类自然界的各种事物和现象。五行相生的次序是：木生火，火生土，土生金，金生水，水生木。五行相克的次序是：木克土，土克水，水克火，火克金，金克木。人体

经络也与五行对应，即木、火、土、金、水分别对应肝经、心经、脾经、肺经、肾经，它们相互之间也存在五行相生相克的关系。

肝经太旺的人平时都喜欢生气，因为肝经主怒，若是女性的话容易得乳腺增生，因为肝经循行经过乳房；肝经有异常的话会同时影响到脾经，又因为木克土，所以同时她也会有消化系统方面的问题，比如腹泻、腹胀或胃痛等。因此有这样症状的人平时可通过敲肝经，就是敲腿的内侧，或者推两侧胁肋部，梳理肝气。

另外，青红黄白黑五色分别对应肝经、心经、脾经、肺经、肾经。根据经络与五色的对应关系，一般心经虚的人容易心慌、心悸，要多穿红色衣服；肺经虚的人平常经常感冒，要多穿白色衣服；肝经虚的人平时胆子小，容易被惊吓，要多穿青色衣服；肾经虚的人平常怕冷，小便次数多而且清长，要多穿黑色衣服；脾经虚的人消化功能不好，要多穿黄色衣服。

心经、夏天、红色在五行里都属于火，所以中医提出红色的衣服应该为夏季着装的首选。不少人认为，夏天穿白色衣服最佳，其实穿红装更好。因为红色的可见光波最长，可大量吸收日光中的紫外线，保护皮肤，所以夏天穿红色衣服可保护皮肤不受伤害并防止老化。这个结论又印证了中医理论的博大精深。

在中医理论中，经络与五味的对应

为酸入肝经、甘入脾经、苦入心经、辛入肺经、咸入肾经，五味功用性能为酸收、甘缓、苦泻、辛走、咸润。五味选择性地作用于经络，并通过经络传导间接地作用于脏腑。有的人喜欢吃甜，有的人喜欢吃酸，每个人对味道都有偏好，一般情况下不会影响健康。但这种偏好不能太过。如果这个人很喜欢吃酸的，但已经有胃痛了，那就要少吃了，因为酸属于木，旺肝经，木克土，而胃经是属于土的。

当人体某个经络功能下降时，人对某些滋味就感觉不到；当某个经络功能亢奋时，即使没有吃东西口中也会感觉到某种很重的滋味。比如肝火重时口发苦，脾阳上亢时口发甜，遇到这种情况就要敲相应的经络，直到把这条经络调理正常，这种异常的味觉就会消失。

我们的祖先有"早吃咸，晚喝蜜"的习惯，这是很有道理的。早餐一定要吃好以应付一上午繁忙的工作，咸入肾经，肾

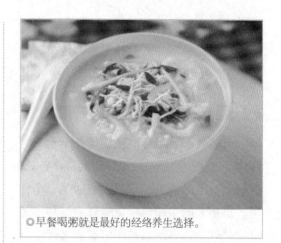

◎早餐喝粥就是最好的经络养生选择。

经气旺，自然精力充沛。早餐喝白粥就咸菜，或者吃一碗馄饨，再加几个包子，是中国传统饮食中最好的、最符合经络养生的选择。晚上吃完饭后，喝点儿蜂蜜，甘入脾经和胃经，胃和则卧安，那么晚上睡觉一定很香。

中医就是这样用传统知识解释我们的身体，在了解自己身体的同时，知道一些传统医学中的细微、精湛之术，并试着用它们来思考，保养我们的身体，这的确是非常有趣而有益的。

为何经络能够"决生死，处百病"

在学习任何一门学问前，都要先学习它的基础知识，就好似盖高楼之前，要打上地基一样。中医也不例外，如果说它是一座大楼，那么经络就是其坚实的地基。

对于经络的重要作用，我国历代医家在其文献中都有论述。如《黄帝内经》中就有："经脉者，所以决死生，处百病，调虚实，不可不通。"《灵枢·经脉篇》说"夫十二经脉者，人之所以生，病之所以成，人之所

以治，病之所以起，学之所始，工之所止也。"也就是说，人生下来、活下去、生病、治病的关键都是经络。

那么，经络对人体健康来说究竟起到什么作用呢？

❶ 联络脏腑，沟通全身

经络可以把人的内脏、四肢、五官、皮肤、肉、筋和骨等所有部分都联系起来，

就好像地下缆线把整个城市连接起来一样。通路通畅，身体才能保持平衡与统一，维持正常的活动。

❷ 运行气血，营养脏腑

天然气需要用管道输送到各个地方，同样，气血也要通过经络输送到身体各处，滋润全身上下内外，这是经络的第二个作用。每个人的生命都要依赖气血维持，经络就是气血运行的通道。只有通过经络系统把气血等营养输送到全身，人才能有正常的生理心理活动。

❸ 抗御病邪，保卫机体

外部疾病侵犯人体往往是从表面开始，再慢慢向里发展，也就是先从皮肤开始。经络内外与皮肤相连，可以运行气血到表面的皮肤，好像砖瓦一样垒成坚固的城墙，每当外敌入侵时，经络就会发挥其抵御外邪、保卫机体的屏障作用。

❹ 反映内在，以表知里

疾病也有从内生的，"病从口入"就是因为吃了不干净的东西，使身体内的气血不正常，从而产生疾病。这种内生病首先表现为内脏的气血不正常，再通过经络反映在相应的穴位上。所以经络穴位还可以反映人内在的毛病，中医称之为"以表知里"。

❺ 刺激经络，调整气血

人的潜力很大，我们的肝脏只有1/3在工作，心脏只有1/7在工作……如果它们出现问题，我们首先要做的是激发、调动身体的潜能。按照中医理论，内脏跟经络的气血是相通的，内脏出现问题，可以通过刺激经络和体表的穴位调整气血虚实。

嘴不但能吃饭，还能吃进细菌，成为疾病感染的途径。经络也一样，它可以运行气血，实行上面说的那些功能，但是人体一旦有病了，它也是疾病从外向里"走"的路。我们知道了它们的循行规律，就可以利用这一点来预防疾病的发展。

经络超越了循环系统、血液系统和神经系统等各种分类，它承载着人体的气血精微，并将气血精微运输到人体各处，使人体体表、脏腑、五官、九窍、皮肉、筋骨均能受到温养濡润，又可以将阻滞不通的人体垃圾带走。这样就保证了身体有效的运转，而避免出现疾病产生痛苦。中医说经络行气血而营阴阳，就是对经络的集大成作用的概括。所以从中医的角度看，经络的运行使营卫之气密布全身，在内调五脏和六腑，在外抗御病邪、保卫机体，人体就百病不生了。

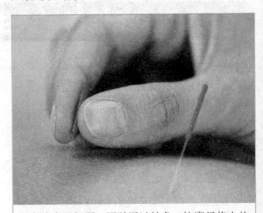

◎内脏出现问题，可以通过针灸、按摩经络上的穴位治疗内科病。

经络畅通了，健康也会变得顺畅

中医认为"不通则痛"，身体的各种不适实际上都是源于经络不通，所以打通经络就成了获得健康的必经之路。只要经络畅通，气血往复循环，自然就百病不生。

我们可能都有过这样的经验，有时坐的时间长了，腰背会酸痛；走路时间长，可能感到双腿发困发沉。于是，我们就会不由自主地做出捶腰、拍肩、捶腿、揉腿等动作，很快身体就会觉得舒服了，这实际上就是最简单的畅通经络的方法。

不过，其实这还是没有完全发挥刺激经络的好处。因为这种简单的捶打带来的舒服非常短暂，而且会越来越感到效果没有以前那么明显。这些都是方法太过简单，而使刺激没有针对性。结合经络的理论，既能让效果持久地延续下去，还能准确定位，有的放矢。例如经络里的肺经走行到肩部，脾经走行在腿部，当肩背酸痛的时候按按肺经的脉络和穴位，当腿酸腿软的时候推一推脾经的走向，敲打一下穴位。这些都是非常容易的操作，效果又极其明显，可以立即缓解疲劳的感觉，让身体倍感轻松。

当然，除了这种有针对性的经络调理之外，日常生活中的一些习惯也能起到畅通经络，从而达到保健的作用。比如，有些人一到冬天就有手脚冰凉的毛病，需要带很厚的手套、穿最厚的棉鞋才稍稍缓解寒冷。我们知道，经络的根在脏腑，而末梢在指趾，这样天地的寒气就会从我们的手足进入我们的身体。但是，经络气血在体内的正常流通是需要恒定的温度的，中医认为寒则凝，就是说，寒气会让经络气血流通不畅。如经络轻度堵塞就会让人患感冒、头痛等病；如果手足长期接触寒气，经络严重堵塞的话，就会得腱鞘炎、关节炎等疼痛难忍又很难痊愈的病。

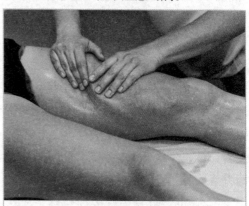

◎在生活中往往有时候会感觉到腿酸腿软，这时候可以推推脾经来进行缓解。

在医院骨科，很多得了腱鞘炎、手足关节肿痛的中老年妇女来看病，很多就是由于她们不注意手的保暖，经常大冬天接触冷水，寒气长时间郁闭经络造成的。寒气一般都是从手、足、口进入人体的，比如经常吃生冷的东西，大冬天经常用冷水洗东西，平时爱打赤脚。这些生活上不注意的小细节都会让寒气有机可乘，侵犯人体经络使人致病。所以，我们只要平时注意手足的保暖，炎热的夏天不要长时间待在空调屋里，冬天要注意戴手套，杜绝寒凉的食物，平时要用热水泡脚，我们的经络就会始终畅通无阻，永远生机勃勃。

除此之外，保持经络畅通还有一个非常简单的运动，那就是步行。中医认为，"走为百炼之祖"，人的五脏六腑在脚上都能找到相应的穴位。走路时，脚掌不断与地面接触，刺激脚底反射区，使对应的器官加快了新陈代谢，从而达到健身目的。世界卫生组织也有"最好的运动是步行"之说。可是要想达到理想的锻炼效果，走路的技巧不可忽视。

（1）走路时姿势要正确，如头要正，目要平，躯干自然伸直（沉肩，胸腰微挺，腹微收）。这种姿势有利于经络畅通，气血运行顺畅，使人体活动处于良性状态。

（2）步行时身体重心前移，臂、腿配合协调，步伐有力、自然，步幅适中，两脚落地要有节奏感。

（3）步行过程中呼吸要自然，应尽量注意腹式呼吸的技巧，即尽量做到呼气时稍用力，吸气时自然，呼吸节奏与步伐节奏要配合协调，这样才能在步行较长距离时减少疲劳感。

（4）步行时要注意紧张与放松、用力与借力之间相互转换的技巧，也就是说，可以用力走几步，然后再借力顺势走几步。这种转换可大大提高步行的速度，并且会感到轻松，节省体力。

（5）步行时，与地面相接触的一只脚要有一个"抓地"动作（脚趾内收），这样有促进脚和腿部微循环的作用。

（6）步行快慢要根据个人具体情况而定。研究发现，以每分钟走80～85米的速度连续走30分钟以上时，防病健身作用最明显。

值得注意的是，所谓的"饭后百步走"，只适合那些平时活动较少、长时间伏案工作、形体较胖、胃酸过多的人，这类人饭后散步20分钟，有助于减少脂肪堆积和胃酸分泌，有利于身体健康。而对那些体质较差、体弱多病的人来说，则提倡"饭后不要走"，这些人不但饭后不能散步，就连一般的走动也应减少，最好平卧10分钟。因为胃内食物增加，胃动力不足，此时如果活动就会增加胃的震动，更加重其负担，严重时还会导致胃下垂。

◎步行时可以刺激脚底反射区，使对应的器官加快新陈代谢，从而达到健身的目的。

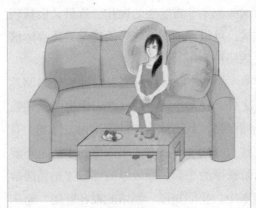

◎饭后不应马上就进行散步，应适当地休息10分钟左右，这样才能起到最好的效果。

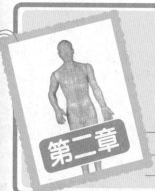

经络是人体的活地图——认识经络系统

第二章

经络是由经脉、络脉及其连属部分构成的，经脉和络脉是它的主体。经络系统是由十二经脉、奇经八脉、十二经别、十五络脉、十二经筋、十二皮部共同组成。

♥ 经络总系统：经脉和络脉

经络实际上是"内连五脏六腑，外连筋骨皮毛"，在人体中纵横交错地形成了一个有机的整体，而身体的气血精微都运行于经络当中。它就像人体内的河流，从大河到小溪，分布于身体不同的位置，所有的脏腑和器官都通过它相互联系。

按照中医的解释，经络实际上分别指两种系统，其中大的为经脉，就像人体内的环路，连接重要的部位；小的叫络脉，仿佛主路旁的辅路，既是对主路的补充，又可以增加细微之处的联系。

经脉又有"正经"和"奇经"之分，正经有十二条，包括手三阴经（手太阴肺经、手厥阴心包经、手少阴心经）、手三阳经（手阳明大肠经、手少阳三焦经、手太阳小肠经）、足三阳经（足阳明胃经、足少阳胆经、足太阳膀胱经）、足三阴经（足太阴脾经、足厥阴肝经、足少阴肾经）。奇经有八条，即任脉、督脉、冲脉、带脉、阴跷脉、阳跷脉、阴维脉、阳维脉，通常称作"奇经八脉"。在奇经八脉中，只有任脉和督脉有独立所属腧穴，其他六脉皆与十二正经共用腧穴，故有人又将任督二脉与十二经合称为"十四经"。

十二正经、奇经八脉是经络系统的两大重要支柱。古人把十二正经比喻成奔流不息的江河，把奇经八脉比喻成湖泊。这样的比喻恰如其分，平时十二正经的气和血奔流不息时，奇经八脉也会很平静地正常运行，而一旦十二正经气血不足流动无力时，奇经八脉这个湖泊储存的"水"就会补充到江河中；反之，十二正经里的气血太多、太汹涌了，湖泊也会增大储备，使气血流动过来，只有这样，人的身体正常功能才会平衡。从医学上来说，奇经八脉对全身经脉实际上起着联络和调节气血盛衰的作用。奇经八脉和十二正经就是要相互间调节、相互配合，才能保证身体的平安无事。

络脉是经脉的分支，有别络、浮络和孙络之分，起着人体气血输布的作用。别络是其中最大的部分，别络的名称来源于

经络系统总体

经络系统总体上是由经脉和络脉组成，其中又可以细分为若干种，具体如下表：

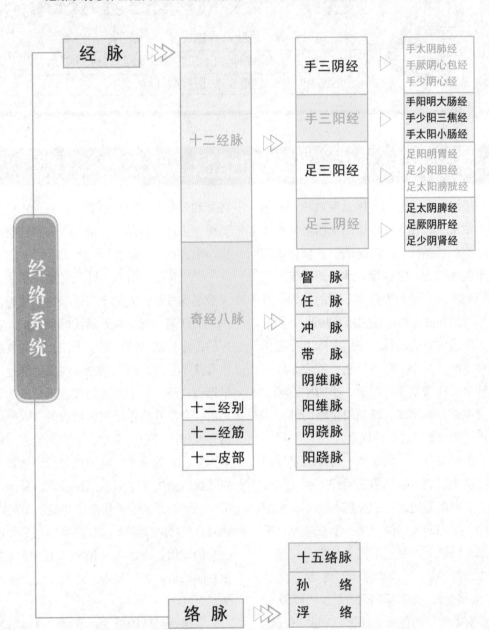

经络系统	经 脉	十二经脉	手三阴经	手太阴肺经 手厥阴心包经 手少阴心经
			手三阳经	手阳明大肠经 手少阳三焦经 手太阳小肠经
			足三阳经	足阳明胃经 足少阳胆经 足太阳膀胱经
			足三阴经	足太阴脾经 足厥阴肝经 足少阴肾经
		奇经八脉	督 脉 任 脉 冲 脉 带 脉 阴维脉 阳维脉 阴跷脉 阳跷脉	
		十二经别		
		十二经筋		
		十二皮部		
	络 脉	十五络脉 孙 络 浮 络		

本经别走邻经之意，十二经脉和任督二脉各自别出一络，加上脾之大络，共计 15 条，称为十五络脉，分别以十五络所发出的腧穴命名。具有沟通表里经脉之间的联系，统率浮络、孙络，灌渗气血以濡养全身的作用。从别络分出最细小的分支称为"孙络"，它的作用同浮络一样输布气血，濡养全身。在全身络脉中，浮行于浅表部位的称为"浮络"，它分布在皮肤表面。主要作用是输布气血以濡养全身。

这样一分析，人体经络运行图仿佛一张城市道路交通图一样，循行全身。有了这些主干和分支，当然气血就在这些道路上有机地往复循行。一旦经络出现问题，不通畅了，身体里的气血就会出现堵车，再严重的话，整个交通也就瘫痪了，人体也就生病了。所以平时我们一定要保持这些道路的通畅，只有这样才能保持健康。

十二正经：流动在身体中的河流

人体的十二经脉又被称为"十二正经"，可以说是经络的主干线，它就像人体中的河流，连接着五脏六腑，并滋养着全身。十二经脉对称地分布于人体的两侧，并分别循行于上肢或下肢的内侧或外侧。每一条经脉分别归于一个脏或一个腑。故十二经脉的名称包括三部分，即手或足经、阴或阳经、脏或腑经，如手太阴肺经。一般来说，手经行于上肢，足经行于下肢；阴经行于四肢内侧而属脏，阳经行于四肢外侧而属腑。下面，我们就从十二经脉在体表的分布开始，对它的方方面面进行详细的了解。

❶ 十二经脉的分布规律

头面分布：阳明经行于面部、额部；太阳经行于面颊、头顶及后头部；少阳经行于头侧部。

躯干分布：手三阳经行于肩胛部；足三阳经的足阳明经行于前（即胸腹面）、

足太阳经行于后背、足少阳经行于身侧面；手三阴经均从腋下走出；足三阴经则均行于腹面。循行于腹面的经脉，其排列顺序，自内向外为足少阴经、足阳明经、足太阴经、足厥阴经。

四肢分布：四肢内侧为阴，外侧为阳，各分三阴三阳。上肢内侧面前缘及大指桡侧端，为手太阴，内侧面中间及中指端，为手厥阴；内侧面后缘及小指桡侧端，为手少阴。次指桡侧端至上肢外侧前缘，为手阳明；无名指侧端至上肢外侧面中间，为手少阳，小指尺侧端至上肢外侧后缘，为手太阳。下肢外侧前缘及次趾外侧端，为足阳明；外侧中间及第四趾外侧端为足少阳，外侧后缘及小趾外侧端，为足太阳。大趾内侧端及下肢内侧中间转至前缘，为足太阴；大趾外侧端及下肢内侧前缘转至中间，为足厥阴；小趾下经足心至下肢内侧后缘，为足少阴。

❷ 十二经脉的表里属络关系

十二经脉在体内与脏腑相连属，其中阴经属脏络腑，阳经属腑络脏，一脏配一腑，一阴配一阳，形成了脏腑阴阳表里属络关系，即手足太阳与少阴为表里、手足少阳与厥阴为表里、手足阳明与太阴为表里。相为表里的两条经脉，都在四肢末端交接，并分别循行于四肢内外两个侧面的相对位置。相为表里的经脉分别络属于相为表里的脏腑，如手太阴属肺络大肠，手阳明属大肠而络肺；足少阴属肾络膀胱，足太阳属膀胱络肾等。

❸ 十二经脉的流注次序

十二经脉的流注是从手太阴肺经开始，阴阳相贯，首尾相接，逐经相传，到肝经为止，从而构成了周而复始、如环无休的流注系统。将气血周流全身，起到濡养的作用。其次序是手太阴肺经在食指端流注于手阳明大肠经，并依次为：经鼻翼旁流注于足阳明胃经，经足大趾端流注于足太阴脾经，经心中流注于手少阴心经，经小指端流注于手太阳小肠经，经目内眦流注于足太阳膀胱经，经足小趾端流注于足少阴肾经，经胸中流注于手厥阴心包经，经无名指端流注于手少阳三焦经，经目外眦流注于足少阳胆经，经足大趾流注于足厥阴肝经，经肺中则流注于手太阴肺经，完成一个循环。

十二经脉的流注次序表

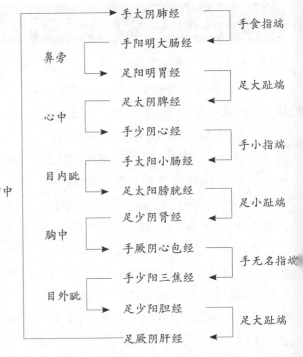

♥ 奇经八脉：人体中的湖泊

奇经八脉与十二正经不同，既不直属脏腑，又无表里配合关系，其循行别道奇行，故称奇经。奇经八脉互相交错地循行，对于十二经脉就好像一个湖泊，分别统摄有关经脉气血、协调阴阳的作用。当十二经脉及脏腑气血旺盛时，奇经八脉就能够蓄积多余的气血；人体功能活动需要时，奇经八脉可以渗灌供应气血。

奇经八脉分别为督脉、任脉、冲脉、带脉、阴维脉、阳维脉、阴跷脉、阳跷脉。

其中，督脉、任脉、冲脉这三条经脉，都起源于人体的胞中，就像三胞胎一样，所以叫"一源三岐"。但是这个三胞胎各自延伸，每条经脉走行的方向都完全不一样，督脉行于腰背正中，上抵头面；任脉行于胸腹正中，上至颏部；冲脉与十二正经的足少阴肾经一同上行，最后环绕口唇。

除此之外，带脉是所有经脉中最特殊的一个，人体的其他经脉都是纵向的，唯独带脉起于胁下，横向环行腰间一周。阴维脉起于小腿内侧，沿着腿股内侧上行，到咽喉与任脉会合。阳维脉起于足跗外侧，沿着腿膝外侧上行，至颈部后面与督脉会合。阴跷脉起于足跟内侧，随着足少阴等经上行，到目内眦与阳跷脉会合。阳跷脉起于足跟外侧，随着足太阳等经上行，到目内眦与阴跷脉会合，沿着足太阳经上额，到颈后与足少阳经会合。

在奇经八脉中，冲脉、带脉、阴维脉、阳维脉、阴跷脉、阳跷脉六脉腧穴，都寄附于十二经与任脉、督脉之中，只有任、督二脉各有其所属腧穴，因此又与十二经相提并论，合称为"十四经"。

督脉，"督"有总管、统率的意思，督脉总管人体一身的阳气，人体的六条阳经都交会于此，而督脉又有调节全身阳经气血的作用，所以督脉被称为"阳脉之海"。

督脉起于胞中，下出会阴，主干主要循行在人体后背正中线和头正中线，就是顺着脊梁骨从下往上走，一直到嘴，与脑和脊髓都有密切联系。"脑为髓海"，"头为诸阳之会"，"背为阳"，督脉的循行特点决定了它对全身阳气具有统率、督领

作用。平时要是能抬头挺胸，就能激发督脉的经气，使人看上去很有精、气、神。比如说大椎是手足三阳经和督脉交会的地方，因此，也被称为"诸阳之会"，可以用来治疗各种热病。督脉腧穴随其分布部位的不同，可以疗治各种脏腑疾病，如肛门部、阴器、肠腑、腰部、胞宫、膀胱、背部、胃、肺、心、头项部、鼻面部等病症。

督脉总督六条阳经，阳气有卫外的作用，也就是说可以保护我们的身体，因此，疏通督脉可以增强我们的抵抗力。

任脉为阴脉之海，可濡养周身，又由于任脉跟女子的生育功能有关，有调节月经、孕育胎儿的作用，是人体的生养之本。

任脉是人体奇经八脉之一，任脉的"任"字，有担任、妊养的含义。

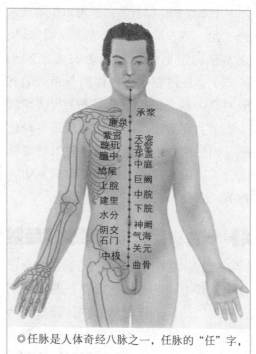

◎任脉是人体奇经八脉之一，任脉的"任"字，有担任、妊养的含义。

十二经别：江河中别行的水道

如果说十二经脉是人体经络河流的主干，那么经别就是主要干道分出去的岔道，但相比于络脉来说，它仍然属于主要干道。十二正经，每条分出一条循行在身体较深部的经脉干线，于是便形成了十二经别。十二经别的循行方式主要是从正经经脉分出后经过躯干、脏腑、头顶等处，最后仍流回到正经经脉中去，在循行过程中除了六阳经的经别均流回原来的阳经去之外，六阴经的经别也均流入与其相表里的阳经去，因此十二经别的主要作用，不仅是作为正经经脉循行的补充径路，而且还可以加强沟通互为表里的阴经与阳经的联系。

十二经别的循行特点，可以用"离、合、出、入"四个字来概括。十二经别多从四肢肘膝关节以上的正经别出（离），经过躯干深入体腔与相关的脏腑联系（入），再浅出体表上行头项部（出），在头项部阳经经别合于本经批脉，阴经的经别合于其表里的阳经经脉（合），由此将十二经别汇合成6组，称为"六合"。

① 一合：足太阳与足少阴经别

足太阳经别：从足太阳经脉的腘窝部分出，其中一条支脉在骶骨下五寸处别行进入肛门，上行归属膀胱，散布联络肾脏，沿脊柱两旁的肌肉到心脏后散布于心脏内；直行的一条支脉，从脊柱两

旁的肌肉处继续上行，浅出项部，脉气仍注入足太阳本经。

足少阴经别：从足少阴经脉的腘窝部分出，与足太阳的经别相合并行，上至肾，在十四椎（第二腰）处分出，归属带脉；直行的一条继续上行，系舌根，再浅出项部，脉气注入足太阳的经别。

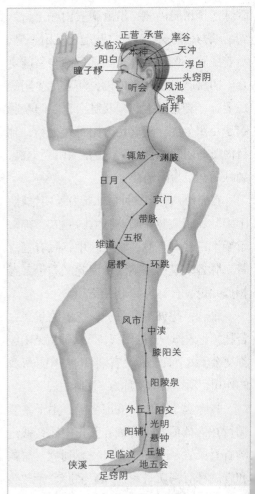

◎足少阳经脉在大腿外侧循行部位分出，绕过大腿前侧，进入毛际，同足厥阴的经别会合。

❷ 二合：足少阳与足厥阴经别

足少阳经别：从足少阳经脉在大腿外侧循行部位分出，绕过大腿前侧，进入毛际，同足厥阴的经别会合，上行进入季胁之间，沿胸腔里，归属于胆，散布而上达肝脏，通过心脏，挟食道上行，浅出下颌、口旁，散布在面部，系目系，当目外眦部，脉气仍注入足少阳经。

足厥阴经别：从足厥阴经脉的足背上处分出，上行至毛际，与足少阳的经别会合并行。

❸ 三合：足阳明与足太阳经别

足阳明经别：从足阳明经脉的大腿前面处分出，进入腹腔里面，归属于胃，散布到脾脏，向上通过心脏，沿食道浅出

口腔，上达鼻根及目眶下，回过来联系目系，脉气仍注入足阳明本经。

足太阴经别：从足太阴经脉的股内侧分出后到大腿前面，同足阳明的经别相合并行，向上结于咽，贯通舌中。

❹ 四合：手太阳与手少阴经别

手太阳经别：从手太阳经脉的肩关节部分出，向下入于腋窝，行向心脏，联系小肠。

手少阴经别：从手少阴经脉的腋窝两筋之间分出后，进入胸腔，归属于心脏，向上走到喉咙，浅出面部，在目内眦与手太阳经相合。

❺ 五合：手少阳与手厥阴经别

手少阳经别：从手少阳经脉的头顶部分出，向下进入锁骨上窝。经过上、中、

经别离入出合表

经别		别，入	胸腹部	出（颈项穴）	合（阳经）
一合	足太阳	入腘中，入肛（承扶）	属膀胱，之肾，散心	出于项（天柱）	足太阳
	足少阴	至腘中，合太阳	至肾，系舌本至14椎出属带脉		
二合	足少阳	入毛际（维道），入季肋间	属胆，上肝，贯心，夹咽与别俱行	出颐颔中（天容）	足少阳
	足厥阴	至毛际，合少阳三合			
三合	足阳明	至髀，入腹里（气冲）	属胃，散脾，通心，循咽与别俱行，络咽，贯舌本	出于口（人迎）	足阳明
	足太阴	至髀，合阳明四合			
四合	手太阳	入腋	走心，系小肠	出于面（天窗）	手太阳
	手少阴	入腋（极泉）	属心，走喉咙		
五合	手少阳	入缺盆	走三焦，散胸中	出耳后（天牖）	手少阳
	手厥阴	下腋三寸入胸中（天池）	属三焦，循喉咙		
六合	手阳明	入柱骨	走大肠，属肺，循喉咙	出缺盆（扶突）	手阳明
	手太阴	入腋（中府）	入走肺，散大肠		

下三焦，散布于胸中。

手厥阴经别：从手厥阴经脉的腋下三寸处分出，进入胸腔，分别归属于上、中、下三焦，向上沿着喉咙，浅出于耳后，于乳突下同手少阳经会合。

⑥ 六合：手阳明与手太阴经别

手阳明经别：手阳明经别：从手阳明经脉的肩髃穴分出，进入项后柱骨，向下者走向大肠，归属于肺；向上者，沿喉咙，浅出于锁骨上窝。脉气仍归属于手阳明本经。

手太阴经别：从手太阴经脉的渊腋处分出，行于手少阴经别之前，进入胸腔，走向肺脏，散布于大肠，向上浅出锁骨上窝，沿喉咙，合于手阳明的经别。

♥ 十二皮部：抵御外邪的森林

十二经脉在体表有一定的循行分布范围，与之相应，全身的皮肤也被划分为十二个部分，称为"十二皮部"。故《素问·皮部论》中说："欲知皮部，以经脉为纪考，诸经皆然。"同时，皮部不仅是经脉的分区，也是别络的分区，它同别络，特别是浮络有着密切的关系。所以《素问·皮部论》又说："凡十二经络脉者，皮之部也。"

皮部作为十二经脉的体表分区，与经脉和络脉的不同之处在于：经脉呈线状分布；络脉呈网状分布；而皮部则着重于面的划分。其分布之范围大致上属于该经络循行的部位，且比经络更为广泛。皮部在体表的分布如下：

手太阴肺经皮部：循手太阴肺经分布于足部、下肢、腹部。

手厥阴心包经皮部：循手厥阴心包经分布于手部、上肢。

手少阴心经皮部：循手少阴心经分布于手部、上肢。

手阳明大肠经皮部：循手阳明大肠经分布于手部、上肢、颈部、足部。

手少阳三焦经皮部：循手少阳三焦经分布于手部、上肢、肩部、颈部。

手太阳小肠经皮部：循手太阳小肠经分布于手部、上肢、肩部。

足阳明胃经皮部：循足阳明胃经分布于足部、胸腹部、颈部、面部。

足少阳胆经皮部：循足少阳胆经分布于足部、下肢、颈部、头部。

足太阳膀胱经皮部：循足太阳膀胱经分布于足部、下肢、腰背部、头部。

足太阴脾经皮部：循足太阴脾经分布于胸腹部、股部、足部。

足厥阴肝经皮部：循足厥阴肝经分布于足部、胸腹部。

六经皮部名称对应表

六经	太阳	阳明	少阳	太阴	少阴	厥阴
皮部名	关枢	害蜚	枢持	关蛰	枢儒	害肩

足少阴肾经皮部：循足少阴肾经分布于足部、下肢、腹部。

皮部位居人体最外层，是机体的卫外屏障，当外邪侵犯时，皮部就像森林抵御风沙一样，发挥其保卫机体、抗御外邪的功能。当机体卫外功能失常时，病邪可通过皮部深入络脉、经脉以至脏腑。正如《素问·皮部论》所说："邪客于皮则腠理开，开则邪入客于络脉，络脉满则注入经脉，经脉满则入合于脏腑也。"反之，当机体内脏有病时，亦可通过经脉、络脉而反映于皮部，根据皮部的病理反应而推断脏腑病症，所以皮部又有反映病候的作用。

除此之外，还可以根据皮部理论来确定治疗原则和方法，达到治病效果。比如，外感疾病多为六淫邪气侵犯肌表，表邪不解则由表入里，同样里证也可出表。根据皮部理论，邪在表当发汗，以防病邪沿经络传变入里，发展为里证。若邪已入里，则亦可由里达表，使其通过皮部而解。在临床上，常见的某些皮肤疾患如疹、斑等的外病内治，即是皮部理论在临床上的应用。中医针灸临床常用的皮肤针（七星针、梅花针）、皮内针、穴位贴药治疗等均是通过皮部与

经脉络脉乃至脏腑气血的沟通和内在联系而发挥作用的。

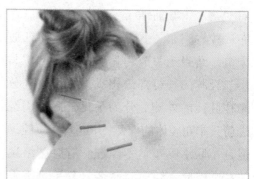

◎皮肤病在临床治疗中，除用药物贴敷等方法，还可以采用针灸、按摩来进行治疗。

由于手三阴三阳皮部与络脉在上肢，足三阴三阳皮部与络脉在下肢，而在临床实践中进行望色及切肤时，上下同名经络皮部是相通的，故称作"上下同法"，所以十二皮部归为六经皮部，并专门加以命名。《素问·皮部论》云："阴阳之阳，名曰害蜚，上下同法，视其部中有浮络者，皆阳阴之络也。"其他经皮部皆以此论述。少阳经皮部名枢持；阳明经皮部名害蜚；太阳经皮部名关枢；厥阴经皮部名害肩；太阴经皮部名关蛰；少阴经皮部名枢儒。此六经皮部名称和理论与经络根结终始理论相关，从而形成关、阖、枢理论。

十二经筋：被河流滋养的土地

何谓经筋？"经"即十二经脉，"筋"为肌肉的总称。十二经筋是十二经脉之气濡养筋肉骨节的体系，是十二经脉的外周连属部分。经筋具有约束骨骼、屈

伸关节、维持人体正常运动功能的作用，正如《素问·痿论》所说："宗筋主束骨而利机关也。"如果说十二经脉地上的十二条河流，那么十二经筋就是被河

流滋养的土地。

经筋分布于外周，不入脏腑，有"起"、有"结"，数筋结于一处为"聚"，散布成片称"布"。十二经筋各起于四肢末端，结聚于关节和骨骼，分布部位与十二经脉的外行部分相类。阳经之筋分布在肢体的外侧，分为手足三阳；阴经之筋分布在肢体的内侧，并进入胸腹腔，但是不联络脏腑，不像经脉有脏腑络属关系，因此，经筋的命名只分手足阴阳而不连缀脏腑名称。其中，手三阳之筋结于头脚，手三阴之筋结于胸膈，足三阳之筋结于目周围，足三阴之筋结聚于阴器。

经筋的分布，同十二经脉在体表的循行部位基本上是一致的，但其循行走向不尽相同。经筋的分布，一般都在浅部，从四肢末端走向头身，多结聚于关节和骨骼附近，有的进入胸腹腔，但不属络脏腑。其具体分布如下：

❶ 足太阳经筋

起于足小趾，向上结于外踝，斜上结于膝部，在下者沿外踝结于足跟，向上沿跟腱结于腘部，其分支结于小腿肚（腨外），上向腘内则，与腘部另支合并上行结于臀部，向上挟脊到达项部；分支入结入舌根；直行者结于枕骨，上行至头顶，从额部下，结于鼻；分支形成"目上网"（即上睑），向下结于鼻旁，背部的分支从腋行外侧结于肩髃；一支进入腋下，向上从缺盆出，上方结于耳行乳突（完骨）。又有分支从缺盆出，

斜上结于鼻旁。

❷ 足少阳经筋

起于第四趾，向上结于外踝，上行沿胫外侧缘，结于膝外侧；其分支起于腓骨部。上走大腿外侧，前边结于"伏兔"，后边结于骶部。直行者，经季胁，上走腋前缘，系于胸侧和乳部，结于缺盆。直行者，上出腋部，通过缺盆，行于太阳筋的前方，沿耳后，上额角，交会于头顶，向下走向下颌，上结于鼻旁。分支结于目外眦，成"外维"。

❸ 足阳明经筋

起于第二、三、四趾，结于足背；斜向外上盖于腓骨，上结于膝外侧，直上结于髀枢（大转子部），向上沿胁肋，连属脊椎。直行者，上沿胫骨，结于膝部。分支结于腓骨部，并合足少阳的经筋。直行者，沿伏兔向上，结于股骨前，聚集于阴部，向上分布于腹部，结于缺盆，上颈部，挟口旁，会合于鼻旁，上方合于足太阳经筋——太阳为"目上网"（下睑）。其中分支从面颊结于耳前。

❹ 足太阴经筋

起于大足趾内侧端，向上结于内踝；直行者，络于膝内辅骨（胫骨内踝部），向上沿大腿内侧，结于股骨前，聚集于阴部，上向腹部，结于脐，沿腹内，结于肋骨，散布于胸中；其在里的，附着于脊椎。

❺ 足少阳经筋

起于足小趾的下边，同足太阳经筋并斜行内踝下方，结于足跟，与足太阳经筋会合，向上结于胫骨内踝下，同足太阴经筋一起向上，沿大腿内侧，结于阴部，沿脊里，挟膂，向上至项，结于枕骨，与足太阳经会合。

❻ 足厥阴经筋

起于足大趾上边向上结于内踝之前。沿胫骨向上结于胫骨内踝之上，向上沿大腿内侧，结于阴部，联络各经筋。

❼ 手太阳经筋

起于手小指上边，结于腕背，向上沿前臂内侧缘，结于肘内锐骨（肱骨内上踝）的后面，进入并结于腋下，其分支向后走腋后侧缘，向上绕肩胛，沿颈旁出走足太阳经筋的前方，结于耳后乳突；分支进入耳中；直行者，出耳上，向下结于下颌，上方连属目外眦。还有一条支筋从颌部分出，上下颌角部，沿耳前，连属目眦，上额，结于额角。

❽ 手太阳经筋

起于和无名指末端，结于腕背，向上沿前臂结于肘部，上绕上臂外侧缘上肩，走向颈部，合于手太阳经筋。其分支当下颌角处进入，联系舌根；另一支从下颌角上行，沿耳前，连属目眦，上额，结于额角。

❾ 手少阳经筋

起于食指末端，结于腕背，向上沿前臂外侧，结于肩髃；其分支，绕肩胛，挟脊旁；直行者，从肩髃部上颈；分支上面颊，结于鼻旁；直行的上出手太阳经筋的前方，上额角，络头部，下向对侧下额。

❿ 手太阳经筋

起于手大拇指上，结于鱼际后，行于寸口动脉外侧，上沿前臂，结于肘中；再向上沿上臂内侧，进入腋下，出缺盆，结于肩髃前方，上面结于缺盆，下面结于胸里，分散通过膈部，到达季胁。

⓫ 手少阳经筋

起于手中指，与手太阴经筋并行，结于肘内侧，上经上臂内侧，结于腋下，向下散布于胁的前后；其分支进入腋内，散布于胸中，结于膈。

⓬ 手少阳经筋

起于手小指内侧，结于腕后锐骨（豆骨），向上结于肘内侧，再向上进入腋内，交手太阴经筋，行于乳里，结于胸中，沿膈向下，系于脐部。

十五络脉：流在山谷中的溪水

络脉是由经脉分出行于浅层的支脉，络脉的主干脉被称为别络，共有15条，由手足三阴三阳经在腕踝关节上下各分出一支络脉，加上躯干部任脉之络、督脉之络及脾之大络所组成，故又称十五别络、十五络脉。从别络往下，还会分出许多细小的络脉，被称为孙络，即《灵枢》中所谓的"络之别者为孙"。另外，在全身络脉中，浮行于浅表部位的称为"浮络"，它分布在皮肤表面，其主要作用是输布气血以濡养全身。

十五别络分别以十五络所发出的腧穴命名，其中十二经的别络均从本经四肢肘膝关节以下的络穴分出，走向其相表里的经脉，即阴经别走于阳经，阳经别走于阴经，加强了十二经中表里两经的联系，沟通了表里两经的经气，补充了十二经脉循行的不足。任脉、督脉的别络以及脾之大络主要分布在头身部。任脉的别脉从鸠尾分出后散布于腹部；督脉的别络从长强分出后散布于头，左右别走足太阳经；脾之大络从大包分出后散布于胸胁，分别沟通了腹、背和全身经气。

① 手太阴络——列缺

起始于手腕上部列缺穴两肌肉分歧处，与手太阴经相并而行，散布于手大鱼的边缘部（鱼际），由腕后一寸半（即列缺）处走向手阳明经。此络脉病候分为虚实两证：实证为手掌热；虚证为呵欠，气短，或尿频、遗尿等。

② 手少阴络——通里

起始于腕横纹后一寸半（通里）处，由此向上与手少阴经并行于浅层，沿经脉而进入心中，联系舌根部，又联属于眼睛的根部；在掌后一寸半（通里）处走向手太阳小肠经。此络脉病候分为虚实两证：实证为胸胁及膈上撑胀不舒；虚证为不能言。

③ 手厥阴络脉——内关

在腕横纹后两寸（内关）处，于掌长伸肌腱与拇长伸肌腱之间分出，然后沿着手厥阴经循行部之浅层上行，联系心包络。此络脉病候分为虚实两证：实证为心痛；虚证为头项强直。

④ 手太阳络——支正

于腕横纹上五寸（支正）处出来后向内注入于手少阴经；另一支沿手太阳经之浅层

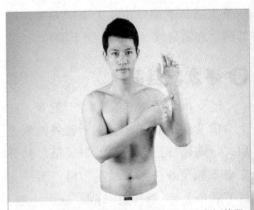

◎内关在腕横纹后两寸（内关）处，于掌长伸肌腱与拇长伸肌腱之间分出。

上行至肘关节部，再上行络于肩髃穴处。此络脉病候分为虚实两证：实证为肘关节弛缓而不得屈伸，肘关节痿废；虚证为皮肤生赘疣，小的如同指间生的疥结痂。

❺ 手阳明络——偏历

在腕横纹上三寸（偏历）处分出来后进入手太阴肺经；另一支沿上肢行于手阳明经浅层，上行至肩髃穴处，然后上行至面部颊侧屈曲处，即下颌角部，遍布于下齿中；另一支则入于耳中会合聚集于耳的宗脉。此络脉病候分为虚实两证：实证为龋齿、耳聋；虚证为牙齿寒凉、胸膈气塞不畅等。

❻ 手少阳络——外关

在腕横纹上两寸（外关）处分出来后向上绕过前臂外侧上行，注入于胸中会合手厥阴经至心包络。此络脉病候分为虚实两证：实证为肘关节部痉挛；虚证为肘关节部纵缓不收，即不能屈。

❼ 足太阳络——飞扬

在踝关节上七寸（飞扬）处分出后走向足少阴经。此络脉病候分为虚实两证：实证为鼻塞流涕，头背疼痛；虚证为鼻流清涕和鼻出血。

❽ 足少阳络——光明

在踝关节以上五寸（光明）处分出后走向足厥阴经脉，向下络于足背部。此络脉病候分为虚实两证：实证为厥冷；虚证为痿躄，即筋肉萎缩或萎软无力，坐而不能站起。

❾ 足阳明络——丰隆

在踝关节上八寸（丰隆）处分出后走向足太阴经脉；另一支沿胫骨外缘上行于同名经脉之浅层，直达头项部，会合诸经脉之气，向下络于喉部。此络脉病候分为气逆及虚实证：气逆，指本络脉之气上逆则喉痹，卒痦，即喉部诸疾引起气塞不通之症，故常突然音哑；实证为狂证和癫证；虚证为足胫屈伸不得，胫部肌肉枯萎。

❿ 足太阴络——公孙

在第一跖趾关节后一寸（公孙）处分出后走向足阳明经脉；另一支则沿同名经脉浅层上行直络于肠胃。此络脉病候分气逆及虚实证：气逆，即本络脉厥气上逆时则病发霍乱；实证为肠中切切而痛；虚证则腹部鼓胀。

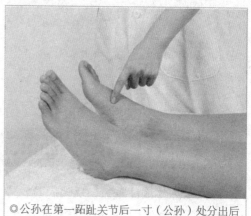

◎公孙在第一跖趾关节后一寸（公孙）处分出后走向足阳明经脉。

⓫ 足少阴络——大钟

从大钟穴由足少阴经脉分出，在踝关节后面绕过足跟后走向足太阳经脉。另一支则与足少阴经相并行于浅层，上行走于心包之下，向外则贯穿腰脊部。此络脉病候分为气逆及虚实证：气逆证则心烦胸闷不舒；实证则小便不通或淋漓不尽；虚证为腰痛。

⑫ 足厥阴络——蠡沟

在踝关节内侧以上五寸（蠡沟）处分出后走向足少阳经脉；另一支沿着同名经脉的浅层经过胫骨内侧上行至睾丸处，结聚于阴茎。此络脉病候分为气逆及虚实证：气逆证为睾丸肿大，猝然发生疝气病；实

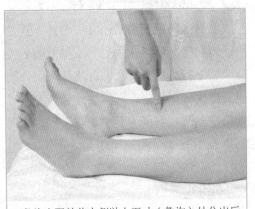

◎蠡沟在踝关节内侧以上五寸（蠡沟）处分出后走向足少阳经脉。

证为阴器挺长不收；虚证为阴囊突然瘙痒。当取蠡沟穴治之。

⑬ 任脉之络——尾翳

由任脉之鸠尾穴上面分出后下行至鸠尾穴后再散络于腹部。此络脉病候分为虚实两证：实证为腹壁皮肤疼痛；虚证为腹壁皮肤瘙痒。

⑭ 督脉之络——长强

从长强穴处由督脉分出，然后在脊柱两旁肌肉边上上行，直达项部，散络于头上。下面则在肩胛部左右有分支走向足太阳经脉，穿入于脊柱两旁肌肉之内。此络脉病候分为虚实两证：实证为脊柱强直；虚证为头部沉重。

⑮ 脾之大络——大包

在腋窝部下三寸的渊腋穴（足少阳）下方三寸处分出后散布于胁肋及胸侧。此络脉病候分为虚实两证：实证为全身疼痛；虚证为各关节皆弛缓。

♥ 腧穴：运输气血的中转站

腧穴是人体输注气血、反映病候、防治疾病的重要部位。"腧"就是传输的意思，"穴"说明这个部位存在着空隙，所以一般都用"穴位"来称呼。实际上，穴位就是每条经络上最突出的地方，穴位对经络的重要就如同经络对于人体的重要。它位于经脉之上，而经脉又和脏腑相连，穴位、经脉和脏腑之间就形成了立体的联系。当然，穴位就成了这个相互联系的体系中最直接的因素，通过穴位来发现身体存在的问题，更可以利用它们来治疗疾病，保持身体的健康。

按照中医基础理论，人体穴位主要有四大作用，首先它是经络之气输注于体表

的部位；其次它还是疾病反映于体表的部位，当人体生理功能失调的时候，穴位局部可能会发生一些变化，比如说颜色的变红或者变暗，或者局部摸起来有硬结或者条索状的东西等；再者我们可以借助这些变化来推断身体到底是什么部位出了问题，从而协助诊断；最后，当人体出现疾病的时候，这些穴位还是针灸、推拿、气功等疗法的刺激部位，当然我们也可以用这些穴位来预防疾病的发生。

有专家说，正是由于腧穴的发现，才最终确立了经络学说，这种说法是有一定道理的。在远古时代，没有医生，没有医院，没有先进的设备，更没有灵丹妙药，当我们的祖先身体不舒服的时候，发现在病痛的局部按按揉揉，或者用小石头刺刺，小木棍扎扎，就能减轻或者消除病痛。其实这种"以痛为俞"的取穴方式，就是腧穴的原型。后来通过实践活动，古代人对腧穴有了进一步的认识，知道了按压哪个位置能起到什么样的治疗作用，为了便于记忆，便于交流，还给它们起了名字。在公元前 1 世纪的时候，有名字的穴位大概有 160 个。

随着对穴位主治功能认识的不断积累，古代医家发现这些穴位不是孤立的，这些穴位位于"经络"——能量的通路上，通过经络与脏腑相通。历代医家不断整理，到了清代，有名的穴位一共有 361 个，包括 52 个单穴，309 个双穴。这 361 个穴位位于十二经和任、督二脉之上，有固定的名称和固定的位置。这也是我们现代人常说的"经穴"，或者"十四经穴"。

在这 361 处经穴中，有 108 个要害穴。要害穴中有 72 个穴一般采用按摩手法点、按、揉等不至于伤害人体，其余 36 个穴是致命穴，就是我们俗称的"死穴"。严格地说这 36 个致命穴，平常按摩不会有任何不良影响。所谓致命是指超乎正常的意外重力，造成了极大的打击。死穴又分为软麻、昏眩、轻和重四穴，每类都有 9 个穴。一共是 36 个致命穴。有些文学作品中甚至说，在生死搏斗中为"杀手"使用，还有歌诀做了描述："百会倒在地，尾闾不还乡；章门被击中，十人九人亡；太阳和哑门，必然见阎王；断脊无接骨，膝下急亡身。"

还有一些穴位，也有自己的名字，有固定的位置，但是却不属于十四经，它们属于另外一个系统，那就是"经外奇穴"，简称"奇穴"，其中也包括许多近代发现并获得认可的新穴。比如说四缝、八风、十宣、定喘等。常用的奇穴有 40 个左右。

其实还有一类穴位，没有固定的名字，也没有固定的位置，这就是"阿是穴"。相传在古时有中医为病人治病，但一直不得其法。有一次无意中按到病者某处，病者的痛症得到舒缓。医者于是在该处周围

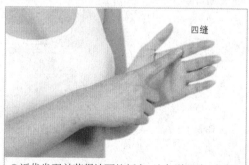

◎近代发现并获得认可的新穴，比如说四缝、八风、十宣、定喘等。

摸索，病者呼喊："啊……是这里，是这里了。"医者加以针灸，果然使疾病好转。于是把这一个特别的穴位命名为"阿是穴"，其实就是病痛局部的压痛点或者敏感点，这种叫法最早见于唐代。

可以看出，人们对腧穴的认识是不断发展的，关于究竟有多少穴位这个问题，也是在不同时代有着不同的答案。

特定穴：特殊职能的气血运行枢纽

在十四经穴中，有一部分腧穴被称为"特定穴"，它们除具有经穴的共同主治特点外，还有其特殊的性能和治疗作用。根据其不同的分布特点、含义和治疗作用，将特定穴分为"五输穴""原穴""络穴""郄穴""下合穴""背俞穴""募穴""八会穴""八脉交会穴"和"交会穴"等十类。特定穴其实是最常用的经穴，掌握特定穴的有关知识，对发生疾病时选穴具有很重要的指导意义。

① 五输穴

古代医家认为，经脉之中的气血的流注运行就好像自然界之水流一样，由小到大、由浅入深，注于江河，汇于海洋。古人以此为依据，将"井、荥、输、经、合"五个名称分别冠之于五个特定穴，即组成了五输穴。

五输穴从四肢末端向肘膝方向依次排列。井穴分布在指或趾末端，为经气所出，就像是水的源头。荥穴分布于掌

五输穴表

经脉名称	井（木）	荥（火）	输（土）	经（金）	合（水）
手太阴肺经	少商	鱼际	太渊	经渠	尺泽
手厥阴心包经	中冲	劳宫	大陵	间使	曲泽
手少阴心经	少冲	少府	神门	灵道	少海
足太阴脾经	隐白	大都	太白	商丘	阴陵泉
足厥阴肾经	涌泉	然谷	太溪	复溜	阴谷
足少阴肝经	大敦	行间	太冲	中封	曲泉
手阳明大肠经	商阳	二间	三间	阳溪	曲池
手少阳三焦经	关冲	液门	中渚	支沟	天井
手太阳小肠经	少泽	前谷	后溪	阳谷	小海
足阳明胃经	厉兑	内庭	陷谷	解溪	足三里
足少阳胆经	足窍阴	侠溪	足临泣	阳辅	阳陵泉
足太阳膀胱经	至阴	通谷	束骨	昆仑	委中

指或跖趾关节之前，为经气开始流动，像刚出的泉水微流；腧穴分布于掌指或跖趾关节之后，其经气渐盛，喻水流由小到大，由浅渐深；经穴多位于前臂、胫部，其经气盛大流行如水流宽大，通畅无阻；合穴多位于肘膝关节附近，其经气充盛且入合于脏腑，喻江河之水汇合入湖海。五输穴与五行相配，故又有"五行输"之称。

❷ 原穴、络穴

原穴是脏腑原气（即元气）经过和留止于四肢的穴位。脏腑的原气源于肾间动气，是人体生命活动的原动力，通过三焦运行于五脏六腑，通达头身四肢，是十二经脉维持正常生理功能的根本。十二经脉在腕、踝关节附近各有一个原穴，合为十二原穴。十五络脉从经脉分出处各有一腧穴，称之为络穴，又称"十五络穴"。"络"，有联络、散布之意。十二经脉各有一络脉分出，故各有一络穴。原穴和络穴既可单独应用，也能配合使用，中医称之为"原络配穴"。

❸ 郄穴

"郄"有孔隙之意。郄穴是指经脉之气深深藏聚的部位的腧穴。十二经脉和奇经八脉中的阴跷、阳跷、阴维、阳维脉各有1个郄穴，共有十六个。根据古代文献记载，阴经郄穴多用于治疗出血，阳经的郄穴多用于治疗急性疼痛。比如说我们前臂上的孔最穴就是手太阴肺经的郄穴，而肺与大肠相表里，所以孔最就有了这个作用。

十二经原穴、络穴表

经脉	原穴	络穴
手太阴肺经	太渊	列缺
手厥阴心包经	大陵	内关
手少阴心经	神门	通里
手阳明大肠经	合谷	偏历
手少阳三焦经	阳池	外关
手太阳小肠经	腕骨	支正
足太阴脾经	太白	公孙
足厥阴肝经	太冲	蠡沟
足少阴肾经	太溪	大钟
足阳明胃经	冲阳	丰隆
足少阳胆经	丘墟	光明
足太阳膀胱经	京骨	飞扬

十六郄穴表

经脉	郄穴	经脉	郄穴	经脉	郄穴
手太阴肺经	孔最	手阳明大肠经	温溜	足太阳膀胱经	金门
手厥阴心包经	郄门	手少阳三焦经	会宗	阴维脉	筑宾
手少阴心经	阴郄	手太阳小肠经	养老	阳维脉	阳交
足太阴脾经	地机	足阳明胃经	梁丘	阴跷脉	交信
足厥阴肝经	中都	足少阳胆经	外丘	阳跷脉	跗阳
足阴肾经	水泉				

❹ 腧穴、募穴

脏腑之气输注于背腰部的腧穴，称为"腧穴"，又称为"背俞穴"。"腧"，有转输、输注之意。腧穴一共有十二个，都位于背腰部足太阳膀胱经第一侧线上，大体依脏腑位置的高低而上下排列，并分别冠以脏腑之名。

脏腑之气汇聚于胸腹部的腧穴，称为"募穴"，又称为"腹募穴"。"募"，有聚集、汇合之意。募穴也有十二个，都位于胸腹部有关经脉上，其位置与其相关脏腑所处部位相近。

腧穴和募穴既可以单独使用，也可以配合使用。一般而言，脏病和虚证多取腧穴，腑病和实证多用募穴。

❺ 下合穴

六腑之气下合于足三阳经的腧穴，称为"下合穴"，又称"六腑下合穴"。

下合穴共有六个，其中胃、胆、膀胱的下合穴位于本经，大肠、小肠的下合穴同位于胃经，三焦的下合穴，位于膀胱经。

下合穴可用于治疗相应的腑的病症。比如，胆的下合穴是阳陵泉，如果胆出现问题，就可以用阳陵泉来治疗。胃的下合穴是足三里，所以足三里可以治疗各种胃炎、胃溃疡、消化不良等和胃有关的疾病。膀胱的下合穴是委中，委中可以用来治疗尿频、尿急、尿痛、尿血、尿潴留、遗尿等各种和膀胱有关的问题。大肠的下合穴是上巨虚，和大肠有关的便秘、腹泻、痔疮、便血等都可以用上巨虚来治疗。三焦的下合穴是委阳穴，这个穴位可以用来治疗水肿、肾炎、膀胱炎等和三焦有关的疾病。小肠的下合穴是下巨虚，因此，下巨虚可以用来治疗和小肠相关的疾病，比如说急慢性肠炎、消化不良等。

十二脏腑腧穴、募穴

	肺	心包	心	肝	脾	肾	胃	胆	膀胱	大肠	三焦	小肠
腧穴	肺俞	厥阴俞	心俞	肝俞	脾俞	肾俞	胃俞	胆俞	膀胱俞	大肠俞	三焦俞	小肠俞
募穴	中府	膻中	巨阙	期门	章门	京门	中脘	日月	中极	天枢	石门	关元

⑥ 八会穴

八会穴是指脏、腑、气、血、筋、脉、骨、髓等精气聚会的八个腧穴。具体来讲，脏会章门，腑会中脘，气会膻中，血会膈俞，筋会阳陵泉，脉会太渊，骨会大杼，髓会绝骨。八会穴分散在躯干部和四肢部，其中脏、腑、气、血、骨之会穴位于躯干部；筋、脉、髓之会穴位于四肢部。

这八个穴位虽然分别属于不同的经脉，但对各自相对应的脏腑、组织的病症具有特殊的治疗作用。比如背部的膈俞穴是血会，也就是血汇聚的地方，当身体任何地方出现出血、血亏或者血瘀等情况，都可以用这个穴位来治疗。再比如说任脉上的中脘穴是腑会，所以中脘不仅仅可以治疗和任脉相关的疾病，还可以用来治疗和六腑相关的疾病，尤其是经常用它来治疗胃的各种病症。

⑦ 交会穴

两经或数经相交会的腧穴，称为"交会穴"。交会穴多分布于头面、躯干部。这样的穴位有很多，它们既可以治疗本经的病症，也可以治疗相交会的经脉的病症。比如说三阴交，它既是足太阴脾经的腧穴，又是足三阴交交会穴，所以，可以用它来治疗脾经病证，也可以治疗足厥阴肝经、足少阴肾经的病证。由于这样的穴位实在是太多了，在这里我们就不一一介绍了。

⑧ 八脉交会穴

十二经脉与奇经八脉相通的八个腧穴，称为"八脉交会穴"，又称"交经八穴"。八脉交会穴均位于腕踝部的上下。

八脉交会穴具有治疗奇经病症的作用，比如说后背部脊柱的疼痛、僵硬，这属于督脉的病症，我们就可以用通于督脉的后溪穴来治疗，而后溪穴本身是属于手太阳小肠经的穴位。公孙穴通冲脉，内关穴通阴维脉，这两个穴位配合使用，可以用来治疗心、胸、胃的疾病。后溪通督脉，申脉通阳跷脉，这连个穴位一起配合可以治疗眼内角、颈项、耳

八脉交会穴表

穴名	所属经脉	所通经脉	所合部位	主治范围
列缺照海	手太阴肺经	任脉	肺系，咽喉，胸膈	肺系，咽喉，胸膈病证
	足少阴肾经	阴跷脉		
后溪申脉	手太阳小肠经	督脉	目内眦、颈项、耳、肩	耳、目内眦、头颈项、肩胛、腰背病证
	足太阳膀胱经	阳跷脉		
公孙内关	足太阴脾经	冲脉	心、胸、胃	心、胸、胃病证
	少阴心包经	阴维脉		
足临泣外关	足少阳胆经	带脉	目内眦、耳后、颊、颈肩	耳、目锐眦、侧头、颈肩、胸胁病证
	手少阳三焦经	阳维脉		

朵以及肩部的疾病。足临泣通带脉，外关通阳维脉，这两个穴位配合可以治疗眼内角、耳后、脸颊、颈肩部的相关疾病。

列缺通任脉，照海通阴跷脉，这两个穴位配合起来，可以治疗肺、咽喉、胸膈的疾病。

💗 经络的标本、根结、气街、四海

经络系统主要是从经络的分布和气血运行等方面来论述人体内脏和体表的相互关系，古代医家通过长期的实践，在认识了经络的分布和气血运行的基础上，总结出了经络腧穴上下内外的对应规律，从而揭示了人体四肢与头身的密切联系，突出了四肢远端的特定穴与头、胸、腹、背俞穴的关系，形成了标本、根结、气街、四海理论。

❶ 标本

"标本"一词在这里是以树梢（标）和树根（本）来比喻经脉腧穴分布的上下对应关系。"标"代表人体头面胸背部，"本"代表人体四肢下端。十二经脉皆有"标"部与"本"部。根据《灵枢·卫气》所载标本位置，结合相应腧穴列表如下：

十二经标本表

经脉	本（部位）	本（腧穴）	标（部位）	标（腧穴）
足太阳	跟以上5寸中	跗阳	两络命门（目）	睛明
足少阳	窍阴之间	足窍阴	窗笼（耳）之前	听会
足少阴	内踝上上3寸中	交信、复溜	背俞与舌下两脉	肾俞、廉泉
足阳明	厉兑	厉兑	颊下、挟颃颡	人迎
足厥阴	行间上5寸所	中封	背俞	肝俞
足太阴	中封前上4寸中	三阴交	背俞与舌本	脾俞、廉泉
手太阳	外踝之后	养老	命门（目）之上1寸	攒竹
手少阳	小指次指之间上2寸	中渚	目后上角、目外眦	丝竹空
手阳明	肘骨中上至别阳	曲池	颜下合钳上	迎香
手太阴	寸口之中	太渊	腋内动脉	中府
手少阴	锐骨之端	神门	背俞	心俞
手厥阴	掌后两筋之间2寸	内关	腋下3寸	天池

❷ 根结

"根结"指经气的所起与所归。"根"

指根本、开始，即四肢末端的井穴；"结"指结聚、归结，即头、胸、腹部。四肢末端和头、胸、腹又称为"四根三结"。

根结的分布见下表：

经脉	根（井穴）	结	
太阳	至阴	命门（目）	头
阳明	厉兑	颡大（钳耳）	头
少阳	窍阴	窗笼（耳）	头
太阴	隐白	太仓（胃）	腹
少阴	涌泉	廉泉	腹
厥阴	大敦	玉英、膻中	胸

十二经脉的"根"与"本"，"结"与"标"位置相近或相同，意义也相似。"根"有"本"意，"结"有"标"意，"根"与"本"部位在下，皆经气始生始发之地，为经气之所出；"结"与"标"部位在上，皆为经气归结之所。但它们在具体内容上又有所区别，即"根之上有本"，"结之上有标"，说明"标本"的范围较"根结"为广。"标本"理论强调经脉分布上下部位的相应关系，即经气的集中和扩散，而"根结"理论强调经气两极间的联系。

标本根结的理论补充说明了经气的流注运行情况，即经气循行的多样性和弥散作用，强调了人体头身与四肢的密切联系，为针灸临床中四肢肘膝以下的特定穴治疗远离腧穴部位的脏腑疾病、头面五官疾病，以及"上病下取""下病上取"等提供了理论依据。例如：《针灸聚英·肘后歌》中的"头面之疾寻至阴"的方法，就是上病（结部）取下（根部）之法；睛明配光明治目疾，是足太阳和足少阳标本互配之法。

❸ 气街

经络理论指出，气街是经气汇集，纵横通行的共同道路。《灵枢·卫气》说："胸气有街，腹气有街，头气有街，胫气有街。"《灵枢·动输》说："四街者，气之径路也。"这说明，人体的胸、腹、头、胫部是经脉之气聚集循行的部位。

由于十二经脉的气血都是"上于面而走空窍"，所以《灵枢·卫气》说"气在头者，止之于脑"，即脑为头气之街。十二经脉脏腑之气均集聚于胸腹和背脊等部，故说"气在胸者，止之于膺与背俞，气在腹者，止之于背俞，与冲脉于脐左右之动脉者"，即胸气之街是在膺与背俞（心俞、肺俞等），腹之气街是在冲脉和背俞（肝、脾、肾）。下肢经脉的经气多汇集在少腹气街（气冲）部位，故说"气在胫者，止之于气街"，即气冲、承山、踝上以下为胫气之街。

气街部位多为"结"与"标"的部位。基于这一理论，针灸临床中可取头身腧穴治疗局部和内脏疾患，还可取头身的部分腧穴治疗四肢病症。例如，风池、风府均为头部穴，可主治头面五官疾病，下腹部的气冲穴主治奔豚、腹痛、阴痿及胎产诸疾。

❹ 四海

四海，是指人体气血营卫产生、分化和汇聚的四个重要部位，即髓海、血海、气海、水谷之海的总称。海是百川归聚之所，凡庞大的汇合现象均可以"海"喻之，经络学说认为十二经脉象大地上的水流一样，故称为"十二经水"，十二经内流行的气血像百川归海一样汇集到一定的部位，由此形成了"海"的概念。《灵枢·海论》指出："人亦有四海……胃者水谷之海，其输上在气街，下至三里；冲脉者为十二经之海，其输上在大杼，下出于巨虚之上下廉；膻中者为气之海，其输上在于柱骨之上下，前在于人迎；脑为髓之海，其输上在于盖，下在风府。"

所以，可据此并结合中医有关论述归纳"四海"部位及其功能意义如下：

脑为髓海，在头部，为神气的本源，是脏腑、经络活动的主宰。

膻中为气海，在胸部，为宗气所聚之处，推动肺的呼吸和心血的运行。

胃为水谷之海，在上腹部，是营气、卫气生化之源，即气血化生之处。

冲脉为血海，又称十二经之海。冲脉总领十二经气血之要冲，故冲脉为血海。又因冲脉起于胞中，伴足少阴经上行至"脐下，肾间动气者"，为十二经之根本，是原气生发的本源，而原气通过三焦分布全身，是人体生命活动的原动力，故冲脉又为十二经之海。

《灵枢·海论》指出，当四海有余或不足时，就会出现相应的病候，如"气海有余者，气满胸中，免息面赤；气海不足，则少气不足以言。血海有余，则常想其身大，怫然不知其所病；血海不足，亦常想其身小，狭然不知其所病。水谷之海有余，则腹满；水谷之海不足，则饥不受谷食。髓海有余，则轻劲多力，自过其度；髓海不足，则脑转耳鸣，胫酸眩冒，目无所见，懈怠安卧"等。这时就要取四海中相应的腧穴，调其虚实而治疗，对针灸临床有一定的指导意义。四海病变，主要分为有余、不足两大类，临床上可据此辨证施治。

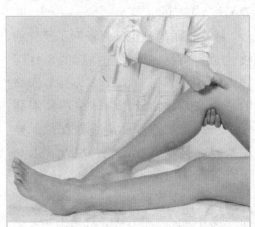

◎血海穴是人体穴位之一，位于膝盖上方。对其按摩或针灸可治疗痛经、产妇腰酸痛等症。

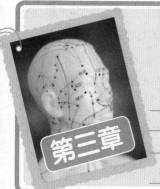

经脉时辰相对应，养经络一定要顺时而行

"春生，夏长，秋收，冬藏"自古以来就是中医强调的养生原则，除了经络养生一定要与周遭的环境一致外，在时间上也应做到顺时而行。

子午流注时辰经脉对应原则

我们知道，人体有十二条正经，而与之相对应的，古人又恰恰将一天分为十二个时辰，难道这只是巧合吗？当然不是。中医主张"天人合一"，人体本身作为大自然的一部分，是完全遵循自然规律而形成的。经过研究，古代医学家们发现，人体的气血正是按十二时辰的阴阳消长有规律地流注于十二经脉之中，同时人体各脏腑的功能也会随时间的推移而发生相应的变化，所以人体的十二正经与十二时辰可以说是一一对应的。并且，在此基础之上，形成了子午流注的养生理论。

从字面看，"子午流注"是由"子午"和"流注"组成的，以子午言时间，以流注喻气血。具体地说，"子"和"午"是十二地支中的第一数和第七数，是时间的两个极点，它们分别表示两种相反相成、对立统一的范畴或概念，是我国古代用来计时、标位以及记述事物生长化收藏等运动变化过程或状态的符号。"流""注"两字，乃表示运动变化的概念，"流注"

从狭义来说，是形容自然界水的流动转注。《诗经》："如川之流，丰水东注"即为此意。这里借用"流注"指人体经络中气血的流行灌注。顾名思义，子午流注就是时空和运动的统一，是中国古代天人合一理论在传统生命科学上的体现。

可以说，子午流注把人的十二条经脉在十二个时辰中的盛衰规律，有序地联系起来，又通过人体的五脏六腑与十二经脉相配的关系，预测出某脏腑经络的气血在某个时辰的盛或衰，环环相扣，按照气血的盛或衰来进行治病养生，使治病养生都有了更强的针对性，从而达到事半功倍的效果。下面，我们就依据子午流注原理，为大家详细介绍十二时辰与十二经络及脏腑的对应关系：

（1）子时（23点至1点）胆经旺，胆汁需要新陈代谢。人在子时入眠，胆方能完成代谢。"胆有多清，脑有多清。"凡在子时前入睡者，晨醒后头脑清醒、气色红润。反之，日久子时不入睡者面色青白，易生肝炎、胆囊炎、结石一类病症。

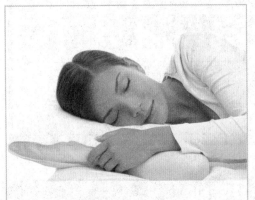

◎子时这个时间一定要得到充足的睡眠，这样才能使人更加健康。

（2）丑时（1点至3点）肝经旺，养血。"肝藏血。"人的思维和行动要靠气血的支持。废旧的血液需要淘汰，新鲜血液需要产生，这种代谢通常在肝经最旺的丑时完成。《黄帝内经·素问·五脏生成篇》曰："故人卧血归于肝。"此时安静入眠，血液大量回肝，肝内血液充足，肝经旺盛，可维护肝的疏泄功能，使之冲和条达，充分发挥解毒滤过的作用。此时熟睡，胜过其他时间。如果丑时不入睡，肝还在输出能量支持人的思维和行动，就无法完成新陈代谢，所以丑时久不入睡者，面色青灰，情志倦怠而易躁怒，易生肝病。

（3）寅时（3点至5点）肺经最旺，将肝贮藏解毒的新鲜血液输送到百脉。《素问·经脉别论》说："脉气流经，经气归于肺，肺朝百脉，输精于皮毛。"血的运行要依赖气的推动，肺主呼吸调解着全身的气机，此时肺经旺盛，有助于肺气调节

和输布血液运行全身。所以人在清晨面色红润，精力充沛，迎接新的一天到来。

（4）卯时（5点至7点）大肠经旺，有利于排泄。"肺与大肠相表里。"寅时（上一个时辰）肺经最旺，肺将充足的新鲜血液布满全身，紧接着促进大肠经进入兴奋状态，吸收食物中的水分与营养，排出渣滓。此时可多饮水使大肠充分吸收水分，促进排泄；排泄结束后，可做提肛运动，有利于治疗便秘、痔疮、脱肛等病。

（5）辰时（7点至9点）胃经旺，有利于消化。此时胃部吸收营养的能力增强，需要进食吸收充足的营养，也正是人们进食

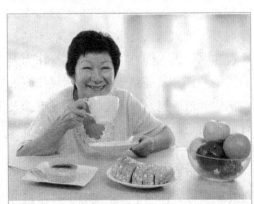

◎在辰时人们应该吃早餐，这样才能更好地使胃部得到充足的营养。

早餐的时间。所以说，早餐要吃好。

（6）巳时（9点至11点）脾经旺，有利于吸收营养、生血。"脾主运化，脾统血。"脾为气血生化之源，与胃统称为后天之本，是消化、吸收、排泄的总调度，又是人体血液的统领。脾经旺盛时可运化水谷，升清化浊，为身体提供气血营养。"脾开窍于口，其华在唇。"脾的功能好，消化吸收好，气血充盈，唇色红润。

（7）午时（11点至13点）心经旺，有利于周身血液循环。《黄帝内经·素问·痿论》曰："心主身之血脉"，"心主神明，开窍于舌，其华在面。"心经旺盛，推动血液运行，养神、养气、养筋。此时是气血运行的最佳时期，不宜剧烈运动，应在午时小憩片刻，宜于养心，可使下午乃至晚上精力充沛。

（8）未时（13点至15点）小肠经旺，有利于吸收营养。《黄帝内经·素问·灵兰秘典论》曰："小肠者，受盛之官，化物出焉。"是说小肠接收经胃初步消化的食物，并进一步泌别清浊，把水液归于膀胱，糟粕送入大肠，将水谷化为精微。小肠经在未时对人一天的营养进行消化吸收。

（9）申时（15点至17点），膀胱经最旺。膀胱贮藏水液和津液，水液排出体外，津液循环在体内。若膀胱有热可致膀胱咳，即咳而遗尿。申时人体温较热，阴虚的人尤为突出，在这个时间滋肾阴可调此证。

（10）酉时（17点至19点），肾经最旺。"肾藏生殖之精和五脏六腑之精。肾为先天之根。"经过申时的人体泻火排毒，肾在酉时进入贮藏精华的时辰。肾阳虚者酉时补肾阳最为有效。

（11）戌时（19点至21点），心包经最旺。"心包为心之外膜，附有脉络，气血通行之道。邪不能容，容之心伤。"心包是心的保护组织，又是气血通道。心包戌时兴旺可清除心脏周围外邪，使心脏处于完好状态。心发冷者戌时补肾阳；心闷热者戌时滋心阴。

（12）亥时（21点至23点），三焦经最旺。三焦是六腑中最大的腑，有主持诸气、疏通水道的作用。亥时三焦通百脉，人如果在亥时睡眠，百脉可休养生息，对身体十分有益。可惜现代人能做到的很少，亥时百脉皆通，所以可以用任何一种进行调理。《黄帝内经·灵枢》中说：经脉流行不止，与天同度，与地同纪。

子时：照顾好胆经是最好的进补

胆经是人体循行线路最长的一条经脉，它从人的外眼角开始，沿着头部两侧，顺着人体的侧面向下，到达脚的第四、五趾，几乎贯穿全身。胆经的当值时间在子时，也就是夜里23点到凌晨1点这段时间。经常熬夜的人都有体会，到夜里11点钟的时候，觉得很有精神，还经常会觉得有点饿，其实这就是胆经当令，阳气开始生发了。然而，我们一定要注意，不要觉得这个时候精神好就继续工作或者娱乐。

《黄帝内经·灵枢·营卫生会》指出："夜半为阴陇，夜半后而为阴衰。"夜半就是子时，阴陇即阴气极盛。也就是说，在子时人体的阴气最盛，过了子时阴气开始转衰，阳气开始生发，正所谓"日入阳尽，而阴受气，夜半而大会，万民皆卧，命曰合阴"。阳主动，阴主静，此时最需要安静，安静就是要熟睡。不过，很多此时还未睡

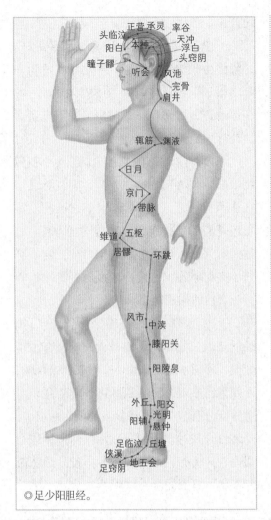

◎足少阳胆经。

觉的人可能会觉得特别精神，其实这不是自己的精神特别好，而是阳气生发的表现。这时候，如果不睡觉的话，阳气就生发不起来，阳气无法生发，阴气必然也无法收藏，阴阳失调带来的只能是身体疾病丛生，难得安宁。所以，要想获得健康，在这之前就应该收起自己的心情，平静下来，准备入睡，这样才能与自然界秋收、冬藏的规律相适应。

事实上，我们大家都知道，23点之前上床睡觉对身体有利，但能做到的人却寥寥无几。说到底，还是不明白过了这个时间不睡觉到底对身体有多大的伤害。人们常说，万物生长靠太阳，其实人也一样，靠的就是阳气的温煦保护。阳气在中医术语里又被称为"卫气"，即保护人体的卫士。阳气不足，表现在脏腑上就是肾阳虚，脾阳虚，身体气血瘀滞不前，对食物的运化能力不足，整个身体处于一种阴暗潮湿的环境当中，湿浊内聚，疾病丛生，连性格都会变得"内有忧愁暗恨生"，而23点之前不睡觉就是对阳气最大的伤害。

当然，23点之前睡觉这个说法还不太准确，应该是在23点的时候进入相对沉睡的状态。如果你入睡非常容易，倒下3分钟就能睡着，那么不妨在22：55上床；而如果你需要半个小时才能睡着，那么就得在22：30之前上床了。有的人觉得夜里工作质量是最高的，知道了上面的道理，你还会用人体最宝贵的健康来换工作吗？如果你曾经有熬夜的习惯，而知道其中的危害之后想要改正，不妨根据自己的情况定一个固定时间，每天一到这个时间就上床，慢慢就会把这个坏毛病调整过来了。

然而，现代社会生活压力大，有人经常失眠，到晚上该睡觉的时候，反倒精神亢奋，怎么也睡不着，即使能睡一小会儿也是不停地做梦，很累很痛苦，更不用说养住阳气。其实这多是由于心肾不交造成的，心属火，肾属水，水火不相容，也就是说你的体内水和火正在交战、对峙，而火占了上风，扰动着你的头脑，让你处于兴奋的状态，自然睡不着，所以治疗这种失眠应该是让肾水上去，让你平静下来，才会有良好的睡眠。

造成失眠的原因也可能是晚饭吃得太多，元气和气血都用来消化食物了，没有充足的阳气和丰盈的气血，人是肯定睡不好的。所以，晚上一定要少吃，不要消耗过多的阳气，这样才能保证睡眠。除此之外，还可以拍胆经。由于子时已经睡觉了，拍胆经的时间可以提前一些。胆经在人体的侧面，拍的时候从臀部开始一直往下就可以了，每天拍够三百下。

♥ 丑时：养肝经如同养护树木

足厥阴肝经有14个穴位，从下往上走，起于大脚趾内侧的指甲缘，向上到脚踝，然后沿着腿的内侧向上，在肾经和脾经中间，绕过生殖器，最后到达肋骨边缘止。肝经和肝、胆、胃、肺、膈、眼、头、咽喉都有联系，所以虽然循行路线不长，穴位不多，但是作用很大，可以说是护卫我们身体的大将军。

凌晨1点到3点是肝经值班的时间，这个时段是肝脏修复的最佳时间，我们的思维和行动都要靠肝血的支持，废旧的血液需要淘汰，新鲜血液需要产生，这种代谢通常在肝脏气血最旺的丑时完成，而且这个时候人体的阴气下降，阳气上升，所以我们一定要配合肝经的工作，好好地休息，让自己进入深度睡眠的状态，只有这样才能够使肝气畅通，让人体气机生发起来。另外，虚火旺盛的人在这个时候熟睡，还能够起到降虚火的作用。

肝经出现问题，人体表现出来的症状通常是：腹泻、呕吐、咽干、面色晦暗等。《黄帝内经》认为肝是将军之官，是主谋略的。一个人的聪明才智能否充分发挥，全看肝气足不足。而让肝气充足畅通，就要配合肝经的工作。有些人经常会失眠，这可能就是肝经出问题了。中医里讲心主神、肝主魂，到晚上的时候这个神和魂都该回去的，但是神回去了魂没有回去，这就叫"魂

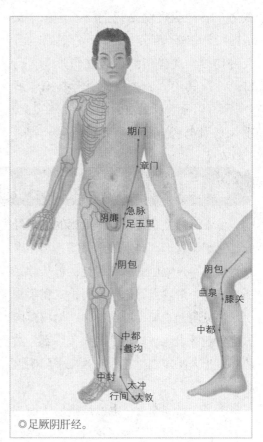

◎足厥阴肝经。

不守神"，解决办法就是按摩肝经，让魂回去。

按摩肝经最好的时间是肝经当值的时候，也就是在肝经气血最旺的时候，这个时候人体的阴气下降，阳气上升。但是，我们又不可能在凌晨1点到3点的时候起来按摩肝经，怎么办呢？我们可以在19点到21点的时候按摩心包经，因为心包经和肝经属于同名经，所以在19点到21点时按摩心包经也能起到刺激肝经的作用。

在现实生活中，有些人喜欢看电视看到很晚，甚至到了夜里一两点都不睡觉，事实上，这是非常伤肝血的，久而久之，各种疾病就会找上门了。在《黄帝内经》中有"五劳"之说："久视伤血，久卧伤气，久坐伤肉，久立伤骨，久行伤筋。"其中，"久视伤血"是指"肝开窍于目"而"肝受血而能视"。事实上，不仅是看电视，看书、看报纸也一样，

如果人们习惯于长时间地全神贯注看书读报，而且也不配合适当的休息与身体活动，或没有得到睡眠等因素的调节，久而久之，可导致血虚证等。精、气、神全力贯注的"视"，本身也是一种艰苦的劳动。在日常学习、工作和生活中，由于久视而缺乏活动常会出现面白无华或萎黄或自觉头晕眼花等血虚证，实是"久视伤血"之理也。

那么，我们应该如何应对呢？当然就是要"适视养血"了。如果我们适当地看些有益的书籍、画报、电视以及山水风景等，可以使自己的精神愉快，心情舒畅，脾胃健运，食欲旺盛，血液生化也就充盛。这就是"适视养血"的道理。对于电视迷们来说，看电视必须有节制，不能长时间地看电视，尤其不能看到丑时。持续看电视1小时，需要让眼睛休息、看远处10分钟左右。每天看电视时间累计不宜超过4小时。

寅时：娇生惯养的肺经可以这样养

手太阴肺经是人体非常重要的一条经脉，它起于胃部，向下络于大肠，然后沿着胃口，穿过膈肌，属于肺脏；再从肺系横出腋下，沿着上臂内侧下行，走在手少阴、手厥阴经之前，下向肘中，沿前臂内侧桡骨边缘进入寸口，上向大鱼际部，沿边际，出大指末端。它的支脉交手阳明大肠经。

凌晨3点到5点，也就是我们所说的寅时，这时候肝经已经"下班"了，轮到

肺经当令了。在中医当中，肺经是非常重要的，人体各脏腑的盛衰情况，必然会在我们的肺经上有所反映。另外，我们身体的经脉是从肺经开始的，正月也是从寅时开始的，这就告诉我们一年真正的开始是寅时。我们知道，人体的气机都是顺应自然的，所以寅时也正是阳气的开端，是人从静变为动的一个转化的过程，此时需要有一个深度的睡眠。

我们知道，肺是人体最娇贵的脏器，

因此有人又称之为"娇脏"。《黄帝内经·素问·宣明五气篇》中说："五脏所恶……肺恶寒。"肺既为娇脏，又"恶寒"，所以当寒邪自口鼻皮毛而入时，肺首当其冲。在凌晨三点多的时候，肺经开始值班，开始输布身体的气血，而此时已经到了后半夜，寒邪下注，室内暑湿上蒸，二者相交在一起，这时寒气就很容易从呼吸系统进入肺部，进而侵入人体，导致人体经脉阻滞、气血不通，出现腹部疼痛、呕吐、不思饮食、腹泻等症状。

因此，我们一定要在寅时保护好自己的肺，使之不受到寒气侵袭。这就要求我们在睡觉前一定要关好门窗，即使要用空调或电扇，也一定要事先调好时间，确定它在凌晨三点之前关掉。但如果天气太热，让人无法入睡怎么办呢？这时可以先将空调打开，然后在入睡前冲个澡。冲完澡后立即上床，并将空调关掉。此时温度较低，人也会很快入睡，等到温度回升时，基本上就已经睡熟了。另外，洗澡也可以起到养肺的功效。因为皮毛为肺的屏障，洗浴可促进气血的循环，使肺与皮肤的气血流畅，从而达到润肺、养肺的目的。

我们已经知道，凌晨3点到5点是肺经当令的时段，是需要深度睡眠的，但很多老年人这时会莫名其妙的醒来，然后很长一段时间翻来覆去睡不着，这是怎么回事呢？很多人可能觉得，人老了，睡不好觉很正常。真是这样吗？《黄帝内经·灵枢·营卫生会》中说："老者之气血衰，其肌肉枯，气道涩，五脏之气相搏，其营气衰少而卫气内伐，故昼不精，夜不瞑。"

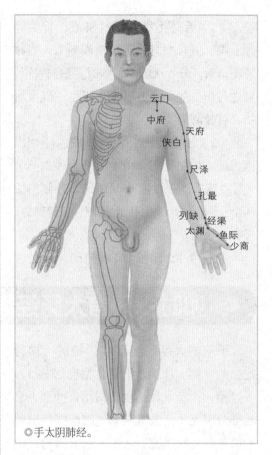

◎手太阴肺经。

意思很明显，老年人气血衰弱，肌肉得不到足够的滋养，从而导致气道滞涩，五脏之气耗损，对内供养不足，对外抵抗力下降，于是晚上难以入眠。

在寅时，肺经的布输气血，而如果气血不足的话，就会影响到某些器官气血的正常流通。而我们知道，身体是有自愈功能的，为了使这个器官不至于因气血不足而受到损伤，只好让你醒过来了。那么，这个时候我们应该怎么办呢？中医有"津血同源"的说法，所以此时可练练"赤龙绞海"法，即可化生气血，又可益肺，对肾脏也很有好处，可谓一举多得。

"赤龙搅海"功法如下：

（1）舌舔上腭：闭目冥心，舌尖轻舔上腭，调和气息，舌端唾液频生。当津液满口后，分3次咽下，咽时要汩汩有声，直送丹田。如此便五脏邪火不生，气血流畅，百脉调匀。

（2）赤龙搅海：舌在口腔内舔摩内侧齿龈，由左至右、由上至下为序划两个9圈；然后，舌以同一顺序舔摩外侧齿龈两个9圈；共计36圈。此法固齿，健脾胃，轻身，祛病。

（3）鼓漱华池：口唇轻闭，舌在舌根的带动下在口内前后蠕动。当津液生出后要鼓漱有声，共36次。津液满口后分3次咽下，并用意念引入丹田，此谓"玉液还丹"，即玉液灌溉五脏，润泽肢体。

（4）赤龙吐芯：抬头闭口，然后突然把口张大，舌尖向前尽量伸出，使舌根有拉伸感觉。在舌不能再伸长时，再用力把舌缩回口中并闭口。如此一伸一缩，面部和口舌随之一紧一松，共做9次。每日次数不限。此法不但利五脏养颜面，尤其可平滑前颈部皱纹。

卯时：只有大肠经通了肠道才通畅

手阳明大肠经起自食指桡侧（挨着拇指的一侧）顶端，沿着食指桡侧上行，经过第一、二掌骨（食指拇指延伸到手掌的部分）之间，进入两筋（跷起拇指出现的两条明显的肌腱）之中，向上沿前臂桡侧进入肘外侧（曲池），再沿上臂前外侧上行，至肩部（向后与脊柱上的大椎穴相交，然后向下进入锁骨上窝，络肺脏，通过膈肌，属大肠）。其分支从锁骨上窝走向颈部，通过面颊，进入下齿槽，回过来夹口唇两旁，在人中处左右交叉，上夹鼻孔两旁（迎香）。

卯时，气血运行到大肠经，大肠经的功能在这时最兴奋。大肠的主要功能是转化糟粕，这很好理解，大肠接受小肠的食物残渣，吸收多余的水分，形成粪便。就是在早上的5~7点，大肠的蠕动在一天中这个时候是最快的，于是人产生了便意，理所当然应该排出；如若没有便意，也不妨在马桶上坐坐，久而久之，便会形成一种条件反射，每天一到这个时候就会有排便的欲望。相反的话，如果你早上起来，不养成按时排便的习惯，长此以往，就会便秘，肚子里的残渣毒素不能及时排出，导致肥胖及各种不健康的状态。

跟大肠经关系密切的五官有：脸、下牙、鼻子。一些脸上黄褐斑的人，通常会伴随便秘，因为大便不通，体内的垃圾、毒素就不能正常排出体外，就会堆积，这样与大肠经关系密切的地方就成了体内之毒淤积的首选，于是人会长黄褐斑、痤疮、雀斑、酒糟鼻。

所以，我们应该经常敲打大肠经，使大肠经的气血保持通畅，这样大肠的功能正常，才能排便正常，才清除体内的毒素、垃圾。大肠经很好找，只要把左手自然下垂，右手过来敲左臂，一敲就是大肠经。拍打手阳明大肠经,手握空拳(微握拳,不必太用力),从手腕开始,沿着大肠经的行经路线从下往上敲(因为大肠经的气血行走方向是从下往上、从手走头的)。坐在椅子上,右臂弯曲伸向左侧,把手放在左侧大腿上,然后用左手从手腕开始往上去拍打,经肘部,直到肩部,拍到的就是大肠经,站着也可以,右臂自然下垂,同样的方法,左手握空拳拍打右臂,拍打的手法不要太重,一只手拍打六分钟即可,然后换手,用右手拍打左臂,一定要把整条经都拍到了。敲时有酸胀的感觉,敲到曲池穴时多敲一会儿,曲池穴就在大肠经上肘横纹尽头的地方。

什么时候敲打大肠经比较好?气血的循行在十二时辰里面各有旺衰,大肠经对应卯时,也就是早上的5至7点敲打大肠经最好,一般有早起习惯的人可以做到,如果没有早起的习惯,那就往后推2小时,在同名经经气旺的时候进行敲打,也就是足阳明胃经旺时,辰时,也就是上午7至9点。

每天坚持拍打大肠经一次,保持大肠经气血的旺盛通畅,这样你的身体内外的很多健康问题都能迎刃而解。首先,大肠经通畅了,排泄功能正常,身体就不会堆积太多垃圾废物,也不会给身体留下太多

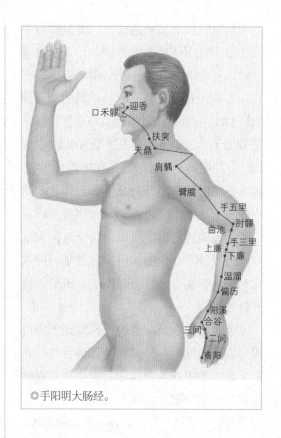

◎手阳明大肠经。

毒素,脸上不会长各种斑点,各脏器不被毒素侵袭,保持健康,预防衰老。而且对于整天操作电脑的办公室白领或整天忙于机械操作的师傅来说,拍打大肠经还有一个最现实的好处,可以缓解或消除手臂的酸胀疼痛,这样身体的痛苦解决,心情也会变得愉悦。

❤ 辰时:胃经"瓜分"食物的最佳时刻

足阳明胃经是人体经络中分支最多的一条经络,有两条主线和四条分支,主要分布在头面、胸部、腹部和腿外侧靠前的部分。它起于鼻旁,沿鼻上行至根部,入于目内眦,交于足太阳膀胱经;沿鼻外侧

下行至齿龈,绕口唇,再沿下颌骨出大迎穴;上行耳前,穿过颌下关节,沿发际至额颅。它的支脉从大迎穴下行,过喉结入锁骨,深入胸腔,穿过横膈膜,归属胃,并与脾相络。它的另一支脉直下足部二趾

与中趾缝，此支又分两支，一支自膝膑下
三寸分出，下行至中趾外侧，一支从足背
分出，至大趾内侧，交足太阴脾经。

胃经在辰时当令，就是早晨的 7 点到
9 点之间，一般这段时间大家都非常忙碌，
赶着去上学、上班，但是不管多忙，早饭
都一定要吃好，而且最好是在这段时间吃。
因为这个时候太阳升起来了，天地之间的
阳气占了主导地位，人的体内也是一样，
处于阳盛阴衰之时，所以，这个时候人就
应该适当补阴，食物属阴，也就是说应该
吃早饭。事实上，这个时候吃早饭最能提
升胃气了。

金代名医李杲在他的《脾胃论》中提
出"人以胃气为本"，就是强调胃气在人
体生命活动中的重要作用。胃主消化吸收
食物的功能，把食物转换成我们人体所需
要的营养和能量。胃是人体能量的发源地。
在中医的藏象学说中，常以脾升胃降来概
括整个消化系统的功能活动。胃气的通降
作用，不仅作用于胃本身，而且对整个六
腑系统的消化功能状态都有重要影响，从
而使六腑都表现为通降的特性。胃与其他
的腑，一通则皆通，一降则皆降。在中医
学中，对小肠将食物残渣下传于大肠，以
及大肠传化糟粕的功能活动，也用胃的通
降来概括，将大便秘结也列入胃失通降之
症。因此，胃之通降，概括了胃气使食糜
及残渣向下输送至小肠、大肠和促使粪便
排泄等的生理过程。

清晨 7 到 9 点这段时间，人体才经过
一夜的时间，消耗了大量的体力能量，非
常需要在这段时间补充足够的食物以备一

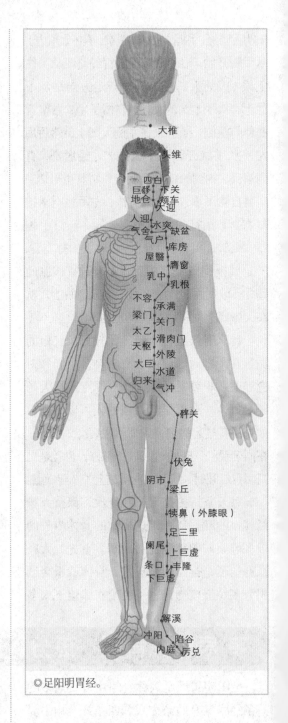

◎足阳明胃经。

天之用。所谓"一天之计在于晨"，一天
的早晨是人体阳气升发的时刻，如果没有
食物的及时补充，胃气的正常升降，人体

的阳气升发不了，就会出现精神萎靡，就像没睡好觉一样，工作效率低下，反应迟钝，人体的各项机能都不能兴奋起来，所以辰时补充食物是非常必要的。再说，如果不吃早饭，胃在这个时候会分泌胃酸，没有食物消化，胃酸就腐蚀人体的胃壁，长此以往就会造成消化道溃疡。所以按时按量地吃早餐是非常必要的。那么，早餐应该怎么吃，吃什么呢？

早餐应该吃"热食"，才能保护胃气。因为早晨的时候，身体各个系统器官还未走出睡眠状态，这时候你吃喝冰冷的食物，会使体内各个系统出现挛缩、血流不畅的现象。也许刚开始吃喝冰冷食物的时候，不会觉得胃肠有什么不舒服，但日子一久或年龄渐长，你会发现皮肤越来越差，喉咙老是隐隐有痰、不清爽，或是时常感冒，小毛病不断。这就是因为早餐长期吃冷食伤了胃气，降低了身体的抵抗力。

有些人清早五六点钟起床，早餐也吃得很早。其实，起床后先喝水，到7点以后再吃早餐比较好。其原因有二：一是在夜间的睡眠过程中，大部分器官都得到了充分休息，唯独消化器官仍在消化吸收晚餐存留在胃肠道中的食物，到凌晨才真正进入休息状态。如果早餐吃得过早，就会影响胃肠道的休息。二是经过一夜睡眠，从尿、皮肤、呼吸中消耗了大量的水分，早晨起床后体内处于一种生理性缺水的状态。因此，人们不必急于吃早餐，而应先饮一杯温开水。这样既可以纠正生理性缺水，对器官也有洗涤作用，有助于改善器官功能。

总之，早饭应该是享用热稀饭、热燕麦片、热牛乳、热豆花、热豆浆、芝麻糊、山药粥等，然后再配着吃蔬菜、面包、三明治、水果、点心等，就足够了。

❤ 巳时：脾经在尽责地进行食物大分解

中国古时把一天划分为十二个时辰，每个时辰相当于现在的两小时。巳时：指上午9：00—11：00。

上午9点到11点，这个时候是脾经当令，足太阴脾经是人体十二经脉之一，简称脾经。脉腧穴有21穴，左右合42穴。脾主运化，指早上吃的饭在这个时候开始运化。如果把胃比作一口锅，吃了饭要消化，那就靠火，把脾胃里的东西一点点腐化掉。那么脾是什么呢？脾的右边是一个卑鄙的"卑"，就像古代的一个烧火的丫头，

在旁边加点儿柴，扇点儿风，这些东西都会补充到人的身体里。

脾经的循行路线是从大脚趾末端开始，沿大脚趾内侧脚背与脚掌的分界线，向上沿内踝前边，上至小腿内侧，然后沿小腿内侧的骨头，与肝经相交，在肝经之前循行，上股内侧前边，进入腹部，再通过腹部与胸部的间隔，夹食管旁，连舌根，散布舌下。

脾经不通时，人体会表现为下列症状：身体的大脚趾内侧、脚内缘、小腿、膝盖

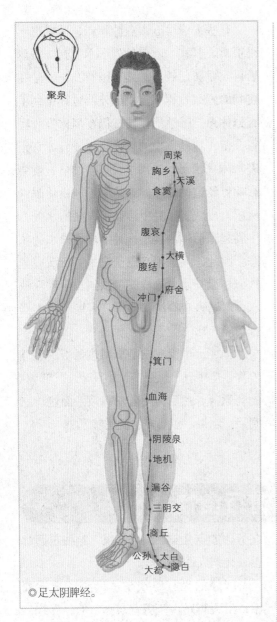

聚泉

周荣
胸乡　天溪
食窦

腹哀

大横
腹结

府舍
冲门

箕门

血海

阴陵泉
地机

漏谷

三阴交

商丘

公孙　太白
大都　隐白

◎足太阴脾经。

或者大腿内侧、腹股沟等经络线路会出现冷、酸、胀、麻、疼痛等不适感；或者全身乏力、疼痛、胃痛、腹胀、大便稀、心胸烦闷、心窝下急痛等。

比如有的人得了糖尿病，就是脾脏不好，因为胰岛素和脾都是相关的。还有重症肌无力的问题，不要小瞧它，到了老年的时候，每个人都有一些这样的症状，都有点儿肌无力。有些人年轻的时候是大三角眼，老了就是小三角眼了，这就是脾虚弱的现象。

以上症状都可以通过脾经去治，最好在脾经当令的时候按摩脾经上的几个重点穴位：太白、三阴交、阴陵泉、血海等。上午9点至11点正处于人体阳气的上升期，这时疏通脾经可以很好地平衡阴阳。在日常饮食上也要注意多吃清淡的食物，不暴饮暴食，以减轻脾经的负担。

太白穴是脾经的原穴，按揉或者艾灸此穴，对脾虚症状如全身乏力、食欲不佳、腹胀、大便稀等脏腑病有很好的作用，也可以补后天之本，增强体质。太白穴在脚的内侧面，大脚趾骨节后下方凹陷处，脚背脚底交界的地方。

三阴交，又名女三里，只要是妇科病，如痛经、月经不调、更年期综合征、脚底肿胀、手脚冰冷等，刺激这个穴位都能有效，所以有人称它为妇科病的万灵丹。月经开始前5～6天，每天花一分钟刺激本穴，远比生理痛时再刺激有效。

人们常说，吃早餐不会发胖，这也和脾主运化有关，如果人体脾的运化功能好的话，就可以顺利地消化和吸收。"巳"在月份对应四月，阳气已出，阴气已藏，山川万物一片葱茏，这是一个利于吸收营养和生血的时刻。

脾主一身的肌肉，很多思虑过度的人也特别瘦，所以古代人讲心宽体胖，人心特别宽的话，就特别放松，浑身长的都是肉，因此不要思虑过度。现在小孩子老被逼着学习，不让他活动，就易形成虚胖，有的小孩身体越来越差，这也和脾有关。

人体自身的脾需要运动，而我们的肌肉也需要运动。在属相里，巳和蛇相对应，蛇在古代就是大蚯蚓，它有钻土的能力，它能够把土地疏松，所以脾就是具有这种功能的。脾经当令时，适合读书，如果不需要上班，那么到户外去晒晒太阳也是不错的选择。

♥ 午时：养心经，就是养护自己的生命

在古代的计时方法当中，我们最熟悉的莫过于子时和午时，如古代的练子午功、睡子午觉，但因为子时正当半夜，我们一般都处于梦乡之中，所以相对来说，我们对"如日中天"的午时会更为熟悉。

午时，就是正午太阳走到天空正中的时候，又叫日中、日正、中午等，即中午11点至下午1点，是心经当令时间，也是人体气血阴阳交替转换的一个临界点。以人体气的变化来说，阳气是从半夜子时开始生，午时阳气最亢盛，午时过后则阴气渐盛，子时阴气最为旺盛，所以人体阴阳气血的交换是在子、午两个时辰。明清年间名医陈士铎认为，心经有热则咽干，心经有邪则胁痛、手臂痛、掌中热痛，心脉痹阻则心痛，心经与心紧密相连，养护心经是生死攸关的大事。因此，午时一定要养好心经。

心经起始于心中，属于心脏周围血管等组织（心系），向下通过横膈，与小肠相联络。它的一条分支从心系分出，上行于食道旁边，联系于眼球的周围组织（目系）；另一条支脉，从心系直上肺脏，然后向下斜出于腋窝下面，沿上臂内侧后边，行于手太阴肺经和手厥阴心包经的后面，下行于肘的内后方，沿前臂内侧后边，到达腕关节尺侧豌豆骨突起处（锐骨骨端），入手掌靠近小指的一侧，沿小指的内侧到指甲内侧末端。

《黄帝内经》中说，当心经异常时，反映到人体的外部症状包括：心胸烦闷、

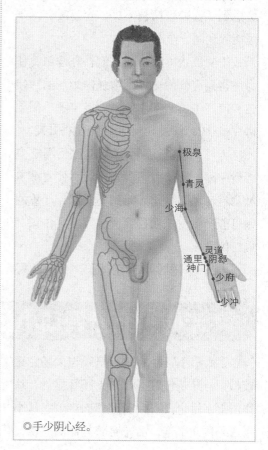

◎手少阴心经。

疼痛、咽干、口渴、眼睛发黄、胁痛、手臂一面靠小指侧那条线疼痛或麻木、手心热等。经常在上午11点到下午1点之间敲心经就可以缓解这些症状，还可以放松上臂肌肉，疏通经络。另外，点揉和弹拨心经上的重点穴位，还可以改善颈椎病压迫神经导致的上肢麻木等，还有治疗失眠的功效。

午时养心经，最好的方法就是睡午觉了。明朝太医刘纯说："饭后小憩，以养精神"。午睡对消除疲劳、增进健康非常有益，是一项自我保健措施。尤其在夏天，日长夜短，晚上往往又很闷热，使人难以入睡，以致睡眠时间不足，白天工作常常会感到头昏脑胀精神不振，容易疲劳，午睡能起到调节作用。

午睡虽然可以帮助人们补充睡眠，使身体得到充分的休息，增强体力、消除疲劳、提高午后的工作效率，但午睡也需要讲究科学的方法，否则可能会适得其反。

（1）午饭后不可立即睡觉。刚吃完饭就午睡，可能引起食物反流，使胃液刺激食道，轻则会让人感到不舒服，严重的则可能产生反流性食管炎。因此，午饭后最好休息20分钟左右再睡。

（2）午睡时间不宜过长。午睡实际的睡眠时间达到十几分钟就够了；习惯睡较长时间的，也不要超过一个小时。因为睡多了以后，人会进入深度睡眠状态，大脑中枢神经会加深抑制，体内代谢过程逐渐减慢，醒来后就会感到更加困倦。

（3）午睡最好到床上休息，理想的午睡是平卧，平卧能保证更多的血液流到消化器官和大脑，供应充足氧气和养料，有利大脑功能恢复和帮助消化吸收。不少人习惯坐着或趴在桌上午睡，这样会压迫身体，影响血液循环和神经传导，轻则不能使身体得到调剂、休息，严重的可能导致颈椎病和腰椎间盘突出，现在越来越多二三十岁的年轻人，因为睡眠习惯不佳而导致这方面的疾病。专家建议，应该养成在需要休息时上床睡觉的习惯。对于实在没有条件又需要午睡的白领，至少也应该在沙发上采取卧姿休息。

此外，午睡之后，要慢慢起来，适当活动，可以用冷水洗个脸，唤醒身体，使其恢复到正常的生理状态。午睡之后要喝果汁，这是补充维生素的时候。这就是养生家说的："小憩之后喝果汁，以滋血脉。"不要图省事买果汁喝，要自己动手压榨水果。最安全的好喝的水果汁，是梨和苹果等量压榨而成。

● 未时：充分调动小肠经泌别清浊的功能

手太阳小肠经的循行路线与大肠经比较相似，只是位置上要比大肠经靠后，从作用上来讲也没有大肠经那么广。它从小指的外侧向上走，沿着胳膊外侧的后缘，到肩关节以后向脊柱方向走一段，然后向前沿着脖子向上走，到颧骨，最后到耳朵。

未时，即下午1点至3点，是小肠经当令。小肠是食物消化吸收的主要场所，如果生活中不注意，造成小肠消化功能与吸收功能分别或同时减损的话，就会出现肠腔内一种或多种营养物质不能顺利透过肠黏膜转运进入组织而从粪便中过量排泄，引起营养缺乏的一系列症状群。所以，千万不要只顾工作而忘了对小肠的养护。

另外，小肠经与心经相表里，里就是阴，表就是阳，阴出了问题，阳也会出问题，反之亦然。因此，心脏的病最初往往会通过小肠经表现出来，而从小肠经表现出来的心病也可以从小肠经把它治回去。生活中，有些人一到下午两点多就脸红、心跳。心在五行中属火，没有火不行，但过犹不及，心火烧太大也不行，心火太大脸上就会异常得发红，下午两三点脸色发红就是心火亢盛，以致上行外散的一个表现。对此，教给大家一个自我调治的方法，那就是刺激小肠经上的两个要穴——后溪和前谷。

后溪和前谷是小肠经上前后相邻的两个穴位。后溪穴在两手感情线的末端，手掌和手背皮肤的交界处；顺着小肠经的这条线再往前（小指方向）一点，在尺骨茎突与三角骨之间的小窝里就是前谷穴了，找的时候可以把手微握拳，在小指掌指关节横纹外侧端就是，与后溪穴平行。这两个穴位的位置比较特殊，都在手掌的"侧棱"上，可以采用"切菜式"来刺激它，也可以用筷子头或是笔帽点按，每次每个穴位 50 下，两手上的穴位都要刺激，每天 1 ~ 2 次，其中一次必须在症状发作时的下午两三点钟。因为这个时间正是小肠经气血最旺、功能最好的时候，所以治疗

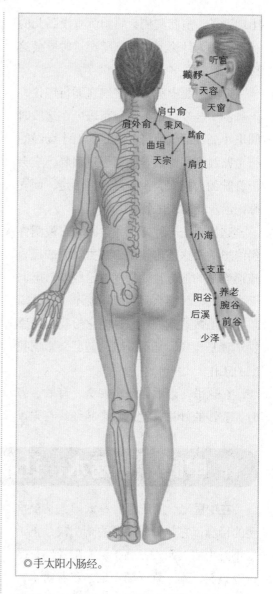

◎手太阳小肠经。

的效果也最好。一般连续治疗一周以上情况就会得到明显的缓解。

通常情况下，人们吃过午饭以后，精神状态就开始走下坡路，特别是下午的两三点钟，即便是中午睡了午觉，整个精力状况也不及早上，并且常常会感到工作很累，全身困乏。尤其对长期使用电脑或是长时间伏案工作的朋友来说，这时候最爱

出现脖子、肩膀酸痛、胳膊沉重没劲儿的状况。那为什么颈肩和胳膊在这时候会这么敏感，感觉这么强烈呢？

因为按照中医的经络气血循行理论，下午的1至3点是小肠经当班，在这段时间里小肠经的气血最为充足。而小肠经的行走路线刚好是沿着手臂经过肩膀，交会于督脉的大椎穴，主线继续往下走，而支脉则沿着脖颈，往上到达面部。

这其实是一种好现象，因为它说明你经络里的气血还比较足，有力量去冲撞、疏通瘀阻的地方。如果气血已经非常虚弱无力了的话，那么问题可能就不是这么简单了。虽然这是好现象，但它给我们的感觉毕竟是酸痛，是不舒服，甚至会影响我们的工作。

在这里，告诉你一个安全、有效、省时、省钱的妙招，就是敲小肠经。首先，

沿着手三阳经按揉、推捋和拿捏。因为手三阳经的走向是从手到头，循行的路线经过颈肩部，所以循经按揉拿捏可以很好地疏通这些经的经气，放松沿行的肌肉等软组织，消除肌肉的僵硬感。其次，可以点揉穴位：曲池有通经活络的作用；然后就是肩井，按压肩井可以很好地缓解颈肩部的肌肉紧张；还有天宗，点揉天宗能够放松整个肩胛部的紧张感和疲劳感。如果方便的话，最好两个人再相互推一下背部，基本上是沿着足太阳膀胱经的循行路线由一侧从上往下推，然后从对侧从下向上按摩，力量可以由轻到重。注意从上往下推时力量可以加重，从下往上按摩时力量一般不需太大。这样反复操作5分钟左右，就能感觉到整个背部有一种温热感直透到皮下，肌肉紧张造成的酸痛感觉很快就消失了。

申时：多喝水，让膀胱经保持持久活力

在中医里，膀胱经号称太阳，是很重要的经脉，它起于内眼角的睛明穴，止于足小趾尖的至阴穴，交于足少阳肾经，循行经过头、颈、背、腿、足，左右对称，每侧67个穴位，是十四经中穴位最多的一条经，共有一条主线，三条分支。本经腧穴可主治泌尿生殖系统、精神神经系统、呼吸系统、循环系统、消化系统的病症及本经所过部位的病症。例如：癫痫、头痛、目疾、鼻病、遗尿、小便不利及下肢后侧部位的疼痛等症。

因为膀胱经经过脑部，而申时膀胱

经又很活跃，这使气血很容易上输到脑部，所以这个时候不论是学习还是工作，效率都是很高的。古语就说"朝而授业，夕而习复"，就是说在这个时候温习早晨学过的功课，效果会很好。如果这个时候出现记忆力减退、后脑疼等现象，就是膀胱经出了问题，因为下面的阳气上不来，上面的气血又不够用，脑力自然达不到。也有人会在这个时候小腿疼、犯困，这也是膀胱经的毛病，是阳虚的表现。

《黄帝内经》中说：膀胱经有问题人

会发热，即使穿着厚衣服也会觉得冷，流鼻涕、头痛、项背坚硬疼痛，腰好像要折断一样疼痛，膝盖不能弯曲，小腿肚疼，股关节不灵活，癫痫、狂证、痔疮都会发作，膀胱经经过的部位都会疼痛，足小趾也不能随意运动。缓解这些症状就要经常在申时刺激膀胱经，但是膀胱经大部分在背部，所以自己刺激时，应找一个类似擀面杖的东西放在背部，然后上下滚动，这样可以有效刺激相关穴位，还能放松整个背部肌肉。也可以在脊柱两旁进行走罐，对感冒、失眠、背部酸痛的疗效很好。在头部，循着膀胱经的循行路线用手模仿梳头动作进行刺激，能够很好地缓解头昏脑胀。

申时（下午3点到5点）由膀胱经"当班"，是身体的新陈代谢的一个高峰。我们知道，膀胱能够排泄尿液，使人体日常的主要废物通过尿液排出，是一个名副其实的排泄通道，如果这时候能多喝点儿水冲一冲身体的这个"排泄管道"，那就能有效排出体内的毒素，有益于身体的健康。但值得注意的是，我们喝水应该以单纯的白开水为主，或是淡茶水（少放一点儿茶叶），千万不要把各种饮料、啤酒、牛奶等当开水喝，因为这些东西可能表面上看起来具有一定的利尿作用，实际上是在给肾脏、膀胱增加负担。

另外，膀胱经的有效范围很广，因为膀胱经与很多脏腑有联系，而且因为它分布在后背上有两条直线，线上分布着所有背俞穴，这些穴和脏腑本身的分布位置相对应，是脏腑器官的反应点，就像现在耳

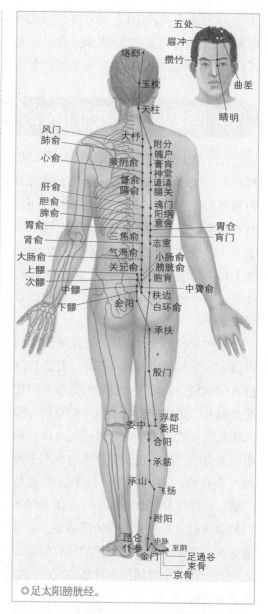

◎足太阳膀胱经。

穴足疗的反射区一样，调节脏腑的作用很好。那什么时候刺激膀胱经最好呢？足太阳膀胱经的气血申时最旺，即下午15至17点，这时如果能按摩一下，把气血给疏通了，对人体是很有保健作用的。

这里，为大家介绍一个简单易行的锻炼膀胱经的方法：面对着墙壁，做下蹲起立的

练习。初练时可离墙稍远，随着腰背力量的增加，逐渐缩短足尖与墙的距离，最后足尖抵住墙时仍然能蹲起自如。每天坚持做十分钟即可，这样不仅运动了身体，还达到了培补膀胱经阳气，使身体精力充足的目的。

♥ 酉时：让我们的肾经从容贮藏脏腑精华

肾经起于足小趾之下，交于足底心及脚内侧，绕过内踝，沿着小腿及大腿的最内侧，上行至脊骨的最底部，并进入体内，与肾联系，出于盆骨，沿着腹部上行至胸上方（内锁骨处）。另一支脉则在体内从肾上行至肝、横膈膜、肺、喉咙直至舌根部。此外，另一小支脉从肺部分出，与心及心包相连接。

酉时（17点至19点）是肾经当令的时段。人体经过申时泻火排毒，肾在酉时进入贮藏精华的阶段。肾脏的最重要的功能是藏精，这里的精就是精华的意思，即人体最重要的物质基础。肾经是人体协调阴阳能量的经脉，也是维持体内水液平衡的主要经络。酉时养肾，最主要的就是"藏"，即休息、收敛。此时应在工作之后稍事休整，不宜有太强的运动量，也不适宜大量喝水。此时对于肾功能有问题的人而言，在这个时候按摩肾经的穴位，效果最为明显。

酉时是下班的时间，我们应该养成下班之前喝一杯水的习惯，这样可以在身体的排泄高峰值后，在对肾脏和膀胱进行一次清理，从而大大降低残留的毒素对肾脏和膀胱的危害。酉时正是吃晚饭的时间，老年人最好是在17点半之前把晚饭吃完，饮食宜清淡。下午5点至7点，是肾经最旺的时候，肾阳虚的患者在此时服药效果

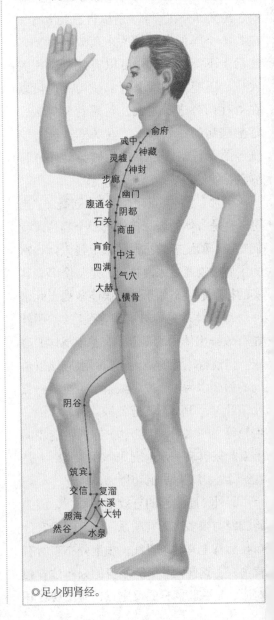

◎足少阴肾经。

最好。18点左右，正是肾经气血最旺、功能最稳定的时候，此时开始锻炼，有利于促进饮食的消化吸收，增强脾胃的功能，防止肠胃疾病的发生。特别要注意的是，冬季室内外温差较大，在外进餐后不宜立即出去，否则容易引起风寒头痛，还会增加心脏的供血负担。因此，饭后应坐下来休息一下，20～30分钟以后再开始活动。此外，饭后不要立即饮水，最好饭后半小时再饮水。

下面这套强肾健身操，最适合酉时肾经当令时锻炼。它有补肾、固精、壮腰膝、通经络的作用，只要长期坚持，必然能够补足肾气、健康长寿。其方法如下：

（1）端坐，两腿自然分开，与肩同宽，双手屈肘侧举，手指伸向上，与两耳平。然后，双手上举，以两肋部感觉有所牵动为度，随后复原。可连续做3～5次为一遍，每日可酌情做3～5遍。做动作前，全身宜放松。双手上举时吸气，复原时呼气，且力不宜过大、过猛。这种动作可活动筋骨、畅达经脉，同时使气归于丹田，对年老、体弱、气短者有缓解作用。

（2）端坐，左臂屈肘放两腿上，右臂屈肘，手掌向上，做抛物动作3～5遍。做抛物动作时，手向上空抛，动作可略快，手上抛时吸气，复原时呼气。此动作的作用与第一动作相同。

（3）端坐，两腿自然下垂，先缓缓左右转动身体3～5次。然后，两脚向前摆动10余次，可根据个人体力，酌情增减。做动作时全身放松，动作要自然、缓和，转动身体时，躯干要保持正直，不宜俯仰。此动作可活动腰膝，益肾强腰，常练此动作，腰、膝得以锻炼，对肾有益。

（4）端坐，松开腰带，宽衣，将双手搓热，置于腰间，上下搓磨，直至腰部感觉发热为止。此法可温肾健腰，腰部有督脉之命门穴，以及足太阳膀胱经的肾俞、气海俞、大肠俞等穴，搓后感觉全身发热，具有温肾强腰、舒筋活血等作用。

（5）双脚并拢，两手交叉上举过头，然后，弯腰，双手触地，继而下蹲，双手抱膝，默念"吹"但不发出声音。如此，可连续做10余遍。

戌时：心包经快乐才能更好地护心强身

手厥阴心包经是从心脏的外围开始的，到达腋下三寸处，然后沿着手前臂中间的中线，经过劳宫穴止于中指。19点到21点，也就是我们所说的戌时，是心包经当令。这个时候，我们拨心包经可以保脏腑平安，还可做一些轻微的活动，然后安眠。

心包是中医的概念，西医中并没有心包这个概念。从名称可以看出，心包经与心脏是有一定关联的，其实心包就是心脏外面的一层薄膜。心为君主之官，是不能受邪的。因此当外邪侵犯时，心包就要挡在心的前面首当其冲，"代心受过，替心受邪"。所以，很多心脏上的毛病都可以归纳为心包经的病。如果没有原因的感觉心慌或者心脏似乎要跳出胸膛，这就是心包受邪引起的，不是心脏的病。

《黄帝内经·灵枢·邪客》中讲："诸邪之在于心者，皆在于心之包络。"这句话告诉我们，心包经可保护心脏，使其不受外邪侵入；如有外邪侵入，心包经则首当其冲掩护心脏。因此，心包经的另一个重要功能就是代心受邪。如果有危险出现，心包经就会保护心脏不受伤害，挡住危险。心包经代心行事，代心受邪。因此，心脏病最先表现在心包经上，心包经之病叫"心中澹澹大动"，患者会感到心慌。

有时心包经受邪但不会马上出现问题。初期可能只是心里发慌甚至一点儿症状都没有，但长期下去，就会发为心脏病、冠心病等。有些人常感到胸闷或心跳加快，这往往就是心脏病前兆，如果再不好好休息，大问题就会出现，如果已经到了心脏病、冠心病的阶段，想把心脏功能恢复如前，就不大可能了。

所以我们要提前对心脏进行保养，而戌时可以说是最佳的保养时间了。戌时心包经当令，此时心包经的气血最盛，这个时候按揉心包经，效果会更好，这个时候预防心脑血管方面的疾病，会有事半功倍的效果。但按揉心包经不要在晚饭后立刻就做，那反倒会影响气血的运行，最好在饭后半小时后施行最好。

戌时是保健的好时候，要保持心情愉快，关键是不要生气，晚餐不宜油腻过饱，饭后散步，或者此时家人聚在一起，心平气和地聊聊天，可以缓解压力，保持心情

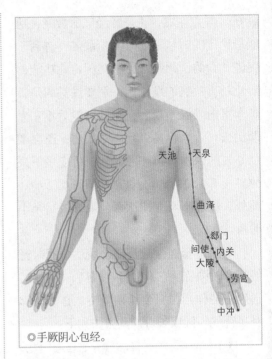

◎手厥阴心包经。

舒畅。在此时敲打、按摩心包经，可缓解压力，促进血液循环。

除此之外，戌时最好能用热水泡泡脚，中国有"凉脚先伤心""养树需护根，养人需护脚""热水洗脚，胜吃补药"等说法，可见热水泡脚的保健功效。用热水泡脚，不但可以促进脚部血液循环，降低局部肌张力，而且对消除疲劳、改善睡眠大有裨益。《黄帝内经》认为，足部是足三阴经、足三阳经的起止点，与全身所有脏腑经络均有密切关系，用热水泡脚，有调整脏腑功能、增强体质的作用。生活中，有些人习惯在泡脚时把脚泡得通红，并以为水温越高，效果越好。而事实上，泡脚水不能太热，以40℃左右为宜，感觉上不要太烫。泡到即将出汗的时候停止，效果最好，可以去寒气，通经络，活血化瘀。泡脚还有个实际的好处就是睡觉时候不怎么会感到

冷，所谓脚暖心不寒。

泡脚时要用高一些的桶来泡，通过热力来放松脚上以及小腿处的经络，使血液循环加快，改善心脑等器官的供血，而随着热力的不断增加，就会微微出汗，可以疏通经络，排出体内的寒气和废物，调节体温，降虚火。另外，血液循环的改善，对血压有非常明显的双向调节作用。所以建议大家忙碌了一天后，一定要花上半个小时的时间给身体放松、调节。不要小看这半个小时，只要天天坚持，仅泡脚这一项保健方法就能使你多活10年。

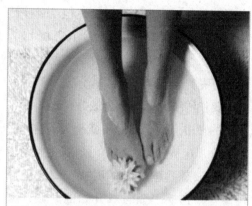

◎泡脚能对血液循环起到改善的效果，对血压有非常明显的双向调节作用。

亥时：大军汇集三焦经，身体开始全面休整

三焦是中医藏象学说中一个特有的名词，六腑之一，位于躯体和脏腑之间的空腔，包含胸腔和腹腔，人体的其他脏腑器官均在其中，是上焦、中焦和下焦的合称。

三焦是一个找不到相应脏腑来对应的纯中医的概念，用通俗的话来说，三焦就是人整个体腔的通道。古人把心、肺归于上焦，脾、胃、肝、胆、小肠归于中焦，肾、大肠、膀胱归于下焦。按照《黄帝内经》的解释，三焦是调动运化人体元气的器官，负责合理地分配使用全身的气血和能量。具体说来，三焦的功能有两方面：一是通调水道，二是运化水谷。

三焦经主要分布在上肢外侧中间、肩部和头侧部。循行路线是：从无名指末端开始，沿上肢外侧中线上行至肩，在第七颈椎处交会，向前进入缺盆，络于心包，通过膈肌。其支脉从胸上行，出于缺盆，上走颈外侧，从耳下绕到耳后，经耳上角，然后屈耳向下到面颊，直达眼眶下部。另一支脉，从耳后入耳中，出走耳前，与前脉交叉于面部，到达眼外角。

晚上的21：00至23：00是亥时，此时三焦经经气最盛。亥时又称"人定"，是人一天十二时辰中最后一个时辰，这是因为在古代，人们在这个时候已经停止活动，准备睡觉了，所以叫人定时分。此时夜已经很深了，应该是上床休息的时候了。现代研究表明，从亥时之初也就是21点开始，是人体细胞休养生息、推陈出新的时间。而且在亥时三焦可通百脉，在亥时睡眠，百脉就会得到休养生息，对人的身体是十分有益的。

亥时还是我们身体阴阳和合的时段，三焦经此时通百脉。这个时候，是性爱的黄金时刻，其实也是通过男女的交合，身

体完成阴阳和合的这个过程。中医虽然讲究保精忌色，房事不能过度，但是身体健康的情况下，和谐的性爱会令人身心欢愉，激发生机，有益无害。那什么时间过性生活最好呢？

我们传统的中医认为最好在 22：00，中医的理由上面已经说了就是为了达到阴阳和合，这是因为下一个时辰就是胆经当令，应该是熟睡养阳的时候，22：00 进行性爱，到下一个时辰开始的时候，人体就已经处于熟睡状态了，可以养住阳气。这也体现了中医看问题的一种思想，他们不是孤立地看问题，头痛医头、脚痛医脚，而是认为天地、阴阳、万物之间都是相互联系的整体，需要互相配合，才能和谐，所以人什么时候该睡觉，什么时候该吃饭，什么时候过性生活也都是有讲究的，不能随着性子乱来，否则就会伤害身体。

性爱的本质是由爱自然生出的繁衍本能，两个相爱的人，只有彼此倾心交谈后，才能获得最佳的性爱体验。其实在古代养生中，戌时是交流的时间，也就是性爱的前奏时间。两个人在此时很好地交流，在亥时进行和谐的性爱，既能得到身体上的满足，心灵上也会很愉悦的。这样的氤氲之时在一团祥和气氛下，那么在此时受孕，是再合适不过的，可以说是受孕的绝佳时间。现代人生活压力大，由于各种原因，男女喝酒吸烟的比例很高，如果双方准备要孩子的话，一定要注意戒烟限酒，不醉酒入房，保持正常健康的生活节律，这样才能生出健康的宝宝。

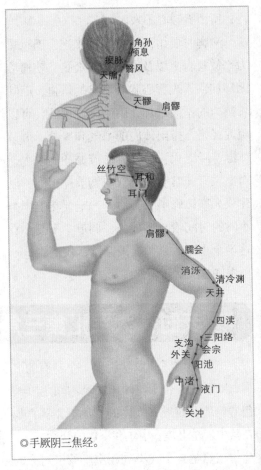

◎手厥阴三焦经。

当然，在亥时刺激三焦经效果也是最好的。其方法为：用大拇指沿着三焦经走向按揉对侧三焦经，速度不宜太快，手上要稍微用力，以有酸麻胀痛的感觉为度，每侧来回按揉 3 次。或直接一手握拳，敲击三焦经，这样力度会更大些，刺激量也大，临床经验表明，这种敲击的效果甚至优于针灸的效果，敲击的效果也要以经络有酸麻胀痛的感觉为度，每侧来回敲击 3 次。以上两种方法不仅能调节全身体液循环、增强免疫力，还能刺激大脑皮层、放松神经，改善头痛、目痛、咽喉痛、出汗等身体不适症状。

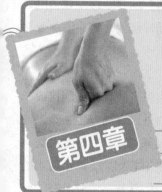

自愈有道，曙光在前
——打通经络常用方法

第四章

中医经常用到的打通经络最安全有效的方法就是艾绒温灸加按摩全身或特别的经络、穴位，根据具体病情具体确定，方法都是边温灸边按摩或先温灸完再按摩。

♥ 推拿法：作用皮肤，通经活络，手到病除

推拿是医者用双手在病人身体上施加不同的力量、技巧和功力刺激某些特定的部位来达到恢复或改善人体机能、促使疾病康复的一种方法。推拿者运用推、拿、按、摩、揉、捏、点、拍等形式多样的手法，用双手作用于病患的体表、受伤的部位、特定的腧穴、疼痛的地方，以期达到疏通经络、推行气血、扶伤止痛、祛邪扶正、调和阴阳的疗效。

推拿作为"以人疗人"的方法，属于现在所崇尚的自然疗法的一种。然而，推拿本身却是有着数千年历史的古老疗法，有学者赞之为"元老医术"。在古代，推拿曾被称为"摩挲""按跷""按摩"等。由于推拿的方法简便无副作用，治疗效果良好，几千年来在我国不断得到发展、充实和提高。尤其是近几十年来，由于西医学习中医，开办中医学院，对中医事业的发展和提高起到了巨大的作用。近年来，一些科研机构又开始对推拿机理进行研究，取得了一些成绩，这对推拿又是一个很大的促进。

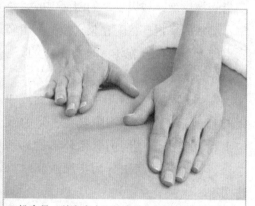

◎推拿是"以人疗人"的方法，能达到疏通经络、推行气血、祛邪扶正、调和阴阳的疗效。

❶ 推拿保健原理

大量临床实践和基础研究发现，推拿疗法主要通过"穴位—经络—脏腑"或"经筋—关节"途径产生作用，其保健原理主要有以下几点：

1. 疏通经络

经络遍布全身，是人体气、血、津液运行的主要通道。它内属脏腑，外络

于肢节、孔窍、皮毛、筋肉、骨骼，通达表里，贯串上下，像网络一样将人体各部分联系成一个有机的整体。经络具有"行气血而营阴阳，濡筋骨，利关节"之功能，使人体各部能够保持正常的功能活动，当其正常生理功能发生障碍时，外使皮、肉、筋、脉、骨失养不用，内在五脏不荣、六腑不运，此时如运用推拿手法可疏通经络，调节机体病理状态，使百脉畅通、五脏安和，达到治疗目的。

2. 调整脏腑

脏腑是化生气血，通调经络，主持人体生命活动的主要器官。脏腑功能失调后，所产生的病变，通过经络传导反应在外，如有精神不振、情志异常、食欲改变、二便失调、汗出异常、寒热、疼痛以及肌强直等异常表现，即所谓"有诸内，必形诸外"。推拿是通过手法刺激相应的体表穴位、痛点，并通过经络的连属与传导作用，对内脏功能进行调节，达到治疗疾病的目的，如按揉脾俞穴、胃俞穴可调理脾胃，缓解胃肠痉挛，止腹痛。

3. 行气活血

气血是构成人体和维持人体生命活动的基本物质，是脏腑、经络、组织器官进行生理活动的基础。气血周流全身运行不息，促进人体的生长发育和新陈代谢。气血调和能使阳气温煦，阴精滋养；气血失和则皮肉筋骨、五脏六腑均失去濡养，以致脏腑组织等人体正常的功能活动发生异常，而产生一系列的病理变化。推拿促进气血运行的作用，主要是通过手法在体表经穴、部位的直接刺激，而使局部的毛细血管扩张，肌肉血管的痉挛缓解或消除，经脉通畅，血液循环加快，瘀血消除等来实现的。

4. 理筋整复

关节可能会因患者的直接或间接或长期劳损等，诸多内外因素而产生一系列的病理变化，包括局部扭挫伤、纤维破裂、肌腱撕脱、关节脱位等病症。运用适当的推拿手法有助于松解粘连，滑利关节，纠正筋结出槽，关节错缝，恢复人体正常的生理功能。

5. 温经散寒止痛

人体一切疾病的发生发展既与经络、气血、脏腑的功能失常有关，也有外邪之因。推拿可治疗寒邪入侵以致经络不通、气血被阻而产生的病症。

② 推拿常用手法

从古至今流传下来的推拿手法有很多种，如今从实际操作的角度来说，按摩主要分为以下几种手法：

（1）按法：医者或以拇指螺纹面，四指间螺纹面，或以手掌的阴面，或以单掌、双掌的掌根部，附在某穴位上，由轻到重地上下掀压或旋转，即为按法。按法可细分为指按法、掌按法、肘按法等。

（2）摩法：医者用手掌的掌面或四指的指前第1节的指面附着在一定的穴位上，以腕关节连同前臂做环形的移动摩擦，为摩法。摩法分为指摩法和掌摩法两种。

（3）推法：医者用大拇指的指端或螺纹面部分着力于一定的穴位上，其余四指成握拳状，或由内向外推出，或由下向上、由上向下、由左向右、由右向左推出，此为推法。推法可分为指推、掌推、肘推和分推等手法。推的时候，施力要稳，要柔和。

（4）揉法：医者用手掌面或掌根，或掌指，或掌背，或小鱼际按压在体表部位，根据患者病情的轻重程度，做顺时针或反时针方向揉动，此为揉法。揉法有中指揉法、大鱼际揉法和旋揉法等。

（5）滚法：医者用手背的小指外侧部分或小指、无名指、中指的掌指关节突起部分着力在患者一定的部位上，通过腕关节伸屈和前臂旋转的复合运动，持续不断地作用于被按摩的部位上，速度稍快。

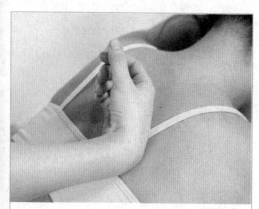

◎滚法主要适用于颈项部、肩背部、腰臀部及四肢等肌肉较丰厚的部位。

（6）捻法：医者以拇指和食指的第1节的螺纹面做对称性的捻动，如捻线状，力量使用要均匀，动作要缓和，此法为捻法。

（7）分法：医者以单手或双手大拇指的螺纹面紧贴于患者一定的部位，做上

下或左右的缓缓移动。并根据病情进行轻重缓急的刺激，此为分法。

（8）搓法：医者以双手的全掌面，扶住患者一定的部位，以指、掌面带动皮肉做均匀快速地上下左右搓揉，并来回盘旋，使被操作的部位的气血调和，筋络舒松。

（9）摇法：医者用双手托住或握住所摇的关节的两端做环旋摇动，以加强关节处的活动能力，在初摇动时医者的手法宜轻、宜缓，摇动的幅度须在生理范围内进行，并由小到大，由轻到重，由慢到快。

（10）击法：医者或以手指、指尖，或握成空拳，有节奏地叩击某部位的肌肉，同时根据病情的轻重缓急决定所击的次数与轻重。也可以用掌侧击、掌心击。

（11）拿法：用单手或双手的拇指与食、中两指，或拇指与其他四指指面着力，做相对用力，在一定的穴位或部位上进行有节律的提拿揉捏为拿法。

（12）刮法：拇指屈曲，用指甲（也可用硬币、匙等代替）在病变部位做单方向的匀速刮动的手法为刮法。

❸ 推拿的补与泻

生活中，很多人经常会做推拿，但是，总感觉没什么具体的效果，对身体不适也没有什么具体的缓解作用。这是怎么回事呢？其实，很简单，那是因为所选用的操作方法不正确。下面，我们从补与泻的角度来具体分析一下推拿的操作方法。

1.轻为补，重为泻

在推拿的时候，手法轻能活跃各大脏

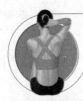

推拿技巧

▶ 推 法

施治者用掌根、拳、肘等部位着力于筋结区域进行单方向的直线移动，此种经筋治疗手法就叫推法。推法可舒筋活络、分离粘连、兴奋肌肉，适用于人体各部位。推法可以分为指推、掌推、拳平推、肘推等。

指推法

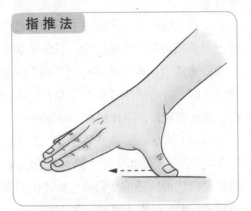

动作要领	循着经筋的走向，以拇指指腹为着力点作用于治疗部位，其余四指并拢做支点以支持拇指发力。
适用范围	指推法可用来治疗脘腹胀满和颈、肩、腰、腿等部位的疼痛，治疗落枕尤为有效，适用于腰、背、胸、腹及下肢等部位。

掌推法

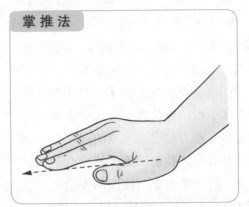

动作要领	以掌根为着力点按压于患部，沿着经筋走向缓缓推移，需要增大压力时，可用两手一起压在患部缓慢推进。
适用范围	适用于腰、背、胸、腹及下肢等部位。

拳平推法

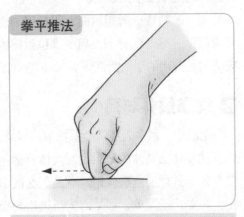

动作要领	握拳，以食指、中指、无名指和小指的近节指间关节为着力点按压于患部，缓慢向前推移。
适用范围	拳平推法力度较强，适用于腰背部、臀部、四肢部等肌肉丰厚的部位。

肘推法

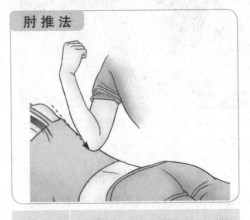

动作要领	以肘尖为着力点按压于患部，在对患部保持一定压力的同时缓慢推移。
适用范围	肘推法力道强劲，适用于背部脊柱两侧的经筋，常用来治疗腰背风湿、强直性脊柱炎等症。

▶ 揉法和拿法

揉法 揉法是指用手贴着患者皮肤,做轻微旋转活动的经筋手法,通常以手掌大鱼际、掌根或手指指腹在向下按压的基础上,进行转动。揉法具有消瘀祛积、宽胸理气、消食导滞、活血通络等作用,对于局部痛点的疗效十分显著。此外,腹部揉法还对脏腑疾病有显著的治疗效果。

掌揉法

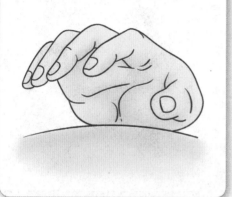

动作要领	手腕放松,掌根着力,在向下按的同时,以腕关节带动前臂做小幅度的旋转运动。
适用范围	掌揉法着力面积较大,刺激缓和舒适,适用于全身各部位。

大鱼际揉法

动作要领	肩部放松,以大鱼际为着力点,用腕关节带动前臂一起做旋转运动。
适用范围	此法轻快、柔和,多用于头面部,常用来治疗头晕、头痛、失眠等疾病。

拿法 拿法就是用手把适当部位的皮肤稍微用力拿起来的治疗手法。拿法刺激量较强,常与滚法配合应用,治疗头痛、项强、四肢关节肌肉酸痛等症。临床应用时,拿后需配合揉摩,以缓解刺激引起的不适之感。

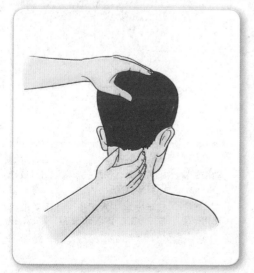

动作要领	放松肩臂和手腕,以指峰和指面为着力点,稍带有揉捏动作,用力要轻柔,不可突然用力。
适用范围	拿法主要用于治疗颈项部、肩背部及四肢部的筋伤。

拿法的注意事项

①操作时肩臂要放松,腕要灵活,以腕关节和掌指关节活动为主。

②操作动作要缓和,有连贯性,不能断断续续。

③注意拿捏时间不宜过长,次数不宜过多。

▶ 摇 法

摇法就是运用各种方法使关节产生环形运动的治疗手法。摇法可分为颈部摇法、肩关节摇法、髋关节摇法和踝关节摇法。摇法有调和气血、滑利关节等作用，主要适用于四肢关节、颈项、腰部等。常用于颈椎病、落枕、肩周炎、四肢关节扭挫伤等各关节疼痛、屈伸不利等症。

头颈部摇法

动作要领	一手托住患者下颌，一只手扶住其头顶，双手以相反方向缓慢地摇动头部，左右各数次。
适用范围	头颈部摇法常用于医治颈椎病、落枕和颈项部软组织扭挫伤等症。

肩关节摇法

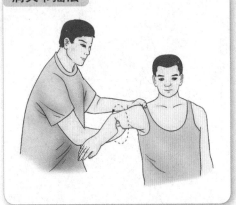

动作要领	一手扶住患者肩部，另一手托握住其腕部或肘部，然后摇动肩关节，做逆时针或顺时针方向的转动。
适用范围	肩部摇法常用来医治肩部筋伤，如肩关节疼痛、肩周炎、肩部扭挫伤等。

髋关节摇法

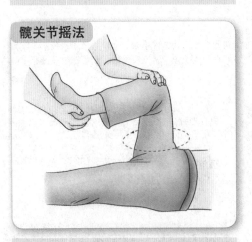

动作要领	一手握患者踝部，另一手扶按其膝部，两手协调，使髋关节沿顺时针或逆时针方向转动。
适用范围	髋部摇法常用于治疗髋部疼痛、髋关节活动不利等症。

踝关节摇法

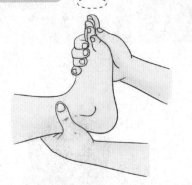

动作要领	一手托住患者足跟，另一手握其踝趾关节处，使踝关节做顺时针或逆时针环转运动。
适用范围	踝关节摇法常用于治疗踝关节疼痛、踝关节活动受限，如踝扭伤等症。

腑的生理功能，而手法重则会抑制各脏腑的生理功能。

2. 慢为补、快为泻

推拿的时候，手法频率较快的话，没过多久，被推拿的这一块皮肤就会热辣辣的，这就是血液循环加速的表现，对应的是泻；而使用慢的柔和手法时，手部摆动的幅度小，压力轻，能益气活血，所以是补。

3. 循经推为补，逆经推为泻

经络是根据一定的方向循行向的。一般说来，向心为补，离心为泻。当顺着经络的循行方向推拿按摩的时候是补，逆着经络循行的方向做推拿时就是泻。

4. 作用时间长的弱刺激为补，作用时间短的强刺激为泻

这一点与手法轻重的补泻原理是相同的，所以就不赘述了。

总而言之，根据疾病的性质来选择推拿的部位，根据患者的病情和体质来采用不同的推拿手法、刺激力度以及时间等是推拿疗法养生祛病的关键所在。

❹ 推拿常用介质

在推拿过程中，介质不仅可以起到润滑作用，还兼具药物功效。常用的润滑介质有滑石粉、爽身粉、润肤油等。现在，在临床使用时一般有单方和复方供医者选择：

1. 常用单方

滑石粉：性味甘、淡、寒，有清热利窍，渗湿润燥的作用，常用于小儿推拿的摩擦类手法和夏季用于出汗部位，可以保护医

患者的皮肤，有利于手法的施行。

葱姜汁：将葱白和生姜捣碎取汁使用，也可将葱白和生姜切片，浸泡于75%酒精中使用，能加强温热散寒的作用，常用于冬春季节及小儿虚寒证。

凉水：即洁净的自来水或凉开水，有清凉肌肤和退热的作用，常用于外感热证。

麻油：即食用麻油，在使用擦法时局部涂抹少许麻油，可以加强手法的透热作用而提高疗效，常用于刮痧疗法中。

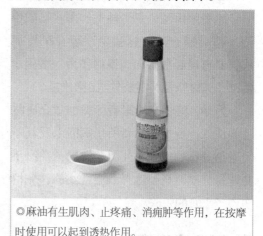

◎麻油有生肌肉、止疼痛、消痈肿等作用，在按摩时使用可以起到透热作用。

蛋清：有清凉去热、化积消食作用，常用于小儿外感发热、消化不良等症。

白酒：适用于成人推拿（酒精过敏者禁用）。有活血祛风，散寒止痛，通经活络的作用，对发热患者尚有降温作用，一般用于急性扭挫伤，并常用于治疗风寒湿痹和慢性劳损。

木香水：取少许木香，用开水浸泡，待凉后去渣使用，有行气、活血、止痛的作用。常用于急性扭挫伤及肝气郁结导致的两胁疼痛等症，用于擦法、揉法等。

薄荷酊：用5%薄荷脑5克，浸入100

毫升的75%酒精内配制而成。具有温经散寒、清凉解表、清利头目和润滑的作用，常用于治疗小儿虚寒性腹泻以及软组织损伤，用于擦法、按揉法可以加强透热效果。

2.常用复方

按摩乳：市售常用外用药物，为多种药物组成，主要作用为舒筋通络，活血化瘀，消肿止痛。

红花油：为骨伤科常用，主要成分有桃仁、红花等，常用于治疗寒痹、痛痹等。

水杨酸甲酯（冬青油）：由水杨酸甲酯、薄荷脑、凡士林和少许麝香配置而成，具有温经散寒和润滑的作用，常用于治疗小儿虚寒性腹泻及软组织损伤。

另外，医者在给患者选择推拿介质时还要注意，要根据患者所患病症以及其年龄进行选择，比如小儿肌肤娇嫩，在给小儿选择介质时机要选择刺激性小的，免得伤害了小儿的肌肤。

❺ 推拿宜忌症状

中医认为，推拿疗法也并非万能的，其可以治疗一定的病症，但也有一些病症或患者是不适用此疗法的。下面，就来具体介绍推拿疗法的适应证和禁忌证（患者）。

1.适应证

（1）内科疾病，比如感冒、胃脘痛、胃下垂、胆绞痛、呃逆、便秘、腹泻、肺气肿、哮喘、高血压、冠心病、眩晕、昏厥、阳痿、面瘫、失眠、神经性偏头痛、自主神经功能紊乱、臂丛神经损伤、坐骨神经痛、卒中后遗症等。

（2）伤科疾病，比如颈椎病、落枕、颈肩综合征、肩关节周围炎、急性腰扭伤、慢性腰肌劳损、第3腰椎横突综合征。各种常见关节脱位如下颌关节脱位等，四肢关节扭伤如肩关节扭挫伤等。以及退行性脊柱炎、类风湿性关节炎、指部腱鞘炎等。

（3）五官科疾病，比如近视、视神经萎缩、慢性鼻炎、慢性咽炎、急性扁桃体炎、耳鸣、耳聋等。

（4）妇产科疾病，比如急性乳腺炎、月经不调、痛经、闭经、带下病、产后缺乳、产后耻骨联合分离症、妇女绝经期综合征、慢性盆腔炎、子宫脱垂等。

（5）儿科疾病，比如脑性瘫痪、咳嗽、发热、顿咳、泄泻、呕吐、疳积、佝偻病、夜啼、遗尿、脱肛、肌性斜颈、小儿麻痹后遗症、臂丛神经损伤、斜视、桡骨小头半脱位等。

2.禁忌证（禁忌患者）

（1）诊断不明确的疾病。

（2）烧伤、烫伤。

（3）各种恶性肿瘤。

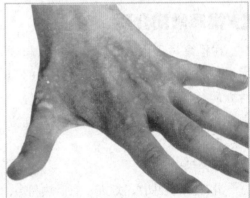

◎推拿疗法也并非万能的，也有一些病症或患者是不适用此疗法的，如烧伤、烫伤等。

（4）有出血性疾病者。

（5）皮肤有局部化脓、感染等。

（6）酒后神志不清者，精神病者。

（7）严重的原发性高血压、高热发烧者。

（8）有严重心脏病、脑病、肺病、肾病者。

（9）妇女月经期，孕妇的腹部、腰部、髋部。

（10）年老体弱、病重、极度衰弱经不起推拿者。

（11）诊断不明确的急性脊柱损伤或伴有脊髓症状者。

（12）各种急性传染病、胃或十二指肠溃疡病急性穿孔者。

（13）各种骨折、骨结核、骨髓炎、严重的老年性骨质疏松症者。

了解了推拿的适应证和禁忌证，希望大家在以后的实际应用中可以做到有的放矢，更好地对症施治，早日恢复健康。

6 推拿注意事项

虽然说，相对针灸等其他中医疗法来说，推拿治疗各科疾病是比较安全可靠的，但是，做推拿时还是必须注意一些问题，以免导致不良反应及意外出现。

（1）推拿前术者要审证求因，明确诊断，全面了解患者的病情，排除推拿禁忌证。

（2）推拿前患者要排空大、小便，穿好舒适的衣服，需要时可裸露部分皮肤，以利于推拿。

（3）推拿前术者一定要修剪指甲，

不戴戒指、手链、手表等硬物，以免划破患者皮肤，并注意推拿前后个人卫生的清洁。

（4）推拿时术者要随时调整姿势，使自己处在一个合适松弛的体位上，从而有利于发力和持久操作。同时也要尽量让患者处于一个舒适放松的体位上，这样有利于推拿治疗的顺利进行。

（5）推拿时术者要保持身心安静、注意力集中，从而在轻松的状态下进行推拿，也可以同时放一些轻松的音乐。

（6）推拿时术者用力不要太大，并注意观察患者的全身反应，一旦出现头晕、心慌、胸闷、四肢冷汗、脉细数等现象，应立即停止推拿，采取休息、饮水等缓解措施。

（7）为了避免推拿时过度刺激施术部位暴露的皮肤，可以选用一些皮肤润滑剂如爽身粉、推拿按摩膏、凡士林油等，推拿时涂在施术部位的皮肤上，然后进行推拿。

（8）急性软组织损伤局部疼痛肿胀较甚、瘀血甚者，宜选择远端穴位进行操作，病情缓解后再进行局部操作。

（9）患者过于饥饿、饱胀、疲劳、精神紧张时，不宜立即进行推拿。

（10）推拿时环境要保持一定的室温和清洁肃静，既不可过冷，也不可过热，以防患者感冒和影响推拿的效果。

（11）推拿后，患者如感觉疲劳可以休息片刻，然后再做其他活动。

（12）推拿的 1 个疗程以 10 ~ 15 次为宜，疗程之间宜休息 2 ~ 3 日。

艾灸法：荧荧焰火起膏肓，温通经络护腑脏

艾灸疗法是针灸医学的重要组成部分，它是以经络、脏腑理论为指导，"凡病药之不及，针之不到，必须灸之"，用艾绒或其他药物借灸火的热力作用于人体体表穴位，通过经络的传导，激发人体脏腑经络的功能，以此达到行气活血、补虚泻实、补中益气、防病保健、延缓衰老、强身益寿的一种外治方法。

艾灸疗法历史悠久。数千年来，历代医家和劳动人民在与疾病做斗争的过程中，积累了大量利用艾灸疗法治疗疾病的临床经验，使灸疗逐步形成了理论系统。由于灸法成本低廉，操作方便，其适应证又很广，疗效显著且无副作用，既可驱除疾病，又能强身健体，数千年来深受广大人民群众的喜爱。

艾灸疗法具体起源于何时已无证可考，但因其用火，所以可追溯到人类掌握和利用火的旧石器时代。火的使用让人们认识到，用火熏烤或烧伤身体的某些部位，可以减轻或治愈某些病痛。于是，远古的先民就采取用火烧灼身体固定部位的方法治疗疾病，灸法从此也就产生了。后来，又经通过不断实践，人们最终选用既易点燃又具有药理作用的艾草作为灸疗的主要材料，于是又将这种方法称为艾灸。

艾灸疗法作为我国医学的重要组成部分，自古以来也一直对世界医学有着深远影响，公元541年和公元562年，针灸先后传入朝鲜和日本，后又传入亚洲其他国家和欧洲。迄今为止，全世界已有100多个国家和地区将我国的艾灸疗法作为解除患者病痛的治疗方法之一。作为我国的医学瑰宝，艾灸疗法也应走入寻常百姓家里，解除人们的病痛，造福于民。

① 艾灸保健原理

中医认为，人体是个有机的整体，经络沟通了脏腑与体表，将人体脏腑组织器官联系起来，并运行气血、调和阴阳，使人体各部的功能保持协调和相对平衡。灸法就是在中医阴阳五行、脏腑经络理论的指导下，运用辨证施治的原则，将艾绒或某些药物放置在体表穴位上烧灼、温熨，将艾火的温和热力以及药物的作用，通过经络的传导，发挥温经散寒、活血通络、回阳固脱、消瘀散结等功能，达到防治疾病的目的。

《扁鹊心书》中提到灸法"人于无病时常灸，虽未得长生，亦可保百余年寿矣。"意思是说：人们无病施灸，可以激发人体

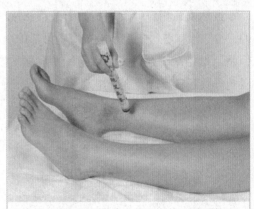

◎灸法能发挥温经散寒、活血通络、回阳固脱、消瘀散结等功能，达到防治疾病的目的。

正气，增加人体抗病能力，以抵制病邪的侵袭。由于灸能益气温阳，而人身的阳气有"卫外而为固"的作用，若能使阳气保持常盛，正气充足，则病邪不易侵犯，身体就会健康。

清代吴仪洛所著的《本草从新》中也说："（艾叶）苦辛，生温，熟热，纯阳之性，能回垂绝之阳，通十二经，走三阴，理气血，逐寒湿……以之灸火，能透诸经而除百病。"这句话是说艾绒制成的艾炷，能使热气内注，温煦气血，通达经络，并且艾灸一些具有补益强壮作用的穴位，故而能够达到扶正祛邪，强身保健的作用。

由于艾叶具有易燃和药物的特点，艾叶燃烧时的物理因子和药化因子产生的综合药性通过体表穴位渗透到体内经络之中，或被吸入到机体内，起到扶正祛邪、通经活络、醒脑安神的作用，达到预防疾病的功效，这就是热刺激与药刺激双重作用的养生祛病原理。

事实上，不仅古代中医学对艾灸的保健功效大加赞赏，现代科学研究也发现，

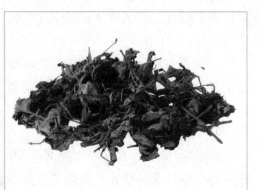

◎艾叶具有易燃和药物的特点，其燃烧时的物理因子和药化因子产生的药性对人体有养生祛病的作用。

艾叶中含有多种药物成分及强烈的挥发物质，燃烧时药力可透入人体；艾灸可以升高局部温度，提高局部气血流量，升高局部温度，缓解局部痉挛症状；艾灸可提高白细胞及淋巴细胞的活动率，增强人体细胞及体液免疫能力；艾灸还可以刺激人体液发生改变，有增强肾上腺皮质激素分泌及胸腺细胞活力的作用；另外，艾灸还具有增加心脏搏动量，强心抗休克的作用。

❷ 艾灸常用方法

艾灸疗法主要有艾条灸、艾炷灸、温灸器灸三类，此外还有非艾灸法。下面简单介绍一下这四种艾灸疗法。

1. 艾条灸

艾条灸是目前人们最为常用的灸法，因其方便、安全、操作简单，最适于进行家庭自我保健和治疗。艾条灸包括直接灸和间接灸两种疗法。

（1）直接灸：将艾条点燃后在穴位或病变部位进行熏灸的方法，又称艾卷灸法。根据艾条灸的操作方法，分温和灸、雀啄灸和回旋灸三种。

温和灸：将点燃的艾条对准施灸部位，距皮肤3～5厘米进行熏灸，一般每处需灸5分钟左右。患者局部有温热感但无灼痛感，灸皮肤稍起红润即可停止。多用于慢性病及风湿等疾病。

雀啄灸：将点燃的艾条对准施灸部位，如鸟雀啄食一样做一上一下的活动熏灸，一般每处熏灸3～5分钟。多用于急性病或昏厥急救等疾病。

回旋灸：将点燃的艾条悬在施灸部位

距皮肤 3 ~ 5 厘米，上下、左右往复移动或反复旋转熏灸 20 ~ 30 分钟。

（2）间接灸：即在使用艾条施灸时，在施灸部位垫上某种物质，以免造成灼伤或烫伤。艾条隔物灸分为按熨灸和隔核桃壳眼镜灸两种。

按熨灸：在施灸的穴位或部位上预先铺垫 6 ~ 7 层棉布或绵纸，将用于按熨的药艾条、"太乙神针"或"雷火针"点燃后，直接在施灸部位上趁热按熨。

隔核桃壳眼镜灸：取半个去仁干核桃壳，放在菊花液中浸泡 15 分钟，用细铁丝支撑一副能够套住核桃壳的眼镜框架，眼镜框架外用钢丝向内弯成一个高与长约 2 厘米的钩形。将浸泡过的核桃壳套在眼镜框上，钩上插一段长 15 厘米的艾条，点燃后在患者的眼睛上熏灸，灸 1 段为 1 壮，一般 1 次灸 1 ~ 3 壮。

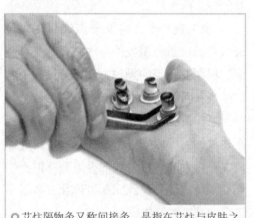

◎艾炷隔物灸又称间接灸，是指在艾炷与皮肤之间隔垫上某种物品而进行施灸的一种方法。

2. 艾炷灸

将艾炷直接或间接置于穴位上施灸的方法。艾炷灸可分为直接灸（着肤灸）和间接灸（隔物灸）两大类。

（1）直接灸：即把艾炷直接放在皮肤上施灸，以达到防治疾病的目的。这是灸法中最基本、最主要且常用的一种灸法。直接灸又分为化脓灸、无化脓灸、发疱灸三种。

化脓灸：用小艾炷直接安放在穴位上施灸，在相关穴位上涂些蒜汁后，安放艾炷点燃施灸，待艾炷燃尽后方可除去艾灰，更换新炷再灸。每次换新炷时，需重新涂蒜汁。

无化脓灸：在施灸穴位的皮肤上涂少许液状石蜡或其他油剂，使艾炷易于固定，然后将艾炷直接放在穴位上，用火点燃尖端。当患者有灼热感时，用镊子将艾炷夹去，再更换新艾炷施灸。

发疱灸：用小艾炷施灸，等艾火烧到皮肤，病人感到皮肤稍微灼痛时，再继续 3 ~ 5 秒钟，此时施灸处皮肤出现一块比艾炷略大的红晕，且有汗出，隔 1 ~ 2 小时就会发疱，不需挑破，任其自然吸收，如水疱较大，可用消过毒的毫针点刺数孔，放出液体，局部涂些紫药水即可。

（2）间接灸：在艾炷与皮肤之间隔垫上某种药物而施灸，具有艾灸与药的双重作用。间接灸根据其衬隔物品的不同，可分为多种灸法。

隔姜灸：用厚约 0.3 厘米的生姜一片，在中心处用针穿刺数孔，上置艾炷放在穴位上施灸，病人感觉灼热不可忍受时，可用镊子将姜片向上提起，衬一些纸片或干棉花，放下再灸，或可用镊子将姜片提举稍离皮肤，灼热感缓解后重新放下再灸，直到局部皮肤潮红为止。此法简便，易于掌握，一般不会引起烫伤，可以根据病情反复施灸，对虚寒病症，如腹痛、泄泻、痛经、关节疼痛等，均有疗效。

隔蒜灸：取新鲜独头大蒜，切成厚约0.3厘米的蒜片，用细针于中间穿刺数孔，放于穴位或患处，上置艾炷点燃施灸。艾炷如黄豆大，每灸4～5壮更换蒜片，每穴1次灸足7壮。也可取适量大蒜，捣如泥状，敷于穴上或患处，上置艾炷点燃灸之。本法适用于治疗痈、疽、疮、疖、蛇咬、蝎蜇等外伤疾患。

隔盐灸：用于脐窝部（神阙穴）施灸。操作时用食盐填平脐孔，再放上姜片和艾炷施灸。若患者脐部凸起，可用水调面粉，搓成条状围于脐周，再将食盐放入面圈内隔姜施灸，本法对急性腹痛吐泻、痢疾、四肢厥冷和虚脱等证，具有回阳救逆之功。

隔葱灸：把葱白切成厚0.3厘米的葱片，或把葱白捣如泥状，敷于脐中及四周，或敷于患处，不要太厚，上置大艾炷施灸，一般灸治5～7壮，自觉内部温热舒适，不觉灼痛为度。本法适用于虚脱、腹痛、尿闭、疝气及乳腺炎等。

隔蛋灸：取鸡蛋1个，煮熟，对半切开，取半个（去蛋黄）盖于患处，于蛋壳上置艾炷，以局部感觉热痒为度。本法适用于发背、痈疽初起诸证。

隔胡椒灸：将白胡椒研末，加适量白面粉，用水调和制成圆饼，约0.1厘米厚，中央按成凹陷，内置药末适量（丁香、肉桂、麝香等），上置艾炷灸之。每次用艾炷5～7壮，以觉温热舒适为度。本法适用于治疗风湿痹痛及局部麻木不仁等。

隔黄土灸：以黄色黏土做成泥饼，中间扎数孔，贴于患处，上置艾炷灸之。本法适用于湿疹、白癣及其他因湿毒而致的皮肤病。

3. 温灸器灸

利用专门的器具施灸的一种方法。施灸时，将艾绒点燃后，先把艾灸器盖好，用手将温针器放在准备施灸的部位来回熨烫，身体局部出现红润即可。可以长时间给患者以舒适的温热刺激。适用于胃胀、腹泻等疾病。

4. 非艾灸法

"非艾灸法"，就是利用艾绒以外的物质作为施灸材料（如灯芯草、香烟、线香、火柴、电吹风、电熨斗、电热毯、黄蜡等）来进行灸治的方法。

❸ 艾灸的补与泻

补虚是辅助人体的正气，增强脏腑器官的功能，补益人体的阴阳气血以抗御疾病。泻实就是驱除邪气，以利于正气的恢复。灸疗的"补虚"与"泻实"，是通过艾灸的方法技法机体本身的调节功能，从而产生补泻的作用，达到扶正祛邪的目的。

艾灸补泻体现了中医辨证论治思想。针对病情虚实，施以不同操作方法来进行艾灸的补与泻。病既有虚实，则应施补泻，补其不足，泻其有余。所以说，艾灸补泻法是疏通经络、调和气血、协调阴阳、扶正祛邪的一个重要治疗手段。

灸法的补泻一般可以分以下几种：

1. 艾炷灸的补泻

补法施灸，将艾炷点燃，不吹其火，待其徐徐燃尽自灭，火力微缓而温和，且时间较长，壮数较多，热力缓缓透入深层，以补虚扶羸，温阳起陷。灸治完毕后，用手按施灸穴位，使真气聚而不散。而泻法施灸，将艾炷点燃后，用口速吹旺其火，促其快燃快灭，当病人感觉局部烧烫时，迅速更换艾炷再灸，灸治时间较短，壮数较少，灸毕不按其穴，即开其穴而邪气可散。

2. 艾条灸的补泻

点燃艾条后，不吹旺艾火，等待它缓慢地燃烧，像温和灸法样施灸，使火力缓缓透入深层，灸治完毕后用手按住施灸穴位，再移开艾条，使真气聚而不散。

在具体施灸时，补法与泻法也应根据具体情况来使用：

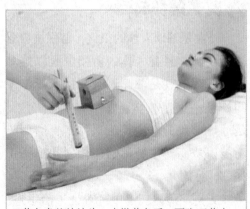

◎艾条灸的补法为：点燃艾条后，不吹旺艾火、等待它缓慢地燃烧，像温和灸法样施灸。

1. 根据辨证选取部位、经络、穴位、时间、补虚泻实

根据脏腑辨证、经络辨证等，按照灸法治疗的基本规律，选用不同的部位、经络、穴位、时间等，以起到补虚泻实、调和气血的目的。如雀啄灸或蒜泥敷灸涌泉穴，治疗鼻衄、咯血等，可起滋阴泻火的作用。用温和灸或蓖麻仁敷灸百会穴，治疗胃缓、阴挺、脱肛等，均能起到补气固脱的作用。

2. 根据病种、病症、辨证，选用灸治方法以补泻

根据病种、病型、辨证的不同，选用不同的灸治方法以达到补泻的目的。如急性病选用着肤灸、雀啄灸；慢性病选用温和灸、回旋灸和温针灸等。隔物灸和敷灸中所用药物，均按药物的性味、功效等予以选用，如甘遂灸用以逐水泄水，附子饼灸用以补虚助阳。选用偏重于泻的药物，就起到泻的作用，如甘遂灸多用于逐水泄水；豆豉饼隔物灸则多用于散泻毒邪。选择偏重于补的药物施灸，就起到补的作用，如附子饼隔物灸则多用于补虚助阳；蓖麻仁敷灸百会穴，治疗胃下垂、子宫脱垂、脱肛等，皆能起到补气固脱的作用。

❹ 艾灸制作方法

吴亦鼎在《神灸经论》中说："凡物多用新鲜，惟艾取陈久者良。以艾性纯阳，新者气味辛烈，用以灸病，恐伤血脉。故必随时收蓄、风干、净去尘垢，捣成熟艾，待三年之后，燥气解，性温和，方可取

用。"艾叶制成艾绒以后，还要进一步加工，即制成艾炷、艾条、艾饼等，才能用于灸疗。下面，我们就分别介绍一下艾炷、艾条、药条的制作方法。

1. 艾炷的制作

艾炷就是用艾绒制成下面平、上面尖，呈圆锥形的艾团，以便于安放，并使火力逐渐由弱而强。制作艾炷的传统方法是用手捏，边捏边旋转，捏紧即成，应尽量做得紧实。这样，在燃烧时火力会逐渐加强，透达深部，效果较好。

《名堂上经》云："艾炷以小筋头作，如期病脉粗细，状如细线，但令当脉灸之，雀粪大者，亦能愈矣。"《名堂下经》又云："凡灸炷欲下广三分，若不三分则火气不达，病不能愈。"这两段话是说，艾炷的大小应该根据病情和施灸部位而定。艾炷小如小麦粒、雀粪者，多用于头部及四肢部位；艾炷如黄豆大小或半截枣核大小，多用于胸腹部及背部；炷如半截橄榄或筷头大小，多用于胸腹和腰背部。此外，用于直接灸，必须用极细的艾绒，搓得如麦粒大，做成上尖底平的圆锥形，直接放在穴位上燃烧；用于间接灸法，可用较粗的艾绒，做成蚕豆或黄豆大、上尖下平的艾炷，放在姜片、蒜片或药饼上点燃；用于温针灸法则做成既圆又紧、大小及形状如枣核样的艾炷，缠绕针柄上燃烧。

除了手工制作，还有用艾炷器制作艾炷的。艾炷器中，铸有圆锥形空洞，洞下留有一小孔，将艾绒放入艾炷器的空洞中，另准备一支下端适于压入洞孔的圆棒，将艾绒压紧，制成圆锥形小体，待各洞都塞满艾绒后，翻转艾炷器，用细铁丝或细棍顺洞下小孔顶出艾炷。现代艾炷的制作，可用机器大规模生产，艾绒细致而紧密。为加工方便，炷形有的改为小圆柱，但用法和功效同前。

2. 艾条的制作

艾条是将艾绒放在纸中，搓成如香烟状的细长圆柱形即成。艾条分为纯艾条和药艾条两种。这里先讲纯艾条的制作。

普通艾条是取纯净细软的艾绒24克，平铺在26厘米长、20厘米宽的薄绵纸（桑皮纸、麻纸亦可）上，像卷烟一样将其卷成直径约1.5厘来的圆柱形，卷得越紧越好。外面再用质地柔软疏松而又坚韧的桑皮纸裹上，用鸡蛋清、胶水或糨糊将其封好，在纸皮上印上分寸，作为施灸叶的标准。将卷好的艾条阴干或晒干即成。

3. 药条的制作

在制作艾条时，除放入艾绒外，还在

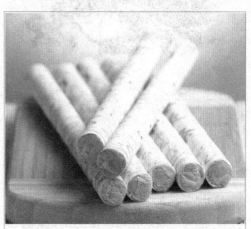

◎艾条是将艾绒放在纸中，搓成如香烟状的细长圆柱形即成。

艾绒中渗入药物细末的，也称"药条"。一般加入艾绒中的药物有：肉桂、干姜、丁香、木香、独活、细辛、白芷、雄黄、苍术、乳香、没药、川椒等，也有加入麝香、沉香、松香、硫黄、穿山甲、皂角刺、细辛、桂枝、川芎、羌活、杜仲、枳壳、白芷、茵陈、巴互、川乌、斑蝥、全蝎、桃树皮等药的。将需加入的药物等份研成细末，每支艾条内加入药末6克。

药条的种类很多，有因药条疗效较好，故临床应用较为广泛。现代有人利用其他材料做成"无烟艾条"或"微烟艾条"，施灸时不出现烟雾，有它一定的优点，值得进一步研究。这种药条的处方是，艾绒500克，甘松30克，白芷、细辛、羌活各6克，金粉（或铝粉）40克。经临床观察，效果良好。

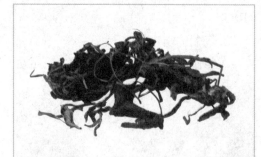

◎甘松味辛、甘，性温；具有温中散寒，理气止痛，醒脾开胃的功效。

❺ 艾灸注意事项

艾灸疗法既可治疗虚证、寒证，又可治疗热证、实证，对治疗内科、外科、妇科、儿科、耳鼻喉科、皮肤病科以及在预防疾病、延年益寿等方面，疗效都很显著。

艾灸疗法的治疗范围非常广泛，但在艾灸疗法的具体操作中，还应注意以下事项：

（1）术者在施灸时要聚精会神，以免烧烫伤患者的皮肤或损坏病人的衣物。

（2）对昏迷的病人、肢体麻木及感觉迟钝的患者和小儿，在施灸过程中灸量不宜过大。

（3）如果患者的情绪不稳，或在过饥、过饱、醉酒、劳累、阴虚内热等状态下，要尽量避免使用艾灸疗法。

（4）患者在艾灸前最好喝一杯温水，水的温度宜高于体温为宜，在每次灸治结束后还要再补充一杯60℃左右（水稍稍有点烫嘴）的热水。

（5）施灸的过程如果出现发热、口渴、红疹、皮肤瘙痒等异常症状时，一般不要惊慌，继续采用艾灸疗法灸治下去，这些症状就会消失。

（6）施灸的时间长短应该是循序渐进的，施灸的穴位也应该由少至多，热度也是逐渐增加的。

（7）患者在采用艾灸疗法治疗疾病的过程中，尽量不要食生冷的食物（如喝冷水、吃凉饭等），否则会不利于疾病的治疗。

（8）患者的心脏附近和大血管及黏膜附近少灸或不灸，身体发炎部位禁止采用艾灸的方法进行治疗，孕妇的腹部及腰骶部也属于禁灸部位。

（9）施用瘢痕灸前，要争取患者的意见并询问患者有无晕针史。施灸的时间一般以饭后1小时为宜。患者的颜面、大血管、关节处、眼周附近的某些穴位（如睛明、丝竹空、瞳子髎等）不宜用瘢痕灸。

（10）在采用艾灸疗法治疗或保健时，如果上下前后都有配穴，施灸的顺序一般是先灸阳经后灸阴经，先灸背部再灸腹部，也就是先灸身体的上部后灸下部，先灸头部后灸四肢，依次进行灸治。

（11）采用瘢痕灸治疗疾病时，半年或一年灸一次即可，其他灸法可每天或隔天灸1次，10次为一个疗程。

❻ 灸疮处理调养

艾炷直接灸，是一种借助艾火之力以治病的方法，使灸处皮肤起疱后所致的无菌性化脓状态，即为灸疮，又叫灸花。轻者皮肤红赤，重者起疱溃烂。若灸后局部不红不起疱，说明火力未达到治病的要求。《小品方》说："灸得脓坏，风寒乃出；不坏，则病不除也。"可见古人认为施用瘢痕灸时，只有灸疮起发，才能发挥治愈疾病的功效。灸疮的起发与否，是瘢痕灸成败的关键。《太平圣惠方》说："灸炷虽然数足，得疮发脓坏，所患即差；如不得疮发脓坏，其疾不愈。"《针灸易学》甚至强调："灸疮必发，去病如把抓。"当然，过度的引发，也会伤人元气，而且也难为一般病人所耐受，故灸疮的引发宜适度。

现代医学施用温和灸，不令发疱，亦可达到治疗目的。施用艾炷直接灸后，局部皮肤多有红晕灼热感，不需处理，经数

小时即可消失，或遗有黄色瘢痕。如因施灸过量，时间过长，局部出现小水疱，只要注意不擦破，可任其自然吸收。

发疱灸，灸后皮肤起疱大者，可用消毒针头刺破，放出液体，或用注射针抽出水液，再涂以甲紫，敷以销毒纱布固定，或用淡膏药覆盖，再灸时揭开，灸后再盖上。瘢痕灸，灸火较重，水疱较大，发了灸疮，除了用消毒粗针穿刺水疱、放出水液、避免污染外，可用赤皮葱、薄荷适量煎汤，趁热淋洗，外贴玉红膏，促其结痂而愈。在灸疮无菌性化脓期间不能做重体力劳动。若要防止灸疮化脓，在施灸时，热度应恰当，灸炷宜捏紧小些，这样可以使施灸面积不致过大，起疱亦小，吸收也快。如需连续施灸，可先用消毒针刺破水疱，去其皮，涂上京墨汁，即很快结痂。如灸疮呈现黑色而溃烂，可用桃枝、嫩柳枝各等分，芫荽适量，煎汤温洗，有生肌长肉的作用，痛不可忍者，煎洗汤中再入黄连。在灸疮化脓期间，要注意适当休息，加强营养，保持局部清洁，并可用敷料保护灸疮，以防感染，待其自然愈合。灸疮长时间不收敛者，为气虚所致，可服内托黄芪丸。当灸疮退痂后，仍宜用桃枝柳枝汤温洗，保护局部皮肤，免受风邪外袭。如护理不当，灸疮脓液呈黄绿色，或有渗血现象者，可用消炎膏涂敷。

由于古人喜用瘢痕灸法，而此法对病人精血津液会有些影响，故古人对灸后的调养颇为注意。《针灸大成·灸后调摄法》曰："灸后不可就饮茶，恐解火气；及食，

恐滞经气，须少停一二时，即宜入室静卧，远人事，远色欲，平心静气，凡百事俱要宽解。尤忌大怒、大劳、大饥、大饱、受热、冒寒。至于生冷瓜果，亦宜忌之。惟食茹淡养胃之物，使气血通流，艾火逐出病气。若过厚毒味，酗醉，致生痰涎，阻滞病气矣"。

保持情绪乐观，静心调养，勿过度劳累，食用清淡而富有营养的食物，有助于艾灸疗法的疗效。此外，灸后还需慎避风寒。民间流传灸后调养口诀是：灸后风寒须谨避，七情莫过慎起居，切忌生冷厚味，唯食素淡最适宜。

🫀 拔罐法：深入腠里导气血，扶正祛邪保健康

拔罐法以罐为工具，利用燃烧消耗氧气，造成负压，使之吸附于腧穴或应拔部位的体表，产生刺激，使被拔部位的皮肤充血或瘀血，以此来达到防治疾病的目的。拔罐法在古时候称为角法，是因为古人以兽角做罐治病，故而得名。后来人们使用竹筒来做罐，因此，拔罐法还有一个名字叫"吸筒法"。

拔罐法在我国有着悠久的历史，早在马王堆汉墓出土的帛书《五十二病方》中就有记载，历代中医文献中亦多论述。最开始拔罐法主要为外科治疗疮疡时，用来吸血排脓。后来又扩大应用于肺结核、风湿病等内科病证。随着医疗实践的不断发展，罐的材料、质地都得到了不断地改进，从兽角、竹筒发展为金属罐、陶瓷罐、玻璃罐，乃至近年来研制成的抽气罐、挤压罐、电磁罐等。拔罐的操作方法也在不断发展，从单纯的留罐法发展为走罐法、闪罐法，以及针罐、药罐、刺血罐、抽气灌水罐等。而且治疗的范围也逐渐扩大，不仅仅是治疗外科疮疡，还用于治疗感冒、消化不良、腹泻、身体疼痛、月经病等疾

病。此外，拔罐法还经常和针刺配合使用。因此，拔罐法成为针灸治疗中的一种重要方法，在我国民间广为流传，可治疗多种疾病，深受老百姓的欢迎。

❶ 拔罐保健原理

中医认为，由于各种因素而引起的脏腑经络气血功能紊乱，机体阴阳偏盛偏衰，气机升降失常产生的一些疾病，通过拔罐后负压作用所产生的较强的吸拔力，作用于经络穴位上，能够开泄腠理，将病邪、恶物从皮肤表面吸出体外，从而达到疏通

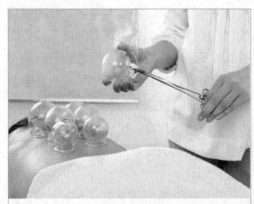

◎拔罐法能够开泄腠理，将病邪、恶物从皮肤表面吸出体外，从而达到疏通经络气血的作用。

经络气血的作用，促进脏腑经络功能恢复到正常状态。

一般来说，拔罐主要是通过吸力刺激、温热刺激和负压作用三大方法来对人体产生效用的。

1. 吸力刺激

拔罐时产生的负压吸拔力的大小决定了人体所受的刺激量和刺激强度的大小。轻而慢的拔罐方法，可以起到抑制神经系统的作用，比如在足三里处拔罐，会使胃蠕动处于减缓状态；相反，重而快的拔罐方法，可以使神经系统处于兴奋状态，比如在胃俞处拔罐，胃蠕动处于亢奋状态。拔罐时，罐口紧紧地吸拔于人体的皮肤表面，吸拔力的刺激引起皮肤、肌肉、神经、血管等一连串的反应，有利于加强新陈代谢，加速体内毒物的排泄，达到身体保健的功效。

2. 温热刺激

使用竹罐、药罐或火罐时，拔罐疗法会对局部体表产生温热刺激，使毛血管扩张，加速血液循环，促进新陈代谢，从而改善局部组织的营养状态，增强体表组织的活力。比如，当一个人身体某个部位受到撞击之后，可以在他所受伤害的部位进行拔罐，从而减少或者消除致痛物质的刺激，使得疼痛随之慢慢减轻。

3. 负压效应

拔罐产生的负压使身体局部迅速充血并形成瘀血，产生溶血现象。白细胞的数量略有增加，而且吞噬细胞的功能也大大提高了。负压时，人体的皮肤毛细血孔会充分张开，这样有助于提高皮肤的耐受力，

改善皮肤的呼吸和营养，促进体内毒素的外排，增强身体的抗病、防病能力，加速身体疾病痊愈。

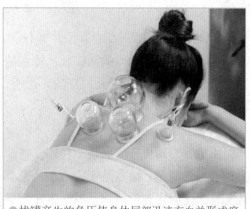

◎拔罐产生的负压使身体局部迅速充血并形成瘀血，产生溶血现象。

拔罐疗法运用的是中医经络学说中的皮部和腧穴，通过经脉、络脉把治疗的刺激信息传递到有关的器官、组织、脏腑。因此，拔罐疗法一则可以疏通经络，使人体的五脏六腑的气血得到温养濡润。二则可以扶正固本，中医认为，"正气"为主的健康状态，是通过经络气血的畅通的实现的，保证身体不受外邪刺激，正气自然便可安康。

❷ 拔罐常用罐具

拔罐的器具种类多样，常用的有竹罐、陶罐、抽气罐、挤压罐、玻璃罐几种。抽气罐是家庭和医疗方面较为普遍使用的罐具之一，玻璃罐、瓶罐等也可家庭自制使用。下面简单介绍一下常用罐具的样式和特性。

1. 竹罐

用竹子截成竹筒状，一端留竹节做底，

另一端做罐口，罐口要光滑平正。优点是取材方便、制作简单、轻巧、不易碎，缺点是易破裂、易漏气、吸拔力小。

2. 陶罐

用陶土烧制成腰鼓状，口径大小不一，口径小的较短，口径大的则较长。优点是吸拔力较大，缺点是重量大、易碎、不透明、易烫伤皮肤。

3. 橡胶罐

用橡胶为制成。优点是不易碎，携带方便，操作简单。缺点是吸拔力小、无温热感、只能固定部位治疗，不能施其他手法，不能高温消毒。

4. 抽气罐

用小药瓶，将瓶底切去磨平，切口须光洁，平口的橡皮塞须保留完整，便于抽气时应用。现有用透明塑料制成，不易破碎。上置活塞，便于抽气。抽气罐的优点是操作简便、安全，缺点是疗效不及火罐。

5. 挤压罐

用橡胶或塑料制成，身体呈螺旋形，就像宝塔一样，口大向上越来越小，一般

为三层，具有弹性，可以挤压。优点是使用更方便，不会破碎，缺点是吸拔力较弱，维持时间较短。

6. 木罐

根据所需要的大小，削切坚硬的原木，再用油浸泡之后，用火烤烫，明显出现光泽后，便可使用。优点是易消毒，方便携带，缺点是易干裂漏气，不易观察罐内变化。

7. 玻璃罐

玻璃罐是最常用的拔罐用具，它是在陶制罐的基础上，用玻璃加工制作而成的，形状为球状，罐口的边缘平滑，分为大、中、小三种。优点是质地轻、制作简单、操作方便，是较为理想的拔罐用具。缺点是容易碎裂。

8. 瓶罐

瓶罐取材于罐头瓶，它的形状有的呈圆柱形，有的像陶罐，优点是方便取材，缺点是瓶口边缘容易裂口或缺损，拔罐时可能会划伤皮肤，因此操作时要格外小心。

③ 拔罐辅助用品

拔罐前，除了为患者选择适合的拔罐工具，选择适宜的拔罐方法以外，辅助器材的选择也是必不可少的。以下是常用的必备辅助器材：

1. 打火机或火柴

拔罐时用来点火的工具。

2. 酒精、纸片

多是采用 75% ~ 95% 浓度的酒精，如果没有酒精，也可以用高浓度的白酒代替。纸片选择质薄的易燃纸，棉球可

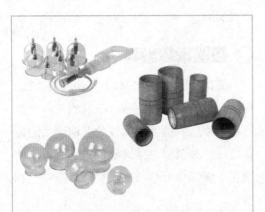

◎拔罐的器具种类多样，常用的有竹罐、陶罐、抽气罐、挤压罐、玻璃罐几种。

以选择医用的。

3.润滑剂

可以使用凡士林、按摩乳等，增加皮肤的润滑和吸附力，保护皮肤不受损伤。

4.清洁工具

主要是棉球、纱布、棉签等，便于清洁皮肤或罐具，或为患者的拔罐部位消毒。

④ 拔罐基本手法

根据患者的疾病情况、施罐部位，掌握好拔罐的操作方法是拔罐治疗重要的一步，这直接地影响拔罐治疗的效果。

1.火罐法

用热胀冷缩的原理，排去空气。即借燃烧时火焰的热力，排去罐内空气，使之形成负压而吸着于皮肤上，称火罐法。又可分为四种：

（1）投火法：用小纸条点燃后，投入罐内，不等纸条燃完，迅即将罐罩在应拔部位上，即可吸于体表。

（2）闪火法：以镊子夹住点燃的酒精棉球，在罐内绕一圈，迅即将罐罩在应拔部位上，即可吸住。

（3）架火法：用一不易燃烧及传热的块状物，直径2～3厘米，放在被拔部位上，上置小块酒精棉球，点燃后将罐扣上，可产生较强吸力，使罐吸住。

（4）贴棉法：用1厘米见方的棉花一块，不要过厚，略浸酒精，贴于罐内壁中段，然后点着，罩于选定的部位上，即可吸住。

2.抽气法

抽出空气。先将抽气罐紧扣于需要拔

罐的部位上，用注射器从橡皮塞中抽出瓶内空气，使产生负压，即能吸住。或用抽气筒套在塑料罐活塞上，将空气抽出，即能吸住。

3.水罐法

用煎煮水热力排去空气。一般应用竹罐，先将罐放在锅内加水煮沸，用时将罐倾倒用镊子夹出，甩去水液，或用折叠的毛巾紧扪罐口，乘热扣在皮肤上，即能吸住。

4.留罐法

即拔罐后，留置5～15分钟。罐大吸拔力强的应适当减少留罐时间，夏季及肌肤瘠薄处，留罐时间不宜过长，以免损伤皮肤。

5.走罐法

吸拔后在皮肤表面来回推拉。一般用于面积较大，肌肉丰厚处，如腰背、臀髋、腿股等部位。须选用口径较大的罐，罐口要平滑，玻璃罐最好，先在罐口处涂一些滑润油脂，将罐吸上后，以手握住罐底，稍倾斜，即后半边着力，向按，前半边不用力略向上提，慢慢向前推动，如此上下左右来回推拉移动数十次，至皮肤潮红或瘀血为止。

6.药罐法

用中药煎煮竹罐后吸拔，称煮药罐。或在罐内存贮药液，称贮药罐。

（1）煮药罐：将配制成的药物装入布袋内，扎紧袋口，放入清水煮至适当浓度，再将竹罐投入药汁内煮15分钟，使用时，按水罐法拔于需要的部位上，多用于风湿病等症。常用药处方为：麻黄、蕲蛇、羌活、独活、防风、秦艽、木瓜、川椒、生乌头、曼陀罗花、刘寄奴、乳香、没药各6克。

（2）贮药罐：在抽气罐内或玻璃罐内事先盛贮一定量的药液，药液量为罐的 2/3 ～ 1/3，使吸在皮肤上。常用药为辣椒水、两面针酊、生姜汁、风湿酒等。常用于风湿病、哮喘、咳嗽、感冒、溃疡病、慢性胃炎、消化不良、牛皮癣等。

7. 摇罐法

先将罐吸拔在皮肤上，手握罐具，均匀地摇动或转动 20 ～ 30 次，用力要柔和、平稳，动作协调一致。

8. 转罐法

罐具吸附到皮肤上后，手握罐体慢慢向左旋转 90°～180°，然后向相反水平旋转，一个左右转动为一次，反复 10 ～ 20 次即可。可在操作前，在患者的皮肤上涂抹一些润肤乳，以免疼痛。

9. 提罐法

先将罐具吸附到皮肤上，反复均匀地提罐，但要注意罐体不要离开皮肤表面，反复进行 20 ～ 30 次，出痧后即可停止。

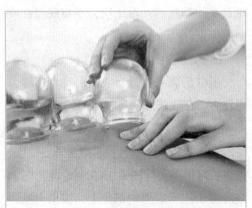

◎提罐法是先将罐具吸附到皮肤上，反复均匀地提罐，但要注意罐体不要离开皮肤表面。

❺ 拔罐疗法禁忌

拔罐疗法，虽然天然无毒副作用，但是它也有一些禁忌病症和禁忌部位。在进行拔罐的时候要谨记这些病症和部位，以免给患者造成不必要的伤害。

1. 禁忌病症

如果患有中度或重度心脏病、心力衰竭、全身性水肿、失血症、白血病、恶性肿瘤；全身剧烈抽搐或者痉挛；重度神经质或者术后部位溃烂；女性月经病，外伤骨折。有以上病症者禁忌拔罐。

2. 禁忌部位

凡大血管通过之处、乳头、心搏处、鼻部、耳部、前后阴、静脉曲张处、显浅动脉分布处、孕妇腹部及腰骶部应当慎用。

拔罐疗法的禁忌证与不宜拔罐的部位，不是绝对的，有人用此法治疗水肿、精神病、高热、活动性肺结核等，未见不良反应，且收效甚佳。也有用于乳头、心搏处、鼻部、耳部、前后阴等，无不良反应。何况拔罐疗法与其他疗法配合应用，亦有与其他疗法相适应病证，自当斟酌而定。但在临床应用时，以上情况要尽量避免使用，必须选用时，也应慎重。

❻ 拔罐注意事项

拔罐治疗之前，除了大致了解一下拔罐治病的原理，准备拔罐的器具，熟悉拔罐的手法之外，还应当注意以下拔罐的事项：

（1）选择适宜、清净的环境，避免

风寒，注意温暖，以防止患者受凉。

（2）拔罐前检查一下拔罐的工具，是否清洁没有破损。患者选择舒适的体位。

（3）拔罐要根据患者的病情、年龄、皮肤状况等选择拔罐的时间。

（4）拔罐过程中，施术者应掌握好拔罐的力度和顺序，注意罐具间要留有空隙，避免不必要的罐具挤压或脱落。

（5）拔罐的时间一般为 5 ~ 20 分钟，但根据病情不同可增加或缩短拔罐时间，急性病 1 天拔罐 1 ~ 2 次，慢性病隔天 1 次。一个疗程一般是 10 ~ 15 天。

（6）留罐期间，应经常留心观察患者的反应及罐内的变化情况。若拔罐后患者出现头晕目眩，面色苍白，恶心呕吐，四肢冰凉，虚弱无力时，应当马上取罐让病人平卧，保暖，饮温开水或糖水，重者可针刺人中、内关、足三里等穴。特别是年老体弱、儿童，精神紧张、饥饿的初诊患者，更应注意防止出现不适。

（7）若出现烫伤，小水疱不必处理，可自行吸收；若较大的水疱或皮肤有破损现象时，应先用消毒细针挑破水疱。放出水液，再涂上甲紫即可。

（8）拔罐后应涂抹在充血处一些祛风油，让患者静躺片刻。如出现胸闷、发热等现象，可在患者背部的第 3、4 胸椎两侧吸拔一次。

刮痧法：清除代谢废物，让身心清爽自然

刮痧疗法起源于旧石器时代，人们患病时，出于本能地用手或者石片抚摩、捶击身体表面的某一部位，有时竟然能使疾病得到缓解。通过长期的实践与积累，逐步形成了砭石治病的方法，这也是"刮痧"疗法的雏形。具体操作方法就是用刮痧板蘸刮痧油反复刮动患者某处皮肤，以治疗疾病。

现实医学研究发现，痧是皮肤或皮下毛细血管破裂出现的一种自然溶血现象，易出现在经络不通畅、血液循环较差的部位，它不同于外伤瘀血、肿胀。刮痧可使经络通畅，瘀血肿胀吸收加快，疼痛减轻或消失，所以刮痧可以促进疾病的早日康复。现代的刮痧是利用刮痧器具，刮拭经络穴位，通过良性刺激，充分发挥营卫之气的作用，使经络穴位处充血，改善局部微循环，起到祛除邪气，疏通经络，舒筋理气，以增强机体自身潜在的抗病能力和免疫功能，从而达到扶正祛邪、防病治病的作用。

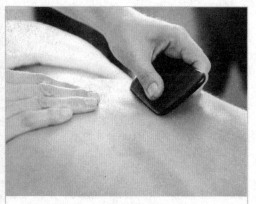

◎刮痧法的操作方法就是用刮痧板蘸刮痧油反复刮拭患者某处皮肤，以治疗疾病。

❶ 刮痧保健原理

刮痧是以中医脏腑经络学说为理论指导，集针灸、按摩、点穴、拔罐等非药物疗法之所长，用水牛角为材料做成刮痧板，配合香蔓刮痧疏导油进行的一种自然疗法，对人体有活血化瘀、调整阴阳、舒筋通络、调整信息、排出毒素等作用，既可预防保健又可治病疗疾。它的保健和治疗作用主要有下面一些特点：

1. 预防保健作用

刮痧疗法的预防保健作用又分为健康保健预防与疾病防变两类。刮痧疗法的作用部位是体表皮肤，皮肤是机体暴露于外的最表浅部分，直接接触外界，且对外界气候环境等变化起适应与防卫作用。皮肤所以具有这些功能，主要依靠机体内卫气的作用，卫气调和，则"皮肤调柔，腠理致密"。健康人常做刮痧（如取背俞穴、足三里穴等）可增强卫气，卫气强则护表能力强，外邪不易侵表，机体自可安康。若外邪侵表，出现恶寒、发热、鼻塞、流涕等表证，及时刮痧（如取肺俞、中府穴等）可将表邪及时祛除，以免表邪侵入五脏六腑而生大病。

2. 治疗作用

刮痧疗法的治病作用可表现在以下方面：

（1）活血化瘀。刮痧可调节肌肉的收缩和舒张，使组织间压力得到调节，以促进刮拭组织周围的血液循环。增加组织流量，从而起到活血化瘀、祛瘀生新的作用。

（2）调整阴阳。刮痧可以改善和调整脏腑功能，使脏腑阴阳得到平衡。如肠蠕动亢进者，在腹部和背部等处使用刮痧手法可使亢进者受到抑制而恢复正常。反之，肠蠕动功能减退者，则可促进其蠕动恢复正常。

（3）舒筋通络。刮痧可以放松紧张的肌肉，消除肌肉疼痛，这两方面的作用是相通的，消除了疼痛病灶，肌紧张也就消除；如果使紧张的肌肉得以松弛，则疼痛和压迫症状也可以明显减轻或消失，同时有利于病灶修复。

（4）信息调整。人体的各个脏器都有其特定的生物信息（各脏器的固有频率及生物电等），当脏器发生病变时有关的生物信息就会发生变化，而脏器生物信息的改变可影响整个系统乃至全身的机能平衡。而刮痧疗法就可以通过刺激体表的特定部位，产生一定的生物信息，通过信息传递系统输入到有关脏器，对失常的生物信息加以调整，从而起到对病变脏器的调整作用。

（5）排出毒素。刮痧过程可使局部

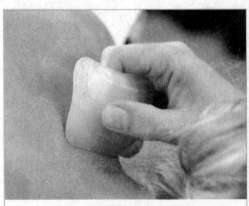

◎刮痧可以使血管扩张，血流及淋巴液增快，吞噬作用及搬运力量加强，使体内毒素加速排出。

组织形成高度充血，血管神经受到刺激使血管扩张，血流及淋巴液增快，吞噬作用及搬运力量加强，使体内废物、毒素加速排出，组织细胞得到营养，从而使血液得到净化，增加全身抵抗力，进而减轻病势，促进康复。

❷ 刮痧必备器具

刮痧工具，最早出现于春秋战国时期。古代用汤匙、铜钱等作为刮痧板，用麻油、水等作为润滑剂，这些器具虽然取材方便，但对有些穴位达不到有效的按压刺激，还会增加疼痛感。现代刮痧多选用专业刮痧工具，与身体解剖形态完美契合，刮拭效果好而且能最大程度的保护皮肤，减轻疼痛。

1. 专业的刮痧板

（1）刮痧板。刮痧板是刮痧的主要器具。水牛角味辛、咸、寒，辛可发散行气、活血润养，咸能软坚润下，寒能清热解毒，具有发散行气，清热解毒，活血化瘀的作用。玉性味甘平，入肺经，润心肺，清肺热。据《本草纲目》介绍：玉具有清音哑，止烦渴，定虚喘，安神明，滋养五脏六腑的作用，是具有清纯之气的良药，可避秽浊之病气。玉石含有人体所需的多种微量元素，有滋阴清热、养神宁志、健身祛病的作用。

水牛角及玉质刮痧板均有助于行气活血、疏通经络而没有副作用。

（2）美容刮痧玉板。美容刮痧玉板四个边形状均不同，其边角的弯曲弧度是根据面部不同部位的曲线设计的。短弧边适合刮拭额头，长弧边适合刮拭面颊，两角部适合刮拭下颌，鼻梁部位及眼周穴位。

（3）全息经络刮痧板。全息经络刮痧板为长方形，边缘光滑，四角钝圆。刮板的长边用于刮拭人体平坦部位的全息穴区和经络穴位。一侧短边为对称的两个半圆角，其两角除适用于人体凹陷部位刮拭外，更适合脊椎部位及头部全息穴区的刮拭。

（4）多功能全息经络刮痧板梳。长边和两角部可以用来刮拭身体平坦部位和凹陷部位，另一边粗厚的梳齿便于梳理头部的经穴，既能使用一定的按压力，又不伤及头部皮肤。

2. 专业的刮痧油和美容刮痧乳

刮痧油是刮痧疗养必不可少的润滑剂，但是刮痧油是液体的，如果用于面部时，很容易流到或滴到眼睛里、脖颈处，所以在面部刮痧时最好用美容刮痧乳。刮痧油和美容刮痧乳含有药性平和的中药，对人体有益而无刺激及副作用。

（1）刮痧油。刮痧油用具有清热解毒、活血化瘀、消炎镇痛作用，而没有毒副作用的中药及渗透性强、润滑性好的植物油加工而成。刮痧时涂以刮痧油不但减轻疼痛，加速病邪外排，还可保护皮肤，预防感染，使刮痧安全有效。

（2）美容刮痧乳。美容刮痧乳具有清热解毒、活血化瘀、消炎镇痛、滋润皮肤、养颜消斑、滋养皮肤的功效。

（3）毛巾和纸巾。刮拭前清洁皮肤要选用清洁、质地柔软且对皮肤无刺激、无伤害的天然纤维织物。刮拭后可用毛巾或柔软的清洁纸巾擦拭油渍。

③ 刮痧运板方法

正确的拿板方法是把刮痧板的长边横靠在手掌心，大拇指和其他四个手指分别握住刮痧板的两边，刮痧时用手掌心的部位向下按压。单方向刮拭，不要来回刮。刮痧板与皮肤表面的夹角一般为30°到60°，以45°角应用的最多，这个角度可以减轻刮痧过程中的疼痛，增加舒适感。

运板方法如下：

1. 角刮法

单刮痧板的一个角，朝刮拭方向倾斜度45°，在穴位处自上而下刮拭。双角刮法—刮痧板凹槽处对准脊椎棘突，凹槽两侧的双角放在脊椎棘突和两侧横突之间的部位,刮痧板向下倾斜45°,自上而下刮拭。用于脊椎部。

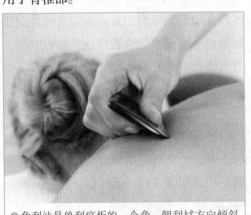

◎角刮法是单刮痧板的一个角，朝刮拭方向倾斜度45°，在穴位处自上而下刮拭。

2. 面刮法

将刮痧板的一半长边或整个长边接触皮肤，刮痧板向刮拭的方向倾斜30°～60°，自上而下或从内到外均匀地向同一方向直线刮拭。

3. 平刮法

操作方法与面刮法雷同，只是刮痧板向刮拭的方向倾斜的角度小于15°，向下的按压力大。适用于身体敏感的部位。

4. 推刮法

操作方法与面刮法类似，刮痧板向刮拭方向倾斜的角度小于45°，刮拭速度慢，按压力大，每次刮拭的长度要短。

5. 厉刮法

将刮痧板角度与穴位区呈90°垂直，刮痧板始终不离皮肤，并施以一定的压力做短距离前后或左右摩擦刮拭，

6. 揉刮法

一刮痧板整个长边或一半长边接触皮肤，刮痧板与皮肤的夹角小于15°，均匀、缓慢、柔和地做弧形旋转刮拭。

7. 点按法

将刮痧板角部与穴位呈90°垂直，向下按压，由轻到重，按压片刻后立即抬起。

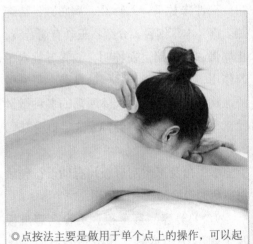

◎点按法主要是做用于单个点上的操作，可以起到很好的作用。

使肌肉复原，多次重复，手法连贯。

8. 按揉法

平面按揉法：用刮痧板角部的平面以小于 20° 按压在穴位上，做柔和、缓慢的旋转运动，刮痧板角部始终不离开接触的皮肤。

垂直按揉法：将刮痧板 90° 按压在穴位上，其余同平面按揉法。

④ 刮痧补泻手法

从表面上看，刮痧疗法虽无直接将物质进入或排出机体，但依靠手法在体表一定部位的刺激，可起到促进机体功能或抑制其亢进的作用，这些作用是属于补和泻的范畴。刮痧疗法的补泻作用，取决于操作力量的轻重速度的急缓时间的长短刮拭的方向以及作用的部位等诸多因素，而上述动作的完成都是依靠手法的技巧来实现的。

1. 刮痧补法

刮拭按压力小，速度慢，每一板的刺激时间较长，辅以具有补益及强壮功能的穴、区、带，能使人体正气得以鼓舞，使低下的功能恢复旺盛，临场常用于年老、久病、体虚或形体瘦弱之虚证及对疼痛特别敏感的患者。

2. 刮痧泻法

泻法是运板压力大，板速快，每一板的刺激时间短，能疏泄病邪，使亢进的功能恢复正常的运板法，临场常用于年轻体壮、新病体实，急病患者，出现某种功能异常或亢进之症候，如肌肉痉挛、抽搐、神经过敏、疼痛、热证、实证等，以泻法

运板刮之，可使之缓解，恢复正常功能。

3. 刮痧平补平泻法

是补和泻手法的结合，按压力适中，速度不快不慢，刮拭时间也介于补法和泻法之间的一种通调经络气血的刮痧运板法，是刮痧临证时最常用的运板法，适用于虚实兼见证的治疗和正常人保健。

⑤ 刮痧宜忌症状

刮痧对内科、外科、皮科、妇科、儿科、五官科、骨科刮痧都能有效。现代刮痧从工具到理论都有了巨大变化，尤其是理论上选经配穴，辩证施术使其治疗范围大大扩宽。刮痧对于疼痛性疾病，脏腑神经失调的病症具有显著的疗效，但对于危重病人和比较复杂的疾病，应该采用药物和其他手段来治疗。

1. 刮痧的最佳适应证

（1）刮痧可保健身体。预防疾病，延缓衰老。亚健康部位早期诊断，有效改善亚健康。

（2）刮痧可治疗疼痛性疾病。比如：头痛、牙痛、各种神经痛、腰痛、腿痛、颈痛、肩痛等骨关节疾病。

（3）刮痧可治疗一些外感病。感冒发热、咳嗽气喘、肠胃病、食欲缺乏、糖尿病、乳腺增生、痛经、月经不调，以及各种神经血管失调的病症。

2. 刮痧的禁忌证

（1）严重心脑血管疾病者急性期，肝肾功能不全者禁止刮拭；体内有恶性肿瘤的部位，应避开肿瘤部位在其周边刮拭。

（2）有出血的倾向的病症，严重贫血者禁止刮痧。

（3）女性在怀孕期间，月经期间禁止刮拭腰骶部。

（4）韧带，肌腱急性扭伤，及外科手术疤痕处，均应在3个月之后方可进行刮痧疗法。

（5）感染性皮肤患病出，糖尿病患者皮肤破溃处，严重下肢静脉曲张局部禁止刮拭。

⑥ 刮痧注意事项

治疗刮痧时，皮肤局部汗孔开泄，出现不同形色的痧，病邪、病气随之外排，同时人体正气也有少量消耗。所以，刮痧的时候要做好一些小细节，从细节处保护好身体。

1. 避风和注意保暖很重要

刮痧时皮肤汗孔处于开放状态，如遇风寒之邪，邪气会直接进入体内，不但影响刮痧的疗效，还会引发新的疾病。刮痧半小时后到室外活动。

2. 刮完痧后要喝一杯热水

刮痧过程使汗孔开放，邪气排出，会消耗部分体内津液，刮痧后喝1杯热水，可补充水分，还可促进新陈代谢。

3. 刮痧3小时内不要洗澡

刮痧后毛孔都是张开的，所以，要等毛孔闭合后再洗澡，避免风寒之邪侵入体内。

4. 不可一味追求出痧

刮痧时刮至毛孔清晰就能起到排毒的作用。有些部位是不可以刮出痧的，还有室温低也不易出痧，所以，刮拭的时候不要一味地追求出痧，以免伤害到皮肤。

5. 每次只治疗一种病症

刮痧的时候要一次只治疗一种病，并且不可刮拭时间太长。不可连续大面积刮拭，以免损伤体内正气。

♥ 贴敷法：由表及里，中药外治除顽疾

穴位贴敷法是一种外治方法，是指在一定的穴位上贴敷药物，通过药物和穴位的共同作用来治疗疾病的方法。其中，某些带有刺激性的药物如白芥子等，贴敷穴位可能会引起局部发疱化脓如"灸疮"，又称为"天灸"或"发疱灸"。

穴位贴敷法既有对穴位的刺激作用，又通过皮肤组织对药物有效成分的直接吸收，可以发挥明显的药理效应，因而具有双重的治疗作用。经皮肤吸收的药物不经过消化道，也极少通过肝脏，一方面可避免各种消化酶、消化液及肝脏对药物成分的分解破坏，从而使药物保持更多的有效成分，更好地发挥治疗作用；另一方面也避免了因药物对胃肠的刺激而产生的一些不良反应。所以，此法可以弥补药物内治法的某些不足。除极少有毒药物外，穴位贴敷法一般无危险性和毒副作用，是一种比较安全，而且简便易行的疗法。尤其适合于老年人、儿童、体质虚弱、不能服药的人群。

经过数千年的实践证明，穴位贴敷疗法确实具有良好的疗效，且费用相对低廉，

容易为患者接受。现代医学研究证实，对穴位进行贴敷具有局部刺激作用，可使局部血管扩张，促进血液循环，改善周围组织营养。通过神经反射激发机体的调节作用，使其产生抗体，提高免疫功能，增强体质，预防和治疗疾病。

❶ 贴敷保健原理

中医治病，不外乎内治与外治两法，都以脏腑经络学说作为指导。贴敷疗法与针灸疗法一样，也是以经络学说为依据。经络内属脏腑，外络肢节，沟通表里，运行气血，是一切疾病的反应部位。病从外入、由表达里，即有外治以应之，故先取其外。病从内生，形之于外，由里达表，亦可以外治，非外治者不能治内。无论病从外入，抑或病从内生，都离不开经络之地面——十二皮部，而穴位又循序分布于十四经脉之上，药切皮肤穴位之上，药气透到经脉，摄于体内而达病所，故贴敷用药，实本于针灸经络穴位治病之理，法虽异而其理则同。同时，又因药物刺激穴位，而收到药效、穴效的双重效应。

穴位贴敷治疗内外诸疾的理论依据是"调节经脉、平衡阴阳"。因为十二经脉，内属于脏腑，外络于肢节。同时，又能行气血、营阴阳、濡筋骨、利关节、温腠理，因此，调经脉之虚实，可以治百病。贴敷治病，是通过不同的药物之气味，直接作用于病所（外者外治），或由经脉入脏腑，直到病所（内者外治）。其治疗保健作用主要有三点：

1. 扶正祛邪

病从外入，六淫致病则邪入机体，正邪交争，正盛邪退、正虚邪进，甚则伤正，故邪盛时须祛邪。病从内生，七情致病则脏腑气血功能紊乱而耗伤正气。正虚之时，必须扶正，以发挥机体的调节作用，抗邪外出，邪去正安、正复邪却，贴敷疗法就有此作用。

2. 平衡阴阳

疾病发生的过程即是阴阳失调的过程。健康人阴阳平衡，互相维系。阴阳一旦失去平衡，则会出现阴阳偏盛偏衰，阴盛则阳病，阳盛则阴病。因此，治疗疾病，就是协调阴阳，使之平衡。

3. 升降复常

升降是人体脏腑气血运动的一种形式，如肝升肺降，水升火降，脾升胃降。一旦升降失常则产生病变，主要表现有三：一是升降不及；二是升降太过；三是升降逆乱。贴敷之药可使升降恢复正常。

贴敷治病之所以能收到上述三大治疗作用，主要依赖于药物刺激穴位产生的局部刺激作用和经络的调节作用，即穴效和药效双重效应的结果。

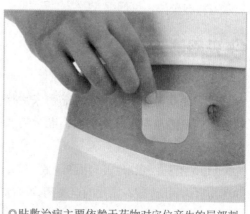

◎贴敷治病主要依赖于药物对穴位产生的局部刺激作用和经络的调节作用。

❷ 贴敷基本方法

在贴敷之前，首先要定准穴位，用温水将局部洗净，或用乙醇棉球擦净，然后再敷药。对于需要使用助渗剂者，在敷药前，应先在穴位上涂以助渗剂，与药物调和后再用。

对于所敷之药，无论是散剂、膏剂或捣烂的鲜品，均应将其很好地固定，以免移动或脱落。在固定的时候，可以直接用胶布固定，也可以先将纱布或油纸覆盖其上，再用胶布固定。目前市场上有专供贴敷穴位的特制敷料，使用和固定都很方便。

如果需要换药，可用消毒干棉球蘸温水或各种植物油，或液状石蜡轻轻揩去擦在皮肤上的药物，擦干后再敷药。一般情况下，刺激性小的药物，每隔 1～3 天换药 1 次；不需溶剂调和的药物，还可适当延长至 5～7 天换药 1 次；刺激性大的药物，应视患者的反应和发疱程度确定贴敷时间，数分钟至数小时不等，如需再贴敷，应待局部皮肤基本正常后再敷药。

对于寒性病证，可在敷药后，在药上热敷或实施灸法，可增强疗效。

❸ 贴敷选药原则

凡是临床上有效的汤剂、方剂，一般都可以熬膏或为研末用作穴位贴敷来治疗相应疾病。但与内服药物相比，贴敷用药多有以下特点：

（1）应有通经走窜、开窍活络之品，以帮助药物直达病所。现在常用的这类药物有冰片、麝香、丁香、花椒、白芥子、姜、葱、蒜、肉桂、细辛、白芷、皂角等。

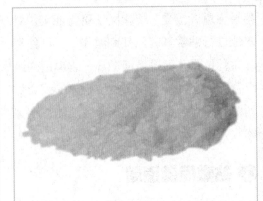

◎冰片味清香，气清凉，有开窍醒脑，清热消肿的作用。

（2）多选气味俱厚之品，有时甚至选用力量猛，甚至有毒的药物。如生天南星、生半夏、川乌、草乌、巴豆、斑蝥、附子、大戟等。

（3）需要补法治疗时，可用血肉有情之品。如羊肉、动物内脏、鳖甲等。

（4）选择适当溶剂调和贴敷药物或熬膏，以达药力专一、吸收快速、收效迅捷的目的。常用的溶剂有水、白酒或黄酒、醋、姜汁、蜂蜜、蛋清、凡士林等。此外，还可针对病情应用药物的浸剂做溶剂。一般来讲，用醋调贴敷药，可起到解毒、化瘀、敛疮等作用，即使用药力量较猛，也可缓和其性；如果酒调贴敷药，可以起到行气通络、消肿止痛等作用，虽然用的药的力量比较平和，也可以使其作用发挥得更好；用水调贴敷药，则不会影响药性，而专取药物本身的性能；要是用油调贴敷药，可起到润肤生肌的作用。

❹ 贴敷宜忌症状

贴敷疗法一般无明显禁忌证。必要时，还可以配合药物或其他民间疗法治疗，从而达到缩短疗程、提高临床治疗效果。但是，由于贴敷治病无异于内治，所以必须遵循一定的用药原则：

1.辨证论治

中医认为，"谨守病机，各司其属"，也就是说，只有审因，明位，定性，才能有的放矢。所以贴敷用药，必须以准确辨证为依据，这样才能达到药无虚发的效果。

2."三因制宜"

贴敷治病，与内治一样，同样要"因人制宜，因地制宜，因时制宜"。并采用适宜的治疗方药，否则会影响疗效。

3.察病位，分先后主次

病有在表、在里、在脏、在腑之分，病变有先后、主次之别，尤当详察。

4.审四时、察病情、分虚实

人与天地相应，病与四时之气相关，准确察病情，分虚实，补虚泻实，自能用药丝丝入扣。

5.分内外

病在外者，贴敷局部或患部；病在内者则要精选要穴。

6.知标本、明缓急

中医认为，"知标本者，万举万当；不知标本，是谓妄行"，"急则治其标，缓则治其本"，所以，贴敷治病，一定要知标本、分缓急，才能使疾病获得痊愈。

7.随证立法

药随证变，及时调整所用方药，使之药切病机，达到治疗作用。

要随时观察药后情况。

❺ 贴敷注意事项

中医学治病须遵内治之理，重视辨证论治。贴敷治病，也要按照中医基本原则，辨证选方用药，才能取得良好的治疗效果。此外，在贴敷治疗的过程中有一些较为常见的问题需要贴敷者学会处理，比如：

（1）有些药物如麝香等孕妇禁用，以免引起流产。

（2）小儿的皮肤嫩薄，不宜用刺激性太强的药物，贴敷时间也不宜太长。

（3）贴敷前对要贴敷的部位及穴位进行常规消毒。这是因为皮肤受药物刺激会产生发红、水疱和破损，容易发生感染。一般可选用浓度为75%酒精棉球进行局部消毒。

（4）合理选择稀释剂调和贴敷药，这样有助于发挥药物的药效。例如，用水调贴敷药，必须视药物的性能而定，并且热性贴易效，凉性贴次之；用醋调贴敷药可起到解毒、化瘀、敛疮的效果；用酒调贴敷药，可

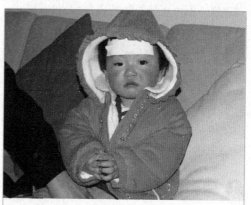

◎小儿的皮肤嫩薄，不宜用刺激性太强的药物，贴敷时间也不宜太长。

起到行气、通络、消肿、止痛的效果。

（5）穴位贴敷后要外加固定，以防止药物脱落或移位。通常选用纱布覆盖，医用胶布固定。如果贴敷的位置在头面部，就应该用绷带固定，这样可以防止药物掉入眼中，避免发生意外。

（6）同一部位不能连续贴敷太长时间，免得药物刺激太久，造成皮肤溃疡，影响继续治疗。此外，用药的厚度也要注意，不能太厚，也不能太薄。

（7）头面部、关节、心脏及大血管附近，不适合用刺激性太强的药物发疱，

以免发疱遗留瘢痕，影响容貌或活动功能。孕妇的腹部、腰骶部以及某些过敏穴位，如合谷、三阴交等处不宜采用贴敷发疱治疗。

（8）要随时注意观察病情变化，中病即止。如有不适，要立刻去除药物，并适当选择其他药方继续贴敷，以治愈为度。

（9）贴敷治病，可单用，也可以与其他疗法并用。但是必须适当选择，不可背道而驰，影响治疗效果。

（10）一般来说，皮肤过敏者，以及皮肤有破损者，不宜用贴敷疗法。

其他通经法：千年传承有妙法，通经活络寿百年

经络学说是祖国医学基础理论的核心之一，在两千多年的医学长河中，一直为保障中华民众的健康发挥着重要的作用。《黄帝内经》载："经脉者，人之所以生，病之所以成，人之所以治，病之所以起。"而经脉则"伏行分肉之间，深而不见，其浮而常见者，皆络脉也"，并有"决生死，处百病，调虚实，不可不通"的特点。

在经络理论的基础之上，中医发展了许多通经活络的方法，除我们上面提到的推拿、艾灸、拔罐、刮痧、贴敷之外，还有纳鼻、药枕、药浴、填脐、耳压等许多种，这些方法各具特色，但根本上都是以疏通经络来达到保健目的的。

① 导引疗法

导引是一项以肢体运动为主、配合呼吸吐纳的养生方式，源于上古的舞蹈

动作。春秋战国时期，出现了"熊经""鸟伸"等术势。如《庄子·刻意篇》里记载："吹呼吸，吐故纳新，熊经鸟伸，为寿而已。此导引之士，养形之人彭祖寿考者之所以好也。"马王堆三号汉墓出土《导引图》的40多种姿势，便是先秦导引术的总结。

早期的导引实际上包括了气功和按摩，隋唐以后，气功、按摩逐渐从导引中分离出来。导引作为一种独具特色的养生方法，历代皆有发展，代表流派如周代王子乔始创的《赤松子导引法》、唐代高僧鉴真所创的《鉴真吐纳术》、宋代高僧广渡始创的《广渡导引术》和清代曹廷栋创设的《老人导引法》等。

导引属于中国传统的养生运动，它不同于现在的某些以展示人体极限能力为目的的竞技体育项目。竞技必须竭尽全力，

因而在运动中难免会受到损伤。因此，竞技体育与养生锻炼并不相同。中国传统的养生原则，讲究"闲心"（精神要悠闲）、"劳形"（形体要运动）。

导引正是为"闲心""劳形"而设。就"劳形"而言，又必须"常欲小劳，但莫大疲"，也就是说要轻微运动，不要精疲力竭。在这一点上，导引锻炼与印度瑜伽等锻炼方法有一定的相似之处，两者都是通过缓慢平静的动作，使身体各部分的肌肉、关节得到充分锻炼。级别高的瑜伽师，其肢体柔软如婴儿，这完全符合中国古代老子的养生思想，"人之生也柔弱，其死也坚强。万物草木之生也柔弱，其死也枯槁。"可见，柔软意味着生命力旺盛，僵硬意味着机体趋向老化。人体衰老的先兆之一就是关节僵直、活动欠佳，甚至步履蹒跚、老态龙钟。因此，中国的导引、印度的瑜伽，都是为柔筋软体而设，并不追求肌肉发达，力量强大。

至于"骨正"，是为了纠正人们日常生活中形成的躯体"不正"现象。人体就好比一栋房屋，骨骼就是这栋房屋的梁柱，而脊柱就相当于房屋的大梁。人们在日常生活中，常因各自的生活习惯，或外力的因素而产生一些特殊动作。久而久之，人体骨骼就会出现歪斜而导致某些疾病的发生，导引则是最好的矫正骨骼的运动方法。导引的正骨作用，是通过自我舒缓的动作实现的，而不需要强大外力的参与。许多民间喜闻乐见的体育活动，如八段锦、易筋经等，都属于导引的范畴。

这些锻炼方法的共同特点是动作和缓

自如，可以最大限度地活动筋骨、肌肉、关节而不易造成损伤；可以促使血液循环平稳和缓（而非处于兴奋状态）、组织器官大量吸收氧气，却不会使心脏跳动剧烈，血压突然升高，新陈代谢猝然加快。因此，导引是老幼皆宜的运动良方，只要按一定的方法和缓地运动肢体关节，使全身气血流畅，就能够达到导引的效果。

另外，在吐纳导引时还需要注意以下3点，才能让使养生健体的效果更加明显：

（1）呼吸应避免过度呼气和憋气。也就是说呼吸要自然平稳，不要憋气，呼吸不要一下子过深，因为呼吸过深或憋气时胸腔及肺内压力增加，妨碍血液回流到心脏，造成大脑供血不足而导致眩晕，因此一定要注意。在初期呼吸的频率可由正常的每分钟16～20次逐渐减少至每分钟10次，待到熟练后频率可逐渐减少至每分钟4～6次为好。

（2）情绪平稳，心态平和。平和的心态则可以使身体经络系统处于最佳的功

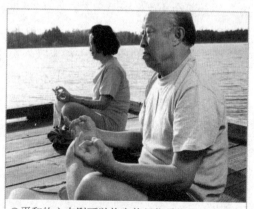

◎平和的心态则可以使身体经络系统处于最佳的功能状态，锻炼才能取得更好的效果。

能状态，锻炼才能取得更好的效果。

（3）持之以恒。俗话说，"病来如山倒，病去如抽丝"。任何一种健身方法都不能一蹴而就，都要有一个由量变到质变的过程。这就要求练习者要树立信心，要循序渐进，持之以恒，才能达到满意的效果。

❷ 纳鼻疗法

纳鼻疗法，是根据中医原理，选择适当的中药作用于鼻腔，通过鼻黏膜的吸收作用、药物的治疗作用和肺朝百脉对全身经络的刺激作用，来预防和治疗疾病的一种方法。主要包括鼻嗅疗法、鼻吸疗法、吹鼻疗法、塞鼻疗法、水煎后闻吸疗法等。

1.鼻嗅疗法

又叫吸药法、搐鼻法。是香辛窜的药末，置指上按于鼻孔，吸入鼻内，使药粉直接散布于鼻黏膜，通过鼻黏膜的吸收而起治疗作用的外治常用疗法，是由南北朝时期著名的医学家陶弘景独创的。对治疗感冒、呃逆、心痛等疾病具有一定的疗效，尤其适合婴幼儿及难于服药者。

2.鼻吸疗法

此法是将一定的药物制成粉末吸入鼻内，使药末直接作用于鼻黏膜，以治疗疾病的方法。在治疗过程中会出现流泪、打喷嚏等反应，因此在应用这种方法时，一定要严格控制每次吸入的药末分量，药量不宜过多，以免喷嚏过于剧烈，或因药末入肺而发生呛咳。有睛内出血者要慎用，有鼻出血者要禁用。如发生喷嚏不止的情况，可立即喝一杯凉开水，喷嚏就会止住。

3.吹鼻疗法

此疗法是将药物研为细末，以细竹管或细纸管、喷药器把药粉吹入鼻中，经鼻黏膜吸收而治疗疾病的一种方法。吹鼻疗法适用于头面部及五官科疾病，如头痛、牙痛、感冒、慢性鼻炎、鼻衄、暴发眼痛、白内障等。但需要注意的是，吹鼻时患者须口中含水，或暂时屏气，以防药物误入气道，还应防止患者打喷嚏而影响药物吸收。

4.闻吸疗法

此疗法是通过呼吸道闻吸药味而达到治疗疾病的目的。如：取川芎、僵蚕各15克，夜明砂30克，加水1000毫升，煎取500毫升，倒入杯中，用药气熏蒸鼻孔处，并吸入药气，每日2次，早晚各1次。可活血通络，解痉止痛，适用于三叉神经痛、血管神经性头痛。

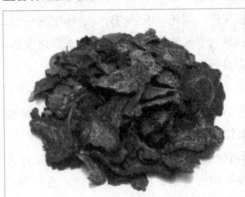

◎川芎味辛，性温。归肝、胆、归心包经，具有活血行气，祛风止痛的功效。

5.塞鼻疗法

此疗法是将药物做成团状，塞入鼻内，通过鼻腔吸收，以治疗疾病的方法。此法在民间流传已久，名医扁鹊曾以半夏末纳鼻治产后晕厥。现多用于治疗鼻、眼、口及头面部疾患。但是使用此法时，一定要掌握塞鼻深度，不宜超过中鼻道，防止滑入鼻腔深部，误入气道，儿童患者用之宜慎。凡刺激性较强的药物，不宜直接接触鼻腔黏膜，须用纱布包裹，以免造成损伤。

③ 耳压疗法

耳压疗法，顾名思义，就是在耳朵表面进行按压的治疗方法。人的耳郭上分布着许多穴位，如胃穴、肠穴、心穴、肺穴、肾上腺穴等，并与全身相应脏器有着千丝万缕的联系。经常刺激这些穴位，可使耳聪目明、身体健壮、精力充沛。还可以通过对具体部位的刺激，有针对性地预防某些疾病。

耳压疗法最常见的就是压豆的方式，这种方法使用起来非常简单，却能带来意想不到的效果，有时甚至会超过传统针灸的方法。无论是在国内还是国外，耳穴的压豆法都已经被认为是一种神奇的治疗方法。

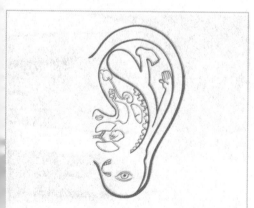

◎人的耳郭上分布着许多穴位，如胃穴、肠穴、心穴、肺穴、肾上腺穴等。

中医的理论强调天人合一，总是通过调理人体自身的阴阳和谐来达到治病固本的效果。耳穴压豆就是通过经络原理，使身体的内部受到刺激，这样从最根本的地方让人体自身产生修复的作用，相应地使疾病慢慢地削弱，有害的物质也就慢慢地减少，从而达到内病外治的效果。这种方法强调的就是身体的自身调整，既不会有毒副作用也不会发生误治，因为即便是刺激到了正常的耳穴，也不过是帮助内部的脏器更加健康。所以对于身体无论是内是外的病症都可以通过耳穴的压豆方法进行，这种绿色的疗法绝对是中医上应当首先推崇的。

首先，对于耳穴的压豆法来有个初步的认识，什么叫压豆法，就是指选用质硬而光滑的小粒药物种子或药丸等贴压耳穴以防治疾病的方法，又称为压籽法、压丸法，是在耳毫针、埋针治病的基础上产生的一种简易方法。不仅能收到毫针、埋针同样的疗效，而且安全、无创、无痛，且能起到持续刺激的作用。

千万不要小看这小小的豆，压在耳部就是对于疾病的特效药。由于耳朵的反射区广泛，而平时又基本不会受到什么刺激，所以耳朵的反射疗法无论什么人都会感到效果显著。当然用压豆的方式也就越来越被接受。而且在一些重要的地方，还可以在耳前耳后分别压豆，这样就形成了对应的强效刺激，当然效果也就翻倍了。

其实耳穴的压豆没有任何神秘难以掌握的地方，如果多进行了解，然后实际的操作，通过对耳朵的反复刺激，就能使身体的疾病得到控制。时间长久，治愈哪种疾病也不难办到了。而且，压豆的方法适用于治疗各种病症，所以对于老人、儿童、怕痛的患者以及需长期进行耳穴刺激的情况都可以使用。还有就是，这种压豆法所用的材料非常随意，完全可以因地制宜，植物种子、药物种子、药丸等，凡是表面光滑，质硬无副作用的都可以选用，只要能适合贴压穴位面积大小的就是符合条件的，例如王不留行籽、油菜籽、莱菔籽、六神丸、喉症丸、绿豆、小米等。

选好植物药物种子或小药丸之后。先在耳朵局部消毒，这样既可以保持卫生，还能让药豆固得更加牢固。将药豆放在半厘米见方大小的胶布中央，然后就可以贴敷于相应的耳穴上。并要给予适当的按压，使耳朵有发热、胀痛感这样的效果是最佳的。一般每次只贴压一侧耳穴，两侧耳朵轮流贴压，一周左右各一次，当然想要效果强一些也可两耳同时贴压。

使用此法时，外耳局部有炎症、冻疮时不要贴压；如果出现对胶布过敏，可缩短贴压时间并加压肾上腺反射区和风溪穴，也可改用对穴位直接的按压法刺激；按压时，不要大力的揉搓，以免皮肤溃破，造成感染。

实际上耳穴压豆的治疗方法对大多数人都会很快的起效，作用效果明显。所以对于一些常见疾病都可以采用耳穴压豆的治疗，但是一般要坚持一段的时间，这样才能保持内病外治的真正持续作用。如果

仅仅是短暂的使用，那么从全息反射的角度看，这是不能直达病灶起作用的。

❹ 药枕疗法

现代人生活节奏越来越快，有时候无暇顾及自己的健康，因为最缺乏的就是时间。使用药枕，可以说是最理想的方法，它不需要任何操作方法，不需要用毅力来坚持，不用依靠他人协助，更重要的是不需要花时间，睡眠时就能，药枕恰好在人们睡眠中提供了健身的帮助轻松达到防病治病、强身健体的目的。

装入药物的枕头，称为药枕。中医认为，人的头颈之处，穴位密布，久枕药枕，可使药物缓慢持久地刺激穴脉，从而达到祛病、健身、延年的功效。民间使用药枕防病健身，有着悠久的历史。现将常用的药枕制作方法与功能介绍如下。

（1）茶叶枕。将泡饮过的剩茶叶晒干，再掺以少量茉莉花拌匀装袋即成，具有降火、降压、清热、解毒、明目、利尿和消暑等功效。

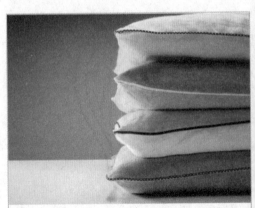

◎茶叶枕具有降火、降压、清热、解毒、明目、利尿和消暑等功效。

（2）菊花枕。将干菊花装入布袋中做枕，适用于头痛、头晕、疮疖肿毒、风火眼赤、昏花或血压偏高等病症，具有防治功效。

（3）绿豆枕。将煮绿豆汤剩下的绿豆皮晒干，再掺以整个或破碎的绿豆装枕即成。因绿豆性寒，故有清热解毒、止渴防暑和利尿消肿等功效，常用来防治头痛脑热、眼赤喉痛、疮疖肿毒和心烦口渴等病症。绿豆如与菊花、决明子共做药枕，可有清心、解热毒和退目翳等功效。民间将此药枕又称为明目枕。

（4）小米枕。性温平、凉热适中，尤其适用于小儿枕用，具有防病健身助发育的功效。

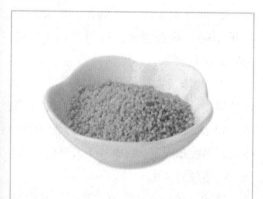

◎长期使用小米制作的枕头，可以起到防病健身的作用。

（5）五叶枕。由桑叶、竹叶、柳叶、荷叶和柿叶掺匀并装袋而成。因其性味苦寒，故能治疗头痛、暑热头昏、眼赤模糊、耳喉肿痛和高血压等病症。

（6）白矾枕。白矾又叫明矾，性寒，味酸涩，故有解毒与祛湿的功效，用碎末装袋做成垫枕，有清热降火、降压醒脑和

清痰祛湿毒的治疗作用。

（7）磁石枕。将磁石镶嵌到木枕上，具有增强血液循环、促进新陈代谢与抗病功效，可用来治疗高血压性头痛、头晕、头胀、两眼昏暗、视物不清和神经衰弱等病症。

此外，还可根据季节的变化，选用不同的药枕。

（1）春枕。取蔓荆子、青葙子、菊花、薄荷、荆芥穗各等份，制作枕芯。春季万物升发，体内风热往往随之而动，故选上述疏风清热的中药，取其睡中药气随鼻而入，达到消除疲劳的效果。此枕可防感冒，尤对常患头晕头痛及高血压患者为宜。

（2）夏枕。取生大黄、荷叶、黄荆子、藿香、黄芩各等份，制作枕芯。夏日暑热炎炎，体内湿热常聚，人多见疲惫不堪。选用上述清热、消暑、除湿的中药为枕，可在一定程度上消暑除湿，免致常喝清热药水而影响胃肠功能。此枕对体胖湿痰者尤为适宜。

（3）秋枕。取瓜蒌仁、旋覆花、五味子、桔梗、射乾各等份，做枕芯。秋气肃杀，多影响肺气阻滞而发咳嗽和胸闷。选用上述降肺气、止咳喘的中药，可使肺气通达而免于咳喘。此枕对素有咳喘者尚有治疗作用，故尤为相宜。

（4）冬枕。取干姜、麻黄、附子、木香、白芷、沉茄子各等份，制作枕芯。冬日寒气逼体，尤以伤脑常见。故选此类辛香燥火的，以祛寒增暖。据古医籍载，常用此枕可使体内阳气增加而不觉冷，对素体怕冷者尤为相宜。

值得注意的是，药枕对颈椎病有治疗作用，在睡眠中，既可使颈部肌肉得到充分休息，又有明显的抗炎、消火止痛作用，对神经根型颈椎病效果尤佳。每个药枕可使用1个月，一般须连续使用2～3个月。

⑤ 填脐疗法

如果说按摩、刮痧、针灸等手段是中医"常规武器"的话，那么填脐疗法（简称"脐疗"）可以说是一种"非常规武器"。所谓脐疗，就是把药物直接敷贴或用灸法、热敷等方法施治于患者脐部，激发经络之气，疏通气血，调理脏腑，用以预防和治疗疾病的一种外治疗法。尽管运用这一方法运用得比较少，但填脐疗法却并不神秘，它其实有着很悠久的历史。

脐疗是一种简便易行、安全有效的方法，对莫名烦恼具有很好的疗效。下面就来介绍几种常用的脐疗方法，受莫名烦恼困扰的朋友不妨一试：

（1）丹硫膏。丹参、远志、硫黄各10克，研成细末。每次取药末1克，用水调成糊状，敷于脐部，用消毒纱布覆盖，再用胶布固定，每晚换药1次。具有养血、宁心、安神的功效。

（2）交泰丸。黄连、肉桂各等量，研成细末，用蜜调为丸，每丸重1克。每次取1粒药，放入脐内，用纱布覆盖，再用胶布固定。每晚换药1次。适用于心肾不交型失眠症。

（3）酸枣仁糊。酸枣仁10克，研成细末，用水调成糊状，放入肚脐中，外用伤湿止痛膏固定，每日换1次，连续3～5

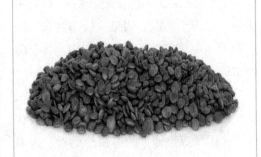

◎酸枣仁味甘、酸，性平。拥有滋养心肝，安神，敛汗的功效。

天。可养心安神，生津敛汗，适用于心肝血虚导致的失眠。

（4）柏子仁糊。柏子仁10克，研成细末，放入肚脐中，外用伤湿止痛膏固定，每日换1次，连续3～5天。可润肠通便，养心安神，适用于血不养心所致的虚烦失眠。

（5）珠黄散。珍珠粉、丹参粉、硫黄各等量，研成细末，和匀，放入瓶中备用。用时取药末0.5～1.5克，撒入肚脐中，按紧，用胶布固定，每5～7天换药一次，至失眠症痊愈为止。

当然，任何疗法都有"禁区"，填脐疗法也不例外。有严重心血管疾病、体质特别虚弱者，处在怀孕期、哺乳期的女性，以及过敏性皮肤者，特别是腹部皮肤有炎症、破损、溃烂者均不适合进行脐疗。除此之外，还要注意有无药物过敏史，避免在用药时引起过敏。

另外，运用填脐疗法治疗之时，一定要特别注意保暖。治疗不要在室外进行，或者让脐部对准风口。保持室内温暖，适当覆盖衣被。尤其是腹泻、感冒、体质虚弱的患者，以及老人和小儿更要注意保暖。

❻ 药浴疗法

药浴在中国已有几千年的历史。据记载自周朝开始，就流行香汤浴，所谓香汤，就是用中药佩兰煎的药水，其气味芬芳馥郁，有解暑祛湿、醒神爽脑的功效。诗人屈原在《云中君》里记述："浴兰汤兮沐芳华。"其弟子宋玉在《神女赋》中亦说："沐兰泽，含若芳。"从清代开始，药浴作为一种防病治病的有效方法倍受历代中医的推崇。

在中医中，药浴法是外治法之一，即用药液或含有药液的水洗浴全身或局部的一种方法，其形式多种多样：洗全身浴称"药水澡"；局部洗浴的又有"烫洗""熏洗""坐浴""足浴"等之称，尤其烫洗最为常用。药浴用药与内服药一样，须遵循处方原则，辨证选药，即根据各自的体质、时间、地点、病情等因素，选用不同的方药，各司其属。煎药和洗浴的具体方法也有讲究：将药物粉碎后用纱布包好（或直接把药物放在锅内加水煎取亦可），制作时，加清水适量，浸泡20分钟，然后再煮30分钟，将药液倒进盆内，待温度适度时即可洗浴。在洗浴中，其方法有先熏后浴之熏洗法，也有边擦边浴之擦浴法。

药浴作用机理概言之，系药物作用于全身肌表、局部、患处，并经吸收，循行经络血脉，内达脏腑，由表及里，因而产生效应。药浴洗浴，可起到疏通经络、活血化瘀、祛风散寒、清热解毒、消肿止痛、调整阴阳、协调脏腑、通行气血、濡养全身等养生功效。现代药理也证实，药浴后能提高血液中某些免疫球蛋白的含量，增强肌肤的弹性和活力。

信息时代，紧张的工作节奏、超负荷的脑力劳动，使很多人处于亚健康状态，每天不定时的头痛，无限疲劳、心悸、长时间失眠、肩背酸痛、脱发等，而各项医学检查指标均正常，这说明亚健康还不能归为疾病的范畴，只能作为疾病的先兆警讯，这往往会使人们忽视它的危害性。

实践证明，中药浴疗是治疗亚健康的很好的方法，它不但克服了西药给人们带来的毒副作用，还是一种轻松有效的治疗手段。中药浴疗汤剂是采用几十种名贵中药浓缩而成的，针对不同症状施放不同种类的中药，加温后将躯体完全浸泡在中药液中，优雅的泡浴环境，幽香的中药气味，本身就可以使全身达到完全放松状态，再加之药物经皮肤的吸收，直达症灶。合适

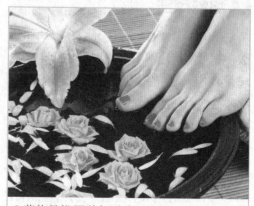

◎药物足浴可以起到疏通血液，助眠安睡的作用。

的温度加速了血液循环，给心肌送去大量新鲜氧气，心肌血氧充足，血液循环畅通，疏通了各经络，这可以直接消除疲劳，紧张造成的脑血管痉挛性头痛也随之缓解，其他症状都可以不同程度地得到改善，亚健康状态也可以得到有效控制。

此外，有些美容药物作用于面部皮肤后，一般通过皮肤局部吸收，达到疏通经络、运行气血、除污秽、洁净皮肤、滋润皮肤、除皱增白、祛除外邪、防御外邪侵袭的目的。从现代医学角度分析，中药面浴能使皮肤组织得到滋润和营养，提供必要的新陈代谢环境，使面部皮肤组织细胞直接获得营养物质而达到美容目的。

值得注意的是，饭前饭后不宜进行药浴，以防低血糖休克或影响消化功能；有高血压和心血管病的病人，药浴时间不宜过长，以防昏倒；有急性传染病、妊娠和妇女月经期不宜进行；年老体弱者应有医护人员或家属协助照料，以防不测。

❼ 热敷疗法

在中医里，有一种外部治疗方法叫热敷，它可以使局部肌肉松弛，血管扩张，起到消炎、消肿的作用，还对因寒湿聚集、气滞血瘀引起的疼痛等有较好治疗效果，老年人常对头部进行热敷，还能起到防病保健的效果。

热敷的方法是，把毛巾放入水温在60℃～70℃的热水中浸泡一会儿，然后轻轻绞去水，把毛巾放在需要热敷的部位。

老年人头部热敷时，应该主要对眼睛、

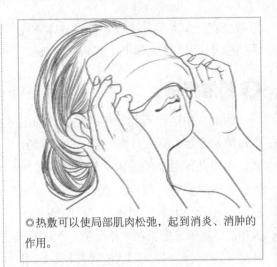

◎热敷可以使局部肌肉松弛，起到消炎、消肿的作用。

耳朵、小脑这三个部位进行热敷。

眼睛。将毛巾放入稍烫手的热水中，浸透折叠。然后将其放在合闭的双眼上，双手在毛巾上轻柔地揉眼，毛巾稍冷后，用热水重浸再热敷摩揉。每次做时保持呼吸自然，心情放松，每次可做3～5遍，每天1～2次。能起到解除疲乏、保护视力的作用，对预防老花眼、近视也有效果。

耳朵。用热水浸透过的毛巾掩盖在耳上，每次交替重复做3～5遍，每天1～2次，可以增加耳部的气血流量，预防耳部疾病及老年人常见的耳聋。

小脑。将热毛巾放于小脑上（枕骨左右两侧，俗称"后脑勺"），两侧同时热敷或左右交替热敷均可，每次进行4～8遍，每天1～2次。能起到健脑作用，提高反应力和思维能力，对老年人常见的头晕、高血压等有一定防治效果。

老年人应该注意的是，热敷法必须长期进行（少则3个月，多则1年）才能取得满意的效果。

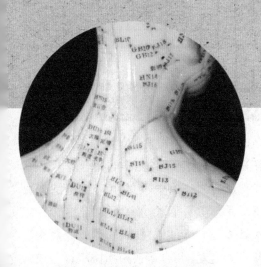

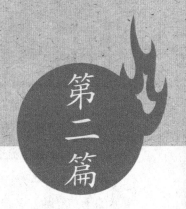

第二篇

百穴通经脉，护体胜本草——
人体特效穴位养生方

●人体的每一个穴位都有其独特的治疗效果，它们的神效，是我们祖先用身体试验过的，在这个世界上没有什么治不好的病，只要学会使用经络并悟出穴位的深意，就会拥有健康强壮的身体，终生尽享健康。

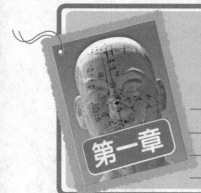

头部穴位一点通

第一章

中医认为"头为诸阳之会"，坚持头部按摩，可使任督脉气血经络通畅，起到清脑提神、健身强体的效果。如：百会穴、神庭穴、太阳穴、耳门穴、睛明穴、哑门穴、人中穴、人迎穴等。

百会穴：头部穴位一点通

中医认为：头为精明之府、百脉之宗，人体的十二经脉都会聚在此，是全身的主宰。百会穴位于头顶部正中央，有"三阳五会"之称（即足三阳与督脉、足厥阴肝经的交会穴），是人体众多经脉会聚的地方，是头部保健的重要大穴，它能够通达全身的阴阳脉络，连贯所有的大小经穴，是人体阳气汇聚的地方，有开窍醒脑、固阳固脱、升阳举陷的功效。

可以说，百会穴既是长寿穴又是保健穴，此穴经过锻炼，可开发人体潜能，增加体内的真气，调节心脑血管系统功能，益智开慧，澄心明性，轻身延年。现代临床上常用于治疗休克、遗尿、神经衰弱、抑郁症、竞技综合征、眼睑下垂、舞蹈症、精神分裂症、鼻炎、鼻窦炎、脚气等。

百会穴有一个很特别的作用就是可以治疗胃下垂，每天用手指在百会穴上旋转按摩30~50下，就可以很好的提升胃气，防治胃下垂。在按摩的时候可以微微闭上眼睛，慢慢感觉，随着按摩的时间加长，

会感到头顶处微微发胀。按摩结束之后，睁开眼睛，会感到眼睛很明亮舒适。

百会穴还有一些妙用，首先是降血压。手掌紧贴百会穴呈顺时针旋转，每次做36圈，可以宁神清脑，降低血压。其次为美发。用食指或中指按压百会穴，逐渐用力深压捻动，然后用空拳轻轻叩击百会穴，每次进行3分钟。这样可以促进血液循环，增强头皮的抵抗力，从而减少脱发断发。它和正确的梳头方式一样关键，比如梳头时应顺着毛囊和毛发的自然生长方向，切忌胡乱用力拉扯。

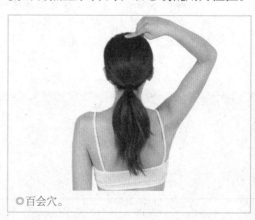

◎百会穴。

因为头部有督脉、膀胱经、胆经等多条经脉循行，所以最好顺着经络的循行梳头，这样轻而易举就能调理多条经脉了。

在日常生活中，百会穴的保健方法主要有以下四种：

（1）按摩法：睡前端坐，用掌指来回摩擦百会至发热为度，每次108下。

（2）叩击法：用右空心掌轻轻叩击百会穴，每次108下。

（3）意守法：两眼微闭，全身放松，心意注于百会穴并守住，意守时以此穴出现跳动和温热感为有效，时间约10分钟。

（4）采气法：站坐均可，全身放松，意想自己的百会穴打开，宇宙中的真气能量和阳光清气源源不断地通过百会进入体内，时间约10分钟。

教你快速找穴位——

百会穴很容易就能找到，将双耳向前对折，取两个耳朵最高点连线的中点，即前后正中线的交点就是。或者将大拇指插进耳洞中，两手的中指朝头顶伸直，然后就是环抱头顶似的，两手指按住头部。此时两手中指尖相触之处，就是百会穴。用指施压，会感到轻微的疼痛。

攒竹穴：随身携带止嗝穴

攒竹穴，别名眉本、眉头、员在、始光、夜光、明光、光明穴、员柱、矢光、眉柱、始元、小竹、眉中穴，隶属足太阳膀胱经。攒，聚集也。竹，山林之竹也。该穴名意指膀胱经湿冷水汽由此吸热上行。本穴物质为睛明穴上传而来的水湿之气，因其性寒而为吸热上行，与睛明穴内提供的水湿之气相比，由本穴上行的水湿之气量小，如同捆扎聚集的竹竿小头一般（小头为上部、为去部，大头为下部、为来部），故名攒竹。

攒竹位于面部，当眉头陷中，眶上切迹处。其气血循膀胱经上行，其气血温度比睛明穴的要高，但比头面其他经脉穴位中的气血温度要低，主治头痛，口眼歪斜，目视不明，流泪，目赤肿痛，眼睑眴动，眉棱骨痛，眼睑下垂。主治迎风流泪、眼睛充血、眼睛疲劳、眼部常见疾病、假性近视等。在学生的眼保健操中，其中有一节就是指压按摩此穴，可见其保健效果非同一般。

其实，攒竹穴还有一个非常重要的作用，那就是止嗝。打嗝的时候，用双手大拇指直接按压双侧的眉头，使劲一点，按压下去几秒钟，再松开。然后再按压，再松开。这样反复几次，打嗝就可以停止了，比起喝凉水等办法来说，更加健康，也更

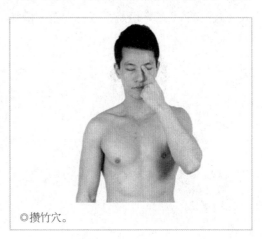

◎攒竹穴。

加方便。

教你快速找穴位

攒竹穴在面部，当眉头陷中，眶上切

迹处。正坐仰靠或仰卧位，在眉毛内侧端，眶上切迹处取穴。

💙 晴明穴：防治眼病第一穴

晴明穴，别名目内眦、泪孔穴、泪空穴、泪腔穴、目眦外，隶属足太阳膀胱经，为手足太阳、足阳明、阳跷、阴跷五脉之会穴。晴，指穴所在部位及穴内气血的主要作用对象为眼睛。明，光明穴之意。晴明名意指眼睛接受膀胱经的气血而变得光明穴。本穴为太阳穴膀胱经之第一穴，其气血来源为体内膀胱经的上行气血，乃体内膀胱经吸热上行的气态物所化之液，亦即是血。膀胱经之血由本穴提供于眼睛，眼睛受血而能视，变得明亮清澈，故名晴明。

晴明穴最早出自《针灸甲乙经》，主治：迎风流泪，胬肉攀睛，内外翳障，雀目，青盲，夜盲，色盲，近视，及急慢性结膜炎，泪囊炎，角膜炎，电光性眼炎，视神经炎等。可以说，该穴是防治眼睛疾病的第一大要穴。"晴明"二字便是指五脏六腑之精气，皆上注于目。

我们平时用眼过度，感觉到眼疲劳的时候一定要及时地停下手头的工作，好好地揉按几分钟晴明穴。按此穴时，最好指甲剪平了，先用两手大拇指指肚夹住鼻根，因为这个穴特别小，如果你很随意地去揉，很容易就碰到眼睛，而且还可能把旁边的皮肤也擦破了，只有这样按起来才能安全，而且对眼睛的诸多疾病都有效果。

我们知道，晴明穴与脑、膀胱、督脉经气相连。同时，晴明穴与脑还有更直接的联系。正如《黄帝内经·灵枢·寒热病》所言"其足太阳有通项入于脑者，正属目本，名曰眼系……乃别阴跷、阳跷，阴阳相交，阳入阴，阴出阳，交于目内眦（晴明穴），"此眼系即睛后与脑相连的组织，而且眼系通项入于脑，所以晴明穴通过眼系通项入脑。经络所通，主治所及，所以深刺晴明穴还可治因脑神失用，膀胱失摄之尿失禁，落枕等痛证属督脉等。

值得注意的是，在按摩攒竹穴时，用力不宜重，宜缓不宜急，两手用力及速度均匀对称，而且这个穴位不适宜灸。

教你快速找穴位

晴明穴在面部，目内眦角稍上方凹陷处。正坐或仰卧位，在目内眦的外上方陷中取穴。

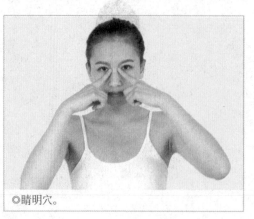

◎晴明穴。

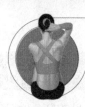

睛明穴的取穴与按摩

▶ 精确取穴

睛明 睛明

面部，距目内眦角上方
0.1寸的凹陷处即是。

▶ 取穴技巧

功用

降温除浊。

配伍治病

目视不明：睛明配球后、光明。

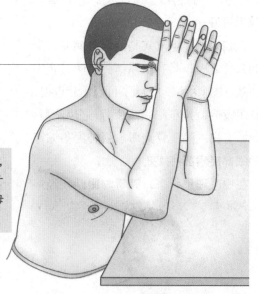

正坐轻闭双眼，双手手指交叉，
八指指尖朝上，将大拇指置于
鼻梁旁与内眼角的中点，则拇
指指尖所在的位置即是。

▶ 自我按摩

用大拇指指甲尖轻掐穴位，在骨
上轻轻前后刮揉，每次左右各(或
双侧同时)刮揉1~3分钟。

程度	指法	时间/分钟
轻		1~3

承泣穴：明眸亮眼揉承泣

承泣。承，受也。泣，泪也、水液也。承泣名意指胃经体内经脉气血物质由本穴而出。眼泪流出来的时候，受到重力因素的影响，最先流到眼眶下面承泣穴的部位，所以人们就把这个穴位叫作"承泣穴"。

承泣是胃经上比较重要的穴位。胃经多气多血，而承泣穴是胃经最靠近眼睛的穴位，中医里讲"穴位所在，主治所及"，所以经常揉一揉这个穴位，会使眼部气血旺盛，眼睛得到足够的血液滋养。而目得血能视，它有了血才能看东西。经常揉这个穴位，可预防近视眼，缓解眼部疲劳。若能配上四白穴一起按摩，则效果更好。

在临床上，承泣穴是治疗眼病非常重要的穴位之一，具有祛风清热、明目止泪的功效。按摩承泣穴，除了可以治疗近视，缓解眼疲劳，对夜盲、眼睛疲劳、迎风流泪、老花眼、白内障、青光眼、视神经萎缩等各种眼部疾病都有疗效。

在中医理论看来，脾胃与眼睛在经络

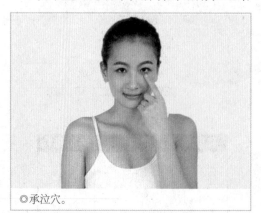

◎承泣穴。

上有着或多或少的联系。目为肝之窍，肝受血而能视，而肝血禀受于脾胃。脾胃所化生的气血，散精于肝，通过经脉上荣于目，眼睛因为得到这些营养而变得明亮。由此可见，我们的眼睛之所以能看东西，除了与肝有关外，还与脾胃有关。事实上，无论是因为脾胃失调导致的，还是其他原因引起的眼病，或是日常对眼的保养，都可以通过刺激承泣穴解决。

对于女性朋友来说，眼袋可以说是头号公敌，形成后很难消除。而眼袋的形成与脾胃有着直接的关系，尤其是脾功能的好坏，直接影响到肌肉功能和体内脂肪的代谢。眼袋的出现正是因为胃燥化水功能衰退，使痰湿和水液积在下眼睑造成的。从经络图上可以看到，胃经是经过下眼睑的，眼袋的位置正好是承泣穴和四白穴的所在。因此，有眼袋的女性要经常按摩承泣穴、四白穴；同时再配合按摩足三里穴、丰隆穴，以提高脾胃功能。

生活中，还有一些人的眼睛并没有什么异常现象，既不红也不肿不痒，可是外出时被风一吹，眼泪就会不自觉地流下来，眼睛模糊，视力也下降了。这种情况叫迎风流泪，一般来说夏天比冬天症状明显。对于这种情况，我们可坚持每天按压承泣穴和四白穴各 50 次，效果非常明显。

除此之外，一般有足底、腹部发冷现象的寒证患者，以及常有便秘、下痢等肠胃症状的人，容易出现眼皮发沉、目中无神的症状。这时，只要按摩承泣穴、下关穴、中脘穴、胃俞穴，每个穴位每天按摩 3 ~ 5 分钟，效果就非常不错。

教你快速找穴位——

承泣穴在面部，瞳孔直下，当眼球与眶下缘之间。

♥ 四白穴：护眼美白好帮手

四白穴是人身体一个重要的穴位。四，数词，指四面八方，亦指穴所在的周围空间；白，可见的颜色、肺之色也。该穴名意指胃经经水在本穴快速气化成为天部之气。本穴物质为承泣穴传来的地部经水，其性温热，由地部流至四白时，因吸收脾土之热而在本穴快速气化，气化之气形成白雾之状充斥四周，且清晰可见，故名。

四白穴有一个重要的作用，就是缓解眼疲劳。随着电脑、网络等办公自动化系统的普及，工作的紧张、休息不足，容易导致眼部疲劳。在感觉疲劳的时候，除了给予适当的休息外，按摩四白穴进行刺激，也是舒缓疲劳的好方法。使用双手的食指，略微用力进行按压，时间与次数：每次持续按压 3 秒，10 次为一组，早、中、晚各一组。

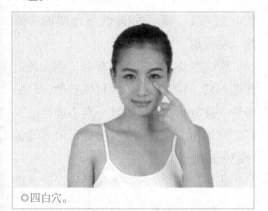
◎四白穴。

四白穴还能治疗色盲症。色盲症是眼底网膜的视觉细胞异常，无法区分色彩。但是如果将这种情形视为并非视觉细胞异常而只是发育迟缓，那这种状况只能刺激视觉细胞，使其发达从而解决问题。那就按揉四白穴，用中指指腹按压四白穴，一面吐气一面用食指强压 6 秒钟。指压时睁眼和闭眼都可以。

因为四白穴在眼的周围，坚持每天点揉能很好地预防眼花、眼睛发酸发胀、青光眼、近视等眼病，还可以祛除眼部的皱纹。

除此之外，四白穴有"美白穴""养颜穴"之称，很多人不太相信，养颜美白靠这么一个小小的穴位就能实现吗？你不妨每天坚持用手指按压它，每次轻轻揉 3 分钟左右，一段时间以后，观察一下脸上的皮肤是不是变得细腻，而且比以前白了。四白穴也可用来治疗色斑，如果再加上指压人迎穴（位于前喉外侧 3 厘米处，在这里能摸到动脉的搏动），一面吐气一面指压 6 秒钟，重复 30 次。每天坚持，一段时间后，脸部的小皱纹就会消失，皮肤会变得更有光泽。这就是经络通畅的神力。

按摩四白穴时，为增强效果，首先要将双手搓热，然后一边吐气一边用搓热的手掌在眼皮上轻抚，上下左右各6次，再将眼球向左右各转6次。此外，还可以通过全脸按摩祛除眼角皱纹，四白穴和睛明穴、丝竹空穴、鱼腰穴这些穴一起按摩，效果会更好。

教你快速找穴位————————————•

四白穴在眼眶下面的凹陷处。当你向前平视的时候，沿着瞳孔所在直线向下找，在眼眶下缘稍下方能感觉到一个凹陷，这就是四白穴。

迎香穴：鼻炎鼻塞特效穴

迎香穴，别名冲阳穴，是大肠经的穴位，故有宣肺通窍的作用。而且，这个穴对于增强鼻子功能，强化鼻黏膜对于外界不好空气的抵抗力都有很好的作用。"不闻香臭从何治，迎香两穴可堪攻"，就是古人对迎香穴最好的治疗总结。可以说，所有跟嗅觉和鼻子有关的疾病，都可以用这个穴位调治。尤其是治疗鼻炎、鼻塞，效果极为明显。

那么，究竟迎香穴在什么位置呢？其实非常好找，准确的位置是鼻翼的两旁，如果说人的鼻子就像两个括号一样的话，那么括号的中点位置就是迎香穴。由于它就在鼻子的两旁，所以想要打通鼻窍，让呼吸通畅就没有比迎香再适合的了。

刺激迎香穴的方法也非常简单，用拇指和食指同时放在鼻翼的两侧，也就是迎香穴的位置，掐住鼻子，同时屏住呼吸，间隔五秒钟后，放松手指，进行呼吸。反复进行多次就可以达到刺激迎香穴的作用。

迎香穴可以使鼻子的功能得到强化，鼻黏膜也会增强抵抗炎症的能力，当然鼻炎也就不会再犯。但是实际上只通过刺激迎香穴的方法会让很多鼻炎严重的人感到效果不明显，这是因为这类的人群已经鼻子和肺脏的功能都相应的丧失了一部分，所以在进行治疗的时候就会不敏感。那么只要能配合足部的鼻子和肺的反射区，就完全避免了这样的事情发生。每天先在足部按摩刺激一下反射区，感到作用敏感的时候，再进行迎香穴的治疗，这样一个立体的综合治疗就建立起来了，鼻子和肺脏逐渐增加敏感性，功能也会慢慢地恢复。

所以想要鼻炎永远不存在，那么就记住迎香穴，辅助足部的反射区按摩，只要坚持一段时间，就能发现一窍不通已经变得窍窍通畅，呼吸也变得畅通无阻，嗅觉也越来越敏锐。

此外，患者平时应加强锻炼，适当进行户外活动，增强抵抗力。要注意营养，

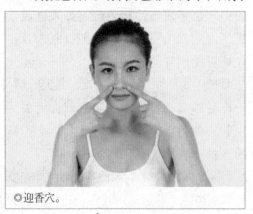
◎迎香穴。

多吃维生素丰富的食物，保持大便通畅。患者用拇指、食指在鼻梁两边按摩，每天数次，每次几分钟，令鼻部有热感，具有保健预防的作用。

教你快速找穴位——

迎香穴位于人体的面部，在鼻翼旁开约1厘米皱纹中。取穴时一般采用正坐或仰卧姿势，眼睛正视，在鼻孔两旁五分的笑纹（微笑时鼻旁八字形的纹线）中取穴。用食指的指腹垂直按压穴位，有酸麻感。

♥ 人中穴：醒神开窍急救穴

人中，又名水沟，位于鼻柱下，属于督脉，同时又是任督二脉的交汇处，在人中沟的上1/3与下2/3的交点处，具有醒神开窍、调和阴阳、镇静安神、解痉通脉等功用。在古代，这个穴位也叫"寿宫"，就是说长寿与否看人中；还叫"子停"，就是将来后代的发育的情况如何也要看人中，因为人中是阴经和阳经的沟渠，从它可以看出阴阳的交合能力如何。

在古代的相面学中，人中是一个重要的观察点，讲究人中要长、宽、深。如果人中平、短、浅，好好地休息几天就可以改善，人中的沟渠会慢慢变深。人中的深浅可以修，但是长短不能改变。古代相面时认为，人中特长的人会做官，

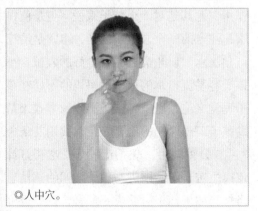

◎人中穴。

而且长寿，后代的发育也会比较好，因为这样的人阴阳交合的能力比较强，后代比较强壮，他的精力也比较旺盛，能操心很多事。如果人中是歪的，说明阴阳交合出了问题，会出现腿痛或者脊背痛的问题。

人中在我们身体上就类似于"120"的作用，是个重要的急救穴，手指掐或用针刺该穴位就是简单有效的急救方法，可以用于治疗中暑、头晕、昏迷、晕厥、低血压、休克等。但是按压人中进行急救，时间、力度和按压手法都有讲究。如果是轻度的头昏或中暑，可以用指肚按揉人中穴，每次持续数秒，按揉2～3分钟一般即可缓解症状。指掐人中穴是在模拟针刺效果，力度不要过大，以稍用力为宜。如果病人已经晕厥、昏迷，则应该用指甲掐或针刺人中穴，适当的节律性刺激最为合适：每分钟掐压或捻针20～40次，每次持续0.5～1秒，持续1～2分钟即可。

需要注意的是，掐或针刺人中只是一种简便的应急措施，病人家属还应及时与医院联系，进一步抢救，以免延误病情。

为什么刺激人中就能让晕倒的人醒过

来呢？在中医看来，人突然晕倒的原因可能就是阴阳失和，掐人中就是在刺激任督二脉，这是人体最重要的阴阳二脉，从而达到阴阳交合，人自然也就醒过来了。

在西医看来，刺激人中，一是具有升高血压的作用，血压是主要生命指征之一，任何原因造成的血压过低都会危及生命。在危急情况下，升高血压可以保证各脏器的血液供应，维持生命活动。二是刺激人中对另一主要生命指征——呼吸活动也有影响，适当的节律性刺激有利于节律性呼吸活动的进行。不管怎样，人中的重要性毋庸置疑，在遇到突发情况时使用，可能会挽救我们的生命。

教你快速找穴位

人中穴位于人体鼻唇沟偏上的位置，将鼻唇沟的长度分成三等份，从上往下的1/3就是人中穴所在的位置。

地仓穴：不让孩子流口水

地仓穴，跷脉手足阳明之会。地，脾胃之土也。仓，五谷存储聚散之所也。该穴名意指胃经地部的经水在此聚散。本穴物质为胃经上部诸穴的地部经水汇聚而成，经水汇聚本穴后再由本穴分流输配，有仓储的聚散作用，故名。

地仓又名会维、胃维。会，相会也。胃，胃经气血也。维，维持、维系也。会维、胃维名意指穴内的气血物质对人体的正常运行有维系的作用。胃为人的后天之本，人的头部及身体中下部的气血要靠本穴输配，本穴气血的输配正常与否直接维系着

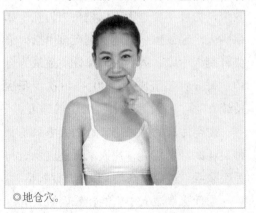
◎地仓穴。

人体的各种生理功能是否正常，故而名为会维、胃维。

中医认为，艾灸地仓穴具有疏风行气，通经活络，利口颊之功效。《明堂》中说，此穴能治"口缓不收，不能言语，手足痿躄不能行。"《金鉴》中说："口眼歪斜灸地仓，颊肿唇弛牙噤强，失音不语目不闭，瞤动视物目䀮䀮。"现代中医学界普遍认为，艾灸地仓穴对于面瘫、面肌痉挛、三叉神经痛、流涎、鹅口疮、面痒、口唇皲裂、面颊疔疮等症有疗效。

在日常生活中，地仓穴有一个很大的作用，尤其是对于小孩子来说，更是值得引起注意的一个穴位。因为，本穴是治疗口角流水、口角炎、面瘫最好的穴位。小孩子容易流口水的话，做妈妈的不妨在孩子睡觉之前，以一种亲子游戏的方式来帮助孩子刺激两角的地仓穴，只要用艾条灸3～5分钟即可，既不让孩子受吃药打针皮肉之苦，还能增进与孩子之间的感情。当然，如果孩子对艾灸不配合，按摩也可

以，但值得注意的是，按摩本穴力度适中为好，不可太用力。每次施治时间为 3 ~ 5 分钟，一天 3 次左右。

教你快速找穴位———————●

地仓穴位于人体的面部，口角外侧，上直对瞳孔。

💟 颊车穴：上牙齿痛找颊车

颊车穴，颊，指穴所在的部位为面颊。车，运载工具也。颊车名意指本穴的功用是运送胃经的五谷精微气血循经上头。本穴物质为大迎穴传来的五谷精微气血，至本穴后由于受内部心火的外散之热，气血物质循胃经输送于头，若有车载一般，故名颊车。

颊车还有许多别名，如曲牙、鬼床、机关、牙车等，每一个别名都是有原因的，显示了这个穴位对人体的作用。如曲牙：曲，隐秘之意。牙，肾所主之骨也，指穴内物质为水。曲牙名意指本穴上传头部的气态物中富含水湿。本穴物质为大迎穴传来的水湿气态物，水湿浓度较大，如隐秘之水一般，故名曲牙。鬼床：鬼，与神相对，指穴内物质为地部经水。床，承物之器也。鬼床名意指穴内经水被它物承托而行。本穴物质为大迎穴传来的水湿气态物，其运行是循胃经上行下关穴，气态物中水湿浓度较大，如同载水上行一般，故名鬼床。机关，机，巧也。关，关卡也。机关名意指本穴有关卡大迎穴传来的地部经水的作用。本穴因位处上部，大迎穴外传的地部经水部分因地球重力场的原因自然被关卡在本穴之外，关卡的方式十分巧妙，故名机关。再如牙车：牙，肾所主之骨也，指穴内物质为水。车，

运载工具也。牙车名意指本穴有运送胃经经水上头的功能。理同曲牙之解。

我们知道，人体的骨头都是很坚硬、固定的，只有下颌骨能够活动，像车子一样。同时，下颌骨还有一个重要的特点，它是牙槽生根的地方，即我们的牙齿都依附在下颌骨上，如果下颌骨出了问题，牙齿也会松动，甚至脱落。这就好比车子一样，我们在用车子运货的过程中，如果车子倒了，这些东西就不可能完好无损了。因此，这是一个相互依存的关系。在古代的车上，颊和"辅"是共同起作用的，颊车是下颌骨，辅车就相当于上颌骨，颊辅代表的就是牙床，也就是牙齿寄生的地方。

颊车穴有个很大的作用，就是可以治疗牙痛。在日常生活中，我们经常会因为一些外在因素，例如咬核桃、啤酒盖之类

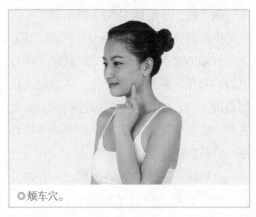

◎颊车穴。

的硬物，牙齿经常用力，时间久了，腮帮子会酸痛。尤其是再次张口，或者大笑的时候，两耳前会疼痛得厉害。这时候，按摩颊车穴效果非常好。

我们知道，合谷穴也可以治疗牙痛，它们是有分工的。颊车治疗上牙齿痛，而合谷穴则是治疗下牙疼痛的好手。当感觉上牙齿痛的时候，鼓起腮帮子，找到颊车，轻轻地按摩3～5分钟。另外，颊车穴还可以缓解牙齿因为咬硬物造成的腮痛。这个时候，人们往往认为是牙齿出现了问题，会看牙医，其实我们自己就可以按摩颊车穴，效果也会不错。

值得注意的是，点、按颊车穴时力度稍大，使之有酸胀之感即可。对本穴的施治时间一般为2～3分钟即可，每天2～3次。

教你快速找穴位

颊车穴位于人体面颊部，下颌角前上方约1横指（中指），当咀嚼时咬肌隆起，按之凹陷处。

♥ 瞳子髎穴：除鱼尾纹有奇功

瞳子髎穴，别名前关穴、后曲穴。瞳子，指眼珠中的黑色部分，为肾水所主之处，此指穴内物质为肾水特征的寒湿水汽。髎，孔隙也。该穴名意指穴外天部的寒湿水汽在此汇集后冷降归地。本穴为胆经头面部的第一穴，胆及其所属经脉主半表半里，在上焦主降，在下焦主升，本穴的气血物质即是汇集头面部的寒湿水汽后从天部冷降至地部，冷降的水滴细小如从孔隙中散落一般，故名。

瞳子髎位于眼睛外侧1厘米处，不仅是足少阳胆经上的穴位，而且还是手太阳、手足少阳的交会穴，具有平肝息风、明目退翳的功用。经常指压此穴，可以促进眼部血液循环，治疗常见的眼部疾病。除此之外，瞳子髎还有一个非常重要的美容作用，就是祛除鱼尾纹。

鱼尾纹是人体衰老的表现之一，在人的眼角和鬓角之间出现的皱纹，其纹路与鱼儿尾巴上的纹路很相似，故被形象地称为鱼尾纹。鱼尾纹的形成，是由于神经内分泌功能减退，蛋白质合成率下降，真皮层的纤维细胞活性减退或丧失，胶原纤维减少、断裂，导致皮肤弹性减退，眼角皱纹增多，以及日晒、干燥、寒冷、洗脸水温过高、表情丰富、吸烟等导致纤维组织弹性减退。

随着年龄的增长，眼角便容易出现一些细小的鱼尾纹，这是因为眼角周围的皮

◎瞳子髎穴。

肤细腻娇嫩，皮下脂肪较薄，弹性较差。再加上眼睛是表情器官，睁眼、闭眼、哭、笑时眼角都要活动，故容易出现皱纹，而且一旦出现则较难消除。面对眼角出现的皱纹，很少有女人不心急的，名贵的化妆品买了不少，可就是难以消灭它们。其实，只要每天轻柔地按摩瞳子髎穴就能把皱纹赶跑。具体操作方法如下：

首先，将双手搓热，然后用搓热的手掌在眼皮上轻抚，一边吐气一边轻抚，上下左右各6次；其次，再以同样要领将眼球向左右各转6次，再用手指按压瞳子髎穴，一面吐气一面按压6秒钟，如此重复6次。

此外，还可使用指压手法来去除鱼尾纹。具体方法为：用双手的3个长指先压眼眉下方3次，再压眼眶下方3次。3～5分钟后可使眼睛格外明亮，每日可做数次。也可做眼体运动法，即眼球连续做上下左右转动，或连续做波浪状运动。

教你快速找穴位——

瞳子髎位于面部，目外眦旁，当眶外侧缘处。取穴时可正坐仰靠，闭目，在目外眦外侧，眶骨外侧缘凹陷中即是。

❤ 听宫穴：耳朵聪灵听力佳

听宫穴，别名多所闻穴、多闻穴，为手太阳小肠经穴。听，闻声也。宫，宫殿也。该穴名意指小肠经体表经脉的气血由本穴内走体内经脉。本穴物质为颧髎穴传来的冷降水湿云气，至本穴后，水湿云气化雨降地，雨降强度比颧髎穴大，如可闻声，而注入地之地部经水又如流入水液所处的地部宫殿，故名。

在临床上，听宫穴主治耳聋、耳鸣、三叉神经痛、头痛、目眩头昏、聤耳、牙痛、癫狂痫。尤其是对于耳鸣，效果非常显著。

心开窍于耳，肾开窍于耳，足少阳胆经入耳，手太阳小肠经路过耳——耳朵这个部位可以说相当于四省通衢的地方的，多条经络及脏腑之气在这里交汇，通常情况下这些不同的气保持相对的平衡状态，这样耳朵才正常工作。如果某日某种诱因把这个平衡状态打破了，那么耳朵的疾病也就来了。像耳中轰鸣这样的情况，是足少阳胆经中进入耳朵里的离火之气太多了，寒气来了，火气自消，所以治疗得以运行太阳寒水之气的小肠经的入手，因此选择听宫穴。

有些人会觉得耳朵边上总有知了鸣叫声，或者是火车轰鸣声，这就是耳鸣。这种情况多出现在中老年朋友的身上，

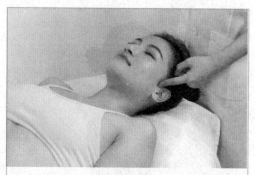

◎听宫穴位于头部侧面耳屏前部，耳珠平行缺口凹陷中，耳门穴的稍下方即是。

而且很多情况下这种声音持续不断，影响听力，影响睡眠，让人很苦恼。听宫主要用来治疗耳部的各种疾患，尤其是治疗因为火旺导致的耳中轰鸣的效果很好。如果你身边的朋友正为此苦恼，你可以告诉他坚持按摩听宫穴，每天按摩，按摩的时间和力度以自己能够承受为度，多多益善，慢慢地就会发现这个问题消失了。

教你快速找穴位

听宫穴位于头部侧面耳屏前部，耳珠平行缺口凹陷中，耳门穴的稍下方即是。或者下颌骨髁状突的后方，张口时呈凹陷处。

♥ 翳风穴：一切风疾通治穴

翳风隶属手少阳三焦经。翳，用羽毛做的华盖穴也，为遮蔽之物，此指穴内物质为天部的卫外阳气。风，穴内之气为风行之状也。该穴名意指三焦经经气在此化为天部的阳气。本穴物质为天牖穴传来的热胀风气，至本穴后，热胀风气势弱缓行而化为天部的卫外阳气，卫外阳气由本穴以风气的形式输向头之各部，以此得名。

翳风能够对一切"邪风"导致的疾病有效，即"善治一切风疾"。风可分为内风及外风，内风常导致中风、偏瘫等疾病，外风则易导致伤风感冒。内风多是由于人体阴阳不协调、阳气不能内敛而生，比如

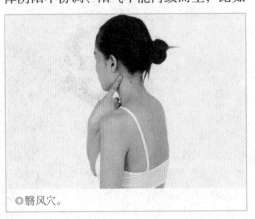

◎翳风穴。

肝阳上亢，动则生风，导致"肝风内动"而发生突然昏倒，相当于西医中的突发脑血管病。而外风是由于外界即自然界的不合乎正常时节的风，或者是正常的风但由于人的体质弱、免疫力下降致病。内风和外风可以相互转化。

大家能经常见到这种情况，有人睡了一觉后，嘴巴歪了，这就是面瘫。面瘫的主要诱因是受风。夏天贪凉，对着风扇或空调吹；开车时把窗户打开，任风吹；睡觉时不关窗，夜里着了风等，这些都会引发面瘫。而按揉翳风穴能预防和治疗面瘫。

坚持按揉翳风穴可以增加身体对外感风寒的抵抗力，能减少伤风感冒的概率，也能减少面瘫的概率。受了风寒感冒后我们如果按揉翳风，头痛、头昏、鼻塞等症状一会儿就没了；发现面瘫后，按揉或针刺翳风穴，不管是对中枢性面瘫还是周围性的面瘫，都有很好的治疗作用。

有人研究过，周围性面瘫发作前在翳风穴上有压痛，例如好多人一觉醒来之后发现嘴歪了，或者是前一天晚上睡觉时一

直吹风扇，第二天早上刷牙时发现嘴角漏水，照镜一看，嘴歪眼斜，这时你会发现在翳风穴确实存在压痛。而且在治疗几天后，用同样的力量来按压穴位，如果感觉疼痛减轻，病情一般较轻，反之，则病情较重。

作为日常的保健常识，当我们从外面的风天雪地里回到屋子里面后，一定要先按揉翳风3分钟。另外，天热时一定不要让后脑勺一直对着空调或电风扇吹，因为这样后患无穷。

另外揉按翳风穴，可有效提神醒脑，放松精神的效果。"春眠不觉晓"，尤其在春天，不少人都会觉得昏昏欲睡，这时就可以适当按摩一下翳风穴来提提精神。按摩要领如下：

用双手拇指或食指缓缓用力按压穴位，缓缓吐气；持续数秒，再慢慢地放手，如此反复操作，或者手指着力于穴位上，做轻柔缓和的环旋转动。每次按摩10～15分钟为宜。此法适用于各种人群，且操作不拘于时，一天之中择方便的时候做1～2次即可。

教你快速找穴位————————

翳风穴在耳垂后，当乳突与下颌骨之间凹陷处。

玉枕穴：生发固发有奇效

玉枕穴为足太阳膀胱经穴。玉，金性器物，肺金之气也。枕，头与枕接触之部位，言穴所在的位置也。该穴名意指膀胱经气血在此化为凉湿水汽。本穴物质为络却穴传来的寒湿水汽与天柱穴传来的强劲风气，至本穴后汇合而成天部的凉湿水汽，其性表现出肺金的秋凉特征，故名玉枕。

玉枕穴在后脑勺，有一个非常好的作用就是防治脱发。现在很多人，精神时刻处于一种紧张状态，思虑过度，导致头发的毛细血管也经常处于收缩状态，供血不好，所以很容易掉头发。《黄帝内经》讲"头为诸阳之汇，四肢为诸阳之末"。"阳气者若天与日"，阳气就得动，不动就会老化。因而，按摩玉枕穴能够改善毛发的气血运行情况。用两手指腹对着两侧玉枕穴轻轻按摩，并且配合"手梳头"，即用五指自然地梳头，从前额梳到后脑勺，用指腹的位置，这样不容易伤到头皮，要稍微用劲一点，这样头皮才能受到刺激，梳50次左右，一直到头皮有酸胀的感觉为止。这样能够很有效地防止脱发，也有利于新发的再生。

另外，在中医的养生保健方法中有一

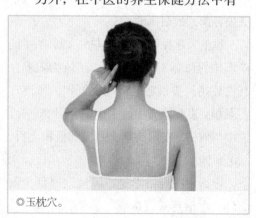

◎玉枕穴。

个著名的"掩耳弹脑"，弹脑常用穴就是玉枕穴，此方法有调补肾元、强本固肾的作用。《黄帝内经》认为，肾开窍于耳，耳通于脑，脑为髓之海，肾虚则髓海不足，易致头晕、耳鸣。弹脑时掩耳和叩击的动作可对耳产生刺激，对头晕、健忘、耳鸣等肾虚症状有预防和康复作用。弹脑的具体操作方法是：两手掩耳，掌心捂住两耳孔，两手五指对称横按在两侧后枕部，两食指压中指，然后食指迅速滑下，叩击枕骨。双耳可闻及若击鼓声，可以击24下或36下。每天练习，长期坚持，会收到意想不到的效果。

教你快速找穴位——

玉枕穴位于人体的后头部，当后发际正中直上 2.5 寸，旁开 1.3 寸平枕外隆凸上缘的凹陷处。从后发际，头发的起始处向上推，会摸到一个突起的骨头，在这个骨头的下面有一个凹陷的地方，这里就是玉枕。

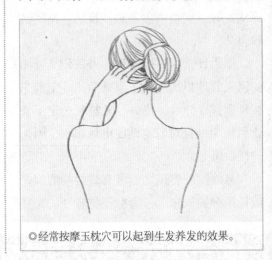

◎经常按摩玉枕穴可以起到生发养发的效果。

风池穴：感冒头痛缓解穴

风池穴，别名热府穴。风，指穴内物质为天部的风气。池，屯居水液之器也，指穴内物质富含水湿。风池名意指有经气血在此化为阳热风气。本穴物质为脑空穴传来的水湿之气，至本穴后，因受外部之热，水湿之气胀散并化为阳热风气输送于头颈各部，故名风池。

风池最早见于《灵枢·热病》篇，在《谈谈穴位的命名》中这样说："风为阳邪，其性轻扬，头顶之上，唯风可到，风池穴在颞颥后发际陷者中，手少阳、阳维之会，主中风偏枯，少阳头痛，乃风邪蓄积之所，故名风池。"

根据中医经络学说，风池穴属足少阳胆经，主治感冒、头痛、头晕、耳鸣等。

每天坚持按摩双侧风池穴，能十分有效地防治感冒。无感冒先兆时，按压风池穴酸胀感不明显。酸胀感若很明显，说明极易感冒，此时就要勤于按摩，且加大按摩力度。当出现感冒症状，如打喷嚏、流鼻涕时，按摩也有减缓病情的作用。这个防感

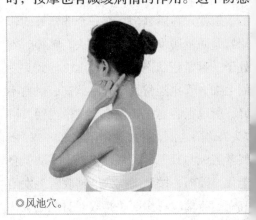

◎风池穴。

冒良方效果明显，不妨一试。除此之外，风池穴还有以下两大功效：

① 常按风池缓头痛

头痛是由多种因素引起的，临床上颇为常见。头为诸阳之会，又为髓海之所在，其正常的生理活动要求是经络通畅、气血供应正常，使髓海得以充养。对于紧张性头痛、血管神经性偏头痛、青少年性头痛及功能性头痛，《黄帝内经》认为是经脉瘀滞，气血运行不畅，不通则痛所致。

如果家里正在读书的孩子经常头疼，父母可以在孩子读书读累时，让孩子休息一会儿，在休息的过程中，一边跟孩子聊聊天，一边伸出双手，十指自然张开，紧贴后枕部，以两手大拇指的指腹按压在双侧风池穴上，适当用力地上下推压，以孩子能够稍微感觉酸胀为度，连续按摩15分钟左右。这样一方面可以加深亲子感情，使孩子精神放松，另一方面可以刺激颈后血液供应，使大脑的供血供氧充足，大脑的功能得到良好的发挥。

② 常按风池助降压

风池穴具有清热降火、通畅气血、疏通经络的功能，有止痛作用迅速、效果良好的特点。不少高血压患者差不多都有这种体验，只要头颈后面"板牢了"，往往

一量血压，就比较高了。现代针灸研究发现，针刺风池具有扩张椎基底动脉的作用，能增加脑血流量，改善病损脑组织的血氧供应，使血管弹性增强，血液阻力减少。因此，经常按风池穴可以预防高血压。血压已经高了怎么办？再配合刮刮人迎穴（人迎穴位于颈部，喉结旁，当胸锁乳突肌的前缘，颈总动脉搏动处。取此穴道时要让患者采用正坐或仰靠的姿势），血压会降下来一些。

此外风池穴配合谷穴、丝竹空穴治偏正头痛；配脑户穴、玉枕穴、风府穴、上星穴治目痛不能视；配百会穴、太冲穴、水沟穴、足三里穴、十宣穴治中风。

教你快速找穴位

风池穴位置在后脑勺下方颈窝的两侧，由颈窝往外约两个拇指的位置即是。

定位此穴道的时候应该让患者采用正坐或俯卧、俯伏的取穴姿势。

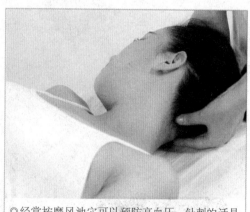

◎经常按摩风池穴可以预防高血压，针刺的话具有扩张椎基底动脉的作用。

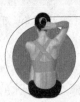

风池穴的取穴与按摩

▶ **精确取穴**

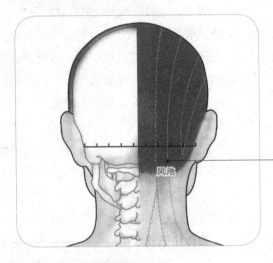

风池

风池穴位于后颈部，后头骨下，两条大筋外缘陷窝中，大概与耳垂齐平。

功用

壮阳益气。

配伍治病

偏正头痛：风池配合谷和丝竹空；

目痛不能视：风池配脑户。

▶ **取穴技巧**

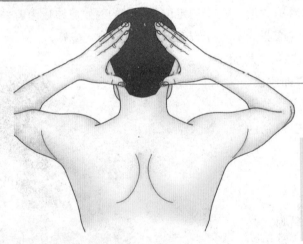

正坐，举臂抬肘，肘约与肩同高，屈肘向头，双手置于耳后，掌心向内，指尖朝上，四指轻扶头（耳上）两侧。大拇指指腹位置的穴位即是。

▶ **自我按摩**

用大拇指指腹，由下往上揉按穴位，有酸、胀、痛的感觉，重按时鼻腔有酸胀感。每天早晚各揉按一次，每次左右各（或双侧同时）揉按 1~3 分钟。

程度	指法	时间/分钟
重		1~3

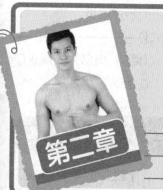

教你找准胸腹穴

第二章

找穴时用手指一压，会有痛感（压痛）；以指触摸，有硬块（硬结）；稍一刺激，皮肤便会刺痒（感觉敏感）等。这些反应有无出现，是有无穴道的重要标志。

♥ 俞府穴：调动肾经通气血

俞府穴，别名俞中穴。俞，转输；府，会聚。该穴名意指肾经气血由此回归体内。本穴是肾经体内经脉与体表经脉在人体上部的交会点，或中穴传来的湿热水汽在本穴散热冷凝归降地部后由本穴的地部孔隙注入肾经的体内经脉，气血的流注方向是体内脏腑，故名俞府穴。

俞中者，其意与俞府同，中指内部。肾经的气血物质运行变化是体内气血由涌泉穴外出体表，自涌泉穴外出体表后是经水气化而上行，自大钟穴之后则是寒湿水汽吸热上行，自大赫穴始则是受冲脉外传之热而水湿之气散热上行，自幽门穴始是受胸部外传之热而上行，在灵虚穴肾经气血达到了温度的最高点，自灵虚至俞府的经脉气血是降温吸湿而下行。

生活中，有些人总是饿了也不想吃饭，或是总感觉喘不上气来，觉得老打嗝儿，就是老有逆气上来。这些都是肾不纳气造成的，需要及时把气血调上来。

经常按揉此穴，就可以调动肾经的气血到上边来。

一些中年人还常有这样的症状：就是嗓子里像有一个东西，像有痰，但吐又吐不出来，咽又咽不下去，照X片又什么都没有，就是感觉有个梅子的核卡在嗓子里，就是梅核气。通过按俞府穴可以得到缓解，同时按摩太溪、复溜穴把整个气血都运转起来，效果更明显。

还有一些女性朋友常会感觉脚心发凉，中医认为，脚心发凉必是气血循环不畅造成的，用力点按俞府穴，几分钟过后

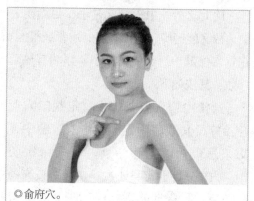

◎俞府穴。

就会觉得脚心发热，不凉了。这样坚持一段时间可以达到痊愈效果。

此外，如果我们碰到有人气喘突然发作的时候，也可以指压胸骨旁的俞府及膻中，可以起到一定的治疗效果。

教你快速找穴位——

俞府穴位于人体的上胸部，人体正面中线左右三指宽，锁骨正下方。

❤ 中府穴：益气固金治哮喘

中府穴，别名膺中外俞、膺俞、膺中俞、肺募、府中俞，是调补中气的要穴。中，中气也，天地之气，亦指中焦、胸中与中间；府，聚也。中府是指天地之气在胸中聚积之处，因此中府穴有宣肺理气、和胃利水、止咳平喘、清泻肺热、健脾补气等功效。

现在人们的生活压力较大，因此经常会导致长期闷闷不乐、心情烦躁等现象，也伴有胸闷、气短等症状。遇到这种情况，只要我们按压下中府穴就会好很多。《针灸大成》中记载："治少气不得卧"最有效。从中医的病理来说，"少气"即气不足的人，"不得卧"是因为气淤积在身上半部分，所以，按摩中府穴可使体内的淤积之气疏利升降而通畅。

除此之外，中府穴又是手、足太阴之会，故又能健脾，治疗腹胀、肩背痛等病。在日常保健中，灸中府对小儿哮喘有显著疗效，其法如下：

通常中府穴要与膻中、定喘二穴配合治疗，其顺序为定喘、中府、膻中，艾条悬灸，以温和为度，每穴每次灸10～15分钟，每日1次，5～7天为一个疗程，疗程期间需间隔两天。初期可集中治疗2～3个疗程，如效果明显，再进行两个疗程巩固一下；如效果不明显，须在集中治疗之后，每个月进行一个疗程，持续5～6个月方可见效。在具体治疗中，中府穴左右两侧可互换，这个疗程用左边，下个疗程用右边。

刺激中府穴，也可用按摩方法，但由于中府穴下方肌肉偏薄，日常保健建议不要使劲，稍稍施力按揉1～2分钟即可。所以日常保健与治疗疼痛不适时力度一定要区分好。

教你快速找穴位——

中府穴位于胸前壁外上方，距前正中线任脉华盖穴6寸，平第一肋间隙处。两手叉腰立正，锁骨外端下缘的三角窝处为云门，此窝正中垂直往下推一条肋骨（平第一肋间隙）即本穴。

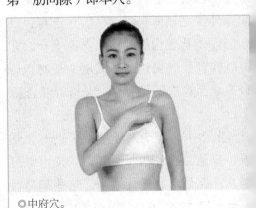

◎中府穴。

极泉穴：宽胸养胃理气穴

极泉穴，手少阴心经的起始穴。极，高、极致的意思；泉，心主血脉，如水流之，故名泉；"极泉"的意思就是指最高处的水源，也就是说这处穴位在心经的最高点上，所以名叫"极泉穴"。

在日常生活中，吃得太多，身体会有很多不舒服的症状，如胃胀、胃酸、胃疼、打嗝等，遇到这些情况，该如何处理呢？我们只要按摩刺激左侧极泉穴，这些不适症状就可以很快缓解并消失。

《黄帝内经》认为"胃如釜"，胃能消化食物，是因为有"釜底之火"。这釜底之火是少阳相火。显然人体的少阳相火不是无穷的，大量的食物进入胃里后，使得人体用于消化的少阳相火不够，于是人体便调动少阴君火来凑数，即"相火不够，君火来凑"。可惜，少阴君火并不能用于消化，其蓄积于胃首先是导致胃胀难受。所以，要想消除胃胀，就得让少阴君火回去。左侧极泉穴属于手少阴心经上的穴位，刺激这个穴位，就可以人为造成心经干扰，手少阴心经自身受扰，就会赶紧撤回支援的少阴君火以保自身。当少阴君火撤回原位了，胃胀自然就顺利解除了。

具体操作方法（选择其中一种即可）：

（1）用右手在穴位处按压、放松，再按压、再放松，如此反复5分钟左右。

（2）用筷子的圆头在穴位处按压、放松，反复进行，至少5分钟。

（3）用小保健锤在该穴位处敲打，至少5分钟。

除此之外，极泉穴还有理气宽胸、活血止痛的作用。有的人，尤其是四五十岁左右的人，常会觉得自己前胸或者后背疼，但是到医院一检查发现什么问题也没有，这时极泉就可以帮你解决这个问题了。可以用手指弹拨极泉穴，可适当稍用些力，让局部有酸麻的感觉，要是觉得这种感觉顺着手臂向下传导直到手指那就更好了。这个穴位还对心情郁闷的人有帮助，可以帮你赶走忧愁。

刺激极泉的方法是：施治者一手托起被治者左侧上肢，使其腋窝暴露，另一手食、中指并拢，伸入腋窝内，用力弹拨位于腋窝顶点的极泉穴，此处腋神经、腋动脉、腋静脉集合成束，弹拨时手指下会有条索感，注意弹拨时手指要用力向内勾按，弹拨的速度不要过急，被治者会有明显的酸麻感，并向肩部、上肢放散。

教你快速找穴位——

按摩腋窝时，可明显感觉到有一条青筋，这条青筋的中间位置就是极泉穴。

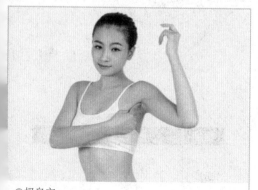

◎极泉穴。

极泉穴的取穴与按摩

▶ 精确取穴

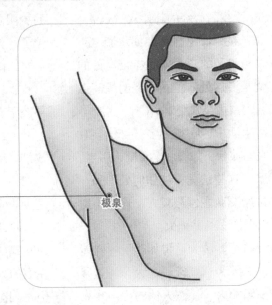

腋窝正中，腋动脉搏动处即是。

极泉

▶ 取穴技巧

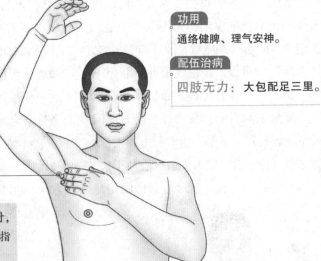

功用
通络健脾、理气安神。

配伍治病
四肢无力：大包配足三里。

正坐，手平伸，举掌向上，屈肘，掌心向着自己头部，以另手中指按腋窝正中陷凹处即是。

▶ 自我按摩

以中指指尖按压穴位，每次早晚，左右各揉按 1~3 分钟，先左后右。

程度	指法	时间/分钟
适度		1~3

♥ 膻中穴：疏通气机抗衰老

膻中穴隶属任脉，同时也是心包经的募穴，八会穴之气会。膻，指胸部，中，中央。膻中穴能为人体提供最重要的物质就是气。所以，但凡与气有关的疾病，如气机瘀滞，气虚等病症都可以找膻中穴来医治。

刺激膻中穴的方法有很多，其中艾灸较为常见。在临床上，灸膻中具有理气活血，宽胸利隔，宁心安神，健胸丰乳，催乳等功效。现在临床常用艾灸膻中的方法来治疗支气管炎、胸膜炎、冠心病、心绞痛、心律失常、乳腺炎、乳腺增生、食管炎、食管痉挛、梅核气、肋间神经痛、肺痨等症。一般来说，如果用艾炷灸膻中的话，须灸 3 ~ 5 壮；如果用艾条灸，则须 5 ~ 10 分钟。

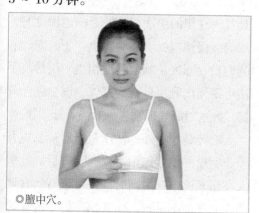
◎膻中穴。

除了上述病症之外，艾灸膻中还具有养生保健的功效，主要体现在两个方面：调理气机，让孩子不易生病；延缓衰老，防止衰老过快。下面一一详解。

在现实生活中，你会发现有些孩子特别容易生病，对此民间称之为"体弱多病"，但实际上这些孩子往往并不算体弱，筋骨骨肉的成长都比较好，只是容易生病。这是为什么呢？事实上，这种情况大多是因为气机不利，给外邪以可乘之机，或因为气机不利而导致脏腑功能出现异常，而并非阴阳虚弱，先天不足以致元阳衰弱的情况则更加少见。因此，保健的重点在于调理气机，即在于疏通，而非补养。前面我们说过，艾灸膻中能够调理气机。方法为：悬灸，感觉以温和为度，每次 5 ~ 10 分钟。每日 1 次，5 天为一个疗程，每月一个疗程，可以连续数月，也可以隔月进行。如果体质明显好转，即可停止灸疗。

接下来再说一说灸膻中延缓衰老。老年朋友经常会有这样一种现象，即感觉自己某段时间衰老得特别快，无论是体力还是精力，都比平时更迅速地流失了。但只是一个笼统的感觉，没有具体的症状，到医院检查也没什么问题。这种情况实际上并不是气血流失，而是气机失调造成的假象。人进入老年阶段后，会有一个逐渐的气血亏虚，但除非出现外伤或重大疾病，否则这是一个缓慢渐进的过程，不会出现突然间大量丢失气血的问题。如果有衰老过快的感觉，实际上是因为气血亏虚的时候容易发生气机逆乱。脉气不稳，气血营养就不能顺利到达身体各个部位，故会感到供应不足，导致短时间内体力精力感觉突然下降。这时，治疗的重点在于调理气机，而不是忙着大补气血。灸膻中就是最简便有效的方法：悬灸，每次 10 ~ 20 分钟，每日或隔日 1 次，5 ~ 7 次为一个疗程。灸时以感觉温热为度，不可火力过猛。治疗时应缓慢调整呼吸，使心情平静，呼吸匀整，等症状缓解之后即可停止，不必完成整个疗程。

教你快速找穴位——

膻中穴位于两个乳头的连线的中点。

乳根穴：产后缺乳随手治

乳根穴隶属足阳明胃经。乳，穴所在部位也。根，本也。该穴名意指本穴为乳房发育充实的根本。本穴物质为胃经上部经脉气血下行而来，由于气血物质中的经水部分不断气化，加之膺窗穴外传体表的心部之火，因此，本穴中的气血物质实际上已无地部经水，而是火生之土。由于本穴中的脾土微粒干硬结实，对乳上部的肌肉物质（脾土）有承托作用，是乳部肌肉承固的根本，故名。

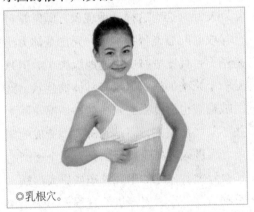

◎乳根穴。

乳根穴是治疗产后缺乳的要穴，针刺该穴可通经活络，行气解郁，疏通局部气血，促进乳汁分泌。不过，为安全起见，实施针刺疗法时一定要借助医师的帮助才行。

具体操作方法：患者端坐，全身放松，医者用左手捏住患者右侧（或左侧）乳头，把乳房轻轻提起，取乳根穴。消毒后用 2.5 寸毫针，沿皮下徐徐向乳房中央进针 1 寸，用导气手法行针 1 分钟；使针感向四周放射后，退针至皮下，再将针尖向乳房内侧徐徐进针 1 寸，行针 1 分钟；再进 1 寸，行针 1 分钟，针感直达膻中穴，此时出现全乳房沉胀、满溢感，即可退针。

用上法治疗一次后，乳汁分泌即大增，两次后即可不添加牛奶哺乳，三次后，乳汁够吃有余。

另外，导气手法是一种徐入徐出、不具补泻作用的手法。进针至一定深度时，均匀缓慢地提插、捻转，上、下、左、右的力量、幅度、刺激强度相当。用导气手法可诱发出乳房自身的精气，增强乳汁分泌。此法对肝气郁结者见效快、疗效佳。

除针刺疗法外，食疗对产后缺乳也有十分明显的治疗作用，因此，产后缺乳病人在用穴位治疗的同时，也可进行饮食调理。如气血不足者，应鼓励产妇多进食芝麻、茭白、猪蹄、鲫鱼等既有营养，又有通乳、催乳作用的食物；肝郁气滞者，应劝说宽慰产妇，多吃佛手、麦芽、桂花、鸡血、萝卜等具有疏肝理气、活血通络作用的食物。

产后缺乳者所选用的食品最好能制成

汤、羹、粥之类，一是易于消化吸收，二是多汁可以生津，以增乳汁生化之源。忌食刺激性食物，如辣椒、大蒜、芥末等，禁酒、浓茶、咖啡等饮料。

教你快速找穴位

乳根穴也很好找，它位于人体胸部，乳头直下，乳房根部，第5肋间隙，距前正中线4寸。

日月穴：帮你缓解胆囊炎

日月穴，别名神光穴。日，太阳穴也，阳也。月，月亮也，阴也。日月名意指胆经气血在此位于天之人部。本穴物质一为辄筋穴传来的弱小寒湿水汽，所处为半表半里的天之人部，即是天部之气的阴阳寒热分界之处，故名日月。

本穴有收募充补胆经气血的作用，故为胆经募穴，是可以防止肌肉老化，增强性能力的指压穴道之一。除此之外，这个穴位对胆囊炎极有疗效。胆囊炎是一个让医生和患者都非常头痛的问题，因为在胆囊炎的初期就有炎症反应，西医并没有什么好办法，然后更加严重后主要用手术处理，而在整个过程中病人都在忍受着胆囊炎的疼痛，而且还对饮食直接造成影响。

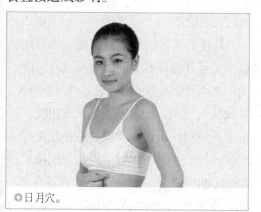

◎日月穴。

胆囊炎现在多发的一个原因就是

现在工作压力大，工作繁忙，所以很多人长期都不吃早餐。虽然大家都知道不吃早饭的不良习惯的严重性，但还是有很多人无法改正。当经过一夜的睡眠后，身体中的胆脏积攒了一部分的胆汁，胆脏是一个分泌消化液的脏器，分泌出胆汁来就必须找到一个消耗掉的地方。如果长时间不吃早饭，这些胆汁也就长时间没有代谢出去，那么胆汁的淤积就造成了炎症。

说到这里，胆囊炎到底跟日月这个穴有什么关系呢，其实日月就是治疗胆囊炎的特效穴。日月穴就在双侧乳头的正下方，人的乳头位于第4肋间隙，而日月是在第7肋间隙。在身体中胆脏就是辨别是非之官，人体内无论有什么事情都需要胆脏来辨别一下，所以就把胆经上最关键的一个穴位叫作了日月。

日月这个穴能够迅速给身体提个醒，对胆脏做得不足的地方予以纠正。所以治疗胆脏最多见的胆囊炎就是日月穴的拿手好戏了。每天找到日月穴按摩五分钟左右，就可以让胆囊时刻保持健康。

除了日月穴以外，还能用阳陵泉来治疗胆囊炎，因为它是胆的下合穴。在阳陵泉附近还有一个叫胆囊的经外奇穴，对急慢性胆囊炎都有一定的治疗作用。

教你快速找穴位

日月穴位于人体上腹部，当乳头直下，第7肋间隙，前正中线旁开4寸。正坐或仰卧位，在乳头下方，在第7肋间隙处取穴。

期门穴：消除胀痛有特效

期门穴，又名肝募，隶属于肝经。期的本意是期盼、期望，同时也有周期的意思；门，是出入的门户。中医讲，气血运行是有周期的，它从肺经的云门穴出来，历经肺经、大肠经、肝经，到期门穴为一个周期。

期门穴所募集的肝经气血处于不稳定状态，它所募集的气血物质会根据穴周环境的条件变化而变化。期门穴处在胸胁侧面，属于不阴不阳的坐标位置（腹为阴背为阳），因此，期门穴所募集的气血物质也属于不阴不阳。可是在人体的经脉系统中，气血物质大致就分为两类，一是阴液，二是阳气，阴液归于背、阳气行于腹，人体中的阴阳二类物质就有这样的运动特性。

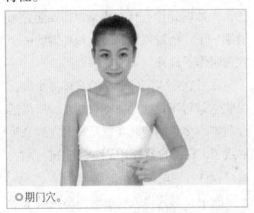

◎期门穴。

期门穴一个最大的作用就是消除疼痛。我们知道，期门穴是肝经的气血汇聚点，揉开了期门穴，就是疏通了肝经。日常生活中，尤其是女性，心思细密，火气大，总是爱生闷气。这一类人可以每天按摩一下肝经在胸腹部这一块的经络，将手放在腋窝下面，然后从腋窝一直往下推，每次推30～50次，对于缓解两胁疼痛又很好的效果。而且，对于肝气的瘀滞导致的其他病症也有很好的疗效。爱生气的人士，可以经常按揉，对修身养性有很好的帮助。此穴还可以用灸法：艾炷灸5～9壮，艾条灸10～20分钟。

期门穴是人体足厥阴肝经上的主要穴道之一，期门穴、行间穴等穴对肝病十分有效。行间穴在脚上，施压会强痛。在这些穴道上指压或者用灸术治疗都有效果。但并不是说一开始进行穴道刺激马上就会见效，作为一种长期的健康法，须持续地进行穴道疗法。

熬夜是美容的大敌。23点到次日的凌晨1点是肝部排毒时间，如果这段时间不能入睡或睡眠质量不高，会影响肝脏排毒，导致肝火过剩，让脸色变得蜡黄粗糙，甚至出现痘痘。所以，调理肝脏是让美容觉发挥作用的关键。用双手拇指分别按压在两侧的期门穴上，圈状按摩，左右各60次，有疏肝养血、解除胸闷惊悸，促进睡眠的作用。

教你快速找穴位————

期门穴在胸部，当乳头直下，第6肋间隙，前正中线旁开4寸。仰卧位，先定第四肋间隙的乳中穴，并于其下二肋（第6肋间）处取穴。对于女性患者则应以锁骨中线的第6肋间隙处定取。

♥ 中脘穴：温中健胃助消化

中脘穴，别名上纪穴、胃脘穴、大仓穴、太仓穴、胃管穴、三管穴、中管穴、中腕穴。中，指本穴相对于上脘穴、下脘穴二穴而为中也。脘，空腔也。该穴名意指任脉的地部经水由此向下而行。本穴物质为任脉上部经脉的下行经水，至本穴后，经水继续向下而行，如流入任脉下部的巨大空腔，故名。

中脘穴有调胃补气、化湿和中、降逆止呕的作用。据《针灸甲乙经》记载："胃胀者腹满胃脘痛，鼻闻焦臭妨于食，大便难，中脘主之，亦取章门。"又载："伤忧思气积，中脘主之。"《玉龙歌》也说："黄疸四肢无力，中脘、足三里。"现代根据实验观察发现，艾灸中脘穴后能使胃的蠕动增强，幽门立即开放，胃下缘轻度提高，空肠黏膜皱襞增深、肠动力增强。艾灸中脘有利于提高脾胃功能，促进消化吸收和增强人的抵抗力，对于胃脘胀痛、呕吐、吞酸、食欲缺乏等有较好疗效。

一般来说，艾灸中脘穴可采用四种方法，下面我们一一进行介绍。

（1）艾炷直接灸。每次最好保持在3～5壮，艾炷一般要小一些，并且要用无瘢痕灸，通常或3～5日灸1次。

（2）艾炷隔姜灸。每次5～7壮，艾炷可以略大一些，如青豆，隔日1次，这种方法对于胃中虚寒怕冷的人尤其合适。

（3）艾条悬起灸。以温和灸为主，每次最好保持在20分钟左右，隔日1次，连续1～2个月方可收效。

（4）温灸器灸。每次温灸的时间需要稍长一些，大约在30分钟左右，每日1次即可，但如果是在冬季，天气比较寒冷，或者自身虚寒较重，也可以每日灸2次。20天为一个疗程。间歇2～3天再灸，连灸2～3个月。

一些上了年纪的人会觉得胃肠的功能特别的差，吃什么也不消化，还会感到胃部经常出现疼痛，或者是恶心干呕，闹肚子也是家常便饭了。这种情况就需要艾灸的时候选择一下方法了，因为老年人一般都会阳气不足，而对寒凉的刺激就会非常敏感。所以在艾灸的时候一定要选择隔姜灸，选择比较新鲜的姜，切成合适的薄片，不要太薄，然后在姜片上扎几个孔，选在中脘穴

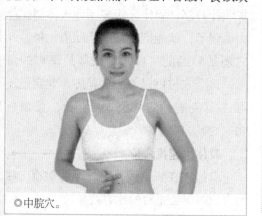

◎中脘穴。

和神阙穴上，对准姜片进行艾灸。随着姜的药气进入到体内，到达胃部，寒凉的感觉就会消失，而消化不良等现象就逐渐得到改善。

除了艾灸之外，摩揉法也是中脘穴的常用保健方法，即双掌重叠或单掌按压在中脘穴上，顺时针或逆时针方向缓慢行圆周推动。注意手下与皮肤之间不要出现摩擦，即手掌始终紧贴着皮肤，带着皮下的脂肪、肌肉等组织做小范围的环旋运动。使腹腔内产生热感为佳。操作不分时间地点，随时可做，但以饭后半小时做最好，力度不可过大，否则可能出现疼痛和恶心。

教你快速找穴位——
本穴位于腹部正中线，脐上 4 寸。

章门穴：消除黄疸命定穴

章门穴，别名长平、季胁，隶属于足厥阴肝经。章，通"障"，门是守护、出入的地方，刺激章门穴，就好像打开四围的屏障。本穴物质为急脉穴传来的强劲风气，至本穴后，此强劲风气风停气息，风气如同由此进入门户一般，故名。

作为肝经的大穴，章门穴对于肝脏上的疾病有特殊的功效。它最大的一个作用就是消除黄疸，强化肝功能。引发黄疸的原因有很多，但是表现症状很相似，如目黄、脸黄、尿黄、身黄等全身性的泛黄现象。在治疗上，不同的病机引发的黄疸要用不同的方法来治疗，但是作为人体的穴位来讲，却不存在这个问题。只要发现自己的肝功能不太好，或者出现类似于黄疸的症状，或者平时作为一种保肝护肝的措施，如情绪经常感到压抑、经常需要喝酒等，都可以时不时地刺激章门穴。

另外，章门穴也是五脏的"会穴"，会是指五脏的"精气"都在此穴会聚，它是连接五脏的门户，可以通达五脏、调节五脏，是人身体八大要穴之一。刺激这一个穴，等于把五脏功能都调节了，经常按摩章门穴可以防治乳腺增生等妇科疾病。我们敲"带脉"减肥的时候，别忘了顺手把这个大穴也敲一敲，敲打章门穴可以增加胆汁分泌，胆汁分泌多了，人体消化能力就强了，就能把多余的脂肪消化掉。此穴还是脾经的"募穴"，募是聚集的意思，这个穴位可以清肝火补脾。此穴位还可以用灸法：艾炷灸 5 ~ 9 壮，艾条灸 10 ~ 20 分钟。

教你快速找穴位——
章门穴在腋中线，第一浮肋前端，屈肘合腋时肘尖正对的地方就是。

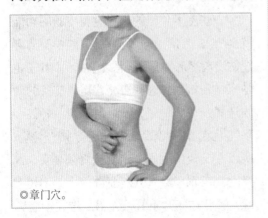
◎章门穴。

♥ 神阙穴：腹部健康守护神

脐，位于腹部正中央凹陷处，是新生儿脐带脱落后，所遗留下来的一个生命根蒂组织，属于中医经络系统中任脉的一个重要穴位——神阙穴。

对神阙穴名含义的解释，主要有两种：一种是指神之所舍其中，即生命力所在处；另一种是指神气通行出入的门户，为胎儿从母体获取营养的通道，维持胎儿的生命活动。

人体先天的禀赋与这个穴位关系密切，古人有"脐为五脏六腑之本""元气归脏之根"的说法。

肚脐皮薄凹陷，无皮下脂肪组织，皮肤直接与筋膜、腹膜相连，很容易受寒邪侵袭，但同时也便于温养，故神阙穴历来是养生要穴。

肚脐是最怕着凉的地方。肚脐和腹部的其他部位不同，脐下无肌肉和脂肪组织，血管丰富，作为腹壁的最后闭合处，皮肤较薄，敏感度高，具有渗透性强、吸收力快等特点。因屏障功能较差，它在人体又属相对虚弱之地，易受凉而染风寒。

睡眠时要注意脐部的保暖，以免引起腹泻或感冒。尤其对于年轻女性而言，特别是经期女性，血管处于充血状态，穿露脐装最易因受凉而使盆腔血管收缩，导致月经血流不畅，时间长了会引起痛经、经期延长、月经不调等。

此外，穿着露脐装会使腰腹部裸露，容易受冷热的刺激引起胃肠功能的紊乱，导致病菌的入侵，出现呕吐、腹痛、腹泻等胃肠系统疾病。脐部肌肤较娇嫩，易于受损，脐眼又容易汇集污垢，如不小心也会引起感染。

按摩脐部可促进胃肠蠕动，有助于消化吸收，大便溏泻者可调，秘结者可通。方法是：仰卧，两腿弓起，先以右掌心按于脐部，左掌放于右手背上，顺时针轻轻按摩36圈。然后，换左掌心按于脐部，右掌放于左掌手背上，逆时针轻轻按摩36圈。

每晚睡前空腹，将双手搓热，掌心左下右上叠放贴于肚脐处，逆时针做小幅度的揉转，每次20～30圈，也可起到温养神阙穴的作用。

经常坚持揉按肚脐，可以健脑、补肾、帮助消化、安神降气、利大小便，促进肝脏肾脏的新陈代谢，使人体气血旺盛，对五脏六腑的功能有促进和调整作用，可以提高人体对疾病的抵抗能力。

教你快速找穴位————
神阙穴，位于脐窝正中。

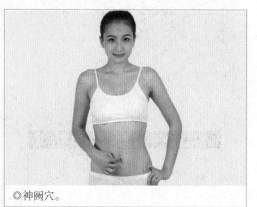
◎神阙穴。

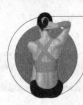

神阙穴的取穴与按摩

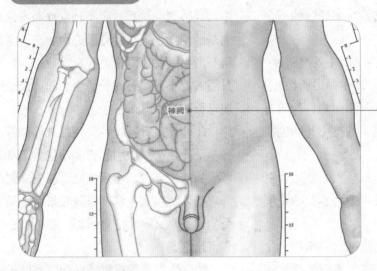

神阙

该穴位于人体的腹中部，脐中央。

▶ 取穴技巧

功用

温阳固脱、健运脾胃。

配伍治病

泻痢便秘、绕脐腹痛：神阙配公孙、水分、天枢和足三里；

脱肛、小便不禁：神阙配长强、气海和关元。

在肚脐正中取穴即可。

▶ 自我按摩

用左手手掌，掌心对准肚脐，覆盖在肚脐上，右手手掌，覆盖于左手掌背，双手掌同时出力，揉按穴位，有酸痛感。每次左右手在下互换，各揉按1~3分钟。

程度	指法	时间/分钟
轻		1~3

天枢穴：便秘腹泻都找它

天枢穴，隶属足阳明胃经穴位，是阳明脉气所发处。在这里，"枢"是枢纽的意思。《素问·六微旨大论》："天枢之上，天气主之；天枢之下，地气主之，气交之分，人气从之，万物由之。"张景岳注："枢，枢机也。居阴阳升降之中，是为天枢。"天地气相交之中点，古人穴位并不是瞎编的，每个穴位都有独到的含义。其实，天枢这个名称已经告诉我们吸收的营养物质从这个穴位开始分成清与浊，清归上，浊归下。说白了，就是精微物质变成血液，垃圾的东西从大肠排出体外，是个中转站。

事实上，天枢穴不仅是胃经上的重要穴位，还是大肠经的"募穴"。所谓募穴，就是集中了五脏六腑之气的胸腹部穴位。因为与脏腑是"近邻"，所以内外的病邪侵犯，天枢都会出现异常反应，起着脏腑疾病"信号灯"的作用。从位置上看，天枢正好对应着肠道，因此对此穴的刺激，能促进肠道的良性蠕动，增强胃动力。所以，腹泻、便秘之类的疾病都可以找天枢穴来解决。

《灵枢·灵兰秘典》云："大肠者，传导之官，变化出焉。"大肠是胃降浊功能的延续，二腑以降为顺，大肠的传导功能失司可影响及胃。大肠的功能失常就会引起腹泻，六腑之病取其合，因此取大肠募穴天枢来治能取到非常好的效果。正如《胜玉歌》所说："肠鸣时大便腹泻，脐旁两寸灸天枢。"当然，除了艾灸之外，还可以用按摩天枢的方式来治腹泻。其方法为：先排便，然后仰卧或取坐位，解开腰带，露出肚脐部，全身尽量放松，分别用拇指指腹压在天枢穴上，力度由轻渐重，缓缓下压（指力以患者能耐受为度），持续4～6分钟，将手指慢慢抬起（但不要离开皮肤），再在原处按揉片刻。经过治疗，患者很快就会感觉舒适，腹痛、腹泻停止，绝大多数都能一次见效。

如果说天枢可治腹泻说得通，那么为什么还能治便秘呢？要知道，便秘和腹泻不正是相反的吗？我们知道，经络养生也讲补与泄，同一个穴位，采用不同的方法，就可以治疗不同的疾病。灸天枢治便秘的方法为：艾条悬灸，每次10～20分钟，每日1次，5～7天为一个疗程，间隔2日可进行下一疗程。便秘兼有消化不良，大便并不干硬结块，只是排便困难或者经常三五天才有便意的，多属于脾气虚，可加灸脾俞穴，先灸脾俞穴，艾炷直接灸，每次3壮或10分钟，然后再灸天枢，疗程与脾俞相同。如果是便秘兼有腰膝酸软，

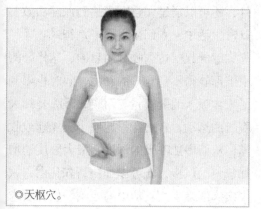

◎天枢穴。

尿频，素体怕冷等症状，或是老年患者，多属肾阳虚，可加灸关元、肾俞，先灸关元、肾俞，艾炷直接灸（或隔附子灸），每次3壮或10分钟，最后灸天枢。如果是身体健壮，便秘干硬结块为主要症状，这多是阴虚热盛引起的，可加灸照海穴，悬灸，每次10～20分钟，先灸照海，再灸天枢，疗程与天枢相同。

教你快速找穴位——

仰卧，人体中腹部，肚脐向左右三指宽处，即为天枢穴。

❤ 气海穴：平衡阴阳养生穴

气海穴隶属任脉。气，就是人体呼吸出入的气息；海，就是海洋。气海与两肾相连，肾属水，水在身为阴，"孤阴不长，独阳不生"，必须阴阳相济才能保证身体的健康。人们吃饭、呼吸、睡眠，一切动静，无不是在调动人体的水火阴阳。所以，必须让心火下降肾脏，就好像天上的太阳照耀江海。这样，阴水得到阳火的照射，就能够化生云气，上达心肺，滋润身体，形成水升火降、通体安泰的局面。当身体处于一种和谐循环的状态中时，邪气自然不得近身，人也就不会得病。

古代医学家十分重视气海的作用，认为气海之气由精产生，气又生神，神又统摄精与气。精是本源，气是动力，神是主宰。气海内气的强弱，决定了人的盛衰存亡，主治性功能衰退。对妇科虚性疾病，如月经不调、崩漏、带下，或者男科的阳痿、遗精，以及中风脱症、脱肛都有很好的防治作用，特别对中老年人有奇效。

艾灸气海穴是一个很好的保健方法。气海在下腹部，而下腹部是女性的子宫、男性的精囊藏身之处，都是极其重要的部位。古人说"气海一穴暖全身"，就是强调这个穴的保健养生作用。实际上，现代研究也证实了，艾灸气海可以使免疫球蛋白明显增加。可见，气海穴的确是极有作用的一个穴位。

刺激此穴除了用按揉或艾灸的方法外，还可以通过调整呼吸达到保健功效。日常生活中，人们采用的多是胸式呼吸，靠胸廓的起伏达到呼吸的目的，这样肺的中下部就得不到充分的利用，同时也限制了人体吸入的氧气量。而腹式呼吸是加大腹肌的运动，常有意识地使小腹隆起或收缩，从而增加呼吸的深度，最大限度地增加氧气的供应，就可以加快新陈代谢，减少疾病的发生。气功中的吐纳一般都要求

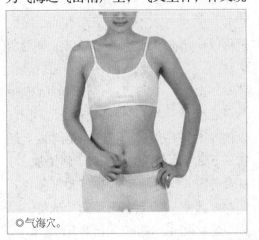
◎气海穴。

腹式呼吸，以达到深、匀、缓的效果。呼吸规律是人类自然的动律，调之使气息细长乃是顺其机能而延伸之，以达到强健人体、延年益寿之功。

怎么让气海充实呢？正确的腹式呼吸是怎样的呢？首先放松腹部，用手抵住气海，徐徐用力压下。在压时，先深吸一口气，缓缓吐出，缓缓用力压下。6秒钟后再恢复自然呼吸。如此不断重复，则精力必然日增。

教你快速找穴位

气海在身体前正中线上，关元穴和肚脐的中间，可以先四指并拢取脐下三寸（关元穴），中点即是气海穴。

关元穴：性保健必知大穴

关元穴也就是我们所说的丹田，是人体真气、元气生发的地方。中医认为，人活着就是靠一口气——元气，没有了元气，人就要死了。小孩子生下来的时候手是握着的，叫作握固，固的就是元气；人死的时候手摊开了，元气涣散，叫作撒手归西。

关元穴同时为任脉穴位、小肠募穴和足三阴会穴，所以对足三阴、小肠、任脉这些经行部位发生的病都有疗效，有培补元气、肾气，暖下元的作用，治病范围广泛，包括妇科的白带病、痛经、各种妇科炎症，男科的阳痿、早泄、前列腺疾病等。前人有"当人身上下四旁之中，故又名大中极，为男子藏精、女子蓄血之处也"的说法。刺激关元穴用灸比较好，每天坚持灸15～20分钟，两周后就会感觉性功能有明显提高，对那些老是感觉腰部发凉、阳痿、早泄及体质虚弱导致的眩晕、无力、怕冷的人效果最好，还可以治疗突发的昏厥。

长期灸关元穴，会感觉后腰两肾部位有明显的发热感，有热气自关元穴斜向两侧上方，非常舒服。

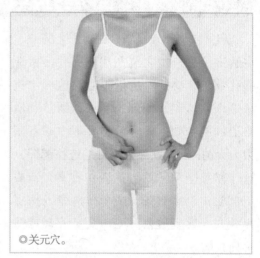
◎关元穴。

如果艾灸不方便，不妨时常按摩关元穴，前提是一定要让手指热起来，不要用冷冰冰的手去刺激腹部皮肤。尤其是女性，一定要注意下腹部保暖。但是，关元和子宫靠得很近，未婚未育的女性不能乱灸关元穴，那样很可能造成不孕。

教你快速找穴位

关元穴在肚脐下3寸，将大拇指之外的四指并拢，以中指的中间关节为准，这个宽度就是3寸。以它为准，四指下面之处就是关元穴。

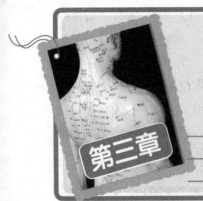

相互定位腰背穴

人体腰背部穴位主要有大椎穴、至阳穴、曲垣穴、腰阳关、陶道穴、脊中穴、天宗穴、上仙点、身柱穴、治喘穴、命门穴、六华灸穴、神道穴、肩井穴、腰俞穴等。

❤ 肩井穴：舒肩养脾揉肩井

肩井穴属于足少阳胆经，别名膊井、肩解穴。肩，指穴位在肩部；井，指地部孔隙。"肩井"是指胆经的地部水液从这个穴位流入地部，有祛风清热、活络消肿的功效。平时精神太集中或者压力太大的时候，颈部会不自主地往前探，这时候整个肩部就会拘谨、收紧，造成肩部肌肉过度紧张，或者是痉挛，按揉肩井穴会感到放松舒服，头晕头痛都能得到缓解。

在肩井治疗里，除了按揉肩井穴外，还有一个方法很好，即拇指和四指并拢放在肩部，捏起来，再放下去，再捏起来，这样反复做，会感到肩部很舒服。

除肩部疲劳外，很多工作的人会感觉全身疲劳、困倦、气色不足，这种情况往往是脾虚导致。脾虚表现在腹胀、无食欲、消化功能差、倦怠、疲劳、头晕、四肢无力、大便稀溏、怕冷、面色萎黄、腹泻、肥胖水肿，女性还可能出现月经不调。判断脾虚最简单的方法，是从镜子里看自己舌头边上是否有齿痕，舌头胖瘦如何，有无白色的苔，颜色是否正常，身体是否疲劳。

可用肩井穴缓解疲劳提高脾气，与大包穴配合治疗。大包穴是脾经最终末的一个穴位，叫脾之大络。脾管人体的后天之本，气血生化之源，气血生发出来以后，由这个大络把它散布到身体的各个地方去，如果脾的整个运化有问题了，就找大包。该穴位深部相对应的器官有胸膜腔、

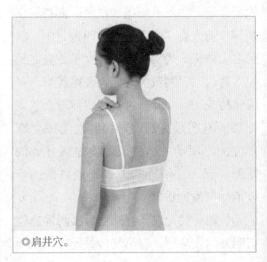

◎肩井穴。

肺、膈、肝（右侧）、胃（左侧），故不可深刺。

首先双拳相握，对在一起，然后放到腋窝下，一般是放到与乳头相平的位置，用拳顶在这个地方，顶住的时候，拳的手指的缝隙刚好顶到肋骨的缝隙，以这里为支点，往里稍微用力一点儿，转肩，顺时针转，逆时针转都可以。这个方法其实是以大包为支点清理肩井穴，因为自己很难摸到肩井穴。这个动作让肩部转起来，刺激到了大包穴，也刺激到了肩井穴。在做这个姿势的时候，若能转肩以后再收肩，坚持 10 秒钟，然后做仰头，坚持 10 秒钟放松，再转 2 分钟，如此反复，就连颈椎都锻炼了。

教你快速找穴位——————•

肩井穴位于大椎穴与肩峰连线中点，肩部最高处。低头时，颈部后方会突出一块骨头，肩井穴就在这块骨头与肩膀末端连接线的中间点。

♥ 大椎穴：消炎退热是良方

大椎又名百劳穴，是督脉、手足三阳经、阳维脉之会，有"诸阳之会"和"阳脉之海"之称。这个穴位在背部的最高点，背部就是阳面的，所以大椎是阳中之王。如果是怕冷的人，那是身体的阳气不足，那么我们就要在大椎施行艾灸，就能起到升阳之效。

我们这样说，大家就以为大椎穴仅仅是补阳的，那可就大错特错了。专家指出：

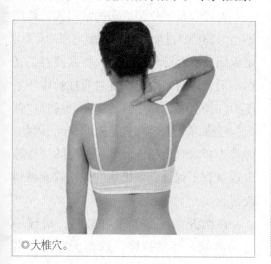
©大椎穴。

"（大椎）还可清脑宁神，增强智力，调节大脑功能。现代研究发现，大椎穴具有良好的消炎，退热，解痉，消除黄疸，预防流脑、流感，增加白细胞的作用。"事实上，一些相关资料也记载，大椎穴有解表、疏风、散寒、温阳、通阳、清心、宁神、健脑、消除疲劳、增强体质、强壮全身的作用。而现代研究则发现，艾灸大椎穴可以治疗感冒发热、百日咳、支气管炎、肺炎、肺结核、肺气肿、中暑、肝炎、黄疸、血液病、白细胞减少、脑炎、脑脊髓膜炎、咽炎、淋巴结炎、扁桃体炎、乳腺炎、乳腺增生、发际疮、疔疮、丹毒、静脉炎、风疹、荨麻疹、神经衰弱、神经分裂症、颈椎病、湿疹、银屑病、痤疮、面部黄褐斑。

艾灸大椎穴，采用艾条和艾炷都可以，如果是艾条灸，最好采用悬起灸，每次温和灸 15 ～ 20 分钟，以局部潮热微红为度，通常灸一次之后需要隔 1 ～ 2 日再灸。如果是艾炷灸，则需取麦粒大小的艾炷直接在穴位上施灸，每次5～7壮为宜，最好是发疱或无瘢痕灸，每周灸1次即可。

和身柱穴一样，大椎穴也是儿童的保健大穴，它对于小儿麻痹后遗症、小儿舞蹈症、小儿百日咳等多种病症都有奇效。长期使用本穴，还可有效治疗体内寄生虫、扁桃体炎、尿毒症等病。如果孩子不配合艾灸，父母可以采用按摩的方法，先让孩子背坐或俯卧，大拇指指尖向下，用指腹或指尖按揉；或者屈起食指在穴位上刮，效果会更好。每次按揉2～3分钟即可。

刺激大椎穴还有一个简易的方法，就是找个背部健身器材，沿后背正中线上下移动，这样会刺激到督脉上的很多穴位，是提升阳气的好方法。

教你快速找穴位

大椎穴位于后正中线上，第七颈椎棘突下凹陷中。

大杼穴：关节疾病找骨会

人体穴位中，跟大有关的一般都是很重要的穴位，大杼穴也是如此。大，大也，多也。杼，古指织布的梭子，意指膀胱经水湿之气在此吸热快速上行。本穴物质为膀胱经背俞各穴吸热上行的水湿之气，至本穴后虽散热冷缩为水湿成分较多的凉湿水气，但在本穴的变化为进一步的吸热胀散并化为上行的强劲风气，上行之气中水湿如同织布的梭子般向上穿梭，故名大杼。

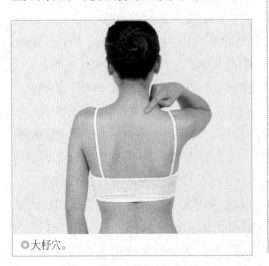
◎大杼穴。

能为头部提供湿冷水气，清热除燥。

大杼穴不仅是膀胱经穴位，大杼穴还是人体八会穴中的"骨会"，大杼穴与骨的关系，首先体现在所处的部位上。因脊椎骨两侧有横突隆出，形似织杼，故名大杼。其次，大杼穴为多条经脉相会处，而这些经脉均与肾有特殊关系，《黄帝内经》认为"肾主骨"，大杼主治肩胛骨痛、颈项强痛，不可小视。

大杼穴是治疗颈椎病的常用穴，长期不当的姿势、过度的紧张使颈肩部的督脉、足太阳膀胱经脉气受阻，大杼穴就容易气血不通。同时，姿势不良对脊柱骨质产生压力，时间久了，产生骨质增生，也就是"骨病"，会加重大杼穴气血瘀阻的状况。因此，保持大杼穴气血畅通，颈肩部经脉气血的流通就有了保证，颈椎病的症状就能得到改善。

在刚开始感觉到颈部酸痛，肩部不适的时候，经常按摩、揉擦大杼穴，沿着大杼穴上下拍打，每天抽时间做 2 ~ 3 次，每次 10 分钟，可以促进气血的畅通，避免在大杼穴形成气血的瘀阻。按摩大杼穴时会觉得酸痛感比较明显，但按摩之后会觉得舒服。还可以每天用梅花针敲打大杼穴一带 3 ~ 5 次，每次 5 分钟，也会收到较好的效果。

另外，膝关节疼痛患者在大杼穴附近，用拇指触诊，往往能找到如粗蚯蚓般条索状物，按压会有酸胀感，用拇指点按、弹拨、

按揉一分钟后，酸胀感会减轻，膝关节疼痛也随之缓解，所以说按揉大杼穴还是一个快速缓解膝关节疼痛的好方法。还有，按摩大杼穴对于风湿性关节炎、肩周炎也有一定的疗效。

教你快速找穴位

先找到第 7 颈椎（颈椎下部最高的骨头尖），再往下的一个骨头尖是第一胸椎的棘突，从第一胸椎棘突下骨头缝之间旁开大约两横指的肌肉凹陷处即是大杼穴。

肩髎穴：舒筋活络护肩周

肩髎穴隶属手少阳三焦经。肩，指穴在肩部也。髎，孔隙也。该穴名意指三焦经经气在此化雨冷降归于地部。本穴物质为臑会穴传来的天部阳气，至本穴后因散热吸湿而化为寒湿的水湿云气，水湿云气冷降后归于地部，冷降的雨滴如从孔隙中漏落一般，故名。其有祛风湿、通经络的功效。

肩髎穴的主要作用是调整肱三头肌的

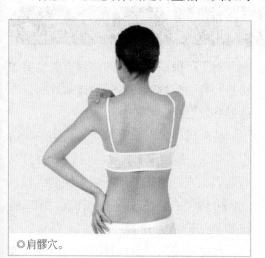
◎肩髎穴。

状况。三角肌，就是我们将手臂举到正侧面的重要肌肉。肩髎即担任调整肌肉功能的作用。手持重物或进行激烈运动之际，会产生肩膀举不起来或疼痛、手臂困倦的症状，此乃因肩膀的三角肌轻度发炎之故。如果长期持续手持重物，会产生连手肘都无法伸直的症状，此乃因肱三头肌过度伸展，致使血液循环恶化所造成的。肩膀有重压感而使手臂抬不起或肘痛等的症状时，刺激肩髎，可得到效果。治疗时，除了指压本穴位外，同时刺激肩髃臂臑，更可发挥治疗效果。另外，也用于因脑卒中所造成的半身不遂。

除此之外，肩髎还常用来治疗肩周炎，《针灸甲乙经》上面记载说："肩重不举，臂痛，肩髎主之。"可见它治肩病的历史有多悠久了。知道了穴位的主治和位置后自己每天就可以花 5 分钟进行按揉，双侧穴位一定交替进行，因为即使只有一侧患病，这样交替进行的同时也是对肩关节功

能活动的一个锻炼。

目前，对肩周炎的治疗，多数学者认为，服用止痛药物只能治标，暂时缓解症状，停药后多数会复发。而运用手术松解方法治疗，术后容易引起粘连。所以采用中医的手法治疗被认为是较佳方案，若患者能坚持功能锻炼，预后相当不错。下面介绍肩周炎的六个防治动作，能够刺激肩髎穴，防治肩周炎，供大家参考。

（1）屈肘甩手：患者背部靠墙站立，或仰卧在床上，上臂贴身、屈肘，以肘点作为支点，进行外旋活动。

（2）体后拉手：患者自然站立，在患侧上肢内旋并向后伸的姿势下，健侧手拉患侧手或腕部，逐步拉向健侧并向上牵拉。

（3）展臂站立：患者上肢自然下垂，双臂伸直，手心向下缓缓外展，向上用力抬起，到最大限度后停10分钟，然后回原处，反复进行。

（4）后伸摸棘：患者自然站立，在患侧上肢内旋并向后伸的姿势下，屈肘、屈腕，中指指腹触摸脊柱棘突，由下逐渐向上至最大限度后保持动作不动，2分钟后再缓缓向下回原处，反复进行，逐渐增加高度。

（5）头枕双手：患者仰卧位，两手十指交叉，掌心向上，放在头后部（枕部），先使两肘尽量内收，然后再尽量外展。

（6）旋肩：患者站立，患肢自然下垂，肘部伸直，患臂由前向上向后划圈，幅度由小到大，反复数遍。

需要说明的是，上面六个动作不必每次都做完，可以根据个人的具体情况选择交替锻炼，每天3～5次，一般每个动作做30次左右，多者不限，只要持之以恒，对肩周炎的防治会大有益处。

教你快速找穴位

肩髎穴位于肩部，肩关节的后方，当胳膊向外展开时在肩部前后各有一个"小窝"，后面那个位置就相当于肩髎的位置。

❤ 风门穴：护好风门防哮喘

风门，别名热府、背俞、热府俞穴，属足膀胱经穴位，为足太阳经与督脉交会穴。风，言穴内的气血物质主要为风气也。门，出入的门户也。风门名意指膀胱经气血在此化风上行。本穴物质为膀胱经背俞各穴上行的水湿之气，至本穴后吸热胀散化风上行，故名风门，起着运化膀胱经气血上达头部的作用。

风门穴是临床祛风最常用的穴位之

一，对于呼吸系统疾病的防治有着重要的功效，特别是哮喘患者长期按揉此穴位，能很有效地减少哮喘的发作。

按摩风门穴对于呼吸系统疾病的防治很有效，一般情况下，风门穴常与大杼穴、肺俞穴三穴合用来调理呼吸系统的疾病，它们分别位于脊柱两旁第一胸椎、第二胸椎和第三胸椎旁开1.5寸，左右两边各一个。按压这组穴位可以预防和缓解呼吸道系统疾病，如哮喘、咽炎、气管炎、支气管炎等。因为此三穴都属于膀胱经，并且此三穴所对应的正好是肺的功能区，也是西医中呼吸道所在的区域。所以，按压它们可以应对呼吸道疾病。按摩时采用点按与捏拿穴位的方法，从上往下自大杼穴至肺俞穴反复多次，每天一次，力度适当偏大，以局部酸胀发红为度。《黄帝内经》

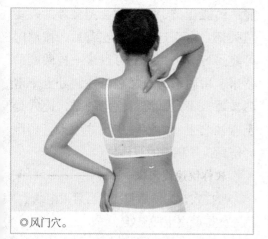

◎风门穴。

认为白天的气是往上走的，故白天按压更有利于肺气。

当然，在现代中医学界，风门穴最常用的还是在于感冒的防治上。可以说，风门穴既是感冒的预防穴，也是治疗穴。尤其是在由秋入冬的时节，气温会越来越低，需要注意防寒防感冒，如果觉得项背发冷，似乎要感冒的时候，可以立即在风门穴和身柱穴灸30分钟，灸过之后，感冒一般可以避过，或者减轻。另外，感冒以后如果迟迟没有痊愈，也可以灸一下风门穴。

教你快速找穴位

正坐或俯卧，风门穴位于背部，从朝向大椎下的第2个凹陷（第2胸椎与第3胸椎间)的中心，左右各2厘米左右之处（或以第二胸椎棘突下，旁开1.5寸）。此两处就是风门穴。

❤ 身柱穴：培护孩子身子骨

身柱穴隶属督脉。身，身体也。柱，支柱也。该穴名意指督脉气血在此吸热后化为强劲饱满之状。本穴物质为神道穴传来的阳气，至本穴后，此气因受体内外传之热而进一步胀散，胀散之气充斥穴内并快速循督脉传送使督脉的经脉通道充胀，如皮球充气而坚可受重负一般，故名。

中医认为，身柱有理肺气，补虚损，解疔毒，宁神志的功效。同时，它又有"小儿百病之灸点"的称号，是小儿保健灸的重要穴位，能通阳理气，补益虚损，通治儿科百病。《养生一言》中便有这样的说法："小儿每月灸身柱、天枢，可保无病。"因此，灸身柱是保证儿童健康成长的重要措施之一，应作为一般家庭常识大力推广。

现代研究认为，灸身柱还可以调节人的神经系统，对于神经衰弱、失眠、头痛等病症有缓解作用，并且可以防止疲劳，促进机体体力的恢复。灸身柱对小儿的胃肠道疾病，如消化不良、吐乳、泄泻、食欲缺乏等有防治作用。此外，对精神萎靡、夜哭，呼吸系统的哮喘、气管炎、百日咳、感冒、肺炎等都有防治作用。

对于身柱穴，艾灸方法主要有以下几种：

（1）艾炷灸：用手将艾绒搓成半个米粒大或比铅笔芯还要细的小艾炷，长度在 1 ~ 2 毫米之间，请患者取俯卧位，等艾炷燃尽之后再换一炷，每次 1 ~ 3 壮，隔 2 ~ 3 日灸 1 次，也可每周 1 次。

（2）艾条悬起灸：用适量艾绒卷成香烟大小的艾条，可用温和灸或雀啄灸法，每次以灸 5 ~ 10 分钟为宜，隔 1 ~ 2 灸 1

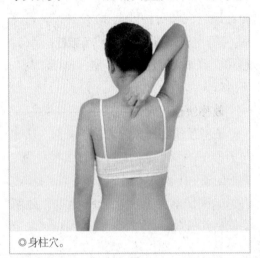

◎身柱穴。

次，每月可灸 10 次左右。

（3）灯火灸：每次 1 壮，隔 2 ~ 3 日 1 次。如果没有灯芯草，可以用线香代替。

（4）隔姜灸：每次 5 ~ 7 壮，艾炷如黄豆大，隔日或每周灸 1 次。

对于身柱穴，除了采用艾灸疗法之外，家长们也可以在睡前时常给孩子揉一揉，这样不仅可免去孩子吃药打针的痛，还能让孩子深深体会到父母的疼爱与关怀。由于这个穴位在背后，按摩时可能不好着力，我们可以拿一枚圆圆的硬币，用硬币的边缘在身柱穴处上下滑动按摩。不过，值得注意的是，此穴处于脊柱之上，力度一定不能太大，否则会伤到孩子稚嫩的身体。

教你快速找穴位————————

身柱穴在人体后背部，当后正中线上，第三胸椎棘突下凹陷处。

天宗穴：迅速缓解肩背痛

天宗穴位于肩胛部，当冈下窝中央凹陷处，与第四胸椎相平。与小肠经上的曲恒、秉风排列在一起，像星相一样，所以这几个穴位的名字都以星名命名，天宗穴也是如此。天宗穴内气血运行的部位为天部也。宗，祖庙，宗仰、朝见之意。该穴名意指小肠经气血由此气化上行于天。本穴物质为臑俞穴传来的冷降地部经水，至本穴后经水复又气化上行天部，如向天部朝见之状，故名。

天宗穴在进行肩背部软组织损伤的治疗和保健中可以说是必用的穴位。点、按、揉此穴会产生强烈的酸胀感，可以放松整个肩部的肌肉。取穴时一手下垂，另一手从肩关节上方绕过，向下顺着肩胛骨往下走。它的位置相当于肩胛骨的中线上中点处，点按时感觉非常明显。

随着电脑的普及和职业的需要，长时间的伏案工作或电脑操作会让人觉得整个身体发困，颈肩部僵硬、发紧，也就是现在经常被人提起的"颈肩综合征"。一开始症状轻的时候站起身活动一下，很快就

能恢复如常，但日渐加重，先是后背痛，继而脖子也不能转侧，手还发麻。这时，按一分钟的天宗穴，再加上一分钟的扩胸

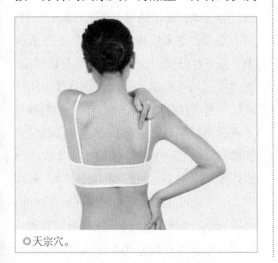

◎天宗穴。

运动，意想不到的好效果就出来了。

值得注意的是，这个穴位自己按摩起来不方便，这里给大家推荐一个很简单的方法，现在的小区里有各式各样的健身器材，也有专门按摩后背的。我们可以利用这种器材来按摩后背，也能刺激到本穴位。而且后背上有很多的背俞穴，这些背俞穴也是我们脏腑的反射点。刺激它们，就相当于在给我们的脏腑做按摩了，强身健体的效果非常好。

教你快速找穴位

上半身保持直立，左手搭上右肩，左手掌贴在右肩膀1/2处。手指自然垂直，中指指尖所碰触之处就是天宗穴。

♥ 心俞穴：防治心病有绝招

心俞是足太阳膀胱经的要穴，还是心的背俞穴。心，心室也；俞，输也。心俞穴名意指心室中的高温湿热之气由此外输膀胱经，具有宽胸理气、宁心安神、通调气血，散发心室之热的功效。

在临床上，心俞穴常用来治疗心阴虚。我们知道，气为血之帅，血为气之母，血在经络中的流通要靠气的推动，而气也要靠血来当它的运载工具，二者是相辅相成、不可分割的。所以，当心血阴虚的时候，气就没有可以搭载的工具了，不能运行到全身各处，出现诸如心慌、气短等症状也就不奇怪了。另外，"心主神明"，在心气血两虚的情况下，心脏的功能必然会下降，那么它就没有足够的力量去控制人的精神意志了，人也就相应出现精神恍惚、

注意力不集中等症状。所以，当出现心阴虚的症状时，一定要注意补心血。在人体的经穴中，补心血的最佳穴位是心俞。

因此，当心阴虚时，就可以灸一灸心俞穴。其方法为：艾条悬灸，或艾炷直接灸，每次10～20分钟，每日1次，5～7天为一个疗程，间隔两天可进行下一个疗程，症状消失或明显缓解之后即可停止，因为心脉调整之后进入良性循环，可借助自我调节获得健康。这种方法主要针对的是素质较好的青壮年，偶然出现健忘或精神恍惚等亚健康症状的，如果是长期失眠健康、精神迟钝，或病症虽暂时出现，但却很严重，则可加配神门穴，以增强疗效，方法同心俞。当然，还有更严重的一种情况，那就是年老体

弱者，属于"真虚"，这些患者大多伴有食欲缺乏、形体疲惫、面色萎黄、腰酸腿软等症状，此时仅仅灸心俞来安神定志还远远不够，应加补益脾肾的穴位，如脾俞、肾俞、气海等。

除了上述功效之外，灸心俞还可防治心肌炎、冠心病。当然，这种方法只能作为一种辅助疗法，而不能替代药物。其方法为：艾条悬灸心俞、肾俞、关元三穴，

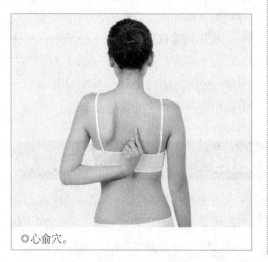
◎心俞穴。

每穴每次 10 ~ 20 分钟，每日 1 次，或隔日 1 次，10 次为一个疗程，每月一个疗程，感觉心温热为度。除了艾灸，按摩心俞也可缓解症状，尤其是对于老年心肌炎患者，其方法为：患者脱掉上衣后，趴在平板床上，双下肢并拢，双上肢放入肩平横线上。术者或家属可利用双手大拇指直接点压该穴位，患者自觉局部有酸、麻、胀感觉时，术者开始以顺时针方向按摩，坚持每分钟按摩 80 次，坚持每日按摩 2 ~ 3 次，一般按摩 5 次左右，可起到明显疗效，再按摩 2 ~ 3 天可起到治疗效果。在治疗期间，患者应杜绝烟酒及任何辛辣刺激性食物，可以多吃些新鲜蔬菜和水果及豆制品和海产品。另外，坚持每晚用热水泡脚 25 分钟，可促进身体早日康复。

教你快速找穴位

心俞穴位于人体的背部，当第五胸椎棘突下，左右旁开两指宽处（或左右约 1.5 寸）。

脾俞穴：健脾益气治虚症

脾俞穴隶属足太阳膀胱经穴。脾，脾脏也；俞，输也。脾俞名意指脾脏的湿热之气由此外输膀胱经，有健脾和胃、利湿升清的功效。因此，对脾俞穴进行刺激就能健运脾胃，加强机体对营养物质的消化吸收和利用，补养气血，增强体质，对消化系统和血液系统均有很好的调整作用。

现代临床上，常用脾俞治疗胃溃疡、胃炎、胃下垂、胃痉挛、胃扩张、胃出血、

神经性呕吐、消化不良、肠炎、痢疾、肝炎、贫血、进行性肌营养不良、肝脾肿大、慢性出血性疾病、肾下垂、月经不调、糖尿病、肾炎、小儿夜盲、荨麻疹、背痛等病症。

在日常保健中，大家最常用艾灸脾俞来防治经期腹泻和糖尿病，事实上这两种病的根源都在于脾气虚，而艾灸脾俞穴则恰恰起到健脾益气的效果。

中医认为，年轻女性经期腹泻完全是

脾气虚的缘故，尤其年轻的女孩子比较常见，因为处于这个年龄段的女孩子为了保持好身材常常会节食减肥，常吃一些青菜水果之类的食物，而远离肉类和主食，时间长了就会使脾虚寒，当来月经的时候，气血就会充盈冲脉、任脉，脾气会变得更虚。因为脾是主运化水湿的，脾不能正常工作了，那么水湿也会消沉怠工，不好好工作，也就不能正常排泄了，所以就会出现腹泻，如果泛滥到皮肤就会出现脸部水肿。可见，要想经期不腹泻就要补脾气，而补脾气最好的办法就是灸脾俞穴。每天坚持灸此穴3分钟就能缓解经期腹泻的症状。灸此穴最佳时间应在早上7～9点进行。

同样，糖尿病也是脾虚造成的。在中医理论中，能量类似于气，而气是无形的，但无形的气却能承载和驱使身体里有形的血液等物质。血糖是有形物质和无形能量转化的重要中间物，血糖异常则是气血之间的转化异常。因此，无论糖尿病具体可分成多少类型，其最基本的病机就是气血转化的失常，而人体气血转化主要依赖于脾的功能，故治疗糖尿病最基本的就是健脾。治疗糖尿病的灸法多采用艾条悬起灸，每次10～20分钟。每日一次或隔日一次。10次为一个疗程，每月做一个疗程即可。

教你快速找穴位

脾俞隶属于足太阳膀胱经穴，位于背部，第十一胸椎棘突下，旁开1.5寸。

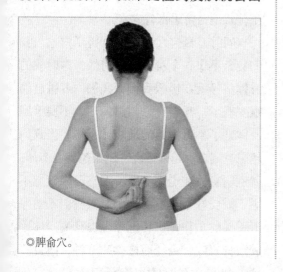

◎脾俞穴。

膏肓穴：运动膏肓除百疾

每当形容一个人病无可治时，人们常会用到一个词："病入膏肓"。事实上，膏肓确实是人体的一个部位，指的是心下隔上的脂膜，内与心膈之间的脂膜相对应，位置很深。除此之外，膏肓还是中医里一对重要的穴位，隶属于足太阳膀胱经。

膏肓穴自古以来便是人们常用的保健穴。艾灸膏肓可使人阳气宣通，身体健壮，此穴是补益虚损，宣肺通阳，预防结核、感冒，增强体质的重要穴位。日本民间很流行灸膏肓、风门二穴，一般小儿长到十七八岁时都要灸此二穴，以提高机体的抗病能力，预防结核和感冒。

膏肓灸法是中医针灸学中一种传统的特种灸法，其独特之处就在于首先强调取膏肓穴的体位姿势，务必使两肩胛骨充分分离，"筋骨空处，按之患者觉牵引胸肋中、手指痛，即真穴也。"结合现代临床的具体情况，一般以十多壮为宜。

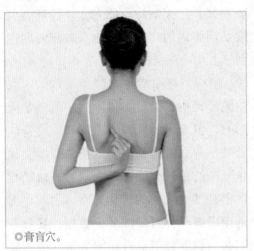

◎膏肓穴。

膏肓灸法虽然操作起来较为烦琐，而且有艾烟熏燎的不便，但对那些尚缺少特效疗法的顽疾仍不失为良法。具体操作方法是：膏肓穴先以大艾炷灸，每次十三壮；再使患者平卧，取气海、足三里穴，大艾炷各灸7壮。若需加灸至阴穴，则与灸膏肓穴同时进行，小艾炷两侧各7壮。每天一次，15天为一疗程，疗程间休息3天。

除此之外，中医典籍中还曾有"运动膏肓穴，除一身疾"的说法。建议经常伏案、用电脑的人多做下面几个动作，既可益寿延年，还对肩周炎、慢性支气管炎、肺气肿、颈椎病有一定的防治作用。

（1）肘部弯曲，分别向前向后转摇肩关节各50次，一日三次，这样可带动肩胛骨上下旋转，以运动背部的膏肓穴。

（2）两脚平行站立，两膝微曲，腰直，胸平，两手握拳，两臂缓缓抬起到胸前与肩平，然后用力向后拉至极限，使肩胛骨尽量向脊柱靠拢，挤压两侧膏肓穴，略停1至2秒钟，再恢复原姿态，后拉时深吸气，回收时呼气，动作在水平面缓慢进行，动作到位，使背后有酸胀、出汗的感觉。

（3）把椅子反过来坐，人趴在椅背上，充分展开两个肩胛，而两个肩胛骨向后挤压，就是在挤压膏肓穴。

同时，膏肓穴也是一个警示穴，当我们疲惫不堪，全身无力的时候，这时候的身体信号就在提醒我们，我们的五脏已经很脆弱了，需要好好休息调理，不要等到身体到了不可挽回的地步才重视。当我们越来越健忘、越来越瘦弱、越来越容易盗汗，就说明身体在走下坡路，五脏已经疲惫不堪了需要好好休息。这个时候我们不妨停下手头的工作，认真地调理自己的身体，刺激膏肓穴。轻轻地按揉几分钟，闭目养神一会儿，好让身体恢复元气。

教你快速找穴位————————

患者平坐床上，屈膝抵胸，前臂交叉，双手扶于膝上，低头，面额抵于手背，使两肩胛骨充分张开，在平第四胸椎棘突下，肩胛骨内侧缘骨缝处按压，觉胸肋间困痛，传至手臂，即是膏肓穴。

❤ 命门穴：滋肾壮阳保健穴

命门，即人体生命之门的意思，该穴是先天之气蕴藏所在，是人体生化的

来源，是生命的根本。对男子所藏生殖之精和女子胞宫的生殖功能有重要影响，

对各脏腑的生理活动起着温煦、激发和推动作用，对饮食物的消化、吸收与运输，以及水液代谢等都具有促进作用。近代中医的观点，多认为命门藏真火，而称之为命门火。

命门穴是滋肾壮阳，养生保健的重要穴位。根据中医文献记载，刺激命门穴常用于治疗腰痛、耳鸣、头痛、神经衰弱、阳痿、遗精、早泄、泄泻、遗尿、脱肛、月经不调、痛经、赤白带下、腰脊强痛、膝冷乏力、下肢麻痹等病症。现在，临床则常用于治疗脊椎炎、腰椎肥大、截瘫、小儿麻痹后遗症、贫血、消渴、硬皮病、荨麻疹、盆腔炎、子宫内膜炎、不孕症、血栓闭塞性脉管炎、阴部湿疹、皮肤肿瘤等疾病。

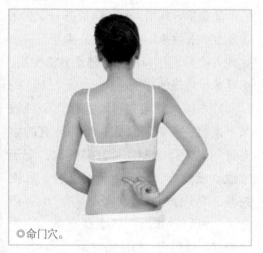

◎命门穴。

如果采用艾灸方法来刺激命门，可以有以下四种方式：

（1）艾炷直接灸：采用无瘢痕灸10～15壮，每周1次，1个月为一疗程，可连续灸1～3个疗程。

（2）艾条悬起灸：温和灸10～20分钟，每日或隔日1次，连续灸3～6个月为一个疗程。

（3）隔附子灸：每次3～5壮，每日或隔日1次，连续灸1个月为一疗程。

（4）隔姜灸：每次3～7壮，每日或隔2日1次。此种方法最适宜肢冷腹寒，阳气不足的患者。

除了艾灸之外，掌擦命门穴也可起到强肾固本，温肾壮阳，强腰膝固肾气，延缓人体衰老等功效。采用这种方法，还可疏通督脉上的气滞点，加强与任脉的联系，可以促进真气在任督二脉上的运行，并能治疗阳痿、遗精、腰痛、肾寒阳衰、行走无力、四肢困乏、腿部水肿等症。其方法为：用掌擦命门穴及两肾，以感觉发热发烫为度，然后将两掌搓热捂住两肾，意念守住命门穴约10分钟即可。

还有一种采阳消阴法，也是对命门的有效锻炼，方法是背部对着太阳，意念太阳的光、能、热，源源不断地进入命门穴，心念必须内注命门，时间约15分钟。

教你快速找穴位

命门穴位于后背两肾之间，第二腰椎棘突下，与肚脐相平对的区域。取穴时采用俯卧的姿势，命门穴位于腰部，当后正中线上，第二腰椎棘突下凹陷处。指压时，有强烈的压痛感。

肾俞穴：慢性肾病缓解穴

肾俞，别名高盖。肾，肾脏也。俞，输也。肾俞作为肾的俞穴，其名意指肾脏的寒湿水汽由此外输膀胱经，有益肾助阳、强腰利水的功效。因此，对肾俞穴进行刺激就能补益肾精，温通元阳，强身壮腰，延缓衰老。

除保健作用之外，临床上肾俞穴常被用来治疗肾炎、肾绞痛、遗尿、尿路感染、阳痿、早泄、遗精、精液缺乏等泌尿生殖系统疾病；肾下垂、膀胱肌麻痹及痉挛、胃出血、肠出血、痔疮、肝大等外科系统疾病；以及月经不调、腰痛、哮喘、耳聋、贫血、肋间神经痛、脑血管病后遗症等其他疑难杂症。

虽然肾俞穴对很多病都有疗效，但其最显著的作用还是在于慢性肾病的治疗。在中医理论中，肾病大体包括"水肿"和"淋证"两类，其中水肿在《黄帝内经》中直接被称为"水"，主要包括我们平常所说

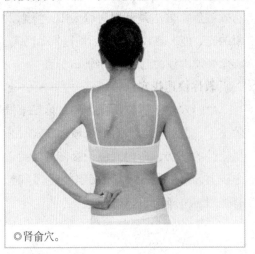

◎肾俞穴。

的肾性水肿，而淋证实际上就是指各种尿异常。中医认为，无论水肿还是淋证，基本病机都在肾与膀胱。当肾阳虚衰或膀胱气机不利时，身体里的水就不能正常气化吸收，变成尿液排出，就会出现身体水肿及小便异常。因此，对于肾病的治疗，基本原则就是温肾阳，利膀胱，而艾灸肾俞则恰恰能有此功效。

治疗慢性肾病，可以用灸法，具体方法为：以肾俞为主穴，委阳为辅穴，艾条悬灸，肾俞每次灸10～20分钟；委阳每次灸5～10分钟。隔日一次，10次为一个疗程，其顺序通常是先灸肾俞，再灸委阳。此套方法总体的作用是，在慢性肾病的恢复期稳定病情，预防病情进一步恶化或发生严重的并发症。但值得注意的是，这种方法只能作为肾病的辅助方法使用，不可替代常规的疗法。

另外按摩肾俞穴可降血压。坚持按摩、击打、照射肾俞穴，增加肾脏的血流量，改善肾功能。每日临睡前，坐于床边垂足解衣，闭气，舌抵上腭，目视头顶，两手摩擦双肾俞穴，每次10～15分钟。每日散步时，双手握空拳，边走边击打双肾俞穴，每次击打30～50次。

教你快速找穴位

肾俞穴位于腰部，当第二腰椎棘突下，旁开1.5寸。俯卧位，在第二腰椎棘突下，命门（督脉）旁开1.5寸处取穴。

腰阳关穴：让腰痛不再可怕

提到腰阳关，曾经有一句古诗"劝君更尽一杯酒，西出阳关无故人。"这里的阳关在甘肃，是古代中原通往西域的门户，军事地位极其重要。因为位于南边，所以称之为阳关，与之相对的还有一个重要的关隘叫玉门关。玉门关原本叫阴关，与阳关一北一南遥相呼应，后来为了好听，改称玉门关，两道关隘一起扼守着河西走廊的咽喉要道。

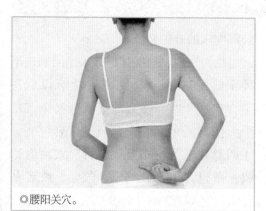

◎腰阳关穴。

在我们人体上，也有这样两相呼应的两个"关隘"，这就是任脉上的关元和督脉上的腰阳关。关元穴很多人都知道，在腹部。关是关口，元是元气，关元就是元阴元阳相交之处。而腰阳关就相当于关元穴在背部的投影。腰是指位置在腰上；阳是指在督脉上，督脉为阳脉之海。腰阳关就是督脉上元阴元阳的相交点。这个穴在人体的位置堪比上文中的阳关，"战略地位"极其重要，是阳气通行的关隘。

腰阳关是专门治疗腰部疾病的穴位，尤其对于现代人经常犯的腰痛僵硬治疗效果非常好。中医认为，腰为肾之府，腰痛与肾的关系极其紧密。外邪多侵袭或内伤均能伤肾，而至经脉不利，导致腰痛。腰痛及腰脊，病机多为腰部经脉失养，腰府虚乏，而至关节不利。腰阳关为督脉要穴，灸之可通调督脉气血，缓解腰痛。具体方法为：艾条悬灸，或艾炷直接灸，每次 10 ~ 20 分钟。每日 1 次，5 ~ 7 天为一个疗程，间隔 2 日可行下一个疗程。如果疗效不满意，还可加灸大杼，方法及疗程与腰阳关相同，但顺序一定是先灸腰阳关，再灸大杼。

除此之外，热敷法也不失为一个好方法。发现腰部疼痛的时候，可以躺下来，趴着，用热毛巾，或者热水袋，在腰阳关的位置热敷，保持这个部位的热度，每次敷 20 分钟到半小时即可。如果身边没有合适的物品的话，也可以采用按摩的方式，用大拇指在腰阳关的位置打转按摩，每次按揉 100 下，可以很好地改善疼痛的症状。

中医将人体的颈、胸、腰椎分为三关，分别为风寒关、气血关、寒冷关。我们的腰阳关穴就在第四腰椎，正好处于寒冷关的中间地带，而这里又是阳气通行的关隘。很多老人到了冬天经常感到后背发凉，很大一个原因就是这里的经络不通，阳气无法上行。这时候，只要打通了腰阳关，阳气顺行而上，所有的问题自然就能迎刃而解了。

教你快速找穴位——

腰阳关位于腰部，背后正中线，第四腰椎棘突下凹陷中。

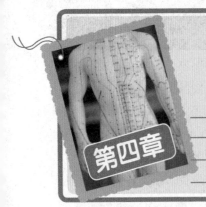

上肢穴位随手用

第四章

人体上肢穴主要有内关穴、神门穴、落枕穴、外关穴、孔最穴、合谷穴、指间穴、曲池穴、列缺穴、中渚穴、太渊穴、尺泽穴、阳池穴、少冲穴、手三里穴等。

❤ 尺泽穴：肺部健康守护神

尺泽穴，又名鬼受，鬼堂，最早出自《灵枢·本输》，为手太阴肺经的合穴。尺，"尸"（人）与"乙"（曲肘之形象）的合字，指前臂部。泽，浅水低凹处。因其位置特点而名。《黄帝内经·明堂》杨上善注："泽，谓陂泽水钟处也。尺，谓从此向口有尺也。尺之中脉注此处，留动而下，与水义同，故名尺泽。"由于尺泽穴对肺部疾病有特效，整个呼吸的不适都要靠尺泽穴来减缓，所以它被称为身体里

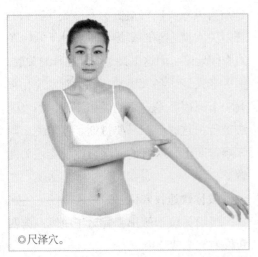

◎尺泽穴。

肺部健康的守护神。

我们知道，一般肺部如果出问题，不外乎就是咳嗽、喘、咳痰，上火以后甚至会出现干咳、咯血的症状，尺泽穴是手太阴肺经的穴位，而且是"合"穴，《四总穴歌》中不是说"合"穴治内腑吗？所以，但凡有咳嗽、气喘，或者是经常容易感冒的，平时总感觉胸部胀满，还有爱抽烟的朋友想保护你的肺的话，那么，坚持刺激尺泽穴就是非常好的保健方法。艾炷灸3~5壮，艾条灸5~10分钟。

在日常生活中，灸尺泽还常常被用来治疗儿童感冒咳嗽。儿童感冒有一个特点，很容易遗留咳嗽症状，即当感冒的其他症状消失后，往往还会有咳嗽，并且有的孩子咳嗽的持续时间还很长，甚至数十日都是很常见的。这是什么原因呢？原来，儿童的身体特点与成人是不同的，相对来说，他们"易损，易养，易乱"，易损就是说身体娇弱，容易损伤；易养的意

思是说，身体处于生长旺盛时期，补养靠平日饮食就行了，而不必刻意使用补药；易乱就是气机变化迅急不定，由于这个原因，小儿在病邪祛除之后，肺气没有立即通畅，从而导致感冒后遗留咳嗽。此时，灸尺泽可谓对症施术。其方法为：悬灸，以感觉温和为度，每次10～20分钟，每日1～2次，最好是晨起后1小时和入夜后1小时各1次，咳嗽症状消失后即可停止治疗。

关于尺泽之名的由来，还有一种说法：尺在这里暗指肾的意思，泽是雨露的意思，就是恩泽、灌溉，尺泽意思就是补肾的穴位。因此中医认为，尺泽穴是最好的补肾穴，通过降肺气而补肾，最适合上实下虚的人，高血压患者多是这种体质。肝火旺，肺亦不虚，脾气大但很能克制自己不发火的人常会感到胸中堵闷，喘不上气来。此时可按摩肺经的尺泽穴。值得注意的是，按揉本穴时，用力要大，这样才能有好的效果；儿童除外，不可太过用力。同时，按揉本穴时也不宜时间过长，每天3～5次，每次2～3分钟即可。

教你快速找穴位——

尺泽穴位于肘部横纹中，肱二头肌腱桡侧凹陷处，可将手掌向上，微屈肘，在肘横纹上，肱二头肌腱桡侧缘处取穴。

少海穴：肘部损伤修复穴

在人体当中，有很多以"海"命名的穴位，如气海、血海等，什么意思呢？海，可想而知，容量很大的，用在这里是形容气血很足，说明这个穴是储藏气血的地方。那么少海呢？难道是少量的气血吗，肯定不是。在这里，少对应的是本条经络——少阴经，是少阴经的合穴。我们知道，合穴是气血汇聚的地方，大多为泉、为池、为海。少海穴在肘横纹内侧端与肱骨内上髁连线的中点处，处于一个凹陷的地方，就像水流入海一样，所以称为少海。少海穴有理气通络、益心安神、降浊升清的功效。

少海穴有一个最大的作用就是治疗网球肘、高尔夫肘。高尔夫和网球是很高雅的运动，在商务活动起着很好的媒介作用。但是，经常打球的人，常常被一个问题困扰着，因为打球的时候经常会挥动手臂，会造成肘部一种慢性的损伤。解决这个问题我们可以利用少海穴，打完球后我们将手臂抬起，手握拳自然

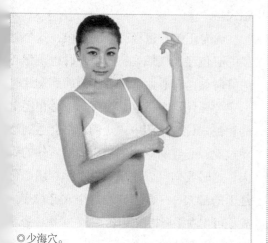
◎少海穴。

放在肩膀上，手肘弯曲，肘尖对外，用一根按摩棒在肘尖内侧轻轻揉。因为这里的皮肤比较细腻，为防止擦破皮肤，可以事先点一两滴橄榄油。少海穴是治疗因为肘部运动过度而引起的高尔夫球肘、网球肘的绝佳处方。

除此之外，现在很多人都有颈椎病的困扰，甚至十几岁二十岁就觉得脖子僵硬不舒服，甚至可能出现头晕、手麻，经常按摩少海穴就能缓解这些症状。还有的人有网球肘，其实不一定是因为打网球引起的，也可能是经常挥动手臂，造成肘部损伤，这时利用少海穴就能有效地治疗这种疾病。

少海穴刺激注意事项：

（1）在按压本穴的时候，用力要适中，按时要逐渐加力，不可用猛力。

（2）本穴每次施治时间3～5分钟，每天2～3次左右。

（3）刺法：直刺0.5～1寸，局部酸胀，有麻电感向前臂放散。

（4）灸法：艾炷灸或温针灸3～5壮，艾条灸10～15分钟。

教你快速找穴位————

屈肘，少海穴在肘横纹内侧端与肱骨内上髁连线的中点处。

郄门穴：急症缓解有奇效

郄门为手厥阴心包经郄穴。郄，孔隙也门，出入的门户也。该穴名意指心包经的体表经水由此回流体内经脉。本穴物质为曲泽穴传来的温热经水，行至本穴后由本穴的地部孔隙回流心包经的体内经脉，故名。

郄穴一般作为触诊中的要穴和治疗急性病。根据郄穴的这一特点，手法治疗中如能妙用，能快速缓解疾病急性发作的

症状，配合其他穴位按疗程治疗，就能达到标本兼治的目的。以点穴为主的手法治疗者，知郄穴特点，在急病治疗中一定会获益无穷。郄穴在经络中具有特殊功效，专门用于治疗急性病。每条经都有一个郄穴，如胃经的郄穴叫"梁丘"，膀胱经的郄穴叫"金门"。

戌时正是心包经当令的时候，这个时候的心包经经气最盛，所以戌时也是强心的好时候，有心血管方面疾病的朋友此时一定要抓住这个机会，按摩一下心包经上的相关穴位。生活中，我们常常会遇到心动过速、心绞痛等心胸疾患突然发作的病人，这时我们可以取患者左手手厥阴心包经上的郄穴——郄门穴，这个穴会很痛。我们可用左手拇指按定该穴，右手握住患者左手向内侧转动45度再返回，以一分钟6

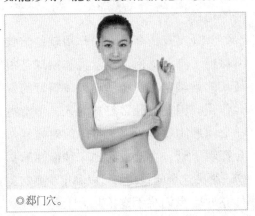

◎郄门穴。

下的速度重复该动作，一分钟左右，患者大多能缓解症状，给去医院救治赢得时间。

患者自救时，也可用右手拇指按定左手郄门穴，然后左手腕向内转动45度再返回，以一分钟60下的速度重复该动作，一分钟左右即可缓解症状。

郄门穴有宁心、理气、活血的功效。可治胸痛、胸膜炎、痫证、神经衰弱、乳腺炎、心悸、心动过速、心绞痛等症。有心动过速和心绞痛的患者记住这个穴，发病时它可用于急救，平常多点按还有很好的治疗作用。

最好平日就多揉揉心包经和上面的相关穴位，不要非等到急性发作时再去找，恐怕那时就是想揉也没有力气了。

教你快速找穴位——

郄门穴在前臂掌侧，当曲泽与大陵的连线上，腕横纹上5寸。

内关穴：心肺健康守护神

到过古城西安、开封的人都知道，这类古城有城里城外之分。城里住的是皇亲国戚、国之重臣，只有经过东、西、南、北的四个关口才能入内。人体也一样，它有一套非常完整的免疫系统，外邪要想入侵人体，就必须冲过重重关卡，而内关穴就是守护人体"内城"的关口。

内关是手厥阴心包经上的穴位，是守护心脏的一个重要关口。因此，常按内关穴对心脏有很好的保健作用，对治疗心、胃疾病以及神经性疾病都有明显的效果，能宁心安神、宣痹解郁、宽胸理气、宣肺平喘、缓急止痛、降逆止呕、调补阴阳气血、疏通经脉等。在平日的养生保健中，你可以经常按压这个穴位，能够舒缓疼痛，消除疲劳。

现代医学研究也证实，内关穴能提高肺脏功能，也能提高心脏功能，是对心脏调节作用最强的穴位之一。内关穴是治疗心血管病的首选穴位，对心痛、胸闷、心动过速及过缓、心律不齐、冠心病、心绞痛都有很好效果。刺激内关穴对心脏疾病有双向调节的作用，也就是说在心跳过快时能使心跳慢下来恢复正常；在心跳过慢时，振奋心脏，使心跳快起来，直至恢复正常。特别是心绞痛发作时，指掐内关穴可起到急救作用。

其方法为：以一手拇指指腹紧按另一前臂内侧的内关穴位，先向下按，再做按揉，两手交替进行。对心动过速者，手法由轻渐重，同时可配合震颤及轻揉；对心动过缓者，用强刺激手法。平时则可按住穴位，左右旋转各10次，然后紧压1分钟。

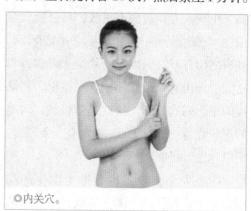

◎内关穴。

我们平时可通过按揉内关穴来保养心脏，特别是对于有心脏疾患的人更可以来做一做。可在每晚的戌时来按揉内关穴，此时是心包经旺盛的时间，此时按揉内关可增加心脏的代谢和泵血能力。用拇指按下对侧内关穴持续揉半分钟，然后松开。如此一按一放，每次至少按揉三分钟，两手交替进行，先左后右。注意操作时不可憋气。

打嗝时，用拇指对内关进行一压一放会很快见效。比如有些人会突然打嗝，怎么也止不住，这时就可以用按压内关的方法进行治疗。内关还可以止呕，呕吐和打

嗝一样，在中医里面的病机是都属于"胃气上逆"。本来胃气应该是向下的，就是说"脾主升清，胃主降浊"，但是胃气不降反升，浊气上泛，就会产生恶心呕吐、呃逆等病症。按压内关穴可缓解这些症状。

教你快速找穴位

手掌朝上，当握拳或手掌上抬时就能看到手掌中间有两条筋，内关穴就在这两条筋中间，腕横纹上两寸。取穴时你可以将右手3个手指头并拢，无名指放在左手腕横纹上，右手食指和左手手腕交叉的中间点就是内关穴。

列缺穴：头颈疾病找列缺

列缺穴，别名童玄、腕劳。列，裂也，破也。缺，少也。列缺名意指肺经经水在此破缺溃散并溢流四方。本穴物质为孔最穴下行而来的地部经水，因其位处桡骨茎突上方，下行的经水被突出的桡骨（巨石）所挡，经水在此向外溢流破散，故名列缺。

李白在《梦游天姥吟留别》一诗中写道："列缺霹雳，丘峦崩摧，洞天石扉，訇然中开。青冥浩荡不见底，日月照耀金银台。"意思是说：惊雷闪电，将山峦震倒，神府之门打开，里面是一片金光璀璨，和之前的云山雾罩截然不同。在这里，列缺指闪电，列式分开，缺则是指破裂。闪电的形状就是一分为二的，中间有一条裂缝，所以称之为列缺。

中医中的列缺穴也有通上彻下的功能：这个穴在解剖上的位置就正好位于两

条肌腱之间。而且列缺是肺的络穴，从这里又开始走入大肠经，一分为二，贯穿于两条经络之间，正好应了列缺之名。在《四总穴歌》中说："头项寻列缺。"也就是说，列缺的主要作用是治疗头部疾病。当人们头晕目眩的时候寻列缺，能很好地提精神，使人头脑清醒。

列缺穴还是八脉交会穴之一，通任脉，

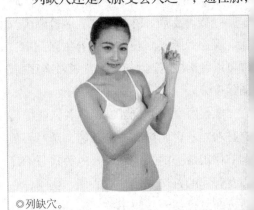

◎列缺穴。

有宣肺散邪、通调经脉之功，对于预防颈椎病有独到的效果。可迅速缓解颈椎突发性疼痛；主治落枕、偏头痛、口歪眼斜，对感冒、哮喘、咳嗽、牙痛等有辅助疗效，适用于头部、颈部经常出现病痛的人。偶感风寒而引起的头痛，也可以通过按揉列缺穴来疏卫解表。

刺激列缺穴的手法主要是弹拨。弹拨的手法是在穴位或部位做横向推搓揉动，使肌肉、筋腱来回移动，以有酸胀等感觉为佳。平时感到脖子不适，发现脖子僵硬疼痛，就可以拨动列缺穴，不适感就能迅速减轻。

另外，对于现在的人来说，列缺还有一项很好的功能，那便是戒烟。想戒烟的人可要好好利用这个穴了。每天用大拇指或者按摩棒刺激列缺穴，对于烟瘾有很好的克制作用。抽烟伤害最重的就是肺，而列缺是肺经上的穴，对于肺肯定是有调理作用的。所以，一些从事容易伤害肺工作的人也有必要经常按摩列缺穴。

教你快速找穴位——

将两臂自然抬起，两只手从虎口处自然交叉，食指自然地搭在手腕上突起的骨头处，食指尖所指向的位置就是列缺穴。

通里穴：味觉迟钝灸通里

通里，手太阴心经之络穴。通，通道也。里，内部也。该穴名意指心经的地部经水由本穴的地部通道从地之天部流入地之地部。本穴物质为灵道穴传来的地部经水，因本穴有地部孔隙通于地之地部，经水即从本穴的地之天部流入地之地部，故名。

中医认为，通里穴有宁心安神，和营熄风，通经活络，调理气血之功效。对头晕目眩、心痛、心悸怔忡、失眠、咽喉肿痛、暴喑、舌强不语、腕臂痛、遗尿、月经过多、崩漏等病症有疗效，现代临床上还常用于治疗心绞痛、心律失常、房颤、急性舌骨肌麻痹、神经衰弱、癔症性失语、癔症等。

而对于老年人来说，它则是一个不错的保健穴位，如果老年人味觉迟钝了，不

妨灸一灸通里。在日常生活中，老年人味觉迟钝是一个很常见的现象，但通常自己不容易发现，很多时候是慢慢发觉家里的饭菜吃起来没有滋味了，这才明白是自己的味觉出了问题。那么，味觉迟钝是什么原因造成的呢？《黄帝内经》中说"舌为心之苗"，不能辨味或味觉下降归根究底是心脉气虚或心脉气乱造成的，治疗原则

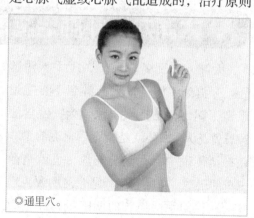

◎通里穴。

就应该通理心经气血，故选用心经之通里来治疗是恰当的。当然，还可以配合口腔局部的颊车穴，效果会更好。其灸治方法如下：

艾灸悬灸，通里穴每次 10 ~ 15 分钟，颊车穴每次 5 ~ 7 分钟，其顺序为先通里，后颊车，颊车穴两侧可交替使用，通里穴以温热为度，颊车穴感觉当再略弱一些，隔日灸治一次，症状消失或明显改善即可停止治疗。如果兼有心烦意乱、失眠健忘、耳聋耳鸣等症，可加灸太溪、心俞，其顺序为通里、太溪、心俞、颊车，隔日 1 次，10 天为一个疗程。

当然，味觉迟钝的人也并非只有老年人，据说现在有很多人丧失了味觉。因为现在实在太流行吃辛辣食品了，比方说，一个人刚刚吃完很辛辣的食品，为了能继续品尝美味，就要把已经被刺激很深的味觉用另一种刺激来唤醒，通常会选择吃一块巧克力。这样一会儿吃辛辣的东西，一会儿吃甜腻的东西，味觉很容易麻痹，在这样一个追求刺激的年代，使生活也失去了平淡清爽的特点，

所以导致了味觉的消失。对于这类情况，也可通过上述方法治疗。

除此之外，灸通里还可以安抚心神，帮助我们增长智慧。如果经常感到自己心慌，没办法安静下来做事，自觉心智不够的人，可以经常刺激通里穴。在日常生活中经常有这样一类人，总是丢三落四，捡了这个忘了那个，这就是因为心经的气血不足造成的，通里穴就可以解决这个问题，它可以帮助我们开心窍，通心神，长心眼。灸治方法为：艾灸条，每次 5 ~ 10 分钟。对于上班族来说，如果感觉工作累的时候，在办公室里腾出几分钟的时间，握拳立起，将手的小鱼际放在桌子上边沿上，从手腕内侧开始，沿着桌边向上推，一直推到手肘部位，这样反复推个 30 ~ 50 次，大脑得到了休息的同时，还可以疏通心经，增长智慧。

教你快速找穴位——

通里穴位于前臂掌侧，当尺侧腕屈肌腱的桡侧缘，腕横纹上 1 寸。仰掌，在尺侧腕屈肌腱桡侧缘，当神门与少海连线上，腕横纹上 1 寸处取穴。

♥ 太渊穴：补肺治胸闷大穴

太渊穴，别名太泉，属于手太阴肺经。一提到"渊"，大家都会不自主地想到深渊，就是指水很深。太，隐含的意思就是大。太渊就是指宽广很深的水。在神话传说中，太渊是天池，也就是西王母的瑶池，在昆仑山，昆仑河的源头。此处穴位的手内横纹的凹陷处，经水的

流向是从地之天部流向地之地部的，就如同经水从山的顶峰流进地面深渊的底部，因此得名太渊穴。

在人体中，太渊就是指气血藏得很深的地方。确实，太渊是肺经的原穴，原同"源"，就是生命的源泉。原穴储藏的是肾的先天之气，脏腑经络的气血要是得到

元气才能发挥作用，维持生命的正常活动。所以，这里的气血是非常旺盛的。而肺呢，又是相傅之官，是调节一身之气的，它的原穴必定气血充足，取太渊之名。

中医认为，刺激太渊穴可清热宣肺，止咳平喘，利咽消肿，通血脉，对于咳嗽气喘、咯血、吐血、心悸胸痛、咽喉肿痛、腕骨痛、冻伤、手皲裂等病有疗效，现代临床则常用于治疗流感、鼻炎、百日咳、支气管炎、脉管炎、无脉症等。在日常生活中，如果感到胸闷憋气了，不妨灸一灸这个穴位。其方法为：艾条回旋灸，每次5～15分钟，以感觉温热为度，不可火力过猛，症状出现时使用，症状消失或明显好转后即可停止。如果效果不明显，可加灸经渠穴以增强疗效，方法及疗程同太渊。

除上述病症之外，在日常保健中，太渊穴还有一个功效，即调解心脏预防"心衰"。这种情况一般多发生在老年人身上。年纪比较大了，就会感觉心脏的功能出现问题，血液运行也慢了。究竟怎么才能让心脏强壮起来呢，毕竟心脏是人体上最重要的器官了。所一定要掌握一个好方法来保护自己的心脏，不要出现心衰的情况，那么太渊穴就是保健要穴。

中医有一个观点是说血液就通行在脉之中，而心是主宰血液的，所以脉是心脏的反应。而太渊穴就在腕口脉搏的地方，没有比太渊更能反映心脏的功能强弱的地方了，当然反过来能够调节心脏最好的位置就是太渊穴。而且在医学上也发现，太渊穴有预防心衰的作用。

老年人一般都会起得很早，天还没有亮的时候就醒了，一般在这个时间也是最好的保养心脏功能的时间。将右手搭在左手上，在手腕的位置自己来感觉心脏的跳动节律，如果有不规律的情况发生的话，太渊穴就是最佳的解决方案。直接在床上按摩一段时间，等到心率平稳了，再进行日常的活动。

因为心衰的原因是心脏的功能太弱了，也就是气血过于亏虚。那么从气血深藏的地方开始刺激，就会让气血的运行变快，上行供给其他的器官组织。如果年纪大了心脏出现了不适，比如说走路、跑步，或者其他的运动，上气不接下气了，就可以立刻坐下来，用手刺激一下太渊穴，提升一下气血，保持身体长久的活力。

教你快速找穴位————————●

正坐，手臂前伸，手掌心朝上，用一只手的手掌轻轻握住另一只手腕，握住手腕的那只手的大拇指弯曲，用大拇指的指腹和指甲尖垂直方向轻轻掐按，会有酸胀的感觉，即是太渊穴。

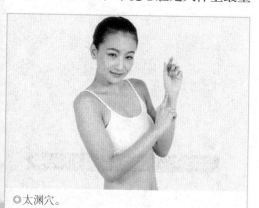

◎太渊穴。

太渊穴的取穴与按摩

▶ 精确取穴

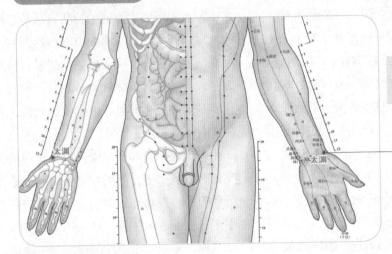

太渊

太渊

腕掌侧横纹桡侧，
桡动脉搏动处。

▶ 取穴技巧

功用

止咳化痰、通调血脉。

配伍治病

咳嗽，咳血，胸痛：太渊
配尺泽、鱼际、肺俞穴；
无脉症：太渊配人迎。

以一手手掌轻握另一只手手
背，弯曲大拇指，大拇指指
腹及甲尖垂直下按就是。

▶ 自我按摩

弯曲大拇指，以拇指及甲尖
垂直轻轻掐按，每次左右各
掐按 1～3 分钟。

程度	指法	时间/分钟
适度		1～3

大陵穴：癫痫发作急救穴

大陵是心包经俞和心包经原穴。俞，输也。本穴向外输出的是脾土中的气化之气，为心包经经气的重要输出之地，故为心包经俞穴。原，本源也。本穴脾土中生发的干热之气性同心包经气血，为心包经气血的重要输出之源，故为心包经原穴。

这个穴"泻心火而生脾土"。经络的走向包括两个方面：一个是标有穴位的主经，还有一个是在经络图上找不到的"暗行之路"。如《黄帝内经·灵枢·经脉》上说心包经的走向"起于胸中，出属心包，下膈，历络三焦。""下膈，历络三焦"就是心包经的暗行之路。虽然这条"暗道"上没有穴位，但是既然经络循行过此，按"经脉所过，主治所病"的原则，可以看出心包经可以通治上、中、下焦的病症，真是所谓"包"治百病。

戌时刚好是晚饭后这段时间，戌时应补土，在饭后我们不仅可以按摩足三里来补脾土，还可以按摩大陵来泻心火补脾土。具体操作方法是以一手的大拇指放于大陵

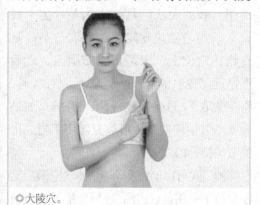
◎大陵穴。

上，另外四指握住手腕附近，用大拇指的力量来按压穴位，每侧5分钟，以有酸麻胀痛的感觉为度。

其实治愈疾病的过程，就是把新鲜血液引到病灶的过程。脾生血，对于迁延不愈的慢性病，最稳妥有效的方法就是调理脾胃而不去管其他症状。大陵穴在心包经，为阴经俞穴，穴性属土，正是健脾高手。至于进补，"药补不如食补"，所以在饭后按摩一下大陵是非常必要的。

再者，既然找穴位时提倡"离穴不离经"，专家建议如果肚子上压着痛，你要看痛点压在什么经上，然后就按摩腿上相应经络的穴位就行了。那么凡属心包经所治，操作大陵穴都会有些效果。更何况阴经以俞代原，大陵可是心包经原穴。

很多朋友受到口臭的困扰。口臭可能是由于有牙周病导致食物嵌塞过久后食物发臭造成的，但口臭常常让人尴尬不已。中医穴位按摩保健除口臭可以有效帮你解决烦恼，方法很简单，就是按摩大陵穴，具体操作方法如上，也是按摩5分钟，左右交替。

大陵穴善治口臭，中医认为口臭源于心包经积热日久，灼伤血络，或由脾虚湿浊上泛所致。大陵穴最能泻火去湿，火生土则火自少，脾土多则湿自消。

大陵穴还有一个重要的作用是治疗癫痫。癫痫，也就是俗话说的羊角风。中医认为癫痫的病因主要是：七情失调，多责惊恐；先天因素，尤重孕产；外伤致病常见，

但需临床详察；外感六淫邪气，尤重风毒；饮食劳作失宜等。目前还没有特别好的药物可以保证断根。在中医当中，癫痫的发作病因和头脑以及心有很大的关系，很多人对这个病无能为力。而且发作又很突然，完全无法控制。

当癫痫突然发作的时候，赶紧刺激手腕上的大陵穴，用力掐按，能够很好地抑制病情的发作。待病情控制住之后，再进行下一步的工作。这也算是我们身上随身携带的急救穴，当感觉不好的时候，要赶紧坐下来，刺激大陵穴，这样能够防患于未然。

教你快速找穴位

大陵穴在腕掌横纹的中点处，当掌长肌腱与桡侧腕屈肌腱之间。

♥ 神门穴：补心气，养气血

神门穴，别名兑中、中都、锐中穴，隶属手少阴心经。神，与鬼相对，气也。门，出入的门户也。该穴名意指心经体内经脉的气血物质由此交于心经体表经脉。本穴因有地部孔隙与心经体内经脉相通，气血物质为心经体内经脉的外传之气，其气性同心经气血之本性，为人之神气，故名。神门穴有补心气、养气血的功效。

神门是心经的原穴、腧穴，中医说"心藏神"，因此神门可以治疗神志方面的疾病。现代社会，人们工作繁忙，生活节奏紧张，日常工作中，用脑一段时间后，可在神门穴处按摩，这样有助于提神醒脑，也有助于提高工作效率，这正是"磨刀不误砍柴工"。

神门穴在手腕上，心气郁结的时候，刺激它，效果很好。这就相当于给心气打开了一条"阳关大道"，让这些郁结的心气能够畅通无阻，横行自如，自然不会存在郁结的问题了。早晚按揉两侧神门穴2~3分钟，然后再按揉两侧心俞穴2~3分钟，只要长期坚持下去，就能让自己有个好情绪。

对于经常痛经的女性来说，神门穴也是福音。有一种痛经属于心气下陷于胞宫引起的，具体表现是经前或月经期间小腹胀痛。此时，在两侧神门穴用艾条作温和的灸法。具体方法是：把一根长艾条均匀截成6段，然后取一小截竖直放在穴位上，用医用胶布固定，之后点燃远离皮肤的那一端，等到燃至3/4时，将艾条取下，这种灸法效果十分好。如果大家不方便用艾灸，可以直接用手指或指关节按揉神门穴。

神门穴可以治疗空调病，如吹空调后受凉导致了腹泻或口腔溃疡，可以把雪莲花的

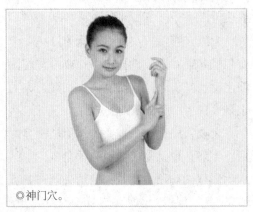
◎神门穴。

叶片外贴在两神门穴，用医用纱布和胶布固定，也可以直接按摩穴位。

按摩刺激左神门穴，还能提高消化系统功能，加速肠胃蠕动从而达到治疗便秘的效果。左神门穴位于左手手腕处对准小拇指的一条粗经脉上。每天早晨起床时用右手食指指腹轻轻按摩此穴位7次，能有效改善便秘。

教你快速找穴位——

神门穴的位置在手腕的横线上，弯曲小拇指，牵动手腕上的肌腱，肌腱靠里就是神门穴的位置。

劳宫穴：清心热，泻肝

劳宫穴，劳，劳作也。宫，宫殿也。该穴名意指心包经的高热之气在此带动脾土中的水湿气化为气。此高温之气传热于脾土使脾土中的水湿亦随之气化，穴内的地部脾土未受其气血之生反而付出其湿，如人之劳作付出一般。最后因"手任劳作，穴在掌心"而定名为劳宫穴。

劳宫为手厥阴心包经的穴位，为心包经荥穴，五行属火，火为木子，所以，劳宫穴可清心热，泻肝火。劳宫有清心泄热，开窍醒神，消肿止痒的功能。临床能治疗心痛、癫狂、中风、口疮、口臭、中暑、癔症、口腔炎、发热无汗等。

因为劳宫穴有清心火，安心神的作用，所以长期坚持调养可使心火下降，促进睡眠。按摩可采用按压、揉擦等方法，左右手交叉进行，每穴各操作10分钟，每天2～3次，不受时间、地点限制。也可借助小木棒、笔套等钝性的物体进行按摩。下面介绍几个按摩劳宫的小方法。

（1）可在每晚的戌时，先擦热双手掌，右掌按摩左劳宫，左掌按摩右劳宫各36次，可使心火下降，促进睡眠。

（2）先将右手放在左手心上，拇食二指在左手拇指外边，其他三指按在劳宫穴上。稍加力度搓摩至手发热为度，然后以同法用左手搓右手。要持之以恒，坚持每天早晚两次按摩方可获得奇效。这个方法可降压健脑。

（3）两只手心搓热以后，用手心捂眼睛1～3分钟，可以养护眼睛，会使眼睛感到湿润，有明目润燥的作用。用电脑或看书累了，用这个方法也能很快缓解眼疲劳、眼睛干涩。

（4）治疗手掌多汗。汗液为心火动心阴，在手掌蒸腾而出，人在紧张、焦虑时，手心出汗明显，在中医属于心神不安，心火妄动，因此劳宫具有缓解出汗症的作用，刺激时以拇指按压劳宫穴，其余四指置于

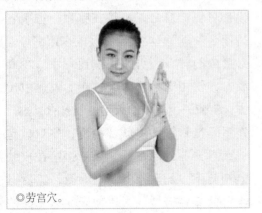
◎劳宫穴。

手背处，拇指用力按压揉动，约 30 秒到 1 分钟即可。

教你快速找穴位————————●

在手掌有两条比较大的掌纹相交呈人字形，沿中指中线向手掌方向延伸，经过人字相交点的下方区域，这个重合的地方即是劳宫穴。可屈指握掌，在掌心横纹中，第三掌骨的桡侧，屈指握拳时，中指指尖所点处取穴。

♥ 少商穴：启闭苏厥急救方

少商穴，别名鬼信穴，是肺经上最后一个穴位，在拇指上，是肺经的经期传入大肠经的起始处。少，与大相对，小也，阴也，指穴内气血物质虚少且属阴；商，古指漏刻，计时之器，滴水漏下之计时漏刻也。该穴名意指本穴的气血流注方式为漏滴而下。本穴物质为鱼际穴传来的地部经水，因经过上部诸穴的分流散失，因而在少商的经水更为稀少，流注方式就如漏刻滴下。少商在拇指之端，其滴下的位置是从地之上部漏落到地之下部，即由体表经脉流向体内经脉。

中医认为，少商穴具有清肺利咽，醒脑开窍，启闭苏厥之效，为急救穴之一，临床上常可用于治疗咳嗽、鼻出血、咽喉肿痛、热病昏厥、中暑呕吐、癫狂、中风闭证、小儿惊风、手指挛痛、流感、急性咽喉炎、扁桃体炎、腮腺炎、白喉、百日咳、精神分裂症、休克、胎位不正等病症。在《针灸大成》中，由于位于手指末端，容易造成操作，少商穴曾被列为禁灸穴，后来很长一段时间人们都不对其使用艾灸法。事实上，如果采用艾条灸法，此穴还是可灸的，而且保健功效也很显著，尤其是在于醒脑开窍，启闭苏厥等方面，可以说是一个急救的良药，当有人昏厥之后，灸少商 5 ~ 10 分钟往往能收效。

当然，如果不愿艾灸，按摩也是一个不错的选择。不过，少商在我们大拇指的指角，无法像其他穴位一样按摩，这时候可以找来一根棉棒，或者将牙签倒过来，甚至取一根圆珠笔，用它的笔尖都可以。总之，不管在哪里，也不管是什么东西，只要是圆钝头的东西都可。必要的时候，还可采用刺血疗法。少商放血，就相当于将肺经过热的气血引出去，还肺一个清凉的天地。刺血的时候，先用酒精将针和皮肤都消毒，然后捏起一点点少商处的皮肤，用针快速在皮肤上刺两下，同时挤 3 ~ 5 滴血，然后迅速用棉棒轻轻按住，以便于止血（此法

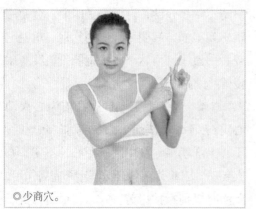

◎少商穴。

有一定危险，非专业人士勿用）。

除了上面所说的一些疾病之外，少商穴还有一个用处，那就是阻止打呃。在生活中，我们经常会连续不断的打嗝。其实，引起打嗝的原因有多种，包括胃、食管功能或器质性改变。也有外界物质，生化、物理刺激引起。比如：进入胃内的空气过多而自口腔溢出，精神神经因素（如迷走神经兴奋、幽门痉挛）、饮食习惯不良（如进食、饮水过急）、吞咽动作过多（如口涎过多或过少时）等，而胃肠神经症、胃肠道慢性疾病引起胃蠕动减弱所致时则发病率频繁且治疗时不易恢复。打嗝虽然不是什么大毛病，但在有些场合，打嗝是很尴尬的，但往往又很难控制。这时候，我们不妨用一用手指的少商穴。方法很简单：用指压少商穴，同时配合用意念把上逆之气往下引，至下腹丹田处，再由下吞咽口水，如此数次即可止住，少商穴在大拇指侧距指甲一分处，按压以有酸痛感为度，持续15秒到1分钟即能生效。也可以用右手做剑指，指喉头处，从上往下导引，同时意念配合往下吞，只三两下即止，大家不妨一试。

教你快速找穴位————

在手拇指末节桡侧，距指甲角0.1寸（指寸）处。

🫀 中冲穴：护心，除睑腺炎

中冲为手厥阴心包经穴，又是十宣穴之一，具有开窍泄热的功效，中冲有调节心律的作用，主治心绞痛，位于中指尖中央，距指甲角一分许，可用拇指指甲切按。

建议大家在戌时按揉一下中冲穴。戌时与心包经的联系，前面已经讲了很多，

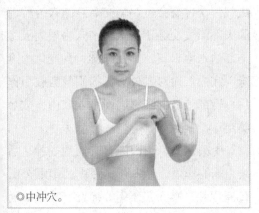
◎中冲穴。

而且中冲又是心包经的井穴。如你或家人有心脏病或经常胸闷不舒、心律不齐，觉得心脏经常怦怦跳的，可以在平时多按揉中冲、内关、神门这三个穴位，因为它们是心脏病的保健穴位。

按摩中冲穴的具体操作如下：每次按压3～5分钟，一般以徐出徐入点按或平揉手法为宜。此穴取穴方便，一个人自我点按方便，左手按右手，右手按左手，甚至一只手也可以按。即用左手的拇指切按左手的中冲穴，右手的拇指切按右手的中冲穴，十分方便。平时心脏不适的时候，应立即点中冲、内关治疗。若症状不缓解时还可以加按少海、极泉、至阳、太溪等穴。

实践证明，凡患有冠心病、心绞痛的

患者，注意日常的自我保健不仅能减少心绞痛的发作，而且还有降血脂、降血压的作用，特别对心律不齐、期前收缩、心肌劳损的患者，每天坚持按摩会有意想不到的效果。

另外，中冲穴还可以治疗睑腺炎，睑腺炎又名麦粒肿，俗称"针眼"，是一种普通的眼病，人人均能罹患，多发于青年人。此病顽固，而且容易复发，严重时可遗留眼睑疤痕。睑腺炎是皮脂腺和睑板腺发生急性化脓性感染的一种病症，分为外睑腺炎和内睑腺炎，切记不可自行挤脓。

民间有一个治疗的方法叫放血疗法，最常用的一个就是刺破十指尖，挤出几滴血出来。现在医生也经常用到，这里就利用"井穴主泻"的原理。中冲穴也不例外，在中冲放血是治疗睑腺炎的好方法。很多人在眼睛周围经常会长一些小痘粒，因为在眼睛旁边，也不敢随便乱动，但无论是从美观还是从生活方面来说，长个睑腺炎都非常不方便，很苦恼。

其实，这时候在中冲穴放血是非常简单且安全的办法。用三棱针，或者家用的缝衣针，用火，或者95%的酒精消毒之后，捏紧中冲穴处的皮肤，迅速地点刺几下，挤出5到10滴血，然后迅速地用棉球压紧止血，一般来说，1~3次放血就可以见到效果了。

教你快速找穴位————————●

中冲穴在手中指末节尖端中央。

♥ 消泺穴：解除胸闷就找它

消泺穴，消，溶解、消耗也。泺，水名，湖泊之意。该穴名意指三焦经经气在此冷降为地部经水。本穴物质为清冷渊穴传来的滞重水湿云气，至本穴后，水湿云气消解并化雨降地，降地之雨在地之表部形成湖泊，故名。

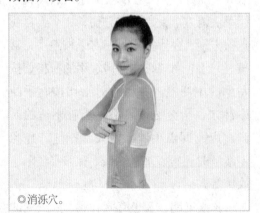

◎消泺穴。

消泺又名臑窌、臑交，这也是有原因的。首先说臑窌。臑，动物的前肢，前为阳、后为阴，此指穴内气血为天部之气。窌，地窖也。臑窌名意指穴内的天部之气在此化为地部经水，理同消泺名解。再说臑交。臑，动物的前肢也，此指穴内气血为天部之气。交，交会也。臑交名意指穴外臂部的天部阳气交会于本穴。本穴物质为天之下部的水湿云气，其性寒湿，其变化为冷降，穴内气血对穴外天部的阳气有收引作用，臂部外散的阳气因而汇入穴内，故名臑交。

中医认为，灸消泺有着清热安神、活络止痛的作用，对头痛、头晕、颈项强痛、臂痛背肿、癫痫、牙痛等症皆有疗效。而在日常保健中，最常用的消泺功效则是缓解胸闷。

胸闷是指胸部闷，有堵塞感或气短，伴见心悸、胸痛、情绪不宁、头昏体倦、食少腹胀等症。胸痹、心悸、痰饮、肺胀等病症均可见此症。胸闷形成的原因有以下几种：

①情志失调

忧思恼怒，气机失常，脾不化津，聚湿生痰，肝气郁结，气滞血瘀，痰瘀交阻，胸中气机不畅，则为胸闷。情绪不好、爱生气的人常有此症。

②饮食不当

过食膏粱厚味、肥甘生冷，损伤脾胃，运化失常，聚湿生痰，痰阻脉络，气滞血瘀而成胸闷。

③其他病所致

冠心病、胸膜炎、肺气肿等疾病可出现胸闷。

现代的上班族们，由于工作紧张，压力大或者饮食不当，可能会有胸闷、心悸的现象，如果你有这种症状请不用慌，只要你每天坚持敲消泺穴就能治愈。因为胸闷是上焦气郁而成，而消泺穴正是三焦经的一个穴位，所以如果平时感到胸闷，可以按摩或者敲击此穴位，它会使你的胸闷消失。

敲消泺方法很简单。这里还有一个故事：一紧张就胸闷的小林，看书、看报、看电视都会莫名地胸闷憋气，上腹堵胀，胸口就像勒上了禁锢的外壳，不停喘息，经过西医多次体检也没查出一点儿毛病来，都认为是神经紧张造成的。在一次聚会上，一个朋友无意间用拳头捶了他胳膊一下，原本是玩笑之举，没想到，他却觉得胸闷好多了，真是奇怪。其实，这是敲到消泺穴了。

教你快速找穴位━━━━━━━━━●

消泺穴在外侧，当清冷渊与臑会穴连线的中点处。正坐垂肩，前臂旋前，先取三角肌后下缘与肱骨交点处的臑会穴，当臑会与清冷渊之间的中点处是该穴。

♥曲池穴：调节血压显神功

曲池穴，别名鬼臣、洪池、阳泽，是手阳明大肠经的合。曲，隐秘也，不太察觉之意；池，水的围合之处、汇合之所。曲池名意指本穴的气血物质为地部之上的湿浊之气，本穴物质为手三里穴降地之雨气化而来，位处地之上部，性湿浊滞重，有如雾露，为隐秘之水，故名曲池。

曲池这个穴可以用神奇来形容，因为虽然曲池穴是大肠经上的一个穴位，但是曲池穴的作用确实非常广泛的，包括现在很多人都困扰的高血压。如果遇到了不知道怎么治疗的疾病，可以先从曲池下手。

在现代社会，高血压患者很多，一般来说，早6点至10点，下午3点至5点这两个时间段是高血压的发作高潮，一定要加以注意。这里可以教给大家一个小方法，对降血压有很好的帮助。闲来无事的时候，甚至看电视的时候都可以做，先将右手手掌摊开，左臂微微弯曲，用右手的掌侧，来敲打左手的手肘处，也就是曲池穴所在位置。这样敲打，可以同时刺激曲池以及它旁边的穴位，对于我们右臂也有一个很好的锻炼作用。如果觉得无聊的话，还可以合着节拍来，用手掌的方式敲两下，再换成握拳的姿势，可以增加趣味性，像在做一个手部的体操一样，不知不觉就刺激了曲池，平稳了血压。

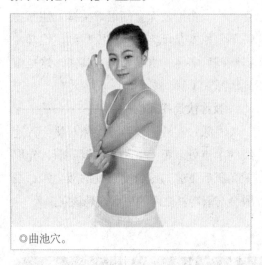

◎曲池穴。

除了降血压之外，曲池还有一些其他功效，下面一一介绍给大家：

（1）治疗咽喉肿痛、齿痛、目赤肿痛：阳明经所属脏腑是脾胃，咽喉为脾胃的门户，因此，咽喉肿痛、牙龈、牙齿肿痛等相关的口腔内的疾患，曲池穴是可以治疗的。

（2）治疗荨麻疹、热病、癫狂：曲池穴本身的作用可以清热降火，因此对于热病、血热引起的皮肤疹疾，还有热病导致的神昏甚至癫狂，都可以通过刺激曲池穴来治疗。

（3）治疗腹痛、吐泻等肠胃疾病：其中的道理太简单了，曲池穴本身就是手阳明大肠经的穴位，而且又是特殊的合穴，合治内腑，因此，对于肠胃疾病选择按压刺激曲池穴是最合适不过的了。

（4）治疗上肢不遂、手臂肿痛：因为曲池穴的位置在肘关节附近，因此，由于穴位的近治作用，完全可以治疗上肢、手臂的不适。

教你快速找穴位————————————●

曲池穴的位置在屈肘成直角，位于肘横纹外端与肱骨外上髁连线的中点处。

♥ 手三里穴：消除疼痛首选穴

有很多的人都已经非常熟悉足三里这个穴位了，认为养生益寿的重要方法就是要刺激足三里。其实，手三里和足三里都是对人体比较重要的穴位，二者相辅相成。

手三里穴，别名三里、鬼邪、上三里，因为它能通知上中下三部的疾病，所以称

为三里。手，指穴所在部位为手部；三里，指穴内气血物质所覆盖的范围。"手三里"穴名意指大肠经冷降的浊气在此覆盖较大的范围。本穴物质由上廉穴传来，上廉穴的水湿云气化雨而降，在手三里穴处覆盖的范围如三里之广，故名手三里。

总结起来，手三里具有以下三大功效：

（1）消除牙痛、面颊肿痛。手三里穴是手阳明大肠经的穴位，通常，牙痛、面颊肿痛都是由于胃肠有实热所导致的，因此，时常有类似症状的读者可以点按手三里穴，还可以配合之前提到的合谷穴一起点按效果会更好。

（2）消除腹胀、吐泻等胃肠不适。同样的理由，因为手三里穴是手阳明大肠经的经穴，治疗胃肠不适本来就是它的职责所在，因此，常常出现腹胀，尤其是吃过饭后腹胀明显的读者，可以点按手三里穴，当然，还可以配合之前提到的内关穴，效果会更明显。

（3）消除手臂麻痛、肘部肌肉痉挛无力等。因为手三里穴的位置就在手臂靠近肘关节处，对于手臂麻痛、肘部肌肉痉挛无力这些症状的治疗属于近治作用，因此，当你感到手臂麻痛、肘部肌肉痉挛无力时就可以按摩手三里穴，效果不错。

手三里穴点按方法：顺时针方向按揉100次有泻火、攻邪的作用，起到泻火、镇痛的效果。逆时针方向按揉100次则是

调补气血，有补益之功，起到调养、止痛的效果。除此之外，按揉手三里有个很简单的方法，就是将一侧的手臂放在桌面上，然后将另一侧的手肘放在穴位上，用手肘来轻轻地按揉此穴。

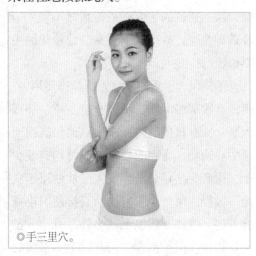

◎手三里穴。

生病后，大家去医院很可能会需要打针、抽血、输液，这些都对身体有小损伤，出血和疼痛是很常见的，此时用拇指弹拨手三里这个穴位，可以很好地缓解不舒服的感觉。

教你快速找穴位

手三里在前臂背面桡侧，当阳溪与曲池连线上，肘横纹下2寸。

支沟穴：肠燥便秘润滑剂

支沟穴，别名"飞虎"穴。支，指树枝的分叉；沟，沟渠。"支沟"的意思是指三焦经气血在这个穴位吸热扩散，有清利三焦，通腑降逆的作用。

在临床上支沟穴主要治疗头痛，耳鸣，耳聋，中耳炎；目赤，目痛，暴喑，咽肿，

热病，瘰疬；咳引胁痛，胸膈满闷，卒心痛，逆气；便秘，呕吐，泄泻；经闭，产后血晕，乳汁不足；胁肋痛，肩臂腰背酸痛，落枕，手指震颤，腕臂无力；缠腰火丹，丹毒等。

支沟穴是治疗便秘的最好穴位，是三

焦经上的火穴，可以宣泄火气，防止肠道干燥形成便秘。《黄帝内经·灵兰秘典论》有云："大肠者，传导之官，变化出焉。"便秘主要在于大肠的传导功能失调，大肠为六腑之一，六腑者，泻而不藏，腑气以通为顺。便秘的主要病机是腑气不顺，通降传导失司，故而通下法是治疗便秘的主要治法。

便秘包含多重的症状，例如排便用力、硬便、腹部胀满感、不完全排空感、痛或腹胀、知觉排便受阻，或难以放松肌肉而减少肠蠕动。客观的数据则以每周排便少于三次者为便秘患者。成人慢性便秘定义为一星期内排便少于三次，且排便困难或有硬便，维持6周以上。另外，有些人虽每日排便，但量很少，仍有以上不舒服的症状，仍可视为有便秘情形。影响便秘的原因，有服药所引发的副作用、饮食习惯、大肠结构或功能障碍、体力衰弱，亦可能找不出原因。

支沟穴在手上，很方便按揉。当有便

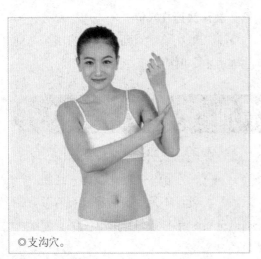

◎支沟穴。

秘现象的时候，我们可以将中指指尖垂直下压，揉按穴位，会有酸痛的感觉。每天早晚各揉按1次，坚持下去就能促进脾胃的运化，也能够保证三焦的气血运行更顺畅。

现代研究也表明支沟穴是治疗便秘的特效穴，而且多用于肠燥型便秘，这一型老年人和产后妇女多见，在使用支沟穴时，先打通三焦经的经络，单用一个穴位效果是不大的。这时，可以配合摩腹，其法为：仰卧于床上，用右手或双手叠加按于腹部，按顺时针做环形而有节律的抚摸，力量适度，动作流畅，3～5分钟。以上的自我按摩法能调理肠胃功能，锻炼腹肌张力，增强体质，尤其适于慢性便秘的人，但必须坚持早晚各按摩一遍，手法应轻快、灵活，以腹部按摩为主。

另外，支沟穴治肋间神经痛有特殊疗效。比如你某处岔气了，上下窜着痛，揉支沟穴的偏上部分马上就好。如果偏下部分痛，那就归胆经的阳陵泉管，而支沟穴不管。实际上，三焦经在腿上叫胆经，在胳膊上叫三焦经，它们是一条经，都管岔气，但各管一半。有的人一敲胆经头就胀，这是胆经的浊气跑到三焦经上来了，所以还得把三焦经给揉开，才不会有不良反应。

教你快速找穴位——
伸臂俯掌，支沟穴于手背腕横纹中点直上3寸，尺骨与桡骨之间，与间使穴相对。

外关穴：让痛风不那么痛

外关穴隶属手少阳三焦经。外，外部也。关，关卡也。该穴名意指三焦经气血在此胀散外行，外部气血被关卡不得入于三焦经。本穴物质为阳池穴传来的阳热之气，行至本穴后因吸热而进一步胀散，胀散之气由穴内出于穴外，穴外的气血物质无法入于穴内，外来之物如被关卡一般，故名外关穴。

中医认为，刺激外关穴有清热解毒，散风解表，通经活络，利胁镇痛之功效，对于热病头痛、目赤肿痛、齿痛颊肿、耳鸣耳聋、胁肋痛、肘臂屈伸不利、手指痛、手颤等病症有极好的疗效，现代临床上常用它来治疗感冒、肺炎、急性结膜炎、中耳炎、腮腺炎、遗尿、腕下垂、神经性皮炎、

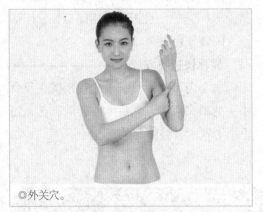

◎外关穴。

手癣、冻疮、近视等疾病。

外关穴的灸治方法为：如果用艾炷灸，每次5～7壮；如果用艾条灸，每次5～10分钟。如果效果不明显，还可以加灸脾俞与阳陵泉，灸法可参考相应穴位的灸法。作为日常保健，还可以每天按摩这三个穴位，方法为：每天用手指指腹或指节向下揉压脾俞穴和阳陵泉，并以画圆的方式按摩；用拇指的指腹向下按压外关穴，并以画圆的方式按摩，左右手交替进行。

在日常生活中我们会发现，很多小孩在白纸上写字的时候，写出来的往往不是一条直线，要么就是一条斜线，要么就是弯弯曲曲的，这实际上就是手部不平衡导致的。对于这种情况，在平时多给孩子按摩外关穴是很有效的，如果效果不是那么明显，也可以加上内关穴，一起刺激，就可以达到平衡。

教你快速找穴位——

外关穴位于前臂背侧，手腕横皱纹向上三指宽处，与正面内关相对（或当阳池与肘尖的连线上，腕背横纹上2寸，尺骨与桡骨之间）。

养老穴：老年专属康健穴

养老穴有清头明目、舒筋活络的作用，对老年人易患的种种疾病，都有很好的缓解作用，几乎可以看作专为老年人保健而设的穴位，所以被人们称为"养老穴"。

总体来说，刺激养老穴有清热明目，舒筋活络的功效，而具体来说它可以治疗精神神经系统、运动系统、五官科三大疾病，如脑血管病后遗症、肩臂部神经痛；

急性腰扭伤、落枕、肩臂酸痛；近视眼、耳聋、眼花等众多老年性疾病。很多老年人都有起夜的问题，有的甚至每晚要起来五六次，甚至更多，严重影响睡眠，有这样经历的人可以适度地按摩养老穴调气活血，远离虚幻的便意。人随着年龄的增长，身体各部分都在逐渐退化，比如说耳聋眼花、上下楼梯或者久坐站立时，都会明显地感到膝盖不舒服或者疼痛，等等。这些和退化相关的疾病，我们都可以灸养老穴。其灸治方法为：艾条悬灸，每次10～20分钟，每日1次，5～7天为一个疗程，疗程期间须间隔两天方可进行下一疗程。

在现实生活中，很多老年人经常会遇

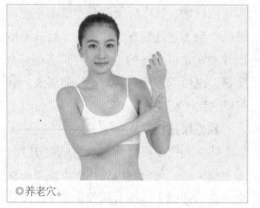

◎养老穴。

到没有明确原因的肌肉酸痛，疼痛不强烈，但是往往酸软难耐。对于这种情况，如果是上肢酸痛，可灸养老穴，方法同上；如果是下肢酸痛，则可加灸阳陵泉穴，方法同养老穴灸法。除此之外，还可用按摩法刺激养老穴，按摩时可加阳谷穴，其方法为：两手屈肘在胸前，用一只手的四指放在另一只手的养老穴处，用指端做推擦活动，连做1分钟；接着两手屈肘于胸前，一手前臂竖起，半握拳，另一只手的四指托在前臂内侧，拇指指端放在阳谷穴处，用指端甲缘按掐，一掐一松，连做14次；最后两手屈肘在胸前，一手前臂竖起，半握拳，用另一只手的拇指指腹按揉阳谷穴处，连做1分钟。

按摩养老穴以每天的未时为佳，就是下午的1～3点，因为未时是小肠经主时，这段时间它的气血最旺，功能最好，因而治疗的效果也更好。

教你快速找穴位

掌心向下，用另一手的食指按在尺骨小头的最高点上，然后掌心转向胸部，当手指滑入的骨缝中即是养老穴。

❤ 阳溪穴：攻克手肩综合征

阳溪别名中魁穴，位于手背上，就是指阳气的溪流。阳，热也，气也，指本穴的气血物质为阳热之气。溪，路径也。该穴名意指大肠阳溪穴经经气在此吸热后蒸升上行天部。本穴物质为合谷穴传来的水湿风气，至此后吸热蒸升并上行于天部，

故名。阳溪穴有清热散风，通利关节的功效，主治狂言喜笑、热病心烦、胸满气短、厥逆头疼、耳聋耳鸣、肘臂不举、喉痹、痂疥等症。

阳溪最大的作用就是可以治疗手肩综合征，也就是手腕、手肘、肩膀等部位感

到疼痛。如果手肩部酸痛，这有一个非常好的方法，用右手握住左手的腕部，同时左右握拳，用拳头前后晃动，这样来帮助腕部活动。在腕部活动的时候也能很好的刺激阳溪穴。

现代人的生活中离不开电脑，但是长期使用电脑的人经常在电脑前一坐就是很长的时间，长时间保持固定的姿势会使肩臂部甚至手指的肌肉僵硬，这都是气血流通不畅惹的祸。很多人在缓解腕部酸痛的时候都会活动活动手腕，其实做这个动作就是在刺激自己的阳溪穴，促进气血的流通。在临床中，医生也常常利用阳溪穴治疗腱鞘炎、中风半身不遂、腕关节及其周围软组织疾患等。

许多白领常因工作压力大，出现白

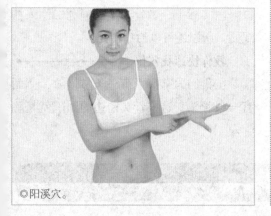

◎阳溪穴。

天头痛、头昏、全身无力想睡觉，但晚上又心烦意乱睡不着。怎么办？点点阳溪穴！操作时可先用右手食指尖点按左手阳溪穴，先点按不动一会儿，然后指尖不离位全手转动，时间3～5分钟。之后换左手食指点右手阳溪穴，方法同上。每天早晚各一次。对头痛、目赤肿痛、耳聋、耳鸣、齿痛、咽喉肿痛、手腕痛以及失眠、头晕、胸闷、心烦等病症有很好的疗效。

下面，再为大家说一说使用阳溪穴的注意事项：

（1）按摩本穴时，手要自然放松，不要紧张弯曲，以防影响到效果。

（2）儿童按摩时要适度，不要用力太大。

（3）每次按揉2～3分钟，每天施治2～3次。

（4）刺法：直刺0.5～0.8寸。

（5）灸法：艾炷灸3～5壮，艾条灸10～20分钟。

教你快速找穴位

阳溪穴在腕背横纹桡侧，手拇指上翘起时，当拇短伸肌腱与拇长伸肌腱之间的凹陷中。

腕骨穴：治疗糖尿病要穴

腕骨穴为手太阳小肠经俞穴。腕，穴所在部位为手腕部也。骨，水也。该穴名意指小肠经经气行在此冷降为地部水液。本穴物质为后溪穴传来的天部水湿之气，行至本穴后散热冷降为地部的

水液，故名。

腕骨穴具有舒筋活络、泌别清浊的功效，不仅是治疗上肢疾病的常用穴位，还可以用来治疗糖尿病等出现口渴等症状。因为糖尿病人的小肠功能是紊乱的，而

腕骨穴是小肠经的一个原穴，所以它就可以调整小肠的功能，对糖尿病有很好的效果。

利用腕骨穴治疗糖尿病的方法是：在无名指的桡侧，用另一只手拇指轻轻地从指尖向指根推动，推4分钟，越轻越好。另一只手也推4分钟。再在手部腕骨穴顺时针方向旋转揉3～4分钟。双手各6～8分钟。

高血压是一种以动脉血压升高，尤其突出的是舒张压持续升高的全身性慢性血管疾病，主要与中枢神经系统和内分泌液体调节功能紊乱有关，也与年龄、职业、

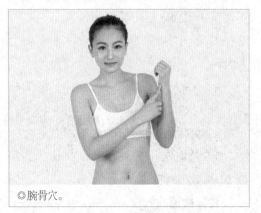
◎腕骨穴。

环境、肥胖、嗜烟等因素有关。中医理论认为主要由于肝肾阴阳失调所致。

具体治疗方法：治疗高血压要按压腕骨、血压反应区、零落五、心包区、合谷、阳溪。手法是用力按压。用一束牙签强刺，会获得更高的疗效。

良好的心脏功能，是保证血脉通畅的必要条件。所以要促进全身血液循环，必须加选手心的心包区，手背的腕骨穴的按摩、刺激才奏效。在体检或是定期检查时，如果医生说你的血压高，应立即开始做穴位疗法，用牙签刺激穴位，按摩穴位，很快血压就出现下降。每天坚持治疗，血压会持续逐渐下降。

腕骨穴又是祛湿的要穴，如果你觉得体内有湿热，有风湿症，揉腕骨穴效果会很好。实际上，腕骨穴是靠通利二便来祛湿的。所以还可以治疗便秘。

教你快速找穴位

在我们的掌根下有一条掌横纹，侧面有一根骨头，这根骨头前边的凹陷就是腕骨穴。

♥ 后溪穴：统治颈肩腰椎病

现在得颈椎病的人非常多，患者的年龄也越来越小，甚至有小学生也得了颈椎病，原因很简单：伏案久了，压力大了，自己又不懂得怎么调理，所以颈椎病提前光临了。不仅仅得颈椎病，腰也弯了，背也驼了，眼睛也花了，脾气也变坏了，未老先衰，没有足够的阳刚之气。这是当今多数人面临的一个严重问题。

很多人认为这些都是脑力劳动的结果，其实不然，当长期保持同一姿势伏案工作或学习的时候，上体前倾，颈椎紧张了，首先压抑了督脉，督脉总督一身的阳气，压抑了督脉也就是压抑了全身的阳气，久而久之，整个脊柱就弯了，人的精神也没了。人体的精神，不是被脑力劳动所消耗掉的，而是被错误的姿势消耗掉的。

这些问题通过一个穴位就能全部解决，这就是后溪穴。后溪穴是小肠经上的一个穴，奇经八脉的交会穴，最早见于《黄帝内经·灵枢·本输篇》，为手太阳小肠经的俞穴，又是八脉交会之一，通于督脉小肠经，有舒经利窍、宁神之功，能泻心火，壮阳气，调颈椎，利眼目，正脊柱。临床上，颈椎出问题了，腰椎出问题了，眼睛出问题了，都要用到这个穴，效果非常明显。它可以消除长期伏案或在电脑前学习和工作对身体带来的不利影响，只要坚持，百用百灵。

后溪穴最擅长治疗脖子上的问题，如颈椎病、落枕。有些人晚上睡觉着凉了，姿势不对了，早上起来发现脖子不能动了，

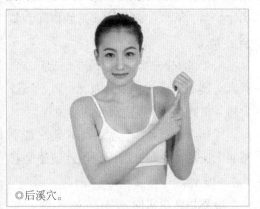

◎后溪穴。

也就是我们通常说的落枕，这个时候我们可以轻轻地按摩后溪穴，在按摩的时候轻轻转动脖子。一直到脖子可以自由转动的时候停下来。

此外，这个穴位对驾车族也有很好的帮助，开车的时候，需要精力集中，长时间保持一个姿势，颈椎很容易受伤。不妨在等待红绿灯的时候，静下心来，一手握着方向盘，另一只手顺势在握方向盘的手上按摩，几乎不影响任何事情，却可以很好地按摩后溪穴，保护自己的颈椎。

对后溪穴的刺激不用刻意进行，如果你坐在电脑面前，可以双手握拳，把后溪穴的部位放在桌沿上，用腕关节带动双手，轻松地来回滚动，就可达到刺激效果。在滚动当中，它会有一种轻微的酸痛感。每天抽出三五分钟，随手动一下，坚持下来，对颈椎、腰椎有非常好的疗效，对保护视力也很好。

教你快速找穴位

微握拳，在第五掌指关节尺侧后方，第五掌骨小头后缘，赤白肉际处取后溪穴；或是轻握拳，手掌感情线的尾端在小指下侧边凸起如一火山口状处即是。

♥ 合谷穴：肺阴虚最佳穴位

合谷穴，别名虎口、容谷、合骨、含口，手阳明大肠经的原穴，大肠经气血会聚于此并形成强盛的水湿风气场。合，汇也，聚也；谷，两山之间的空隙也。因其在大拇指和食指的虎口间，拇指食指像两座山，虎口似一山谷，因而得名合谷穴。"合谷"穴名意指本穴物质为三间穴天部层次横向传来的水湿云气，行至本穴后，由于本穴位处手背第一、二掌骨之间，肌肉间间隙较大，因而三间穴传来的气血在本穴处汇聚，汇聚之气形成强大的水湿云气场，故名合谷。

合谷穴是调养肺阴虚的最佳穴位。中医有"肺为娇脏"之说，指出肺是娇嫩，容易受邪的脏器。肺既恶热，又怕寒，它外合皮毛，主呼吸，与大气直接接触。外邪侵犯人体，不论从口鼻吸入，还是由皮肤侵袭，都容易犯肺而致病。即使是伤风感冒，也往往伴有咳嗽，说明肺是一个娇嫩的脏器，故名。所以，肺对外邪的抵抗力是很低的，尤其是老人和小孩，抵抗力就更低了。

因此，在平时，我们一定要注重肺的保养。肺不阴虚了，抵抗力强了，这些症状也就自愈了。只要坚持每天按摩两侧合谷穴3分钟，就可以使大肠经脉循行之处的组织和器官的疾病减轻或消除，胸闷气短、多咳多痰、爱发高热、多出虚汗等症状慢慢消失。但要注意的是体质较差的病人，不宜给予较强的刺激，孕妇一般不要按摩合谷穴。

除了调养肺阴虚之外，中医认为合谷具有疏风止痛、通络开窍之功，可以治疗很多疾病，主要包括以下几种：

（1）头部、面部五官疾患：如头痛、头晕、眼斜口歪、流鼻血、牙痛、疟腮等，中医学著作《四总穴歌》中言"面口合谷收"，明确指出了合谷穴能够治疗头面部的诸多疾患。

（2）各种痛证：包括手指痛、手臂痛、头痛、牙痛、腹痛、痛经等各种疼痛疾病，中医讲"不通则痛，不荣则痛"，由此可知，形成疼痛症状的病机无非就是两条，一是气血不通，瘀滞则痛；二是气血不足，不能濡养而导致疼痛。合谷穴是一个特殊的穴位，它集攻邪和补虚的双向作用于一身，通过不同的刺激手法、力度可以起到补虚或者攻邪的作用，从而达到止痛的目的。

（3）双向调节人体汗液代谢：多汗或者无汗都是人体汗液代谢失常的表现，通过刺激合谷穴能将人体异常的排汗调整至正常。

（4）治疗感冒发热、皮肤疹疾，合谷穴有解表透疹的功效，因此，对于感冒发热、皮肤湿疹有宣发透表的作用。

（5）大便异常，合谷穴本身就是手阳明大肠经的穴位，因此，治疗便秘是它的本职工作。

教你快速找穴位

确定此穴时应让患者侧腕对掌，自然半握拳，合谷穴位于人体的手背部位，第二掌骨中点，拇指侧。再介绍两种简易找法：第一种是将拇指和食指张成45度角时，位于骨头延长角的交点即是此穴。第二种是将拇指、食指合拢，在肌肉的最高处取穴或拇指、食指张开，以另一手的拇指关节横纹放在虎口上，拇指下压处取穴。

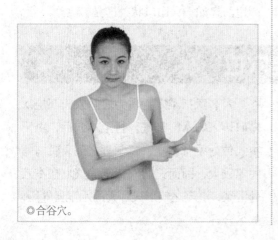
◎合谷穴。

中渚穴：耳鸣头晕找中渚

中渚，经穴名，出自《灵枢·本输》，属手少阳三焦经，输（木）穴。在手背部，当环指本节（掌指关节）的后方，第4、5掌骨间凹陷处。布有来自尺神经的手背支，以及手背静脉网和第四掌背动脉。穴下为皮肤、浅筋膜、手背深筋膜、第四骨间背侧肌。皮肤由尺神经的指背神经分布。浅筋膜内的静脉网由接受由手指、手掌浅层和深部的静脉。中渚穴可以治眼疾，如眼睛痛、胀、酸涩和急性结膜炎，急性扁桃体炎、咽喉痛、耳痛、中耳炎、着急上火引起的突发性耳聋、耳里轰轰响的耳鸣等症状，揉中渚穴也会特别管用，因为它是祛火的。

突然站立时，或者突然回头，就会有头晕目眩，这称为目眩、头晕眼花，发生这种情况的时候是比较危险的，一般明智的做法就是蹲下。这里，可以介绍一种有效的缓解方法：在你突然觉得头昏眼花的时候用手按住中渚穴（或者用食指和大拇指夹住手掌），深呼吸后按压，大约6秒后，缓慢吐气再按压，左右交替，各做5次。

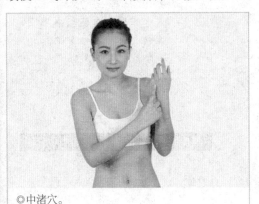

◎中渚穴。

中气不足的情况下，同时也会耗损肾气，肾气不足，很容易引起耳鸣眼花，这时候我们可以通过刺激中渚穴来缓解病况。用另一只手的大拇指从指关节向手背的方向用力推，如果感觉疼痛的话可以涂抹一点润肤油，每次推50～100下，就可以很好地缓解耳鸣的症状。

生活中，有人手老是攥着、不能伸开，有点像脑血栓的后遗症，这时候可以选用中渚穴，就要经常掐中渚穴，一掐手就张开了。除了掐这个穴位，还要掐十指指缝。这几个缝叫八邪，就是有邪气进去了，所以手才攥住张不开。另外，掐的时候要放松手掌，否则手指马上就会产生抗力。

另外，伏案工作过久或长时间姿势不变地工作，猛然改变姿势时会突然头晕目眩。解除此类眩晕，不妨按摩一下中渚穴。

中渚穴还是治疗诸多痛症的要穴。痛证的含义非常广，比如肩膀痛、腰后面脊椎痛、膝盖痛、肩周炎、头痛、耳痛、牙痛、胃痛，中渚穴统统都管。

按这个穴时一定要把指甲剪平。如果找不准没关系，你就把骨缝这一区域都揉了，哪个地方最痛，就把哪个地方当成中渚穴。功用为清热通络，开窍益聪。揉中渚穴有个技巧：先掐进去，然后搓着揉，让它发麻，一麻就通了。

教你快速找穴位——

在手背第四、五掌指关节后方凹陷中，液门穴直上1寸处。

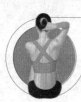

中渚穴的取穴与按摩

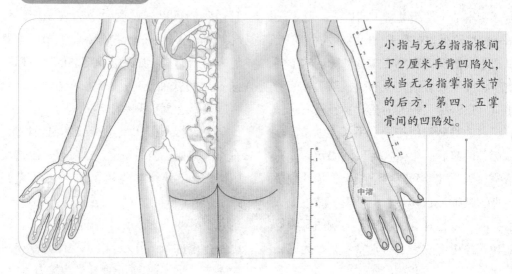

小指与无名指指根间下2厘米手背凹陷处，或当无名指掌指关节的后方，第四、五掌骨间的凹陷处。

中渚

▶ 取穴技巧

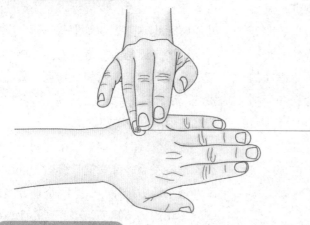

功用

苏厥开窍、清心泄热。

配伍治病

喉痛：液门配鱼际。

正坐，手平伸，内屈，肘向自己胸前，掌心向内，弯背向外。将另一手拇指置于掌心，另外四指并拢置于掌背，食指指尖置于液门穴处，那么无名指指尖所在的位置即是中渚穴。

▶ 自我按摩

轻握拳，用另一手大拇指，置掌心，另四指置掌背，弯曲食指，用指刀（指头侧边）垂直揉穴位，有酸胀、痛的感觉。每天早晚各揉按一次，每次左右各揉按1~3分钟，先左后右。

程度	指法	时间/分钟
重		1~3

少冲穴：醒脑提神就找它

少冲穴，别名经始穴、大冲穴，为五输穴之合穴，五行属水。少，阴也。冲，突也。少冲名意指本穴的气血物质由体内冲出。本穴为心经体表经脉与体内经脉的交接之处，体内经脉的高温水气以冲射之状外出体表，故名少冲。少冲穴为手少阴心经的井穴（四肢末端之井穴为经络之根），其运行是由内向外、由下向上，因其水湿含量大，虽为上行但上行不高，只有木的生发特性，故其属木。按摩此穴，

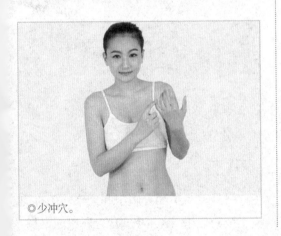
◎少冲穴。

可以减轻疲劳引起的头痛不舒服，有助于醒脑提神。

操作方法：要求大拇指和食指轻轻夹住左手小拇指指甲两侧的凹陷处，以垂直方式轻轻揉捏此穴位。此穴位是脑部的反射区，要慢慢地轻轻揉捏，不要用蛮力，左右手可以互相按。

除此之外，按摩手部的大鱼际穴也具有提神的功效。右手大拇指按压左手大拇指骨下掌面隆起的这块区域，称作大鱼际，也是脾的反射区。先按左手，再按右手。按摩的方法很简单，拇指按下去后轻揉每个地方，感觉痛的地方可以多揉。选择这个部位是脾的经脉的穴位，按压感觉到疼就起到活血化瘀、促进血液循环的作用，使脾发挥运送营养的功能，改善打瞌睡这一方面的症状。

教你快速找穴位————

少冲穴在手小指末节桡侧，距指甲根0.1寸（指寸）。

少泽穴：清热利咽通乳穴

少泽穴，又叫小吉穴、少吉穴。少，阴也，浊也。泽，沼泽也。该穴名意指穴内的气血物质为天部的湿热水汽。本穴因有地部孔隙连通小肠经体内经脉，穴内物质为小肠经体内经脉外输的经水，经水出体表后气化为天部的水湿之气，如热带沼泽气化之气一般，所以得名少泽穴。其运行变化为散热冷凝缩合，表现出肺金的秋

凉特性，故其属金。

少泽穴善于清心火，自然就能治心火上炎引起的头痛发热、中风昏迷、心血不通、女性乳汁分泌过少等症。针对病症头痛发热、眼睛干涩充血、乳汁分泌过少、乳腺炎、中风昏迷、精神分裂症、视物模糊、咽喉肿痛等。

少泽穴治疗热症，通常刺血方法比较

好。咽喉痛、发热、牙肿点刺此穴，滴一滴血就可缓解。少泽穴是小肠经的井穴，它最好的作用就是通乳。很多女性朋友产后乳汁不通，而且乳房还胀痛。此时按揉少泽穴是最好的方法，因为在哺乳期是不能乱吃药的。乳汁不通的妈妈可以找几根牙签，或者圆钝小头的东西，在小指甲的外侧轻轻按揉，按到酸胀就可以。每天这样按揉几分钟，就自然会起到通乳的效果。

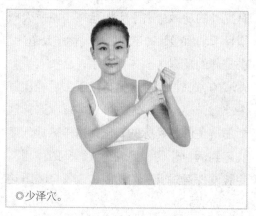

◎少泽穴。

那么，为什么按少泽穴就可以通乳呢？据《黄帝内经·灵枢·本输》记载："大肠、小肠皆属于胃，是足阳明也。"足三里穴下三寸是大肠的下合穴上巨虚，再下三寸是小肠的下合穴下巨虚，我们由此可知小肠是通过下合穴与胃相连的，而胃又"多气多血"，通过刺激小肠经的少泽，就可以调动胃经的气血，达到通乳的效果。

对于产后缺乳，在按摩少泽穴的同时，还要配合膻中穴使用。膻中属任脉，同时也是心包经的募穴，募穴指脏腑之气汇聚的地方，所以膻中又被称为气会。由此可见，膻中穴与气密切相关，但凡和气有关的问题，如气虚、气机瘀滞等，都可以找它来调治。我们已经知道，缺乳的原因只有两种，一种是气血虚弱，一种是肝郁气滞，无论哪一种，都离不开膻中穴。膻中穴的位置很好找，两个乳头连线的中点即是。用艾灸刺激这个穴位，每天1次，乳汁很快就会下来了。

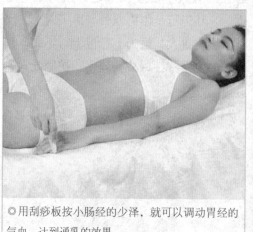

◎用刮痧板按小肠经的少泽，就可以调动胃经的气血，达到通乳的效果。

另外，少泽配合膻中和天宗，还有美乳丰胸的作用。这几个穴位之所以能丰胸，是因为刺激这几个穴位能促使脑垂体释放激素，这些激素作用于卵巢，进而激活乳腺细胞，促进乳房发育，同时也把血液引流到胸部，给乳腺输送营养，从而达到丰胸的效果。按摩少泽穴不但能丰胸，还能促进神经末梢的血液循环，改善女性手脚总是冰冷的现象。

教你快速找穴位

少泽穴在手小指末节尺侧，距指甲根角0.1寸（指寸）。

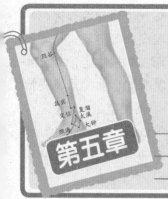

轻松打通下肢穴

第五章

下肢是指人体腹部以下的部分，包括臀部、股部、膝部、小腿部和足部。下肢主要有血海穴、阴包穴、三阴交穴、交信穴、复溜穴、商丘穴、中封穴、太溪穴等。

血海穴：最天然补血良方

健康的身体是每个人永远追求的目标，但现实生活中往往因某些原因，导致很多人无法实现这个梦想，其中最大的敌人便是肝血虚。一旦肝血虚，随之而来的便是面容憔悴、头昏眼花、心悸失眠、手足发麻、脉细无力，等等，如不及时治疗，还会让疾病乘虚而入，引发各种肝胆上的大病，威胁身体健康。那么，如何不用吃药就能补血呢？血海是首选。

血海这个穴位从名字上就可以看出来，和血有着密切的关系，血海就是血液汇聚的海洋。如果身体里血液运行不畅了，或者是血液不足，或者是其他和血有关的疾病，都可以用这个穴位来治疗。在取穴的时候，要把膝关节屈起来，这个穴位在大腿内侧，髌底内侧端上2寸，股四头肌内侧头的隆起处。

我们已经多次提到过了，脾胃为气血生化之源，如果脾胃的功能虚弱，就会导致气血不足，出现头晕眼花、乏力、失眠、心烦等许多症状。这个时候，就

可以找血海来帮忙了。血海穴属于足太阴脾经，屈膝时位于大腿内侧，髌底内侧上2寸，股四头肌内侧头的隆起处，是治疗血症的要穴，具有活血化瘀、补血养血、引血归经之功，按摩刺激血海，可以帮助补益气血。

每天9～11点刺激血海穴最好，因为这个时间段是脾经经气旺盛的时候，人体阳气处于上升趋势，所以直接按揉就可以了；每侧3分钟，力量不要太大，能感到穴位处有酸胀感即可，要以轻柔为原则，21～23点再进行艾灸。

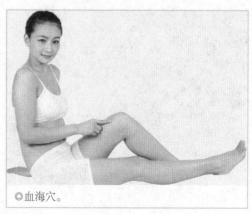

◎血海穴。

中医还讲，脾主统血，意思是说脾有统摄血液，使其正常运行。如果脾统血的功能减弱的话，会导致血液不循常道，引起出血的现象，就好像是河水泛滥，淹没了农田，这时也可以借助血海来帮忙治理，让血流回到正常的轨道上。

大家都知道，在女性一生中会不断地重复生血和失血的过程，中医讲"女子以血为用"，可见，血对于女性来讲非常重要。因此，血海可以用来治疗女子和血有关的疾病，比如说月经量少、月经量多、痛经、崩漏、贫血等。

血海还可以治疗皮肤病，这又是为什么呢？这是因为荨麻疹、湿疹等很多皮肤病是由于血热或者血燥等原因，导致生风，从而出现瘙痒等症状。这时就要找到问题的根源，从根本上治疗，才能解决问题。中医有句话叫"治风先治血，血行风自灭"，说的就是这个道理。因此对于荨麻疹等皮肤方面的问题，可以用血海来治疗，如果配合曲池、合谷等穴位的话，效果会更好。

教你快速找穴位

正坐屈膝位，在髌骨内上缘上2寸，当股内侧肌突起中点处取穴；或正坐屈膝，医生面对病人，用手掌按在病人膝盖骨上，掌心对准膝盖骨顶端，拇指向内侧，当拇指尖所到之处是血海穴。

❤ 梁丘穴：胃痉挛快速止痛

梁丘穴，别名鹤顶穴，为人体足阳明胃经上的重要穴道。梁，屋之横梁也；丘，土堆也。梁丘名意指本穴的功用为约束胃经经水向下排泄。本穴物质为阴市穴下传的地部经水，至本穴后，因本穴位处肌肉隆起处，对流来的地部经水有围堵作用，经水的传行只能是满溢越梁而过，故名梁丘。

梁丘又是足阳明胃经的"郄穴"，"郄"就是"孔隙"的意思。郄穴的特点是善于调治各种急性病，而本穴的特征是囤积的胃经水液，如胃经的水库一般，针刺本穴有水库的开闸放水作用，能最快的调节胃经气血的有余与不足状态，故为足阳明郄穴。通常，阳经的郄穴一般是用来治疗急性病的，梁丘在治疗急性胃痛、胃痉挛方面效果非常好，更是治疗一般胃肠病的常用穴位。夏天的时候天气太热，很多人都喜欢吃凉的，如果过于贪凉，很容易出现胃部疼痛，这时我们就可以用手指按摩梁丘穴，有很好的止疼作用。

现在很多人都不爱运动，或者没有时

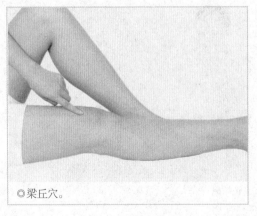
©梁丘穴。

间运动，还有很多人冬天穿得少，年轻的时候还不觉得，但到了四五十岁毛病就都出来了，比如腰膝酸软无力、膝盖冰冷等等。也可以用这个穴位来治疗，它能够促进下肢气血的运行，使经脉通畅，从而使疼痛得到缓解。

虽然针灸效果更好，但我们不可能随时都把针带在身上，而且没有学过针灸的人也不会扎针。但是，这些都不是问题。通过对穴位的艾灸就可以解决这个问题。对胃痉挛这种病，艾灸梁丘穴就有很好的效果。但由于胃痉挛通常是急性发作，很多时候手边没有艾条，这时就可以用按摩

的方法，当肚腹部急剧疼痛的时候，要赶紧坐下来按摩梁丘穴，用大拇指在穴位上施加压力，尽可能用力，施加压力的时候最好能感觉到疼痛。每次压20秒，停下来休息5秒，再继续下一次施压。另外，它对胃炎、腹泻、痛经以及膝关节周围的病变和关节炎也挺有用的。如果每天用艾条灸5～10分钟，对于由于受凉引起的疼痛，效果会更好。

教你快速找穴位

梁丘穴位于髂前上棘与髌底外侧段连线上，髌底上2寸。伸展膝盖用力时，筋肉凸出处的凹洼处，即为梁丘穴。

阳陵泉穴：强壮筋骨养胆穴

阳陵泉，别名筋会穴、阳陵穴，前人依其所在部位而命名。阳，阳气；陵，土堆；泉，源源不断。胆属阳经，膝外侧属阳，腓骨小头部似陵，陵前下方凹陷处经气象流水入合深似泉，故名"阳陵泉"。

阳陵泉是胆经的合穴，是气血汇集的地方，同时也是八会穴中的筋会，许多的筋都汇集到这里，因此是强壮筋骨，舒通

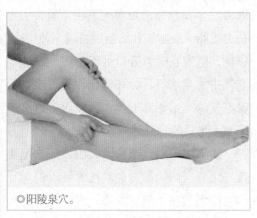
◎阳陵泉穴。

经脉的常用保健穴，可治疗许多和筋有关的疾病。如《灵枢·邪气藏府病形篇》有这样的记载……筋急，阳陵泉主之。《马丹阳天星二十穴歌》："膝肿并麻木，冷痹及偏风，举足不能起，坐卧似衰翁，针入六分止，神功妙不同。"

除了治疗与筋有关的疾病，阳陵泉还有一个特殊的作用，就是可以治疗胆结石。如《灵枢·邪气藏府病形篇》中有云："胆病者，善太息，口苦，呕宿汁，心下澹澹，恐人将捕之，嗌中吩吩然数唾，在足少阳之本末，亦视其脉三陷下者灸之，其寒热者，取阳陵泉。"这里说的就是治疗胆腑的病症。

对于阳陵泉的取穴法，历代文献有很多种说法，如《灵枢·本输篇》中说："伸而得之。"是让患者将下肢伸直，然后

取穴;《针灸大成》中说:"蹲而取之。"是嘱病人取下蹲姿势再定穴;而《中国针灸学》又说:"坐,屈膝重足……取之。"医学工作者据临床经验发现,这几种方法对于老年人、儿童、体质虚弱者均不适宜,而最好的方法则是采用仰卧位或侧卧位取穴,仰卧时下肢微屈,在腓骨小头前下凹陷中取之。这种方法取穴病人感到舒适,并容易引起经气,得气快,感传好。

这个穴位既可以针,也可以灸,当然对一般家庭治疗来说,艾灸无疑是最安全实用的,可采用艾条悬起灸,也可采用艾炷直接灸,前者每次温和灸10～20分钟,每日或隔日1次,连灸1～3个月方可见效;后者建议用麦粒大小的艾炷,每次灸1～3壮为宜,最好采用无瘢痕灸或发疱灸,每周或每月灸2次,灸2～3个月为一个疗程。

对于胆结石患者来说,当肝脾和胆疼痛的时候,还可以采用按摩阳陵泉来缓解,当然配合阴陵泉一起按摩会起到更好的效果。按揉时我们将大拇指伸直,用指腹垂直揉按穴道,有酸、胀、痛的感觉。先左后右,两侧穴位每次各揉1～3分钟。在穴位上,阳陵泉在外,阴陵泉在内,一起刺激这两个穴位,使其里内迎合,达到人体最平衡的状态。

教你快速找穴位————

阳陵泉穴在小腿外侧,当腓骨头前下方凹陷处。

阴陵泉穴:解决黑头的勇士

阴陵泉穴在胫骨后缘和腓肠肌之间,比目鱼肌起点上,隶属足太阴脾经。阴,水也。陵,土丘也。泉,水泉穴也。阴陵泉穴名意指脾经地部流行的经水及脾土物质混合物在本穴聚合堆积。本穴物质为地机穴流来的泥水混合物,因本穴位处肉之陷处,泥水混合物在本穴沉积,水液溢出,脾土物质沉积为地之下部翻扣的土丘之状,故名阴陵泉穴。

阴陵泉对于女性美容非常重要,它可以去除令女性非常难堪的黑头。黑头主要是由皮脂、细胞屑和细菌组成的一种"栓"样物,阻塞在毛囊开口处而形成的。加上空气中的尘埃、污垢和氧化作用,使其接触空气的一头逐渐变黑,所以得了这么一个不太雅致的称号——黑头。

如果将痘痘比喻为活火山,那么黑头就好比死火山,虽然危险性不足以引起我们的特别关注,但它的确是希望拥有凝脂

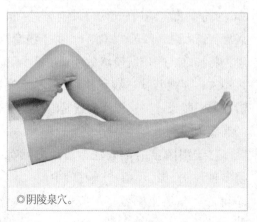
◎阴陵泉穴。

般肌肤的女性之大敌。那么怎么甩掉这些令人心烦的小东西呢？其实，办法很简单，只要你每天坚持按揉阴陵泉穴就可以了。阴陵泉穴在膝盖下方，沿着小腿内侧骨往上捋，向内转弯时的凹陷就是阴陵泉穴的所在。每天坚持按揉阴陵泉穴10分钟，就可以除脾湿。

除阴陵泉之外，足三里穴也是除脾湿的大穴，两穴可以配合使用。对于足三里，最好是用艾灸，因为艾灸的效果会更好，除脾湿的速度会更快。建议你空闲的时候按揉阴陵泉穴，每天坚持10分钟。晚上睡觉前，用艾条灸两侧的足三里5分钟，只要长期坚持，就可以除脾湿，使黑头消失。

另外，阴陵泉穴还有通利小便的作用。有些老年人小便排不干净，无论如何用力也不行，严重的甚至一点儿也排不出来。这种现象在医学上称为"癃闭"。如果能坚持按摩本穴，对这个问题有一定的缓解效果。另外，喜欢喝酒的朋友经常按摩这个穴位，可以促进水湿的排泄。此外，按摩阴陵泉穴可治疗慢性前列腺炎，使患者解小便自如，而且对肛门松弛的治疗也有效。每次按摩100 ~ 160下，每日早晚按摩一次，两腿都需按摩，一般按摩两周见效。

教你快速找穴位————————

阴陵泉在小腿内侧，当胫骨内侧髁后下方凹陷处（将大腿弯曲90° 膝盖内侧凹陷处）。

♥ 足三里穴：人体第一长寿穴

足三里是足阳明胃经的主要穴位之一，它具有调理脾胃、补中益气、通经活络、疏风化湿、扶正祛邪之功能。"三里"是指理上、理中、理下。胃处在肚腹的上部，胃胀、胃脘疼痛的时候就要"理上"，按足三里的时候要同时往上方使劲；腹部正中出现不适，就需要"理中"，只用往内按就行了；小腹在肚腹的下部，小腹上的病痛，在按住足三里的同时往下方使劲，这叫"理下"。

从古至今，人们一直非常重视足三里穴的保健作用，民间有"肚腹三里留"这种说法。现代人通常气血不足，身体处于亚健康状态，这在很大程度上都是受了消化不好的影响。胃肠功能不好，人体的吸收能力就弱，吃进身体里的食物经常因为无法吸收而直接排出，营养得不到充分利用，身体自然就不好。所以，每天用手指揉上5分钟，坚持十来天，食欲就会有改善，

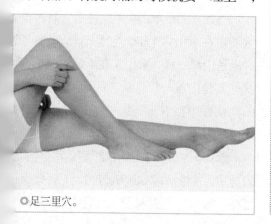
◎足三里穴。

身体也会明显感觉舒服。

按揉足三里穴能预防和减轻很多消化系统的常见病，如胃十二指肠球部溃疡、急性胃炎、胃下垂等，解除急性胃痛的效果也很明显，对于呕吐、呃逆、嗳气、肠炎、痢疾、便秘、肝炎、胆囊炎、胆结石、肾结石绞痛以及糖尿病、高血压等，也有很好的作用。

按揉足三里要遵循"寒则补之，热则泻之"的原则，如果胃部不适或病症是因为受了寒气，手法上的指腹方向就得往上，如果是暴饮暴食而引起的胃痛、腹部不舒服，手法上的指腹方向就得往下，通过泻法来排出淫邪之气。按压时，用大拇指指腹稍用力，分别对准两腿足三里穴，先按顺时针方向旋转按压50次后，再用逆时针方向按压50次，至皮肤有热感，病症消失。病症严重者按这个方法，每天进行3次左右的按压，连续两三天，胃痛症状就会明显减轻。

刺激足三里也可用艾灸，就是把艾炷直接放在穴位上面灸，皮肤上面不放置任何导热的东西。这样对提高人体自身免疫力有好处，对于那些由于机体免疫力下降导致的慢性疾病效果很好，比如哮喘。每星期艾灸足三里穴1～2次，每次灸15～20分钟，艾灸时让艾条离皮肤2厘米，灸到局部的皮肤发红，缓慢地沿足三里穴上下移动，注意不要烧伤皮肤。

还可以用手或按摩锤经常按揉敲打足三里，每次5～10分钟，做到使足三里穴有一种酸胀、发热的感觉即可。

总之，不管使用哪种方法，一定要每天都坚持，并按要求去做。每天花上几分钟就能换来身体健康，非常值得。

教你快速找穴位

从下往上触摸小腿的外侧，右膝盖的膝盖骨下面，可摸到凸块（胫骨外侧髁）。由此再往外，斜下方一点之处，还有另一凸块（腓骨小头）。这两块凸块以线连接，以此线为底边向下做一正三角形。而此正三角形的顶点，正是足三里穴。

承山穴：避免抽筋热身穴

承山穴，别名鱼腹、肉柱、伤山、鱼肠、肠山、鱼腹山、玉柱、鱼腰穴。承，承受、承托也。山，土石之大堆也，此指穴内物质为脾土。承山名意指随膀胱经经水下行的脾土微粒在此固化。本穴物质为随膀胱经经水上行而来的脾土与水液的混合物，行至本穴后，水液气化而干燥的脾土微粒则沉降穴周，沉降的脾土堆积如大山之状，故名承山。

当然，关于承山之名，还有一种说法。承筋穴在承山穴上面，它是凸起来的，就好像是山峰一样。承山穴在承筋穴的下面，就好像是山谷一样。从人的后面望去，承山穴就好像在下面托起一座山峰一样，因此被形象地称为"承山"。

承山穴有理气止痛，舒筋活络，消痔的功用，主治病症如腰肌劳损、下肢瘫痪；痔疮、脱肛；坐骨神经痛、小儿惊风等。

除此之外，它还有一个很大的作用就是防治小腿抽筋。

很多人都遇到过小腿抽筋的现象，这时如果赶紧按摩几分钟承山穴，便能很好地解决小腿抽筋的问题。更安全一点的做法就是在运动之前，尤其是很久没有做运动的人，一定要做热身运动。否则运动之后腿部肌肉会痛得厉害。热身运动的时候，一定要按揉承山穴，按到发热发胀，然后再开始运动。而一些中老年人除了要按摩承山穴来治疗之外，还要注意一点，这很可能是骨质疏松的征象。所以，加强补钙，增强骨密度也很重要，比如多晒太阳，多吃一些含钙量高的食品，对于老人维护身体的健康，非常有好处。

承山穴还是祛人体湿气的最好的穴位，因为承山在足太阳膀胱经上，膀胱经主人体一身之阳气。另一方面又是人体阳气最盛的经脉的枢纽，所以，它能通过振奋太阳膀胱经的阳气，排出人体湿气。大多数人，只要轻轻一按他的承山穴，都会有明显的酸胀痛感，这都是因为体内有湿

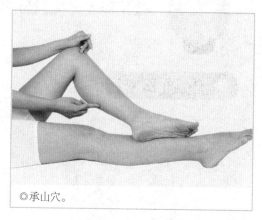

◎承山穴。

的缘故；而按揉承山一段时间后，我们会感觉身上微微发热，这就是膀胱经上的阳气在起作用了，身上的湿邪，正随着微微升高的体温向外散发。游泳的时候，人的小腿肚子会抽筋，这是因为人在水里感受了寒湿之邪，这时，也只要赶紧揉一揉承山，抽筋的症状就会缓解或者消失。

同时，承山穴，顾名思义，就是承受一座山。当人站着的时候，小腿肚子会紧张，承山穴位置是筋、骨、肉的一个纽结，是最直接的受力点。人的重量全落在这一点上。山，还有一层意思，就是我们承受的压力，每个人都要承受学习、生活、工作的压力，这些压力对于一个人来说，都是无形的山，压力在身上背久了，就会使人感到累，使人产生疲劳感。这种压力，承山穴也会帮人承担，所以说，它是一个为人缓解疲劳的穴位，无论我们遇到多大的"山"，只要轻轻按压承山，它都会挺身而出，帮我们承担压力，缓解疲劳。

女性朋友，尤其是年轻女性，都希望自己有纤细的双腿，可是因为上班总是坐着，也没什么时间运动，总会在小腿上、腰腹部留下赘肉，到了夏天，更

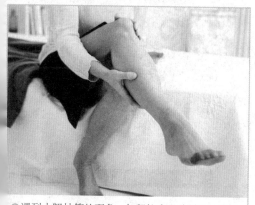

◎遇到小腿抽筋的现象，赶紧按摩几分钟承山穴，便能解决小腿抽筋的问题。

承山穴的取穴与按摩

▶ 精 确 取 穴

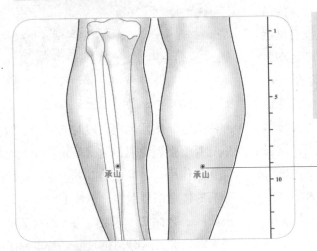

承山

承山

小腿后面正中，委中穴与昆仑穴之间，当伸直小腿和足跟上提时腓肠肌肌腹下出现凹陷处即是。

▶ 取 穴 技 巧

功用

舒筋活络。

配伍治病

痔疾：承山配大肠俞；

下肢痿痹：承山配环跳、阳陵泉。

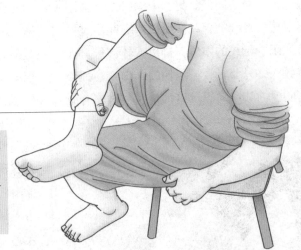

正坐翘足，将欲按摩的脚抬起，置放在另外一腿的膝盖上方。用同侧的手掌握住脚踝，大拇指指腹循着脚后跟正中（阿里基腱）直上，在小腿肚下，"人"字形的中点处即是该穴。

▶ 自 我 按 摩

四指轻握小腿，用大拇指指腹揉按穴位，每次左右各（或双侧同时）揉按 1 ~ 3 分钟。

程度	指法	时间/分钟
适度		1 ~ 3

是明显，让人很苦恼。告诉你一个好方法，不需要去健身房，也不需要大把的时间和钞票，就可以轻松减掉赘肉，那就是平时上班的时候，不论是坐着或是站着都可以，把脚后跟抬起，使小腿肌肉保持紧张，只要这样一个小动作就足够了。这样可以充分地刺激承山穴，不但能美化腿部线条，还能防止腰肌劳损，是个一举两得的好方法。

按摩承山穴还有治疗便秘的作用，便秘之症，虽属大肠传导功能失常所致，但与肾的关系极为密切。膀胱与肾相表里，膀胱经脉走至足小趾外侧末端与足少阴肾经相连通，且属膀胱络肾，故针刺膀胱经的承山穴可调节肾，又因承山穴别络入肛门，通于大肠，有理气散滞之功，故可治疗大便秘结。

教你快速找穴位————————●

承山穴在小腿后面正中，当伸直小腿或足跟上提时腓肠肌肌腹下出现三角形凹陷处。伸直小腿，从足后跟到腘窝画一条线，一分为二，中点的位置就是承山穴。

♥ 丰隆穴：化痰消食减肥穴

丰隆，在古代神话中指的是两位神仙：雷神和云师。这用在我们的穴位上怎么理解呢？在二十四节气当中，一个是惊蛰，是春天的第三个节气。惊指的是雷，春天的第一声响雷，将蛰伏在地下的万物全都震醒了。这时候会怎么样呢？春雷的响起，会促使地下潜伏的虫子四处逃窜，也会促进地面沉伏的气往上走，到天空中变为云，云层累积到一定程度就化为雨。雨再降落下来，会怎么样？雨过天晴。

被雨水洗过的天空一片清朗，而地面也是干净清新的，就和阳光普照的春天一样，让人非常舒服。

这便是阳气上升，与天上的阴气相结合，所形成的阴阳平和的境界。丰隆穴就是这样一个主管气的升降的穴位。它所处的位置肌肉丰满结实，隆起来，就好像一个小土丘一样。而且，它同时是脾经和胃经的络穴，刺激它，就好像春雷响起，促使气往上走。

丰隆穴是足太阴脾经的穴位，同时也是胃经的络穴，脾主升，胃主降。因此，在刺激这个穴位的时候，可以调和脾胃，从而沟通起到表里、上下的作用。

中医讲"百病皆由痰作祟"，意思是说痰作为一种病理产物，可以引起很多种疾病。这里的痰既包括有形之痰，比如说我们咳嗽出来的痰，也包括无形之痰，比如说存在于肌肉、经络的痰。

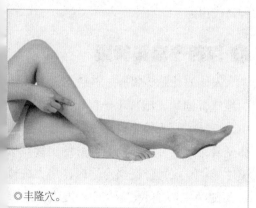
◎丰隆穴。

痰是由于脾虚产生的一种病理产物。丰隆是健脾祛痰的要穴，凡与痰有关的病症，如痰浊阻肺之咳嗽、哮喘，痰浊外溢于肌肤之肿胀，痰浊流经经络之肢体麻木、半身不遂，痰浊上扰之头痛、眩晕，痰火扰心之心悸、癫狂等，都可配取丰隆穴疗治。

对于胖人来说，一般属于痰湿体质，也就是体内的痰湿比较盛，这和平时的饮食习惯和饮酒有一定关系。如果平时爱吃肥甘厚味，饮食没有节制，暴饮暴食，或者经常饮酒，这些都会损伤脾胃，使水液代谢失常，聚而成痰。丰隆穴通过健脾的作用，使水湿痰浊得以运化，脾胃强健了，自然也就不会有饮食积滞了。

丰隆穴还是瘦腰收腹的减肥良穴，经常按摩可以起到消食导滞，化痰消脂。这和丰隆穴的特殊功用是分不开的。前面已经说过了，丰隆穴既是脾经的穴，又是胃经的络穴，脾胃对于消化吸收来说十分重要，按摩丰隆穴，可以消食祛痰，从而起到帮助减肥的作用。

另外经常灸丰隆的话，还可以缓解疲劳，预防中风。在治疗疾病的时候，可以根据病情，配合适当的穴位，加强疗效。比如说眩晕的话用丰隆配风池。如果感冒，咳嗽痰多，用丰隆配肺俞、尺泽。

教你快速找穴位——

丰隆穴位于小腿前外侧，外踝尖上8寸，胫骨前缘外二横指（中指）处。内与条口相平，当外膝眼（犊鼻）与外踝尖连线的中点。

♥ 三阴交穴：女人终生美丽穴

三阴交。三阴，指的是足部的三条阴经，也就是足太阴脾经、足少阴肾经、足厥阴肝经。交，交会也。三条阴经在这里交会，所以称为三阴交穴。

三阴交位于小腿内侧，符合阴的特性，

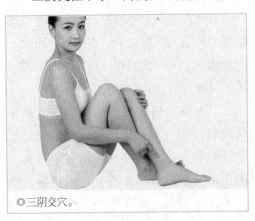

◎三阴交穴。

对女性有特殊的保护作用。一般妇科病，刺激此穴皆有效。同时，三阴交穴还是女人身上的美丽大穴，可以帮助女性维持年轻，延缓衰老，推迟更年期，保持女性魅力。那么，三阴交对女人、对人体究竟有什么神奇作用呢?

① 保养子宫和卵巢

人体的任脉、督脉、冲脉这三条经脉的经气都同起于胞宫（子宫和卵巢）。其中，任脉主管人体全身之血，督脉主管人体全身之气，冲脉是所有经脉的主管。每天17～19点，肾经当令之时，用力按揉每条腿的三阴交穴各15分钟左右，能保养子宫和卵巢，促进任脉、督脉、冲脉的畅通。女人只要气血畅通，就会面色红润白里透红，睡眠踏实，皮肤和肌肉不垮不松。

❷ 紧致脸部肌肉

如果脾受到伤害，脸上及全身肌肉都会更快地松弛。如果想在 40 岁之后还能对抗地球的引力，保证脸部肌肉和胸部不下垂，除了饮食要规律之外，还要经常在21 点左右，即三焦经当令之时，按揉左右腿的三阴交穴各20分钟，这样有健脾作用，因为三阴交是脾经的大补穴。

❸ 调月经，祛斑，祛皱，祛痘

三阴交是脾、肝、肾三条经络相交会的穴位。其中，脾化生气血，统摄血液。肝藏血，肾精生气血。女人只要气血足，那些月经先期、月经后期、月经先后无定期、不来月经等统称为月经不调的疾病都会消失。而女人脸上长斑、痘、皱纹，其实都与月经不调有关。只要每天21～23点，三焦经当令之时，按揉两条腿的三阴交各15分钟，就能调理月经、祛斑、祛痘、祛皱。不过，要坚持每天按揉，按揉一个月之后，才能看到效果。

❹ 改善性冷淡

很多女性面对高压的生活节奏，或者因为自身饮食结构或生活习惯不合理，导致性冷淡，这样很容易影响夫妻感情，导致家庭不稳定。三阴交是一个大补穴，能补气补血，提升女人的性欲，让女人远离性冷淡，重温浪漫人生。每天 17～19 点，

肾经当令之时，按揉三阴交，提升性欲的效果最好。坚持一个月，便可收到你想要的效果。

❺ 调治肌肤过敏、湿疹、荨麻疹、皮炎

皮肤之所以过敏，出现湿疹、荨麻疹、皮炎等，都是体内的湿气、浊气、毒素在捣乱。三阴交是脾经的大补穴。脾最大的功能之一是能够把人体的水湿浊毒运化出去。每天中午 11 点，脾经当令之时，按揉左右腿的三阴交各 20分钟，能把身体里面的湿气、浊气、毒素排出去。不出一个半月，皮肤就能恢复光洁细腻、干净无瑕了。

❻ 保持血压稳定

三阴交是一个智能调节穴位。如果你的血压过高或过低，每天中午 11～13 点，心经当令之时，用力按揉两腿的三阴交各20分钟，坚持两三个月，就能把血压调理至正常值。

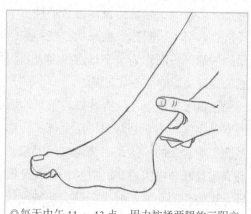

◎每天中午 11～13 点，用力按揉两腿的三阴交各20分钟，时间长了就能把血压调理至正常值。

另外，三阴交还能调治脾胃虚弱、消化不良、腹胀腹泻、白带过多、子宫下垂、全身水肿、眼袋水肿、小便不利、脚气、失眠等症。

对于穴位的按揉，不要指望一两天出效果，一定要长期坚持才能看到效果。每天坚持按揉两条腿的三阴交各15分钟以上，就不必惧怕岁月的侵蚀。如果感觉用手指按揉比较累，可以用经络锤敲打，或者用筷子头按揉，效果也一样。

另外，值得注意的是，孕初期的女性，一定不要刺激三阴交穴，更不能和合谷一起刺激。因为三阳交和合谷穴同为流产的名穴，初孕时，胎儿本来就不稳定，如果刺激三阳交和合谷穴，则有流产的危险。

教你快速找穴位

三阴交在小腿内侧，当足内踝尖上3寸，胫骨内侧缘后方。这个穴位在摸的时候一般都有一点胀，压的时候会有痛感。

❤ 然谷穴：增进食欲奇效穴

然谷穴，别名龙渊穴、龙泉穴。然，燃也。谷，两山所夹空隙也。该穴名意指肾经外涌的地部经水在此大量气化。本穴物质为肾经涌泉穴传来的地部经水，性温热，至本穴后水液大量气化水湿，经水如同被燃烧蒸发一般，故名然谷穴。

然谷穴的适用范围极广，包括泌尿生殖、五官、妇产等多个系统的疾病，如膀胱炎、尿道炎、睾丸炎、精液缺乏、遗尿；喉痹、咽喉炎、扁桃体炎；月经不调、不孕症；心肌炎、阴痒、糖尿病、精神病、足跗肿痛等。而作为一个日常保健大穴，它的开胃功能则是不容忽视的。

在日常生活中，没有胃口最常见的原因就是生气。不管是暴怒，还是郁怒，都是会影响食欲的。这是因为生气的时候，肝火比较旺，中医讲，肝克脾，也就是说肝会影响脾的功能，肝火旺就会使脾比较虚弱，因此就会影响食欲。

还有一种常见的情况，那就是脾胃的功能本身就比较弱，部分老年人就属于这种情况。如果脾胃功能比较弱的话，不仅仅是没有食欲，而且吃完饭也不容易消化。这些年来，很多人，尤其是年轻女性，过分追求减肥，经常过度节食，对脾胃也是一种损伤，长期下来，食欲就会明显下降，甚至形成厌食症。也有一部分小朋友，比较挑食，长得又瘦又小，让家长很是着急。

不管是哪种原因引起地没有食欲，都会对身体造成影响，甚至形成伤害。这是

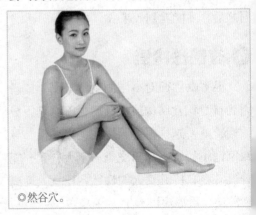

◎然谷穴。

因为，消化系统对我们身体来讲是主要的能量来源，如果没有足够的营养物质的摄入，身体就无法正常工作。中医讲，脾胃是气血生化之源，说的就是这个道理。打个比方说，身体就好像是汽车，食物就好像是汽油，想省油可以理解，但是如果不给油，车肯定是没有办法跑起来。有人可能会说，现在科技这么发达，有太阳能的啊。其实，不管是哪种能源，都是给车提供动力。人体也一样，不吃饭也可以，但是要想生存下去，肯定都选择能替代食物的东西，现在看来，只能是选择输营养液。

食物对我们的生存来讲有着极其重要的意义，可要是由于各种原因没有胃口，根本不想吃饭怎么办呢？别着急，让然谷穴来帮你解决这个问题。找准位置后，用大拇指用力往下按，按下去后马上放松。大拇指按下去的时候，穴位局部会有酸胀的感觉，如果这种感觉同时向小腿延伸，那效果就更好了。按的时候，可以双脚交替进行，也可以同时按摩两侧。每天按摩1次，每次3分钟，只要坚持经常按然谷，一定可以增强脾胃的功能，再也不会有食欲缺乏、消化不良的苦恼了。

你会不会觉得奇怪，为什么肾经上的穴位，却可以治脾胃的病呢？这要从中医的基本理论讲起。《黄帝内经》里讲："肾者，胃之关也。""关"可以理解为关口、关卡的意思。在通常情况下，我们吃的这些东西首先要经过胃的消化吸收，然后再通过其他脏腑，运输到全身各处。肾就好像是水液出入的关口，如果这里出了问题，

水液就不能排出，都堆积在胃里，或者溢于全身。另一方面，肾是先天之本，人体生命活动都要依靠肾。如果肾不能正常工作，其他脏腑的功能也就受到影响，无法工作。肾对胃有很大影响，因此肾经上的然谷穴可以用来治疗食欲下降。

推拿然谷后，我们会很快感到嘴里唾液腺兴奋，唾液分泌得多了，很快人就会产生饥饿感。这时候，可以吃东西了。不过千万不要暴饮暴食，吃到八分饱就可以了。平常体弱多病的人、素来胃口不好的人，以及小孩子尤其要注意，以免损伤脾胃功能。

其实，然谷穴的作用不仅仅如此，还可以治疗阴虚火旺的各种症状，比如说心烦失眠、口渴喜饮、咽喉肿痛等。这是因为然谷穴是肾经的荥穴，荥穴有很好的清火的作用。因为然谷是肾经上的穴位，众所周知，肾主生殖，因此然谷也可以用来治疗泌尿生殖系统疾病。值得一提的是，然谷穴还可以用来治疗糖尿病。中医把糖尿病称作消渴病，认为是体内阴虚，并由

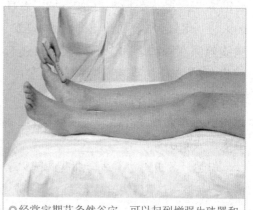

◎经常定期艾灸然谷穴，可以起到增强生殖器和治疗泌尿生殖系统病症的作用。

此引起燥热，所以表现出来多饮、多食、多尿以及消瘦的症状。然谷穴是肾经上的穴位，对于以多尿为主要症状的下消病症尤为适合。

然谷穴位于足内侧缘，足舟骨粗隆下方，赤白肉际，可正坐或仰卧位，在舟骨粗隆下缘凹陷处取穴。

太冲穴：消气泻火揉太冲

眼睛酸涩、视物不清；夜里总做噩梦，两三点钟便会醒来，再难入睡；精神涣散，注意力无法集中；两胁隐隐作痛、抑郁，总想长出一口气；女性月经不调……这些症状都可以找太冲穴来帮忙。

太冲是肝经的原穴，原穴的含义有发源、原动力的意思，也就是说，肝脏所表现的个性和功能都可以从太冲穴找到形质。在中医里面，有"肝为刚脏，不受怫郁"的说法，也就是说，肝脏的阳气很足，火气很大，不能被压抑。我们经常说"某某肝火旺"，其实肝火旺是一种上天的禀赋，通常肝火旺的人都有胆有识、精力充沛，能成大事，一旦生气也能很快地宣泄出来，不会伤到身体。有的人先天肝火不旺，气血不足，这样的人一旦生气，很容易被压抑，无力宣发，只能停滞在脏腑之间，形成浊气。还有一些人，每天精神涣散，注意力很难集中，或者半夜两三点钟就会醒来，再难入睡，这些其实都是肝部的毛病，可以通过刺激太冲穴解决。

但是，太冲穴并不适合那些脾气火暴的人，就是一有不痛快就马上发泄、吵闹，并且吵闹后觉得痛快，还能谈笑风生的人，这种人的火气已经发泄掉了，不用再揉太冲穴。这个穴位是为那些爱生闷气，有泪不轻弹但又不能释怀的人准备的，还有那些容易郁闷、焦虑的人都很适用。

其实，发脾气也不一定是坏事，因为很多时候我们会发脾气，并不是由于修养差、学问低，而是体内的浊气在作怪，它在你的胸腹中积聚、膨胀，最后无法控制地爆发出来。那么这种气又是如何产生的呢？从根源上来讲，是由情志诱发的。其实这种气起初是人体的一股能量，在体内周而复始地运行，起到输送血液周流全身的作用。肝功能越好的人，气就越旺。肝帮助人体使能量以气的形式推动全身物质的代谢和精神的调适。这种能量非常巨大，如果我们在它生成的时候压抑了它，如在生气的时候强压下怒火，不能使它及时宣发，它就会成为体

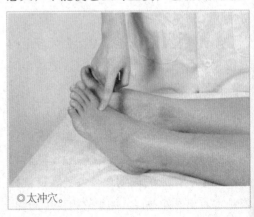

◎太冲穴。

内一种多余的能量，也就是我们经常说的"上火"。"气有余便是火"，这火因为没有正常的通路可宣发，就会在体内横冲直撞，窜到身体的哪个部位，哪个部位就会产生相应的症状，上到头就会头痛，冲到四肢便成风湿，进入胃肠则成溃疡。揉太冲穴就是给这股火找一个宣发的通路，不要让它在体内乱窜。

感冒初起，有流涕、咽痛、周身不适等感觉时，可通过按摩脚上的太冲穴减轻感冒带来的不适，甚至可以使感冒痊愈。具体方法是：先用温水浸泡双脚10～15分钟，而后用大拇指由涌泉穴向脚后跟内踝下方推按，连续推按5分钟，然后，再用大拇指按摩太冲穴，由下向上推按，双脚都按摩，每侧按摩5分钟。按摩后，即刻会感到咽痛减轻，其他症状也会随之减轻，甚至痊愈。

除了按摩法，还可用外敷穴位法保健、治疗。一是贴人参片法，把片放在穴位上，用医用胶布固住，每12小时换一次，隔天贴一次。二是贴黑干桑葚子法，贴法同上。桑葚子能滋补肝肾、收敛肝之元气，太冲穴是肝的元气集中地，通过它，肝气能够迅速回归肝脏。脂肪肝的根本病因是肝脏本身精气不足，不能够自行维持肝脏的功能所致，用此法补足肝的精气着手，能治疗脂肪肝。

另外，太冲穴还可以缓解急性腰痛。超过半数的成人都出现过急性腰痛症状，多数是由于劳累过度、不正常的姿势、精神紧张以及不合适的寝具等因素引起。这时，就可以用拇指指尖对太冲穴慢慢地进行垂直按压，一次持续5秒钟左右，进行到疼痛缓解为止。

教你快速找穴位————————

太冲穴在足背上第一、二脚趾缝向上，大约有两指宽的地方，在两个骨头之间，按下去会有很强的酸胀或胀疼感。

太白穴：补脾解乏灸太白

太白穴隶属属足太阴脾经。太，大也。白，肺之色也，气也。太白穴名意指脾经的水湿云气在此吸热蒸升，化为肺金之气。本穴物质为大都穴传来的天部水湿云气，至本穴后受长夏热燥气化蒸升，在更高的天部层次化为金性之气，故名太白穴。由于太白穴是脾经的原穴，健脾补气的效果比其他穴都强。所以人们很重视它，把它称作"健脾要穴"。

脾经是个少气多血的经脉，气不足、血有余，所以常会出现脾气虚的症状。究竟脾气虚都有什么症状呢？消化不良，吃完东西不一会儿就腹胀，或者是觉得胃疼，大便总是特别稀，面色发黄、没有光彩，睡觉流口水，舌两边有齿痕，血液循环不到末梢、手脚冰凉，身体沉重、女性崩漏，白带量多，月经淋漓不尽，因气血上不到头部而头晕眼花，没有精神、总觉得特别累，连说话也是有气无力的，等等。这些症状都是脾的运化能力差造成的。虽然脾虚的症状有很多，但揉太白穴全都可以防治。因为它是原穴，能补充脾经经气的不足。

一般来说，用太白穴补脾气灸法最好，方法很简单：取艾条一段，在两侧太白穴施灸，采用温和灸法，每次持续3～5分钟。如果使用艾炷灸，每次1～3壮即可。其疗程可根据病程长短自行调节，症状消失或明显改善即可停止。

除灸法之外，还有一种好方法推荐给大家。就是用人参切片后，放在太白穴这里，外面用纱布叠成的小方块盖在上面，然后用胶布固定，如果没有胶布的话，也可以用膏药代替。两侧的太白穴都要贴上，而且要12个小时以后再取下来。隔天贴一次就可以了。如果要是你对胶布过

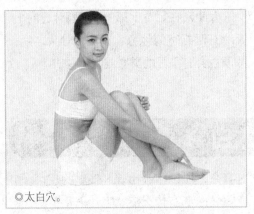

◎太白穴。

敏的话，也可以直接用手来揉，按摩时要让穴位有轻微的胀痛感，每天坚持按揉3～5分钟。揉太白穴也有个窍门，就是用大拇指的内侧多摩擦它，这样健脾的效果会更好。如果用艾灸的话，健脾效果也很好。按揉太白穴来健脾的功效说简单点儿就像是吃山药薏米粥，既可以健脾，也可以利湿。

除了健脾之外，太白穴还可以解除身体疲乏，特别是脚上和腿上的疲乏。很多人都有这个体会，逛了一天的街，回到家里，马上就想把鞋子脱下来，用手揉揉捏捏脚趾脚背。其实这是一件很自然的事，却反映出我们身体的本能。在捏脚的过程中就刺激了各个穴位，不仅促进了局部的血液循环，也使全身的血液都流动起来，自然就会解乏了。太白穴就是这众多穴位中的一个。当然，如果想"精准打击"，迅速见效，最好还是用艾条灸，通常几分钟症状就会缓解。

教你快速找穴位——

太白穴在脚的内侧，用手沿着赤白肉际，从大脚趾趾跟开始，往踝关节方向摸，摸到的第一个突起叫作跖骨小头，在它后下方有个凹陷处，那就是太白穴的所在了。

♥ 行间穴：肝脏郁结去火穴

说到行间，最早并不是用来指代穴位的，而是用来说军队的，即"行伍之间"。如《商君书》云："行间之治连以五，辨之以章，束之以令，拙无所处，罢无所生。"《史记·卫将军骠骑列传》也记载："青

幸得以肺腑待罪行间，不患无威。"那么，行间穴应该如何解释呢？行，行走、流动、离开也。间，二者当中也。该穴名意指肝经的水湿风气由此顺传而上。本穴物质为大敦穴传来的湿重水气，至本穴后吸热并

循肝经向上传输，气血物质遵循其应有的道路而行，故名。

行间穴是一个火穴，肝属木，木生火，如果有人肝火太旺，就泻其心火，这叫"实则泻其子"。行间穴是一个泻心火的穴位。如果你经常两肋胀痛、嘴苦，那是肝火旺；而像牙痛、腮帮子肿、口腔溃疡、鼻出血，尤其是舌尖长疱，就是心火盛，这时火已经不在肝上，多揉行间穴就可以消火，掐此穴对眼睛胀痛尤有显效。

《类经·图翼》上说："泻行间火而热自清，木气自下。"另外，此穴还治心里烦热，燥咳失眠。因肝经环绕阴器，所以行间还善治生殖器的热症，如阴囊湿疹、小便热痛、阴部瘙痒等。对痛风引起的膝踝肿痛，点掐行间也有很好的止痛效果。

行间穴还可以配睛明穴治青光眼、降眼压；配太冲穴、合谷穴、风池穴、百会穴治肝火上炎、头痛、眩晕；配中脘穴、肝俞穴、胃俞穴治肝气犯胃之胃痛；配中府穴、孔最穴治肝火犯肺干咳或咯血。

刺激行间穴，可以采用大拇指指尖掐的方式，还可以艾炷灸3～5壮；或艾条灸

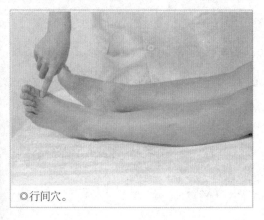

◎行间穴。

5～10分钟。按压行间穴，会强痛，在这些穴道上每天两次指压，每次30下的强烈刺激即可。而有肝硬化和酒精肝、脂肪肝则用香烟或艾炷每天灸20次，每天坚持下去，并同时注意饮食起居，效果十分显著。

前面已经说了许多行间穴的治疗功效，其实还有一种病我们没有谈到，那就是懒病。这种现象在现实生活中很常见，许多年轻人会经常或某段时间内存在慵懒无力的状态，到医院检查又查不出什么问题，于是大家就认为这些人好吃懒做，但实际上与身体功能下降有关，而造成此局面的最主要原因就是精力暗耗、中气不足、肝失条达三个方面。

首先是精力暗耗，现代人通常是轻体力重脑力，表面上没有消耗精力，但实际长时间的注意力集中和思维运动消耗的精力比体力更甚；其次中气不足，思维运动过度，体力劳动却很少，两者之间不平衡，导致气机郁滞，脾失健运，中气不足；最后，气机郁滞，中气匮乏，就会引起肝失疏导，而肝性喜条达，如果疏导不利，通常就会在情志方面表现出来，人也就会慵懒无力。这时候就应当温振中阳、养精疏肝，而艾灸行间恰恰有此功效。其方法为：艾条悬灸，每次灸10～20分钟，以温热为度，隔日1次，10次为一个疗程。如果疗效不显著，还可加灸气海、鸠尾，起一个辅助作用，方法与行间相同，但顺序则当为气海、鸠尾、行间。

教你快速找穴位

行间穴在足背侧，当第一、二趾间，趾蹼缘的后方赤白肉际处。

大敦穴：消气化郁养肝穴

大敦穴，是肝经上的第一个穴位。大墩，大树墩的意思，这里指穴内气血的生发特性。大敦穴，性情敦厚，担负着调和周围的穴位的重担。它也是肝经上的井穴，就是经气汇聚的地方。

大敦穴自古以来就被视为镇静的要穴。现代人生活压力很大，经常需要工作到很晚，早晨起来感觉头昏脑胀，一点儿工作状态也没有。休息质量差不仅会影响工作效率，而且长此以往还会影响身体健康。告诉你个很简单的方法，用手指按压大敦穴就可以起到缓解焦虑急躁的作用，按压时要用力按压7～8秒钟，同时慢慢吐气，每日晚上睡觉前重复10次左右。这是什么道理呢？中医认为肝主疏泄，如果平时工作紧张，压力大，就会使肝的疏泄功能受到影响，身体里的气血运行不畅，因此出现头晕乏力、眼睛干涩等症状。按压大敦穴可以促使肝的功能恢复正常，也就起到了治疗的作用。

当然，大敦的功效还不仅仅如此，下面这些症状都是它的管辖范围：

① 疝气

疝气并不是很常见的一种病，是指人体组织或器官一部分离开了原来的部位，通过人体间隙、缺损或薄弱部位进入另一部位。最常见的症状就是在大腿根或者肚脐鼓出来一个包，躺着或者用手揉揉可以回去，一般发生在咳嗽、喷嚏、排便等腹压增高的时候，发育不良的婴幼儿和体弱多病的老年人较多见。很多家长对孩子疝气并不放在心上，认为疝气进进出出，对身体没什么影响。其实这种想法是不正确的，虽然在大多数情况下，疝气可以自行进出，但是偶尔也会发生嵌顿、上不去的情况，这就麻烦了，如果不能及时恢复，时间一长会造成疝内肠段的缺血性坏死，甚至肠穿孔而危及生命。如果你身边有这样的病人，你可以告诉他坚持按揉大敦穴，这个穴位可是治疗疝气的特效穴。除了大敦穴外，还可以配合太冲、气海、地机一起来治疗，疗效更好。

② 癫痫

癫痫俗称"羊痫风"，发作时，患者经常突然昏倒，口吐白沫，这个病有两大特点，一是突然发作，二是反复发作。大敦穴是足厥阴肝经的井穴，具有开窍醒神的作用。对于有癫痫病史的患者，平时可每天早晚按压大敦穴，预防发病；如果遇到癫痫发作的患者，也可以帮他刺激大敦穴，促进他苏醒，不过这时需要给予强刺

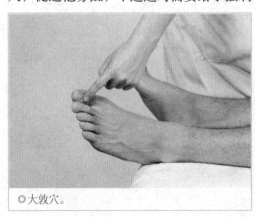

◎大敦穴。

激，可以用钥匙等来辅助。

❸ 泌尿系统疾病

包括泌尿系统感染、肾炎、肾结石、排尿困难、尿不尽等。泌尿系统感染其实是很常见的一种病，尤其是女性朋友容易得。这是由女性的生理结构所决定的。女性的尿道口与阴道距离很近，而且尿道长度短，细菌很容易上行，从而引起尿路感染。最主要的症状就是小便次数多，而且憋不住，小便的时候还有疼痛灼热的感觉。如果你得了尿路感染，不必惊慌，可以用按压大敦穴来治疗，同时注意多喝白开水，多排尿，很快就会痊愈。

❹ 生殖系统疾病

包括女性的月经失调、闭经、功能性子宫出血、子宫脱垂，男性的阳痿、遗精、睾丸炎、附睾炎、阴茎疼痛等。常配太冲、气海、归来、曲泉等穴进行治疗。肝经循行时经过泌尿生殖系统，所以可以用来治疗这里的疾病。中医讲，肝主藏血，所以肝经上的大敦穴能治疗出血症，而且多用来治疗下部的出血，像崩漏、月经过多等。

治疗时如果能采取艾灸的方式，效果更好。比如说功能性子宫出血的患者，经常会出现月经量多、时间长，由此可能引起头晕眼花、乏力等一系列症状，这时可以用大敦配隐白，直接艾炷灸，有补益肝脾，调理冲任的作用。子宫脱垂的话，用大敦配百会、三阴交、照海，有调补肝肾，益气固脱的作用。

另外，大敦配合神门穴有一定的降压作用。大敦穴还有调节大肠运动功能的作用，可以用指甲掐按大敦穴来治疗便秘。同时此穴还是治疗脂肪肝、肝炎、酒精性肝病、肝硬化等肝脏慢性病必不可少的治疗和保健要穴。

总之，大敦穴是肝经的起始穴，可以用来治疗肝经经过部位的疾病，也可以治疗由肝引起的各种疾病，只要掌握住这两点，你就可以用大敦来轻松应对上述各种问题了。最后提醒你一点，这个穴位在孕妇生孩子前后都不宜艾灸。

教你快速找穴位

大敦穴在足大趾末节外侧，距趾甲角0.1寸。可从拇趾爪甲外侧缘与基底部各做一线，于交点处取穴。

❤ 太溪穴：滋阴益肾大补穴

太溪隶属足少阴肾经，别名大溪、吕细。太，是大的意思；溪，溪流的意思。"太溪"的意思是指肾经水液在此行成较大的溪水。它是足少阴肾经的腧穴和原穴，腧穴就是本经经气汇聚之地，而原穴也是本经经气较大的"中转站"，太溪穴合二为一，

所以太溪穴处肾经的经气最旺。足少阴肾经在五行中属水，肾主水，所以刺激太溪穴能够发挥"补水"也就是滋阴的作用。《医宗金鉴》说它主"房劳"，也就是可以调治性生活过多过频所导致的肾阴虚。

有人经常足跟痛，这就是肾虚。此时

应多揉太溪穴，顺着太溪穴把肾经的气血引过去。只要太溪穴被激活了，新鲜血液就会把瘀血冲散吸收，然后再循环带走。为什么会痛？痛就是有瘀血，停在那里不动了，造成局部不通，不通则痛。你把好血引过去，把瘀血冲散，自然就不痛了。揉太溪穴就是帮助冲散瘀血。

有人经常咽喉干，喝水也不管用，没有唾液，这是肾阴不足。揉太溪穴就能补上肾阴。可以一边按揉一边做吞咽动作，这样效果会更好。

如果家里有高血压、肾炎病人，也可以经常给他们按揉太溪穴，可使高血压有一定程度的降低，而且对尿蛋白有一定的治疗效果。手脚怕冷或发凉的人，可以在睡前按摩太溪穴，在每天反复刺激之下，慢慢会感觉到暖和的。

除此之外，太溪穴还有养发的功效。中医认为，头发的盛衰和肾气是否充盛有很大关系。头发伴随人的一生，从童年、少年、青年、壮年到老年，均和肾气的盛衰有直接和密切的关系，也就是《黄帝内经·素问·六节脏象论》中"肾者……其华在发"的含义。因此，要想使自己的秀发飘逸、有光泽，就要注意补肾，补肾最好的办法就是按摩太溪。按摩时，用对侧手的拇指按揉，也可以使用拳头突起的关节按摩，留意力量要柔和，以感觉酸胀为宜。

事实上，太溪穴不但是肾经上的大穴，而且还是全身的大补穴。众所周知，足三里穴是人体的第一长寿穴，它是胃经上的合穴，偏重于补后天，而太溪穴偏重于补

先天。所以，要补肾回阳、修复先天之本就得从太溪穴开始。

太溪是肾经上的原穴，也就是说肾经的元气会于此，是人体当中元气旺盛、无与伦比的穴位。肾是我们的后天之本，中医说肾阴和肾阳是生长发育的根本，五脏六腑皆根植于肾，肾一旦出现问题，人体就会百病丛生。太溪，作为肾经的原穴，是人体一大功臣，肾经的经水从涌泉当中出来，进入然谷的川谷当中，流注于太溪，再滋养五脏六腑，为人体提供所需的营养。

太溪主要用来补阴，所以不要用灸，因为灸是热性刺激，容易伤阴，最好是按揉。按揉太溪，将四指放在脚背上，大拇指弯曲，从上往下刮左右脚上的穴位，按揉时一定要有痛感，每天早晚个按1~3分钟。

按揉太溪一年四季都可以，但春秋季节天气干燥的时候，按揉的时间应该长一些，因为燥易伤阴，多揉一些时间，既可补阴，又可防燥伤阴；夏季可以时间短一些，因为夏季湿气比较重，按揉时间长了，体内的阴气太重反倒不好。

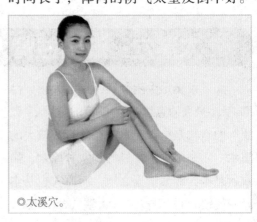

◎太溪穴。

冬季时间可折中一些，每天每穴 5 分钟就行了，但是无论什么季节，最好在（晚上 9～11 点）按揉，这时身体的阴气较旺，可以趁热打铁。刺激太溪穴，还可以将人参切片，外贴在穴位上，用折叠成方块的纱布覆盖在上面，再用医用胶布固定，两侧的太溪穴都要贴，12 小时候取下，

隔天再贴一次。

教你快速找穴位————————————●

太溪穴在足内侧，内踝后方，当内踝尖与跟腱之间的凹陷处。可采用正坐位，将一条腿的小腿放在另一条腿的大腿上，即 "4" 字腿状，太溪穴则位于足内踝与跟腱之间的凹陷处。

❤ 照海穴：滋肾清热治失眠

照海又名阴跷、漏阴。所谓 "阴跷"，乃穴内气血有地部的经水和天部的阳气，气血特性体现了阴急而阳缓的阴跷脉特性，故名阴跷。所谓 "漏阴"，漏，漏失也。阴，阴水也。漏阴名意指肾经经水在此漏失。本穴物质为地部经水，因受天部照射之热，经水气化蒸发如漏失一般，故名漏阴。

中医认为，刺激照海穴可滋阴补肾，清利下焦，清心宁神，调经利尿，对于月经不调、痛经、赤白带下、阴挺阴痒、小便频数、癃闭、疝气、目赤肿痛、咽喉干痛、便秘、癫痫等症有疗效，现代临床则常用于治疗肾炎、高血压、失眠、慢性咽炎、梅核气、足跟痛等，尤其对于阴虚导致的

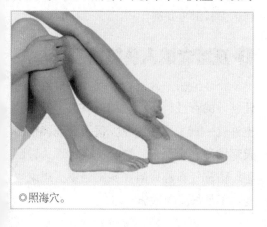
◎照海穴。

五心烦热有奇效。

很多朋友可能会有这样体会，随着现代生活水平的提高，人们所处的环境也发生了翻天覆地的变化，夏天家里有空调，冬天有暖气。殊不知这种舒适环境背后对人体所造成的伤害。我们感官上冬天不冷了夏天也不怕热了，虽然人自觉舒适，可是我们自身对外界的适应能力却越来越弱。所以一到季节变化的时候，很多人身体就会出现不适症状，如咳嗽，咽喉肿痛，嗓子嘶哑等，这种情况比比皆是。

在孙思邈《千金要方》里就有记载，称照海穴为 "漏阴"，意思是说如果这个穴出现问题，人的肾水减少，就会造成肾阴的亏损，引起虚火上升。如嗓子干疼、慢性咽炎、声音嘶哑等症状。另外，照海穴在奇经八脉中属于阴跷脉，与足少阴肾经交会，为八脉交会的要穴之一，具有滋肾清热之功效。经常揉按这个穴不仅能够调理阴跷脉，还可以调理肾经。

在按揉照海穴的时候，要闭紧嘴巴，不能说话，如果感觉到嘴里有唾液了，也一定要咽到肚子里去。因为，唾为肾

之液，唾液也有滋补肾精的作用。肾精充足了，火自然下去了。按揉照海穴不仅能治疗嗓子干痛，还能治肩周炎。方法也很简单：坐在床上，屈膝，脚底平踏在床面，自己用双手拇指分别揉撚两侧内踝下的照海穴5～10分钟，刺激量以自己产生酸胀的感觉为宜，每天坚持按揉1～3次。此外，如果你有失眠证，也可以借助照海穴来缓解。睡前揉几分钟照海穴，不仅可以滋阴降火、补肾益气，而且还可以让你舒舒服服地睡个好觉。此穴位还以用灸法：艾炷灸或温针灸3～5壮，艾条温灸5～10分钟。

中医专家在临床中也有发现，肾经上的照海穴不仅可以治疗咽喉肿痛、嗓子嘶哑，还能改善失眠。因为照海和奇经八脉的阴跷脉相通，阴跷脉与眼睛相连，主管睡眠，因此照海可以用来滋阴安神，对于阴虚火旺导致的心神不安，难以入睡，照海是首选穴位。中医认为失眠是阴不入阳，除了吃得过饱或者太饿都会让人难以入睡外，其他原因引起的失眠也可以选用照海来治疗。所以，建议因失眠被困扰的朋友，在睡觉前不妨撚撚照海穴，不仅可以滋阴降火，补肾益气，还可以让你舒舒服服地睡个好觉。

教你快速找穴位

照海穴在足内侧，内踝尖下方凹陷处。

● 丘墟穴：释放压力通脉穴

丘墟穴隶属足少阳胆经。丘，土堆或土坡也。墟，故城遗址或废墟。丘墟名意指在胆经的风气作用下，地部的脾土为空虚之状。本穴物质为悬钟穴降行而至的水湿风气，在风气的吹下穴内脾土为空虚之状，只有皮骨而无脾土（肌肉），故名丘墟。

在中医理论中，丘墟穴具有推动神经

和血液循环的作用，通过刺激丘墟穴，脚部的瘀血就会循环代谢出去，当然存在于身体末端的垃圾和有害的物质也会被全身的循环运输到体外。于是，供氧和其他有用的物质都会得到改善，慢慢地人的思路也逐渐清晰，头脑也变得清醒，情绪变得稳定，所以丘墟对人在承受不幸的释放心理压力有很重要的作用。

❶ 丘墟穴使人头脑清晰

经常坐在办公室中，或者本身就是担任领导的责任，会议、加班就成了常事，也许就一直工作到深夜，甚至会连续很多天都忙碌直至深夜。那必然会出现头昏脑胀，仿佛气血都瘀阻在头脑当中，思维也变得不是很清晰敏捷了。

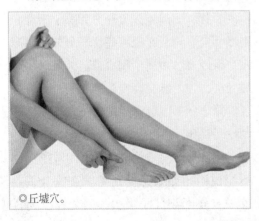
◎丘墟穴。

那到底身体出现了什么变化，会使头脑无法清晰，全身的感觉都让人不舒服呢？这是因为长时间的劳累，工作强度大，会使身体血液循环变慢，逐渐的一些身体末端产生的垃圾和有害的物质就堆积在一起。那么其他的系统也慢慢地失去原有的活性。那么也有人说长时间的身体压力大，会形成微微的瘀血，这些瘀血会阻碍血液的循环，神经以及其他地方缺少养分，自然全身都会感觉非常不舒服。而产生瘀血的位置就在丘墟穴。

找到了原因应该如何来解决呢，为什么丘墟穴就可以使人的头脑变清晰呢？原来出现瘀血的原因是因为长时间的开会加班，导致下肢没有很好地活动，这种瘀血没有出现在腿部，也没有出现在脚掌，而是出现在了脚和腿之间的踝关节。虽然人体的脚和大脑距离最远，但是通过足部的反射可以了解到，足部对大脑的血液循环起着至关重要的作用。如果脚上的运动代谢通畅，那么头部连接身体一直延续到脚上的往复就会运行通畅，一旦出现瘀阻，那么由于重力的原因必然会出现在下方。

所以，千万不要小看在脚踝位置的丘墟，它可是能够远程遥控大脑的开关，如果想使人头脑清晰，那么选取丘墟穴，另外可以加上脚踝后方的昆仑穴，缓慢地按摩、点按。开始的时候要先放松整个腿部和脚部的肌肉，然后边按摩边深呼吸，这样操作几次就能有明显的效果。

❷ 丘墟帮你勇敢面对不幸

每个人都会面对一些不幸的事情，而

人体自身也有一些调控的能力。但是随着现代生活压力越来越大，工作越来越紧张，每天神经都在高负荷地运转。当出现一些不幸的时候，就会让人感到难以承受，甚至痛不欲生。现代医学也证明身体出现疾病，首先是源自精神上的异常。也有这个世界每一个人都存在心理疾病的说法，这就意味着人体的疾病并不是仅仅局限在生理上的改变，还应该注意精神上的情绪上的异常表现。

如果人出现精神不稳定、烦躁不安的情况，多半都和疾病有关联，不是直接引起非常严重的疾病，就是导致其他的病痛加重。那么在人受到精神上的打击时，往往会出现不理智的情况，身体出现疾病也就是不可避免的了。

无论是工作上的还是生活上的紧张因素都变得越来越多，因此现代人随时都在高强度的压力下生活。各种各样的打击也就频繁发生，对于当事人来说，这些烦恼都使内心变得忧郁无助，长时间的持续就会引起失眠、神经衰弱、郁郁寡欢。

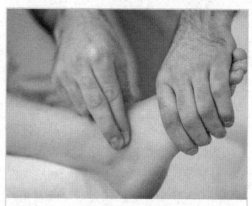

◎经常对丘墟穴做一下按摩，当遇见不幸的事情，心胸宽广了压力也会减少。

遇到这种精神的打击也应当立即给予治疗，不要等身体出现了明显的不适，甚至疼痛都已难忍的时候再悔之晚矣。但是治疗的方法却不是很多，经络穴位恰恰是有效的手段之一。出现不高兴的事情，按压一下丘墟穴，根据经络的原理，调节了身体肝胆的功能，不仅仅能使心情舒畅，压力也会缓解，那么精神情绪上的一些紧张也会慢慢消失。

如果经常对丘墟穴做一下按摩的治疗，那么人内心的性格、想法都会出现变化。当遇见不幸的事情，自然的承受能力也会提高，心胸宽广了压力也会减少，疾病当然也不会主动找上门来。

教你快速找穴位————

丘墟穴位于人体双脚外踝突出位置的前下方，趾长伸肌腱的外侧凹陷处。

♥ 水泉穴：调治痛经有奇效

水泉穴隶属足少阴肾经穴。水，水液也。泉，水潭也。该穴名意指肾经水液在此聚集形成水潭。本穴物质为大钟穴传来的地部经水，在本穴聚集后如同水潭，故名水泉穴。

水泉穴具有传递水液、清热益肾、通经活络之功用，可治月经不调、痛经、经闭、子宫脱垂、小便不利等症。如果女性痛经，一时不便到医院找中医大夫诊治，可以自己按摩水泉穴。很多人不知道怎样定位水泉穴，可以在内踝高点和足跟连线的中点四周寻找压痛点，用手指或指关节按揉，如果家里备有艾条，可边灸边按揉，等到按揉穴位不再疼痛时，你会发现腹痛也随之消失了。

痛经者无论在经前或经后，都应保持大便通畅。尽可能多吃些蜂蜜、香蕉、芹菜、红薯等。因便秘可诱发痛经和增加疼痛感。有人认为，痛经病人适量饮点儿酒能通经活络，扩张血管，使平滑肌松弛，对痛经的预防和治疗有作用。如经血量不

多，可适量地饮些葡萄酒，能缓解症状，在一定程度上还能起到治疗作用。葡萄酒由于含有乙醇而对人体有兴奋作用。情绪抑郁引起痛经者适当喝点儿葡萄酒，能够起到舒畅情绪、疏肝解闷的作用，使气机和利。另外，葡萄酒味辛甘性温，辛能散能行，对寒湿凝滞的痛经症，可以散寒祛湿，活血通经；甘温能补能缓，对气血虚弱而致的痛经，又能起到温阳补血、缓急止痛的效果。

痛经患者平时饮食应多样化，不可偏食，应经常食用些具有理气活血作用的蔬

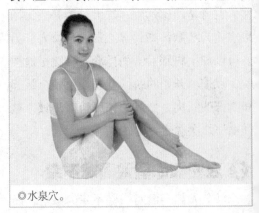

◎水泉穴。

菜水果,如荠菜、香菜、胡萝卜、橘子、佛手、生姜等。身体虚弱、气血不足者,宜常吃补气、补血、补肝肾的食物,如鸡、鸭、鱼、鸡蛋、动物肝肾、鱼类、豆类等。

教你快速找穴位————————

水泉穴在足内侧,内踝后下方,当太溪直下1寸(指寸),跟骨结节的内侧凹陷处。

💗 足临泣穴：亚健康最大克星

足临泣穴,在足背外侧,人在低头站立哭泣的时候,大颗大颗泪珠落下来,正是落在这个位置,所以称之为足临泣。足,指穴在足部。临,居高临下之意。泣,泪也。该穴名意指胆经的水湿风气在此化雨冷降。本穴物质为丘墟穴传来的水湿风气,至本穴后水湿风气化雨冷降,气血的运行变化如泪滴从上滴落一般,故而得名。

足临泣是人体足少阳胆经上的主要穴位,可以主治：目赤肿痛、胁肋疼痛、月经不调、乳痈、足跗疼痛等,还包括胆经头痛、腰痛、肌肉痉挛、眼疾、胆囊炎、中风、神经症等。除此之外,对于很多意想不到的疾病,足临泣都有不错的效果。特别是现代生活中亚健康状态下出现的一些疾病,说大不大说小不小,说不大

◎足临泣穴。

是因为去医院通常会建议注意休息,说不小是因为这些小毛病确确实实让人体产生了不舒服的感觉。这时候找到足临泣,一定帮你解决难题。

下面就是两个实际应用中的例子。

❶ 治疗肋间神经痛的穴位及指压法

由胸部到侧腹或是由背部到侧腹,如果产生强烈疼痛,那么在转身、大声笑、深呼吸、打哈欠时都会感到痛苦难当,这就是肋间神经痛。

所谓肋间神经,是沿着胸部肋骨,由背后经过侧腹,一直到胸前的神经。肋间神经痛就是沿着这条神经,经胸部、腹部呈半环状的强烈疼痛。

肋间神经疼痛的原因是由于脊椎生病或是胸膜黏合,但还有其他尚无法了解的原因。其他如肝脏病是原因之一。突发性、真性的肋间神经痛原因至今仍然一无所知,但是症状却是非常了解。这种疼痛会因咳嗽或呼吸强弱而定,严重时可能会形成呼吸困难。一般是吸气感到痛苦,吐气则否。但是应该注意的是有时误认为是肋间神经痛,但其实是肋膜炎或狭心症。

真性的肋间神经痛有三种特征。一是背骨侧面即是压痛点，二是腋窝即是压痛点，三是胸侧面即是痛点，只轻轻一压疼痛难当。

为了防止肋间神经突发性疼痛，必须用以下的穴道指压法，这种方法在病发半年内能治愈，如果病发数年的话，只要持之以恒也能治愈。

按压点法为：在手背距横纹三指处有外关。在小脚趾和第四趾之间用指尖向上搓，到了尽处就是临泣穴。指压时只要在这两处穴位上，一面缓缓吐气一面轻压6秒钟，左右各按10次就能去除疼痛。

肋间神经痛有时不只限于胸部，连背部和肚子也有疼痛的可能。在这种情况下，只要用穴道指压法就可奏效。如果想提高效果的话，在指压前先用温湿布覆盖患处。如果治疗后还感到相当疼痛，则再用温湿布擦患处，重新再指压一次就可减轻疼痛。

❷ 去除穿高跟鞋的倦累感的穴位及指压法

女性时常诉苦穿高跟鞋倦累异常，穿着不自然的鞋子走路，产生倦累感是难免的。现在奇装异服纷纷出笼，并且不分老幼都有用鞋子来配合服装的倾向；有些人想使自己变"高"，于是便穿高跟鞋。

本来鞋子选用的目的是保护脚部，但穿了高跟鞋就会导致脚痛、脚累、骨骼变形等。能支撑体重，能稳健的行走，这样的脚才是健康关键之处。因此应该尽量选择适合自己脚型的鞋子，这才是最科学的方式。但事实并非如此，穿鞋子追随流行早已经变成了根深蒂固的观念。

"人类是鞋子的奴隶"。现在的确是有这种倾向。穿上高跟鞋使自己的脚变形，这种想借助鞋来增高自己，实际上并非用脚站立，而是用脚尖站立，因此脚尖使劲日久，关节就会变弯曲，由于趾节骨、中足骨、脚腕关节等受到不良姿势的压力，所以会感到疲倦。生活中我们的确应该懂得点儿去除穿高跟鞋的倦累感的常识。

治疗穿高跟鞋倦累感，只要指压"临泣"就有效。所谓临泣穴是脚小趾和第四趾根中间向上4厘米左右之处，只要一边吐气一边强压6秒钟，重复20次即可。

不论你穿高跟鞋是否感到倦累，最好采用刺激足临泣的方法，如果不加按摩，倦累感由小积大，到时候就很难恢复了。这种去除穿高跟鞋的倦累感的办法，可以说是预防日常疾病的一个重要常识。

上面的这种情况是足临泣非常常见的一种用法，当然人体的自愈功能要远远超过这种情况，所治疗的疾病也非常的广泛。可以一边按压足临泣的时候，一边仔细体会，感觉一下身体的变化，也许就会发现足临泣更加重要的作用。

教你快速找穴位————●

足临泣位于人体脚背的外侧，第四、五跖骨结合部前方，小趾伸肌腱外侧凹陷中。

申脉穴：怕冷族最佳礼物

申脉，别名鬼路、阳跷，为八脉交会穴之一，通阳跷脉。申，八卦中属金也，此指穴内物质为肺金特性的凉湿之气。脉，脉气也。该穴名意指膀胱经的气血在此变为凉湿之性。本穴物质为来自膀胱经金门穴以下各穴上行的天部之气，其性偏热（相对于膀胱经而言），与肺经气血同性，故名。

中医认为，申脉主治：后枕部头痛、目眩、目赤痛、癫痫、失眠、腰腿酸痛等。事实上，申脉穴一个最大的功效则是治疗怯寒症。

怯寒症，顾名思义就是怕冷，所以人们又简单的称之为怕冷症。这是一个什么症状呢？我们知道，一年有四季之分，所以人就会感到温热和寒冷。到了冬天，人们感觉到寒冷是很正常的，且通常情况下还是可以承受的，但对于患有怯寒症的人来说，冬天就意味着地狱，恨不得整天都缩在被窝里不出来。当然，这样说只是一个系统的概念。一般所言的怯寒症，是因人而异的，有种种的形态。

有腰部发冷型，有脚发冷型，也有肩及手腕发冷型等，以部位的怯寒症最多。但是因体质虚弱而消瘦及全身功能低下的人，全身都会冷，其痛苦很难忍受。有些人会抖个不停，有些甚至会局部发痛，以致无法动弹等。另外，关于怯寒症还有一种分法，将其分为两类：其一是与其他部位比较皮肤的温度甚低，这是因为该部位的血管收缩，血液的流动太细所致。另一种是皮肤的温度与其他部位的皮肤温度几乎相同的人，但总会有一冷就认为冻得不得了的感觉。特别是年轻的女性，即使是血液流得非常顺畅，但有错觉的想法的人还是不少。

对于怯寒症，灸申脉是一个不错的选择。我们知道，人体的膀胱经上边的穴位非常多，而整个经络走行的距离也非常远，沿头部通过整个背部。在中医里人体的阳气都集中在背部，所以想要改善阳气不足的情况，那么必须选取膀胱经上的穴位。而申脉穴就是这里面最重要的穴位。因为申脉穴位于人体的足部，所以从这里开始改善阳气，是身体内部得到振奋，所有的阳气都上升到上方，这样怯寒症就逐渐消失了。申脉的灸法为：艾炷直接灸 3 ~ 5 壮，艾条温和灸 5 ~ 10 分钟。

当然，对于不同位置的怯寒症，艾灸的穴位可以不尽相同，肩膀和手腕寒冷可单灸申脉穴，除此之外，在灸申脉的基础上，全身寒冷可加灸气海穴，脚部寒冷加灸梁丘穴，腰部寒冷加灸腰阳

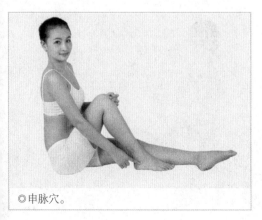

◎申脉穴。

关穴，上面所说的这些穴位都是祛除寒冷的有效穴位，可以结合自己的情况选择使用。

事实上，申脉还有一个作用，那就是增强人们的"耐性"。现在有很多人都会经常说"我没有这份耐性"，不是对工作半途而废，就是在生活中没有足够的坚持。如果这种缺乏耐性出现在工作和生活中，难免对事业以及爱情产生不良的影响，或者是商业的伙伴离开了，刚刚开始的事业就搞砸了，或者是女性朋友远离自己，认为缺少一种应有的韧性。

所以很多的人都在思考，为什么人会越来越缺乏耐性呢。如果保有一份坚持不懈的态度，那么会让工作非常的顺利，有时甚至是不可思议的，好像引发连锁反应一样，一顺百顺，什么事都得心应手。

在临床上的总结能够发现，在治疗疾病的过程中，选用申脉穴进行治疗，一段时间后，那种对任何事情都感到厌烦的情况不见了，缺乏耐性的人变得集中精力做事，稳定性也会增强。所以如果遇见了自己心烦意乱，没有耐性去做一些事情的时候，可以自我按摩一下申脉穴。

具体的方法可以用手指去按压穴位，微微感到酸胀的感觉，同时尽量深呼吸，维持几分钟后，可以稍作放松。持续一段时间这种治疗方法，心情会有所改变，耐性也就回归心理，对于工作和生活也就会充满追求。

教你快速找穴位——————————●

申脉穴位于人体的足外侧，在脚外踝中央下端大约一厘米的地方，有一个凹陷处就是此穴。

♥ 涌泉穴：益寿延年养肾穴

涌泉穴，别名地冲穴，是足少阴肾经的第一个穴位。涌，外涌而出也。泉，泉水也。古人把经脉比作河川，气血就好像是流淌其中的水流，人体有很多与水相关的穴位名称，比如说"肩井""太溪""涌泉"等。这些穴位名称形象地描述出了气血的状态。《黄帝内经》中说："肾出于涌泉，涌泉者足心也。"意思是说：肾经之气犹如源泉之水，自此不断涌出，流向全身各处，这就是涌泉穴的意思。

涌泉穴不仅是肾经的起始穴位，同时也是心、肾两条经相交接的地方，因此涌泉穴可以治疗和肾、心有关的多种疾病。肾为先天之本，是人体生命的原动力，五脏六腑要想正常工作，都离不开肾，所以肾经和肾的功能联系非常广

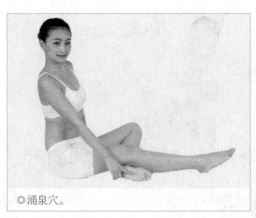

◎涌泉穴。

泛，作用非常强大。涌泉穴的功能自然就也很强大，可以补肾填精、益髓壮骨，可以治疗肾及其经脉循行部位的病症，以及与肾有关的肝、脾、胃、心、肺等脏腑及骨、髓、脑的病症。具体来讲，有失眠健忘、头晕眼花、烦躁不安、精力减退、倦怠乏力、腰膝酸软、耳鸣耳聋，以及妇科病、男科病、神经衰弱、高血压、低血压、便秘、腹泻、咽喉肿痛等几十种病，这比任何一种药物的功能都强大，而且绝对安全，没有副作用。

涌泉穴是保健常用的穴位，而且有"长寿穴"之称。这里还有个小故事：相传在古代广东福建地区曾有瘴气流行，这是一种有毒的气体，能引起疟疾，很多人都得病了甚至因此而丧生，但有个武将却多年安然无恙，而且面色红润，腰腿轻快。后来人们终于发现了其中的秘密，原来，他每天清晨就起床打坐，盘腿而坐，两脚脚心相对，把双手擦热后不停地摩擦涌泉穴，直到身体微微出汗为止。之后，很多人都仿效他，不仅

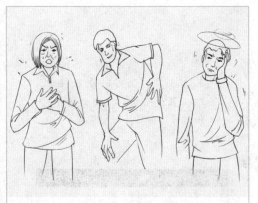

◎按摩涌泉穴能防治各种疾病，尤其是老年性的哮喘、腰膝酸软、头痛头晕、便秘等病。

很少得病，而且就连多年的老毛病也不治而愈。

按摩涌泉穴之所以能防治各种疾病，尤其是老年性的哮喘、腰膝酸软、头痛头晕、便秘等病效果较明显，这是因为：第一，人体的经络系统内连脏腑，外络肢体，沟通了人体的内外上下，涌泉穴是肾经的第一个穴，也是心经和肾经交接的地方，按摩涌泉穴就可以达到对肾、肾经及全身起到整体性调节的目的。第二，人体的双脚有着丰富的末梢神经，以及毛细血管、毛细淋巴管等，通过按摩，可以促进局部血液、淋巴液的循环，从而对全身的新陈代谢起到促进作用。第三，由按摩时摩擦产生的热感对身体也是一种良性刺激。俗话说："若要老人安，涌泉常温暖。"说明了对涌泉的热刺激可以改善身体状态，对老年人尤其有益。

涌泉穴在人体养生、防病、治病、保健等各个方面都显示出它的重要作用。经脉就像是一条大河，每条河流都有自己的发源地，涌泉就是肾经的源头。别小看这涓涓细流，这里涌出的可是生命的力量，滋养着身体，这里就是生命的泉眼。

教你快速找穴位

在人体的脚底，不算脚趾的部分，脚掌的前1/3那里有个凹陷，这就是涌泉穴的位置。你可以看一下脚底，会发现在脚掌前1/3处，有个像"人"字一样的纹路，在这个"人"字的交叉位置的凹陷处就是涌泉。

涌泉穴的取穴与按摩

▶ 精确取穴

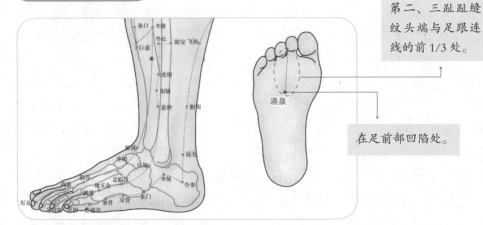

第二、三趾趾缝纹头端与足跟连线的前1/3处。

涌泉

在足前部凹陷处。

▶ 取穴技巧

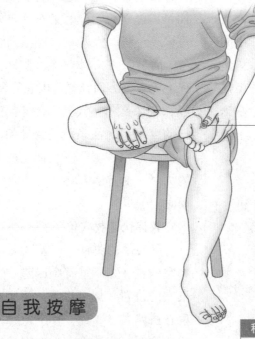

功用

散热生气。

配伍治病

喉痹：涌泉配然谷；
热病挟脐急痛：涌泉配阴陵泉。

正坐，翘一足于另一膝上，足掌朝上，用另一手轻握，四指置于足背，弯曲大拇指按压处即是。

▶ 自我按摩

以大拇指指腹由下往上推按每日早晚，左右足心各推按1~3分钟。

程度	指法	时间/分钟
重		1~3

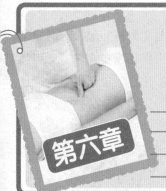

经外奇穴有奇效

经外奇穴是在十四经穴之外具有固定名称、位置和主治作用的腧穴，简称奇穴。

第六章

❤ 太阳穴：缓解抑郁的能手

太阳穴是人体阳气最旺盛的地方，也是人们最熟悉的一个经外奇穴。这个穴位经常会出现在文学作品或者影视作品中，被认为是人体很重要的一个穴位，如果身体好太阳穴这个位置就会有所表现。其实这样的描述也并不是没有道理的，因为太阳穴的位置特殊，分布着深浅多个层次的神经，对于面部疾病的调节作用也是比较突出的。

太阳穴皮下又是三叉神经和睫状神经节的汇集之处。三叉神经传导头面部感觉，是对痛觉最为敏感的脑神经。睫状神经节是调节视力活动的重要神经节。太阳穴一旦受到暴力打击，首先会震动大脑颞叶的位听中枢，使位听神经受到强烈刺激，造成暂时性的平衡感觉丧失，全身肌紧张调节紊乱。同时，也会刺激太阳穴皮下的神经，使人头晕、目眩、两眼发黑，平衡不能维持。因而，以一般暴力打击太阳穴虽不至于造成颅脑损伤，但很容易将人击倒。我国民间武术中过去就有"一法打太阳，拳中倒地下"的记载。

当用手摸太阳穴，会明显地感觉到血管的跳动。这就说明在这个穴位下边，有静脉血管通过。因此，用指按压这个穴位，会对脑部血液循环产生影响。对于头痛、头晕、用脑过度造成的神经性疲劳、三叉神经痛，按压太阳穴都能使症状有所缓解。

当大脑出现过度疲劳的时候，用手指按压太阳穴，持续几分钟就会感到十分轻松；当感冒出现头痛头晕的时候，用手轻轻地揉揉太阳穴，这种不适的情况也会减轻。这样的例子对于太阳穴来讲举不胜举，

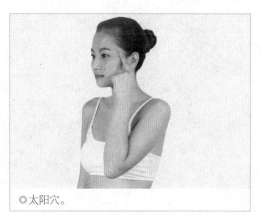

◎太阳穴。

实际上太阳穴可以说是调节头部神经的开关，所以经常按摩按压太阳穴，保持头脑的清醒，在同时也对一些疾病能起到预防的作用。

除此之外，太阳穴还有一个重要的作用，就是缓解抑郁情绪。现代社会竞争日益激烈，生活节奏也逐渐加快，处于生活和事业重压下的职场精英们极容易受到情绪困扰，其中抑郁症最具普遍性，故被人形象地称为"情绪的感冒"。这时，按压太阳穴就可以加快恢复正常情绪的速度。

按压太阳穴时要两侧一起按，两只手十指分开，两个大拇指顶在穴位上，用指腹、关节均可。顶住之后逐渐加力，以局部有酸胀感为佳。产生了这种感觉后，就要减轻力量，或者轻轻揉动，过一会儿再逐渐加力。如此反复，每10次左右可休息较长一段时间，然后再从头做起。

教你快速找穴位————————————●

太阳穴在颞部，眉梢和外眼角之间，向后方大约一横指的凹陷中。

♥ 印堂穴：人体气血查看图

印堂穴穴位在我国医籍中早有记载。在《素问·刺疟》就有"刺疟者……先头痛及重者，先刺头上及两额、两眉间出血。"的记载。这里提及的"两眉间出血"实际就是今天所说的印堂穴。在金元时期王国瑞在《玉龙经》中正式提出了印堂穴的穴名及其所在位置，印堂穴在"两眉宛宛间"。

虽然印堂所占的位置不大，却是人体三大经络的汇集之地。这三条经络条别为：起于内眼角的足太阳膀胱经；起于鼻旁的足阳明胃经；从印堂正中穿过的任脉。膀胱经主宰人体的阳气，胃经主宰血气，任脉则主宰人一身之阴。印堂汇集了人的阳气、血气、阴气，所以它的状况好坏与我们的健康有莫大的关联。

在临床实践中，医生很喜欢从印堂可以判断一个人的气血情况。如果体内气血顺畅，印堂就会红润饱满。这个时候，你就会反应敏捷，情绪高涨，干事业就很容易成功。反之，气血运行不畅，印堂就会下陷发黑，反应力下降，情绪也比较低落，很多"霉运"都会黏着你，做事情往往半途而废，以失败而告终。当然，如果一个人的印堂红得厉害，这并不说明他的身体棒，相反，这种症状说明他的阳明经有热气。这个时候，建议大家用自己的中指自下向上推印堂。这小小的一推，不仅可以推走阳明经的实热之症，还能使体内的气血更加通畅。

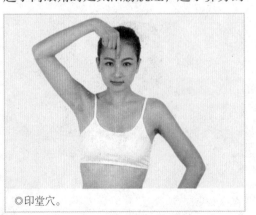
◎印堂穴。

可以说，印堂穴是人体中最不怕冷的部位，不怕冷说明阳气集中，它下连祖窍，上接天目，是练神和练性功的部位，对外界信息接收也敏感，还能反映人的气血运行及盛衰状况。当二目垂帘，或闭目的时候这个部位会聚紧，影响面部气血运行，不易入静。但是做到眉心舒展，面带微笑，面部就能做到放松了。

印堂穴主要治疗头部疾病，如头晕目眩、神志不清。此时，就可以按摩印堂穴。按摩时可用大拇指指腹轻柔地回旋按摩，力度要适中，不是深力度按压，每天施治时间3~5分钟即可，每日2~3次即可。

另外，用拇指和食指、中指的指腹点按印堂穴（在两眉中间）12次，也可用两手中指，一左一右交替按摩印堂穴。此法可增强鼻黏膜上皮细胞的增生能力，并能刺激嗅觉细胞，使嗅觉灵敏，还能预防感冒和呼吸道疾病。

教你快速找穴位————————●

印堂穴在前额部，两眉头间连线与前正中线之交点处。

♥ 阑尾穴：清热解毒护阑尾

阑尾炎这个名词是现代医学的名词，但是中国古代医家对这个病也有自己的认识，它属于"肠痈"的范畴。这个病多是由于进食厚味、恣食生冷和暴饮暴食等因，导致脾胃受损，胃肠转化功能失常，气机壅塞而成；或因饱食后急暴奔走或跌扑损伤，导致肠腑血络损伤，瘀血凝滞，肠腑化热，瘀热互结，导致血败肉腐而成痈脓。

大家都知道，得了急性阑尾炎，是有可能出现肠穿孔的，属于急腹症的范畴，需要赶紧做手术。有的人得了急性阑尾炎，但是病情没有那么严重，可以通过内科保守治疗来解决。也有的人是得了慢性阑尾炎，结果很容易出现肚子疼，影响到生活和工作。

对于急性阑尾炎，大家最好还是及时到医院就诊，采取相应的治疗措施。对于慢性阑尾炎患者，平时在生活中要注意饮食方面清洁卫生，而且要有节制，注意增强体质。除此以外，患者朋友可以平时多多自我按摩。按摩的时候选取的穴位以阑尾穴为主，同时配合手足阳明经相关穴位，如足三里、曲池、天枢等，都可以选择。通过对这些穴位的坚持按摩，可以帮助慢性阑尾炎患者通调手足阳明的经气，调整阳明腑气，达到散瘀消肿，清热止痛之效，可以缓解发作时的疼痛，并能减少发作的

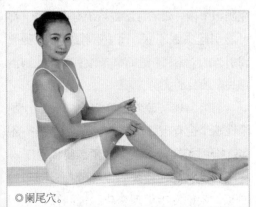
◎阑尾穴。

次数。

阑尾穴不仅对于治疗阑尾炎有特效，而且还能通过它进行阑尾炎诊断。其方法为：患者屈膝仰卧，腹肌放松，术者以拇指与皮肤成 90° 角，压于双侧阑尾穴上。力量不宜过大，如果患者感到阑尾穴疼痛较甚，或突感右下腹疼痛加剧，或有沉重感、紧束感、胀感等，皆说明患有阑尾炎。

教你快速找穴位

阑尾炎在小腿前侧上部，外膝眼下五寸处。患者正坐位或仰卧屈膝，于足三里与上巨虚两穴之间压痛最明显处取穴。

四神聪穴：醒脑开窍安神穴

四神聪是中医针灸学中隶属经外奇穴的腧穴，这类腧穴的主治范围比较单纯，多数对某些病症有特殊疗效。四神聪穴在头顶部，百会穴前后左右各 1 寸，共有四穴。穴位周围有枕大神经、滑车上神经、耳颞神经分布，并有枕动脉、颞浅动脉、眶上动脉的吻合网分布。临床常用于治疗头痛、眩晕、失眠、健康、癫痫等脑部神志病症。

中医认为"头为精明之府""百脉交汇处"，故常刺激头部的四神聪穴对脑部疾病的治疗有特殊功效。针灸四神聪，治疗小儿脑部发育迟缓、脑膜炎后遗症等，均有较好疗效。

在临床上，对脑部发育迟缓的宝宝们做系统的针灸治疗，刺激其脑部发育，施针时大多都会选用四神聪做主穴，配以醒脑开窍的百会，益髓通脑的悬钟，调理气血的足三里、合谷等穴位，可以达到治疗的最佳效果。

四神聪在日常保健中也有其神奇的作用。平时在家和宝宝玩耍时，可以用大拇指按摩宝宝头部的四神聪穴，力度适中，时间 10 分钟左右，这样不仅能增进家长与孩子之间的感情，还能刺激孩子头部穴位周围神经，促进脑部血液循环，让孩子聪明健康快乐地成长。

睡眠不好时也可以自我推拿四神聪穴，按先上下、后左右的顺序，以双手中指同时按摩，各 100 次，能逐渐改善睡眠。中医讲究阴阳平衡，如果身体各系统有失平衡，都可能引起失眠不寐，而中医推拿对各种原因引起的"不寐"进行调节改善，能达到治疗失眠的目的。

另外，四神聪穴配合百会穴，治疗颈源性眩晕也有极好疗效。在现实生活中，很多人会因长期伏案工作，颈部肌肉处于一种不协调状态而使颈肌慢性劳损，随年龄增长，颈椎发生生理变化。椎间盘退变，

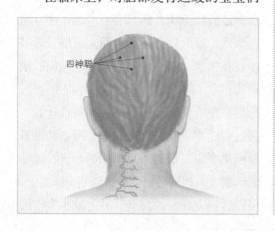

四神聪

环枢椎移位，骨质增生产生，压迫牵拉周围软组织，炎症刺激颈上交感神经而导致椎－基动脉痉挛收缩，供血减少而产生眩晕。临床上，应用百会穴配四神聪治疗颈源性眩晕，效果很好。二穴均位于头顶，百会为手足三阳经和督脉交会穴，为诸阳之会。四神聪，前后两穴均在督脉循行线上，左右二穴紧靠膀胱经，针刺该穴可疏通调节人体诸多经脉，振奋阳气，鼓舞正气。

五穴同用，刺激强度大，可多方位，大面积直接刺激大脑，增强其疏通调节元神之府的功效。

教你快速找穴位————————●

四神聪穴在头顶部，当百会前后左右各1寸处，共4个穴位。取穴时患者取坐位或仰卧位，先取头部前后正中线与耳尖连线的中点（百会穴），在其前后左右各1寸处取穴。

💚 落枕穴：舒筋活血治落枕

落枕每个人都遇见过，它虽非疑难大病，但也给生活带来很大的不便。对此，人们大多数的情况都是在忍耐，等待着落枕的疼痛自己消失。但是很多上了年纪的中老年人经常会发现，落枕的情况会持续很长的时间，没有一点儿缓解的迹象，甚至会持续到第二天。

事实上，缓解落枕症状的方法有很多，按摩落枕穴就是其中之一。落枕穴在手背侧，第2、第3掌骨之间，指掌关节后一点儿的地方。该穴是治疗落枕的特效经验用穴，可以左右手交替自我按摩。其方法为：以大拇指揉按穴位，用力由轻到重，保持重按10～15分钟；在按摩穴位的过程中，将头稍向前伸，由前下方缓缓缩下去，使下颌向胸骨上窝靠近，颈部肌肉保持松弛，然后将头轻轻缓慢地左右转动，幅度由小逐渐加大，并将颈部逐渐伸直到正常位置。转动时以基本不出现疼痛的最大幅度为限。

除按摩落枕穴之外，还可以对疼痛部位进行相应调治。其法如下：

（1）冷敷：如果局部疼痛、僵硬严重，或者有肿胀或灼热感，就表示受伤部位充血发炎。所以，在24小时内，应该给予冷敷。可用毛巾或塑料袋包裹小冰块敷患处，每次15～30分钟，每天两次，严重者可每小时敷1次。

（2）热敷：等到炎症疼痛减轻时，再考虑热敷，以疏通经络，活血化瘀。可用热毛巾湿敷，或用热水袋干敷。有时间的话，可洗热水澡，尤其在颈部患处用热水反复冲洗，边洗边用手按摩颈部，效果更佳。

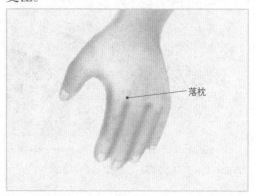

落枕

当然，对于经常发生落枕的人，还可以制作一个高低软硬适宜的"药枕"，来预防落枕。在制作枕头时，还可加入研细的中药，例如黄芪、当归、甘草等，以促进颈部血液循环。另外，平日要注意颈部保健，如久坐工作的人，要经常起身抬头活动颈部，防止颈肌慢性劳损。久处冷气空调环境者，尤其需固定姿势工作者或伏案午睡的人，更要注意颈部保暖。

教你快速找穴位——

在手背上食指和中指的骨之间，用手指朝手腕方向触摸，从骨和骨变窄的手指尽头之处起，大约一指宽的距离上，一压，有强烈压痛之处，就是落枕穴。

百虫窝穴：驱虫止痒奇效穴

百虫窝穴属经外奇穴，出自明代的《针灸大全》。本穴治疗各种因虫邪侵袭之病，犹如直捣百虫之窝穴，因此而得名。它还有两个别名，即血郄，或者百虫窠。

很多人都有皮肤瘙痒的苦恼，老年人有这个问题的更多，尤其是到了冬季，寒冷干燥的天气往往会让人更加痛苦，因为瘙痒，不断用手去抓，有的甚至会抓破皮肤，我们经常形容痒的感觉像小虫子在身上爬一样。其实，中医就有一个简单的方法对防止皮肤瘙痒很有益处，点"百虫窝"。

百虫窝穴，在足太阴脾经的循行线上，

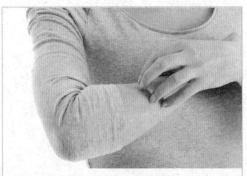

◎皮肤瘙痒困扰着很多人，而中医就有一个简单的方法对防止皮肤瘙痒很有益处，点"百虫窝"。

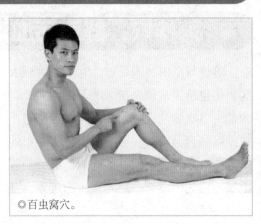

◎百虫窝穴。

临近血海穴。痒属风症，位置不定，反复发作，按此穴可以活血止痒，这就是中医所讲的"血行则风自灭"。

百虫窝这个穴位主治的病症有很多，中医认为凡是和风、虫等有关的疾病，都可以用它来治疗，如皮肤瘙痒症、荨麻疹、风湿痒疹、阴囊湿疹、下部生疮、蛔虫病、膝关节病、肾脏风疮、产后风等。百虫窝这个穴位就在膝关节附近，按摩起来也比较方便，可以每天按摩，尤其是在冬季，坚持按摩可以有很好的止痒效果。

教你快速找穴位——

百虫窝穴取穴方法是屈膝，在大腿内侧，髌底内侧端上3寸（血海穴上1寸）。

十宣穴：天生的急救大穴

十宣穴，在十个手指的尖端，左右两只手一共有10个穴位，因此称为"十宣穴"。十宣穴可以清热开窍，用于急救，以及急性热病。尤其对于脑卒中，按摩十宣穴被认为是最佳急救法。

在临床上，能够用来急救的穴位不止一个，比如手脚末端的十二个井穴，也是急救的常用穴位。但是，从实务操作的角度，"十宣穴"急救的便利性、安全性，及效果的显著性，是远胜过"十二井穴"的，理由如下：

（1）取穴容易：十宣穴位于手指指腹前端，无论内行外行，都极易学习、辨识。十二井穴则位于指甲根部两侧，穴点极小，定点、取穴较为不易。

（2）部位较大：指腹前端，穴位范围较大，即使因为心情紧张，两手发抖，造成针刺略有偏差，仍然远比十二井穴可能造成的偏差小。

（3）刺激最强：急救时，十宣穴可以深刺达0.3～0.5厘米，十二井穴则仅能刺0.1～0.2厘米深，运用针刺，痛感的效果，十宣穴显然强烈得多。

（4）五点与六点：患侧十二井穴，有六个穴点，包括少商、商阳、中冲、关冲、少冲、少泽六穴。在五个手指指甲根部，忽左忽右，不是针灸专家，不易明辨；反观十宣穴，患侧五点，都在指腹尖端，定点一致，位置相同，可以"举一反五"，无分内行外行，都能方便辨识。

脑卒中发病，突如其来，使人毫无防备，在匆促、急躁、慌乱之中，一般人不可能沉着、冷静面对，此时使用最简便的手法、穴位，刺激效果最大、效果又最好、最明显的十宣穴，应该极为必要。

最后，值得一提的是，急救脑卒中时，无论是运用十二井穴，或是十宣穴，都是只针对患侧针刺即可，健康完好的那一侧，是不需要针刺的；还有，就是十宣穴针刺太痛，正常人可以在十二井穴放血练习，但却不宜在十宣穴的任一穴点练习。

所以，大家一定要记好它们的位置，在十个手指的尖端，距离指甲游离缘0.1寸的地方。如果你碰到有人突然晕倒的话，可以先掐水沟穴（人中），然后在十宣穴点刺放血。在掐刺这些穴位的同时，拨打120急救电话。相信这些做法，一定会帮助患者争取时间，延长生命，有的也可能通过这简单的方法，就能苏醒过来。

教你快速找穴位——
十宣穴在手十指尖端，距指甲游离缘0.1寸，左右两手共10个穴位。取穴时手心向上，十指微屈微。

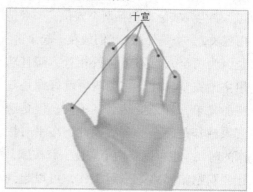
十宣

定喘穴：止咳平喘特效穴

哮喘是一个很缠人的顽症，反复发作而且会越来越重，发作的时候经常让人有种痛不欲生的感觉。虽然中医治疗哮喘的效果非常显著，但是也很难保证能够彻底根除，仿佛患上哮喘后就会终生也无法摆脱魔咒。正是由于这些原因，哮喘成了自古的难症，很多医家都以攻克哮喘作为毕生的目标，但是直到今天也只能控制哮喘的发作，无法彻底根除它。

有很多哮喘患者都会随身带着止喘的药物或者喷剂，虽然他们也清楚这些东西含有激素等物质，能够暂时止住发作的症状，从长远的角度来看并没有很好的作用，但是没有人能忍受哮喘发作那种无法呼吸的痛苦，所以服用这类临时的止喘药物真有点儿饮鸩止渴的效果。其实掌握定喘穴的功效，在自我感觉哮喘即将发作的时候进行按摩刺激，同样可以抑制哮喘的发作，减轻症状，帮助呼吸恢复通畅。其方法为：嘱患者俯卧，医者用手拇指肚按揉其定喘穴36次为一遍，一般3～5遍即可，或视病情按揉至穴位部有温热感为宜。如自我施治，可用中指肚推揉穴位。

教你快速找穴位——

定喘穴在背部，第7颈椎棘突下，旁开0.5寸。俯卧位或正坐低头，穴位于后正中线上，第七颈椎棘突下定大椎穴，旁开0.5寸处。

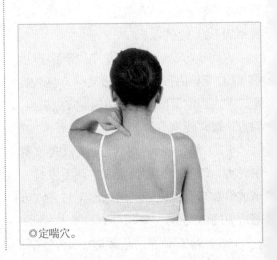

◎定喘穴。

踝尖穴：解痉止痛全靠它

踝尖穴实际上包括两个穴位，一个是内踝尖，一个是外踝，我们放在一起来讲，是因为两个穴位不但位置相近，而且功用主治完全一样。它们两个就好像是双胞胎兄弟一样，虽然名字不同，但是脾气秉性却是完全一样。因此，在平时按摩的时候，也可以将两个穴位一起按摩，让"双胞胎兄弟"一起工作，可以起到更好的作用。

在临床上，踝尖穴主要用来治疗牙疼和腓肠肌痉挛。俗话说：牙疼不是病，疼起来真要命。如果遇到牙疼的话，往往大家都没有什么好办法，只能是忍着，要不就吃点儿止疼药。可是如果手头上恰好没有药，那该怎么办呢？在这里，要告诉大家一个好方法，那就是按揉内踝尖这个穴位。如果能同时配合手上的合谷穴，那效果就更好了。

踝尖穴还可以治疗腓肠肌痉挛。对于腓肠肌痉挛这个病，也许有的人不知道到底是什么病，但是如果说腿抽筋，相信大家就都知道是什么了，其实这就是同一个病的两种不同说法。一般人们认为老年人比较爱抽筋，这是由于他们缺钙引起的。其实，不论老年人还是年轻人，大家都有可能会遇到小腿抽筋的情况。比如说睡觉的时候没盖好被子，游泳前准备活动做得不多等，这些情况都有可能引起抽筋。如果是在游泳的时候突然出现抽筋，还可能会有生命危险。因此，腿抽筋这个问题看似不大，但是却应该引起人们的重视。如果有人再遇到这样的问题，不妨试一试按摩踝尖的方法来治疗。

到底应该怎么按摩这两个穴位来治疗疾病呢？你可以用两只手的手指，同时放在同一只脚的内踝尖穴和外踝尖穴上，然后两侧的手指相对用力，一起顺时针或者逆时针揉动，这样就可以起到对穴位的刺激作用。

按摩的时候，可以适当稍用些力，因为这里正好是骨头的位置。当然也不必用很大的力量。用力的程度没有一个严格的标准，你可以根据自己的感觉来定。如果你感到不是很疼，也不是只是在揉搓皮肤，那就可以了。其实，在对穴位进行按摩的时候，大多数穴位基本上都可以采取这个力度标准，既有一定的渗透力，能作用于内部，起到一定的刺激作用，又不是十分生硬，让人无法接受。

每次按摩的时间，也可以根据个人情况灵活掌握。一般而言，每次3分钟左右，每天2次就可以了。当然，如果病情较重，也可以适当延长时间，或者增加按摩次数。

教你快速找穴位——

内踝尖在足内侧面，内踝的凸起处。
外踝尖穴在足外侧面，外踝的凸起处。

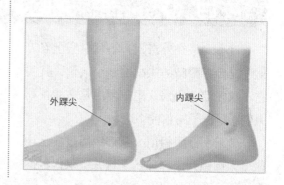

外踝尖　　内踝尖

目明穴：护目保健，调节眼球

现代人普遍用眼过度，先不说近视等现象的高发和年轻化，就是日常长时间面对电视以及电脑，也造成了视力的下降，眼睛的劳损。尽管平时比较注意保护视力，尤其是经常用眼过度的办公室一族，但是除了常规的眼保健操，却又不知道有哪些保护视力的好地方。

目明穴是头部的一个穴位，能够对双眼起很好的保护作用。其实有很多在眼周的穴位都是人们所熟知的，大家都一致认为这些是预防和治疗眼睛的重要穴位，殊不知就在发际边缘的目明穴也是一个及其重要的穴位，所以古人在发现这个穴位的时候就给它起了一个非常恰当的名字，它可以深层次地调节眼部的疲劳，如果要预防孩子过早近视就可以选择按摩目明穴，同时既出现眼花又出现头晕健忘等症状的人，也可以选择目明穴，它能很

好地调节视神经，防止因衰老等情况出现的视力下降。

那么，平时应该怎么按摩目明穴呢？

具体方法：端坐于椅子上，两脚分开与肩同宽，大腿与小腿呈90°角，躯干伸直，全身放松，下颌向内微收。全身放松，用两手中指接点目明穴108次，每天早晚各点按1次。按摩的时候不要用力太大，也不能用力太小，关键是要有渗透力，让这个力量能对穴位产生刺激，这就可以了。

教你快速找穴位

目明穴在头面部，瞳孔直上，前发际边缘处。取穴时采取坐位或仰卧位，目视前方，在发际边缘取穴。

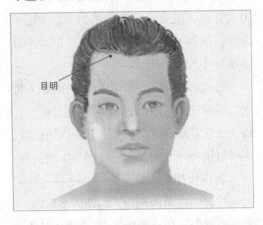

目明

目飞穴：提神醒脑，清头明目

目飞穴是经外奇穴，单从名字上看，似乎是治疗眼睛的疾病的一个穴位，其实它不仅能治疗眼病，更重要的是它能帮助人们缓解鼻子的各种不适。

鼻子不舒服相信大家都经历过，这让很多人都感到十分痛苦，这并不仅仅包括

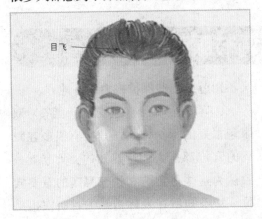

目飞

伤风感冒的鼻塞，而且还有反复的鼻炎，严重的时候还能引起恼人的头疼。所以鼻子也是应该时刻注意的地方，尤其对于那些患有鼻部疾病的人，更应该在日常生活中就进行调养。但是鼻炎等疾病确实是非常难治的顽症，还有一些人反复流鼻血，即便是没有伤到鼻子，也会莫名其妙地出血，这时就是要选用目飞穴。

在瞳孔直上交于发际线的目飞穴是治疗鼻部疾病最重要的一个奇穴，经常按摩目飞穴可以有效地缓解鼻子的不适症状，改善呼吸的通畅程度，从而缓解鼻炎的痛苦，当然对于头疼，尤其是前额疼的症状也可以很好地得到减轻。这个穴位是治疗鼻部疾病的必选穴位，所以即便是自我调

养，找到目飞穴，用手轻轻地按压穴位处，就能感到呼吸顺畅，头清目明。按压时注意力度要缓和、适中，每天施治时间3～5分钟即可，每日2～3次。

教你快速找穴位

目飞穴在头部，瞳孔直上入前发际0.2寸。

鱼腰穴：疏风通络护眼睛

眼周的穴位有很多都为大家所熟知，可以说现代人对视力的保护是从小做起的，像眼周的睛明、四白等穴位都是早已经写进眼保健操的。但是很多人都没有注意，在眼保健操中有一个动作是轮刮眼眶，在这个动作中就按摩到了一个非常重要的穴位——鱼腰穴。

因为眼睛周围的神经和血管特别丰富，任何一个穴位都有很多的功能，作用最强的就包括鱼腰穴。这也就是为什么要眼保健操会按摩到鱼腰穴的原因。鱼腰穴就位于眼睛的正上方，因为古人形象地把眼睛比喻成一条鱼的样子，那在中央的位置自然就是鱼腰穴了。这个名字既形象又贴切地将鱼腰穴描述出来。知道这些也就是说所有跟眼睛有关系的疾病和不适，都可以去按摩一下鱼腰穴，比如说目赤肿痛、眼睑下垂、近视、急性结膜炎等，都是鱼腰的主治疾病。

同时在中医的理论当中鱼腰穴还有一些其他的功能，例如风热感冒中的头痛，双目的眉棱骨疼，都可以通过鱼腰穴来治疗。

教你快速找穴位

鱼腰穴在额部，瞳孔直上，眉毛中。

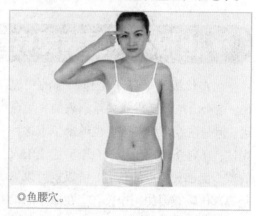

◎鱼腰穴。

上明穴：明目醒神特效穴

上明穴就在鱼腰穴的下方，也就是眉弓的中点，两个穴位距离非常近，有些人就认为两个穴位的功能也是相近的。其实这两个穴位还是有所区别的，鱼腰穴主要调节一些面部的神经，而上明穴是作用于眼睛的一个穴位，专门治疗跟眼睛相关的疾病，对于头面部的疾病并没有太多的作用。其实从名字上就可以很简单地区分开来，鱼腰穴是根据穴位所处位置的特征而命名的，但是上明穴则直接表达出了穴位最重要的作用，那就是保持双目的清晰有神。

在平时的生活中用眼过度的时候，在眼周进行一下按压，是很好的保护视力、缓解疲劳的方法。做这种保健按摩的时候可以先从上明穴开始，这样就能先轻轻按压一下眼球，使疲劳的视神经调动起来，再进行按摩和刺激效果就会更好。由于上

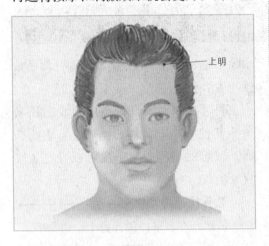

上明

明穴对于眼睛的作用明显，在出现其他一些眼疾的时候都可以增加对上明穴的按摩刺激，辅助眼睛的恢复。

虽然在眼周的穴位比较丰富，作用也比较广泛，但是像上明穴这种专治眼睛疾病的穴位并不多，所以如果记不清楚眼睛的穴位，那就只要记住上明穴就可以了，这样无论什么疾病都选择上明穴，然后沿着眼周进行整个眼部的按摩放松，就做了一次很有效的眼部保健。

教你快速找穴位

上明穴在额部，眉弓的中点，眼眶上缘下边。取穴时端坐，双目平视前方，瞳孔上方即可。

山根穴：眼病鼻病皆可除

在古代经常把鼻子比作面部的一座山。这座山是否挺拔就关系到人的一生命运。但是在经络和穴位上也继承下了这种说法，直到今天。因为鼻子几乎是位于人的整个面部最中央的位置，所以也可以算是面部比较重要的一个部位，在鼻子的根

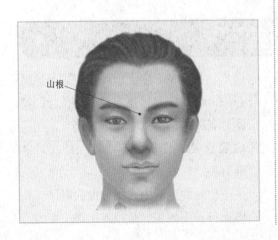

山根

部就是一个重要的穴位，名字也非常形象地叫作山根。

大多数人在眼睛疲劳的时候都会下意识地闭上双眼，用手挤按鼻子平行眼睛的位置，其实这个地方就是山根穴。山根穴就在鼻子和眼睛平行的位置上，刺激此穴有很多的功效，例如缓解头脑、长时间的疲劳，消除因为感冒、鼻炎等原因产生的头痛，这些都可以通过山根来调节。其实在平时生活中任何时间都可以对山根穴进行一下按压，既不需要很费时间，也让头脑变得清醒，而对一些鼻部和眼部的疾病也有很好的帮助。如果是想效果更加明显一些就需要找准位置，向下按压，保持一定的力度，从解剖的位置看，山根穴的下方是鼻软骨，

所以对于鼻炎等顽固的鼻部疾病有不错的效果。

教你快速找穴位

山根穴在面部，双眼内眦连线的中点，也就是平行于眼睛的水平线与鼻子的交点。

鼻穿穴：疏风清热治鼻炎

说起养生，基本上所有人都会关注一些比较多见的疾病，而且还会与重要的脏器有关。而一些五官科的小毛病经常被忽略，像鼻炎、鼻窦炎、泪腺炎，这些疾病既很难引起大家的重视，又造成了每天的痛苦和难受，所以这些疾病经常与偏方妙法联系在一起，虽然大多数的偏方都存在着可信度的问题，但是有时候也会起一定的作用。在这些偏方中就有一些比较好的方法，也可以多多使用。

在四白穴的旁边，有一个跟鼻子关系密切的穴位，叫作鼻穿穴。将两侧穴位点连接就能横穿过鼻子，所以形象地比喻成鼻穿。这个穴位有非常多的作用，而且许多的偏方都将鼻穿穴加了进去，采取各种各样的方式进行刺激，或者结合药物贴敷。这也就说明鼻穿穴的作用是非常

好的，对于常见的五官疾病都有不错的疗效，尤其是鼻部的疾病，反复发作的鼻炎、鼻窦炎等。

鼻穿穴虽然主要是治疗鼻子方面的疾病的，但是也可以治疗泪腺炎。泪腺炎可以分为急性和慢性两种。急性泪腺炎较少见，一般是由于细菌、病毒等感染所致。如果治疗不当或不及时，往往会转变为亚急性或慢性。慢性泪腺炎较急性泪腺炎常见，常与全身感染有关。中医则认为是由于风热蕴结所致。鼻穿穴可以疏风清热，通过按摩此穴，对泪腺炎的症状有一定的缓解作用。

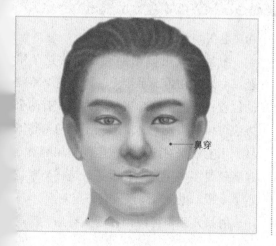
鼻穿

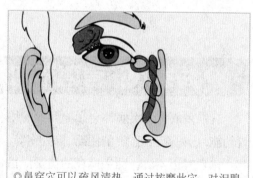
◎鼻穿穴可以疏风清热，通过按摩此穴，对泪腺炎的症状有一定的缓解作用。

教你快速找穴位

鼻穿穴在面部，四白穴外上方，四白穴位于眼眶下缘正中。取穴时采取正坐，先选取四白穴，根据四白穴再定位鼻穿穴。

通气穴：胸胁疼痛缓解穴

关于通气穴的位置，有两种不同的说法。一种认为是在扁桃体穴下前3分处，也就是说，在下颌角直下5分的颈部先找到扁桃体穴，然后再以此为依据找到通气穴。还有一种是被普遍认可的位置，即此穴在前臂外面尺侧，肘尖下3寸，约在手太阳小肠经的小海、支正二穴的连线上。

通气穴其实不是一个自古就有的穴位，而是现代人发现的经验穴，主要用来治疗胸胁疼痛，以及恢复错位的椎体。用

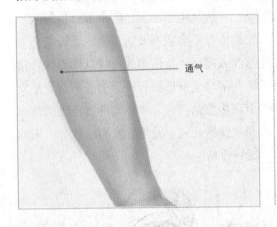

通气

通气穴治疗这两种疾病的时候，都需要特殊的方法，在这里简单给大家介绍一下椎体错位的治疗：

首先要确定错位的椎体，然后自上而下放松患部肌肉1～3分钟，然后找出压痛点，用指压2～3分钟，再按通气穴2～3分钟。然后根据错位的椎体不同而加按不同的穴位。按压完了，再让患者起身活动颈椎、胸椎或腰骶部即可。如是急性损伤错位患者，即刻感到活动轻松疼痛减轻或消失。临床中棘突偏歪方向多和腿臂疼痛方向一致，但有部分患者恰好相反，表现为同侧方向疼痛，这大多为压迫神经根所致。方向相反者，大都为牵拉神经根所致。

教你快速找穴位

通气穴在前臂外面尺侧，肘尖下3寸，约在手太阳小肠经的小海、支正二穴的连线上。患者屈肘，在前臂外面尺侧，肘尖下3寸处取穴。

海泉穴：言语不利就找它

有很多危重的疾病都会影响到人的语言功能，比如说脑出血、脑梗死、脑外伤等，都会出现言语不清，吐字模糊的情况。虽然很容易知道是神经系统受到了伤害，但是究竟该如何治疗呢？还有很多老年人容易出现言语不利的情况，甚至因此出现交流障碍。有人认为这种情况与衰老有关系，这些都是极度影响患者心理的一个原因，慢慢地老年人会变得越来越孤独，生活的质量

当然也在不断地下降。

海泉穴就可以帮助大家解决这个难题。海泉穴在舌下系带上，因为这个特殊的位置，所以按摩起来不太方便。有两个方法可以解决，一是借助筷子、勺子等器具，用它们来对海泉穴按压，施加刺激。再者就是多多用力上卷舌头，这样会牵拉舌下系带，也会对海泉穴有一定刺激。

海泉穴不但可以治疗舌头疼痛、活动

不灵活，还可以治疗嗓子疼痛，比如说咽炎、扁桃体炎、喉炎等，都可以用海泉穴治疗。此外，它还可以治疗消化道疾病，如恶心呕吐、呃逆、腹痛腹泻等。

教你快速找穴位————

海泉穴位于口腔内，当舌下系带中点处。患者正坐张口，舌转卷向后方，在舌面下方，舌系带中点处取穴。

止呕穴：理气通络，和胃止呕

恶心是一种可以引起呕吐冲动的胃内不适感，常为呕吐的前驱感觉，但也可单独出现，主要表现为上腹部的特殊不适感，常伴有头晕、流涎、脉搏缓慢、血压降低等迷走神经兴奋症状。

恶心呕吐是比较常见的一个情况，也不能算是一种疾病，但是也不能随随便便忽视。引起呕吐的原因非常多，去医院进行诊治，想要把真正的原因找到可能需要反复的检查。对于很多人来讲，呕吐往往是突然出现，但是可能也会停止。出现这样的情况就让人非常犹豫到底去不去医院进行诊治。对于呕吐这种麻烦又很难找出哪种药物能非常迅速的起效，于是就会让人产生一种疑问，难道就没有一种行之有效的方式来减轻或者消除呕吐的症状吗？

答案就在神奇的止呕穴。

其实在很早的时候人们就开始寻找能够专门治疗呕吐的穴位，由于呕吐的发生无论是哪种原因引起的都不能绕开与胃的关系，在寻找穴位的时候也是根据这样的方向，经过反复的临床检验，最后在廉泉穴和天突穴之间确定了最有效的止呕穴位。无论是哪种原因引起的呕吐，不管是因为疾病还是正常妊娠反应，止呕穴都能起到很好的效果。

对于一些癌症的患者，在接受正常放疗和化疗的时候，往往会引起恶心呕吐等副作用，对于这样的情况只能痛苦地忍受。其实只要了解到止呕穴，不必担心是哪种原因产生的呕吐，每天进行适当的自我按摩，就能缓解痛苦难忍的恶心，对于药物或者其他原因产生的副作用，效果更加明显。

教你快速找穴位————

止呕穴位于廉泉穴和天突穴连线的中点位置。廉泉穴位于人体的颈部，当前正中线上，结喉上方，舌骨上缘凹陷处。天突穴位于颈部，当前正中线上，两锁骨中间，胸骨上窝中。取穴时嘱患者仰头，在颈部取穴。

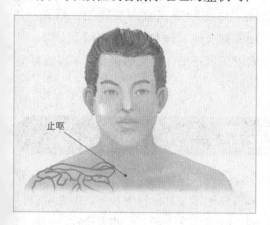

止呕

副哑门穴：癫痫最佳治疗穴

癫痫是一种非常复杂的疾病，通常情况下会认为跟遗传有关，而发病的情况与患者的神经系统紊乱密不可分，所以治疗癫痫传统的方法是使用电击，对神经进行刺激。针灸也是一个主要的治疗癫痫的方法，经过传统的辩证，选取一些特定的穴位，成了治疗癫痫发作的有效手段。经过不断的临床实验，就形成了穴位与电针相辅相成的最佳方式，而经过长时间的探索，在经络的奇穴当中，找到了副哑门等奇穴，对于癫痫的发作达到了比较有效的控制。

一般治疗癫痫，多取风府和哑门两个穴位，认为这两个穴位针刺效果很显著。风府、哑门是督脉要穴。中医认为，惊风抽搐之类的疾病，都属于督脉失调、气血不通。治癫痫取风府、哑门二穴，就在于

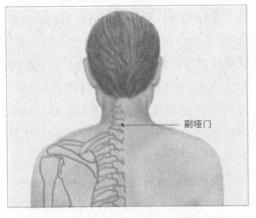

副哑门

二穴的位置重要，刺一穴而触及旁经，能收到以一当十的效果，尤其在于可以对督脉形成良好的刺激，从而调和气血，平衡阴阳。但是，据前人经验和相关的资料，这两个穴位不宜深刺，深刺会给患者带来危险；同时，浅刺虽然安全系数大，但效果不理想。因而，医家只好视其为禁地，放弃了它们。

副哑门穴属经外奇穴，只比哑门穴远一个颈椎，深刺很容易对大脑皮层以及中枢神经形成有效刺激；同时由于避开了延脑，安全系数大，治疗效果仅次于针刺哑门穴。

副哑门的位置在人的后颈部正中的位置上，在这个穴位，无论从中医的角度还是西医的角度，都可以刺激到深层次的神经，也就作用更加明显，效果持续的时间更久。所以选择副哑门这个穴位，可以说是治疗癫痫最佳的地方。

教你快速找穴位

副哑门属经外奇穴，位于项部正中线，后发际中点直下5分处，第2～3颈椎棘突间，深刺入椎管内可至脊髓。取穴时患者正坐，在颈部第2～3颈椎棘突间取穴。

百劳穴：肺结核的大克星

百劳穴，也叫作颈百劳。劳，在这里是劳伤、痨瘵之意。这个穴位能治疗痨瘵，也就是现在所说的肺结核，以及劳损、劳

伤，因为穴位在颈部，故名颈百劳。百劳穴首见于宋《针灸资生经》，但无定位；明《针灸大全》云："即大椎穴"。近代

将大椎旁一寸也叫百劳，一名下百劳，与本穴合称为"百劳四穴"。

百劳穴在颈部，约当第5、第6颈椎水平，位于膀胱经与华佗夹脊之间。按照标准定位，当大椎直上2寸，后中线旁开1寸。再提醒大家一下，大椎穴在后正中线上，第7颈椎棘突下凹陷中。

百劳穴有滋补肺阴、舒筋通络、活血止痛的功效。主治诸虚百损、颈项强痛、瘰疬、落枕、咳嗽、气喘、百日咳、项背风湿疼痛、骨蒸潮热、盗汗自汗、失眠、鼻衄、过敏性鼻炎等。在治疗时，根据不同的病症，可以配合不同的穴位，以增强疗效。如失眠的话，用百劳配神门、三阴交；鼻衄的患者，可以用百劳配孔最；要是有

颈椎病、颈项强痛，可以用百劳配天柱、大杼、悬钟等；对于过敏性鼻炎者，则用百劳配肺俞、飞扬。

教你快速找穴位

百劳穴在项部，当大椎穴直上2寸，后正中线旁开1寸。

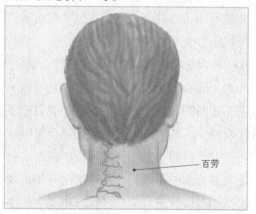

百劳

哑穴：治疗聋哑专用穴

由于哑穴经常出现在武侠作品中，大侠一伸手，被点中哑穴的人就不能说话了，因此，哑穴被很多人都误解成会导致人不能说话的穴位。其实从医学的角度看，哑穴非但不能够致人变聋变哑，还会治疗聋哑的情况。

◎哑穴，发不出声也，此指阳气在此开始衰败。该穴名意指督阳气在此散热冷缩。

频繁的夜生活，过度兴奋的娱乐，这已经成了现代人习以为常的事情，但是这些往往会引起一个看似不相关的问题，咽炎、喉炎，或者是扁桃体炎，从中医的角度来看，咽喉是人体的一个门户，外界有害的邪气，很容易从咽喉部侵犯，频繁的夜生活会引起人的抵抗力下降，当然会出现咽喉的红肿疼痛，声音嘶哑，严重的可能都说不出话来。这时就可以用哑穴这个经外奇穴来治疗。

对于有慢性咽炎，或者平时爱上火总嗓子疼的人，可以经常按摩哑穴。按摩的时候要用力和缓，速度也不要太快，而且很重要的一点是要坚持，尤其是慢性咽炎的患者，更要坚持每天早晚按摩。

教你快速找穴位————————●
哑穴在项后发际上五分，第一颈椎与第二颈椎棘突之间处。

💙 直骨穴：降温去热消炎穴

小儿得病一般症状比较严重，因为小儿的身体还没有完全发育成熟，对疾病的抵抗能力也不够。当出现一些发热、气喘、咳嗽等症状的时候，往往并没有什么征兆，加上年轻的父母经验不够丰富，发现孩子有不适的情况又非常着急，这样就只能去医院就诊。其实遇见这种情况完全可以学习一些儿科的小方法，掌握一些在家中就能有效治病的手段。在孩子刚刚开始出现不适的时候就进行调理，这样也就会使小儿的情况变得比较稳定。

一般来讲小儿比较容易出现发热的情况，从医学的角度讲也有小儿发热不必立即降温的说法。有些家长会采用物理降温的方法，例如选取一些穴位，进行按摩或刮痧，或是从小儿的五脏六腑着手调理，但这样做会出现治标不治本的问题，而直骨穴解决了这样的难题，而且效果明显。选用直骨穴，不用麻烦的针灸，只需要用艾灸的方法，简简单单就让孩子体内的火热慢慢减少，发热症状也会随之消失，另外容易在肺部发作的疾病也会随之减少。

除了小儿的疾病，实际上还有一些女性的乳腺疾病也可以选用直骨穴来治疗，因为穴位的位置原因，所以对于女性的乳腺疾病也效果非常好。同样是不需要针灸，只要自己多进行一下按摩刺激，用艾灸的方法经常对穴位进行治疗，一些简单的炎症疼痛都会慢慢消失，而对一些比较严重的乳腺疾病也有辅助的效果。

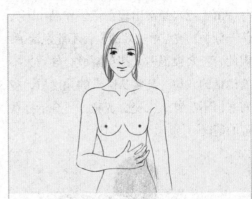

◎对于女性来说，空闲时经常按摩直骨穴，可以有效起到防治乳腺病症的作用。

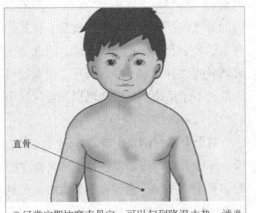

直骨

◎经常定期按摩直骨穴，可以起到降温去热、消炎的效果。

教你快速找穴位————————●
直骨穴在乳头直下1寸处。在乳下大约一指的距离，低陷的地方或者与乳头直对不偏者就是穴位。

乳下穴：理气通络增乳穴

乳下穴是经外奇穴。梁代的葛洪在《肘后备急方》记载："治卒吐逆方，灸乳下一寸，七壮即愈。"后又在唐代《千金要方》中有："小儿癖，灸两乳下一寸各三壮。"在《针灸集成》中将其列作经外奇穴，名乳下，在乳头直下一寸处。主治腹痛腹胀、胸胁疼痛、乳肿少乳、小儿癖疾、久嗽、反胃、干呕、吐逆、胃脘痛、闭经等。癖，就是肿块的意思。这里说的小儿癖疾意思就是说，在小孩子的体内有了肿块，对于小孩来说，肝肿大的可能性不大，一般都是指脾肿大。治疗的时候用艾炷灸3～5壮；

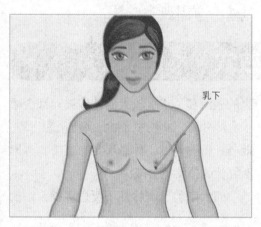

乳下

或艾条灸5～10分钟。

乳下穴这个名字的得来，是和它的位置有关的，因为它正好在乳头下1寸，所以被称作乳下。它所治疗的疾病，首先就是乳房的各种疾患，如乳痈、产后缺乳、乳腺增生、乳房胀痛等。前面已经提到了，在用乳下穴治疗疾病的时候，可以用艾灸的方法，这点是和乳中穴不同的。乳中穴只做定位使用，不针也不灸。由于这两个穴位离得很近，所以在灸乳下穴的时候，要注意避免灸到乳中。

由于乳下穴离胸肋部及胃脘部都很近，所以也可以用来治疗胁肋疼痛、咳嗽、胃疼、恶心、呕吐等相近部位的疾病。

在按摩的时候，可以用手指指腹按揉乳下穴，顺时针或逆时针方向都可以，速度不要太快，保持在每分钟60次左右即可。每次按摩3～5分钟。

教你快速找穴位

乳下穴位于胸部，左右乳头直下一寸处，左右计两个穴。

截疟穴：截疟杀虫止痛穴

截疟穴位置位于胸部，从左右乳直下4寸处，左右计两个穴。唐代的《千金要方》："一切疟无问远近，正仰卧，以线量两乳间，中屈，从乳向下，灸度头，随年壮。"在《经外奇穴治疗诀》一书中列作经外穴，名截疟，位于乳头直下4寸处。

疟疾是一种传染病，由蚊虫传播，在古代是我国人民健康的一大杀手。典型的疟疾多呈周期性发作，表现为间歇性寒热发作。一般在发作时先有明显的寒战，全身发抖，面色苍白，口唇发绀，寒战持续约10分钟至2小时，接着体温迅速上升，常达 40℃或更高，面色潮红，皮肤干热，烦躁不安，高热持续 2～6 小时后，全身大汗淋漓，大汗后体温降至正常或正常以下。经过一段间歇期后，再次重复上述间歇性定时寒战、高热发作。由于古代还没

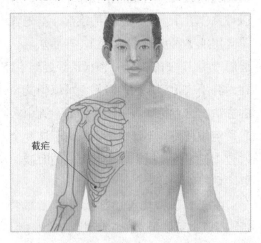

截疟

有认识到疟疾发生的原因，人们只能通过截疟的方法来制止疟疾的发作。通过对发热规律的研究，在疟疾发作前的适当时间，使用内服药或针刺等方法，这样可以制止疟疾发作。截疟穴就是有这样作用的一个穴位。

截疟穴还可以治疗胸胁疼痛，这是由它的位置所决定的。有的人平时爱生气，这样的人总会觉得两胁疼痛，检查也没有什么问题，这时就可以用截疟穴，同时配合一些有疏肝作用的穴位一起来治疗。比如说肝俞、期门等穴位都可以选择。

教你快速找穴位——

截疟穴位于胸部，从左右乳头直下四寸处，左右计两个穴。

♥ 乳泉穴：通乳增乳奇效穴

乳泉穴，意思是说乳汁如同泉水一样，大家很容易就能想到它的作用那就是通乳。的确是这样，乳泉穴是经外奇穴之一，主要用来治疗产后乳汁不下，或者是乳汁量少等问题。

从医学角度来讲，产后乳汁少或完全无乳，称为产后缺乳。产后缺乳严重影响产妇及新生儿的身心健康，尤其对于新生儿来说，吃不到母乳对他的影响是很大的，所以产后缺乳应积极治疗，以确保宝宝能够吃到母亲的乳汁，更加茁壮的成长。

一般来说，乳汁的分泌受到多方面的影响，比如说精神、情绪、营养状况等，都会对乳汁量的多少产生影响。任何精神

上的刺激和（或）较大的情绪波动都会减少乳汁分泌，如焦虑、惊恐、烦恼、悲伤等。此外，营养不良、休息不足、疲劳、劳累时乳汁的分泌也会减少。

妇女产前、产后都不要过多操劳，饮

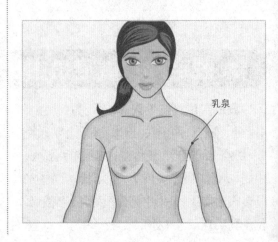

乳泉

食要注意营养，不要吃刺激性太大的食物，比如说辣椒等。并且产后第一次哺乳的时间越早越好。正常足月出生的宝宝在产后 8 ~ 12 小时可开始喂奶，如果是早产儿可延迟至 16 ~ 24 小时，每次哺乳持续 15 ~ 20 分钟即可。如果第一次哺乳时间太晚，对于乳汁的分泌是不利的，这一点一定要注意。

除了这些应该注意的以外，还可以通过对穴位的按摩，来促使乳汁分泌，乳泉穴就是很好的选择。除了按摩乳泉穴以外，还可以配合其他有通乳作用的穴位，如乳根、膻中、少泽、足三里等，这样坚持每天按摩，乳汁一定会明显增多。

由于乳汁分泌受到多方面的影响，所以产妇一定要从各方面多加注意。同时也可以配合一些有通乳作用的食疗方，都可以参考。

教你快速找穴位

乳泉穴位于腋下，在极泉穴前 0.5 寸。

❤ 巨阙俞穴：宁心安神定志穴

巨阙俞是经外奇穴之一，位于背部，第四胸椎棘突下。巨阙俞虽然处于后正中线上，属于督脉之上，但却不是督脉的穴位。另外，还有一个穴位叫巨阙，位于人体的前正中线上，是任脉的一个穴位，在上腹部。这两个穴位仅一字之差，但功用主治都不相同，因此，一定要加以注意，不要因为粗心大意而搞错了。

巨阙俞有宁心安神定志，理气止咳平喘的作用，它主治的疾病主要可以分为以下三类：呼吸系统疾病、心脏疾病、胁肋部疾病等。巨阙俞还有个别称，叫作"心舒穴"，这充分说明这个穴位在治疗心脏疾病方面的重要性。

心脏方面的疾病，不仅有冠心病、心律失常、心肌炎等，还包括有心肌供血不足、心脏神经症等。心脏病有的是可以检查出来的，但是有的却是现代仪器也无法捕捉到的。现代医学的一个很重要的特点就是要找到证据，然后再做治疗。如果检查都正常的话，往往医生就会无从下手，但是患者却觉得非常痛苦。这时就可以采用中医的方法来治疗，医生通过望闻问切，四诊合参，对患者的病情做出合理的判断，这样就会有的放矢地施治，使患者的不适感减少或者消失。在用针灸治疗各种情况的心脏方面的疾患，除了平时所说的内关、神门等穴位，还可以选择巨阙俞穴。

巨阙俞的治疗作用还体现在呼吸系统疾病上。对于各种呼吸道疾病，它都能起

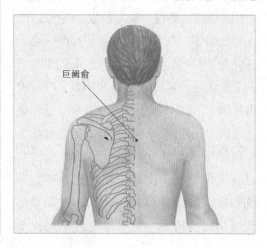

巨阙俞

到一定的治疗作用。更为神奇的是，如果你觉得在巨阙俞这个穴位位置上有寒气，或者其他不适的话，那就提示你可能要感冒了。这时如果及时采取措施，就可以截断疾病的传变，不至于引起更大的问题。

教你快速找穴位

巨阙俞位于背上部，位于第4、5胸椎棘突之间凹陷中。

灸哮穴：止咳平喘化痰穴

灸哮穴是经外奇穴，早在《针灸聚英·杂病歌》中就有关于此穴的记载："哮……又法背上有一穴，量穴须用线一条。环颈垂下至鸠尾，尖上截断牵脊背，线头尽处是穴端，灸至七壮真为贵。"这段话总结出了找这个穴位的具体方法，如下：以绳搭在患者颈项上，绳之两端向胸前下垂之鸠尾骨尖端，切断；然后将绳转向背后，绳之中央平喉结，绳之两端并置脊上，在绳的尽头，大约正好在第8胸椎棘突之高点处是灸哮穴。

灸哮穴主要用来治疗呼吸系统疾病，比如说气管炎、支气管炎、哮喘等，都可以用这个穴位来治疗。

气管发炎就叫气管炎，是中老年人比较常见的问题。导致发病的主要原因有：吸烟、受凉、伤风、吸入粉尘、气候变化、大气污染等。气管炎的症状以咳嗽为主，开始为干咳以后痰逐渐多，轻的仅早晚有刺激性咳嗽，重者咳嗽吐痰明显，呼吸可带哮鸣声。如果炎症进一步发展，还可能会出现支气管炎、肺炎。如果反复发作，则可能形成慢性支气管炎，或者慢性喘息性支气管炎。由此可以看出，呼吸系统的疾病都是一环扣一环的，如果想要截断疾病的传变，就必须把疾病消灭于萌芽状态。

灸哮穴是治疗呼吸系统疾病的一个很重要的穴位，它不但能用于治疗，还能用于预防。采用灸此穴的方法，对于预防和治疗多种呼吸系统疾病，都有很重要的意义。如果患者已经形成了慢喘支，可以采用"冬病夏治"的方法，在夏天灸灸哮穴，可以增强体质，到冬天发生慢喘支的概率就会下降，起到了很好的预防作用。

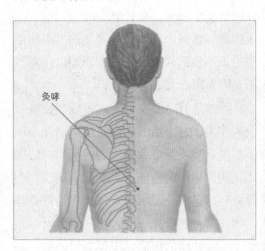

灸哮

教你快速找穴位

灸哮穴位于背部，后正中线上，以绳环颈下垂至胸骨剑突尖，环转向背，绳之中点平喉结，绳端至背上之处（大约位于第八胸椎棘突之高点处）。

督脊穴：醒神开窍通督脉

督脊穴，从字面上的意思来理解，就是说监督脊柱。的确是这样，督脊穴这个经外奇穴的功能和脊柱有着很大的关系。督脊穴可以用来治疗脊髓的疾患。

人体的中枢神经系统是人体神经系统的最主体部分，包括脑和脊髓，其主要功能是传递、储存和加工信息，产生各种心理活动，支配与控制人的全部行为。大家都知道中枢神经系统对于人的存在来说有着极其重要的意义，人的各项活动，都离不开中枢神经系统。

脊髓作为中枢神经系统的一部分，虽然不及大脑那么重要，但是也有着极其重要的功能。其功能主要体现于两个方面：一是传导功能，脊髓就好像是大脑和各器官之间的信息中转站，不论信息的传入还是传出，都要经过脊髓。二是反射功能，脊髓灰质中有许多低级的神经中枢，可完成某些基本的反射活动，如排便、排尿等内脏反射和膝跳反射、跖反射等躯体反射。正常情况下，脊髓的反射活动都是在

高级中枢控制下进行的。当脊髓突然横断，与高级中枢失去联系后，会产生暂时性的脊髓休克。脊髓损伤可中断某一水平的生理功能。

神经系统是由神经元组成的，一般认为神经元的损伤是不可再生的。也就是说一旦神经受损，神经元死亡，那么就再也无法恢复了。一旦出现了脊髓疾患，为了避免发生神经元死亡的事情，就应当及时采取措施，按摩督脊穴就是其中之一。

督脊穴对癫痫也有辅助治疗的作用，可以配合癫痫穴一起按摩，以改善癫痫发作症状，减少发作次数。

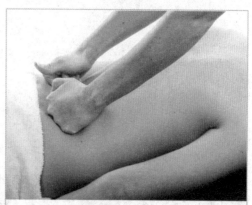

◎督脊穴对癫痫有辅助治疗的作用，平时可多做按摩，以改善癫痫发作症状。

教你快速找穴位

督脊穴在背部，第7颈椎棘突与尾骨端连线的中点，相当于第11胸椎棘突下方凹陷处。患者取坐位或卧位，在背部第11胸椎棘突下取穴。

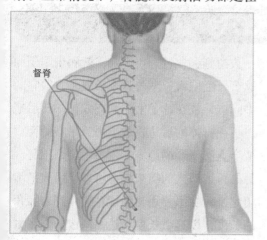

督脊

腰眼穴：强腰健肾增活力

腰眼穴位于背部第三椎棘突左右各开3～4寸的凹陷处。中医认为，腰眼穴居"带脉"（环绕腰部的经脉）之中，为肾脏所在部位。肾喜温恶寒，常按摩腰眼处，能温煦肾阳、畅达气血。

中医认为，用掌搓腰眼和尾闾，不仅可疏通带脉和强壮腰脊，而且还能起到聪耳明目、固精益肾和延年益寿的作用。在年轻的时候经常搓腰眼，可以到了老年仍腰背挺直，而且能防治风寒引起的腰痛症。

现代医学研究证明，按摩腰部既可使局部皮肤里丰富的毛细血管网扩张，促进血液循环，加速代谢产物的排出，又可刺激神经末梢，对神经系统的温和刺激，有利于病损组织的修复，提高腰肌的耐受力。所以，按摩腰部对慢性腰肌劳损、急性腰扭伤可起到较好的防治作用，对于椎间盘突出症、坐骨神经痛等病也有一定疗效。

搓腰眼的具体方法为：两手对搓发热后，紧按腰眼处，稍停片刻，然后用力向下搓到尾闾部位（长强穴）。每次50～100遍，每天早晚各一次。两手握拳，用拳眼或拳背旋转按摩腰眼处，每次5分钟。两手握拳，轻叩腰眼处，或用手捏抓腰部，每次3～5分钟。

教你快速找穴位

腰眼穴在腰部，位于第四腰椎棘突下，旁开约3.5寸凹陷中。患者俯卧位，先取与髂嵴相平的腰阳关穴，在与腰阳关穴相平左右各旁开3.5寸处取穴。

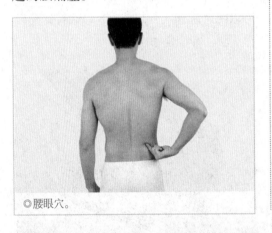

◎腰眼穴。

四花穴：补益虚损特效穴

"四花穴"，又称"大椎四花"。"四花"顾名思义，就是有四个穴。寻找四花穴的方法，称为"崔氏取四花穴"。这四个穴位到底应该怎么取呢？

首先要跟大家先讲个解剖的位置，膝盖后边的软肉称为"腘"，腘的中间有个穴叫委中穴。拿根绳子从脚的大趾经过脚底下，量到脚后跟，继续将这根绳子的另

一头拉到腘，量到委中穴，就利用绳子的这个长度取穴。拿着这个长绳子，取它的中间点，放在脖子上的天突穴位，然后把绳子往身体的后边垂放下去，吊在后面，两个点所交会的地方，用墨笔画个记号。另外再取病人的嘴长度，可以让病人把嘴闭起来，嘴不要用力，量左嘴角到右嘴角的长度，以这个长度为边，剪成一个正方

形的纸，从纸的中间穿个洞，洞就放置于刚才用墨点做的记号上，纸的四个角所碰触的位置即是四花穴。

大家都知道，以前的中国女人有绑小脚的习俗，如果是绑小脚的，就不能用这个方式量长度了。针灸家还有另外的方法度量。从肩部的肩髃穴，量到中指的尖端，用这个长度也可以。

上面的这些方法，找起来都比较麻烦。事实证明，这样找到的穴位，其实就是胆俞和膈俞。胆俞在第10胸椎棘突下两旁各1.5寸，膈俞就在第七胸椎旁开1.5寸，一共四个穴。

四花穴有什么作用呢？它可以治疗五劳七伤、气虚血弱、骨蒸潮热、咳嗽痰喘、尪羸瘤疾。

五脏中的任何一脏生病，一旦拖久了，就成了难治的慢性病，称为"劳"。五脏都可能得劳病，就是"五劳"。人的情绪也可以导致疾病，当情绪太过度时，就能致"虚损"；虚损会伤到"精、神、魂、魄、智、意、志"等，叫作"七伤"。四花穴就可以被用来治疗"五劳七伤"。

四花穴还可以治气虚血弱、骨蒸潮热、咳嗽痰喘。得了慢性的痨病，就会气虚。尤其是阴虚的病人，常会有下午发热的现象，叫作"潮热"，用温度计量出来的温度并不很高，可病人自己却会觉得非常热，好像从骨头里散出来似的，所以叫"骨蒸"。四花穴也可以治"尪羸瘤疾"，尪羸，就是人因为病导致的很瘦、很弱，多半和他的慢性的、久而不愈的病有关。

教你快速找穴位

此穴位于背部，在第7、第10胸椎棘突下旁开1.5寸。患者取坐位或侧卧位或俯卧位，在双侧膈俞和胆俞穴处取穴。

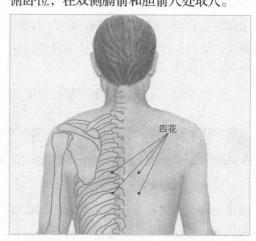

四花

八华穴：止咳化痰宣肺穴

八华穴在脊背部，属经外奇穴。既然叫八华穴，那就说明一共有八个穴位。但是关于八华穴的取穴方法，却有不同的方法。

八华穴位于背部，用患者两乳头之间的长度的3/4为边长，在厚纸片上画一等边三角形，将此三角形剪下，以其中一角置大椎

穴上，使通过这个顶点的三角形的高于脊柱正中线重合，其下面两角得两穴，再将此纸三角形之一角置于上两穴中点，其下面两角又得两穴，如法再量一次共成六穴，即六华穴。再量一次，共得八穴即八华穴。

或者患者取坐位（背向术者）或俯卧位，以两个胸椎棘突之间的距离为高，以

其两倍的长度为底长，用硬纸片做一等腰三角尺，将三角尺的顶角指大椎穴，顺脊柱长轴摆正，其左右锐角所指处即穴位1和2，将三角尺下移，使顶角指向底边中点，此时左右两锐角所指即穴位3和4，依次类推定出穴位5、6、7、8。此八穴即为八华穴。

八华穴具有止咳化痰，宣肺平喘的作用，可以用来治疗气管炎、支气管炎、哮喘等引起的咳嗽、咳痰、气喘等。八华穴可以使经气振奋，疏通经络，从而调动机体增强抗病能力。因此，在发作期采用本法可缓解支气管痉挛，促进止咳祛痰作用，降肺气以化痰平喘；缓解期用此法可调畅肺气，增强抗哮喘的功能，预防复发而达到治愈的目的。

一般来说，用于治疗哮喘等呼吸道疾病，可以用穴位注射的方法，但此法大家在家自己操作不方便，因此，可以选择艾灸八华穴的方法来治疗。

教你快速找穴位

八华穴位于脊背部，沿脊柱左右旁开各4个穴位。

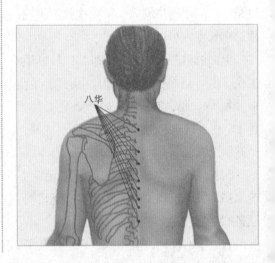

八华

痞根穴：健脾和胃除痞块

痞根穴出自《医学入门》这本书。痞，就是指痞块，也就是说腹内肿大的器官或者其他的异常包块，如肝大、脾大，泛称痞块。此穴有治疗肝脾等肿大的器官或组织的作用，有如截断痞块根部的作用，因此叫作痞根。

痞根穴在人体的腰部，在第一腰椎棘突下旁开3.5寸处。大家都知道人体的脊柱有颈段、胸段、腰段和骶尾段组成，如何才能准确找到第一腰椎呢？在这里教给大家两个方法：第一个是用腹部的肚脐做定位，肚脐这条线水平过来，对应的是第三腰椎棘突下，再往上数一个，那就是第一腰椎棘突下了。还有一个方法就是要靠髂嵴最高点（就是骨盆两侧最上方的骨头），也就是人们平时系腰带的地方，此地方平对第四腰椎。以此点向上隔一个第

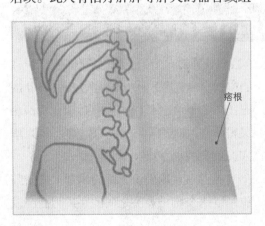

痞根

三腰椎就是第二腰椎。

痞根穴的主治病症包括各种痞块、肝脾肿大、疝痛、腰痛、肠炎、咳逆等。在治疗痞块的时候，可以配合脾俞穴、血海穴一起使用，这样效果会更好。

有一部分女性患有子宫肌瘤，这就在痞根穴的主治范围之内。中医认为本病多由情致失调，忧思过度引起肝脾不和，导致冲任功能紊乱，气滞血瘀或痰湿凝滞郁久而成疾。痞根穴善治痞块之症，可以温通气血，软坚散结，治疗子宫肌瘤时，可以取这个穴位来治疗，而且多用灸法。用传统的中医方法治疗子宫肌瘤，可以使一

部分患者免于做手术，减少患者的痛苦，也能减轻经济负担。

因为这个穴位正好在背部，所以自己按摩的话有点儿困难，可以请家人帮忙。家里如果有艾条的话，也可以用灸法来治疗。有一种说法认为，如果痞块在身体左边，就应该灸右边的痞根穴；如果痞块在身体的右边，那么就应该灸左边的痞根穴。大家可以参考一下。

教你快速找穴位

痞根穴位于腰部，第一腰椎棘突下，左右旁开 3.5 寸处，左右各一，共有两穴。

❤ 肠风穴：祛风止血补精穴

在中医里，有"肠风下血"这样一个词。其实肠风是中医的一个名词，是以便血为主证的疾病，包括有痔疮、肛瘘等多种原因引起的便血，其病因或因为风，或因为冷，或因为湿热。虽然病因不尽相同，但因为有着共同的表现，因此，它们都叫作肠风。

肠风这个穴位因为能治疗肠风下血，所以被称作肠风穴，同时它也叫作阳刚穴。阳刚穴出自《古今医统》，是近代《中国针灸学》等书才把它名为肠风穴。

痔疮为临床常见病、多发病，多为局部气血不畅，血液回流受阻，邪热与瘀血互结，日久不断郁结而成。治疗痔疮的方法有很多，在这里介绍一种叫作"刺络拔罐"的方法：取督脉上的长强和脊中这两个穴位，用梅花针在这两个穴区叩击，直径约 3 厘米大小就可以了，再拔罐 10 分钟。

再取经外奇穴肠风穴，艾条灸之，每次灸 5 壮。治疗时 7 天 1 次，3 次为 1 疗程。

刺络拔罐是一种很常见的治疗方法，在治疗痔疮时，效果还不错。需要提醒大家注意的是，痔疮的发生是日积月累形成的，因此，治疗的时候，也不是一次两次就能治好的。在平时，痔疮患者还要注意，

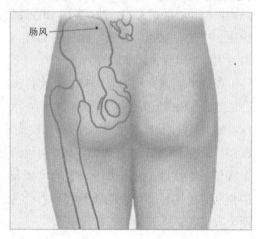

肠风

不要吃那些辛辣刺激性的食物，多吃蔬菜水果，或是其他纤维素含量较高的食物，保持大便通畅。保持良好的饮食和排便习惯，对于痔疮的预防和治疗，都有着很重要的意义。

便血是肠风这个穴位的主要治疗疾病之一，此外，肠风穴还可以治疗腰痛，以及遗尿、遗精等其他疾病。

教你快速找穴位——

肠风穴在腰部，当第二腰椎棘突下，后正中线旁开 1 寸处。

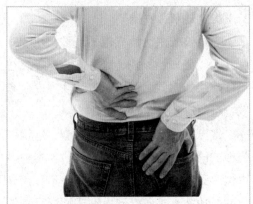

◎肠风穴还可以治疗腰痛，以及遗尿、遗精等其他疾病。

♥ 外劳宫穴：祛风止痛有特效

外劳宫穴是和平时常说的劳宫穴相对的，劳宫穴在手心，外劳宫穴在手背上。

平时常说的劳宫穴是手厥阴心包经上的穴位，在手掌中央，当第 2、3 掌骨之间偏于第 3 掌骨，握拳屈指时中指尖处。简便取穴的话，就是把手指弯曲，在中指指端所指的位置。不过也有一种说法是，这个穴位是在无名指的指端所指的位置。劳宫穴有清热燥湿的功效，可以用来治疗热病以及和心经相关的一些疾病，如昏迷、晕厥、中暑、呕吐、心痛、癫狂、痫症、口舌生疮、口臭、鹅掌风等。

在这里应该介绍的是外劳宫，为什么会说这么多内劳宫呢？这是因为，它们在治疗功效上有共同点，都可以治疗头痛、腹痛、腹泻、潮热等疾病。在按摩的时候，可以两个穴位分别按摩，也可以用一手的食指和拇指同时按揉另一只手的外劳宫和内劳宫两个穴位。

外劳宫穴除了和内劳宫穴配合一起，治疗头痛、腹痛、腹泻、潮热等疾病，还可以治疗颈部的各种不适，比如说颈椎病、落枕等。说到颈椎病，这在人们印象中一般是老年人才会得的病，其实不然。现在很多年轻白领也有这样的困扰。还有的年轻人整天对着电脑上网或者玩游戏，结果年纪轻轻，就得了颈椎病。如果出现颈肩部僵硬、酸痛，头晕、恶心，或者胳膊、手指发麻等症状，就要小心是不是颈椎病

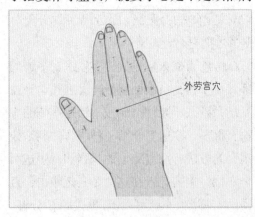

外劳宫穴

找上门来了。这时除了应该去医院明确诊断外，还应该自己多按摩按摩手上的外劳宫穴，帮助你减轻痛苦。

按摩的时候，注意用力要适当，不要太用力，尤其是对老年人。这是因为他们的疼痛感可能不那么明显，再加上由于钙质的不断流失，绝大多数老年人都有骨质疏松的问题，如果用力过大的话，很可能出现骨折。因此，在按摩的时候，一定不要用力过大。另外，按摩的力度也不能过小，否则的话，不能对身体形成一定的刺

激，按摩也就无法起到相应的作用了。还有一定要提醒大家的是，在按摩的时候，每个穴位的按摩时间不必过长，3～5分钟就足够了。每天可根据自身情况，按摩1次、2次、3次均可。但没有必要一天到晚总是按摩穴位，这样会使身体产生适应性，这种持续的刺激就不能使身体内部产生相应的变化，也就失去了按摩的作用。

教你快速找穴位————————

外劳宫穴在手背侧，第二、三掌骨之间，掌指关节后 0.5 寸。

地神穴：醒神开窍通经络

地神穴是手上的一个经外奇穴，关于它的位置，有两种不同的说法：一种是说在手拇指与掌交界的横纹中点，而另一种说法则认为是在手腕掌侧的位置。但是，对文献进行研究发现，大部分人还是比较认可前者，认为地神穴是在手拇指与掌交界之横纹中点。

早在唐代的《备急千金要方》中就提到："自缢死，灸四肢大节陷大指本纹，名曰地神，各七壮。"这说明，地神穴对休克等病症，有一定的辅助治疗作用。

此外，很多中老年人都有血压高的问题。医生一定会让有高血压病的患者吃降压药，控制饮食，还要多运动。相信很多人都无法坚持运动和严格控制饮食，吃药又会对身体有一定的影响。现在大家有了一个新的选择，可以按摩地神穴来帮助降压。这种方法安全、简便，易于掌握，不受时间、空间限制，值得

向大家推广。

地神穴就在手拇指的掌指关节上，因此，还可以用来治疗手部的一些疾患。比如说拇指的腱鞘炎，就可以用它来治疗。腱鞘炎多是由于手部受了寒冷，影响到气血运行，鞘管内滑液不足，手指经常屈伸，肌腱与纤维管反复摩擦增厚，或长期用力握持硬物，使纤维管受挤压而发生局部充血、水肿，继而发生纤维管变性，管腔狭窄而致病。本病多表现为关节处的疼痛，屈

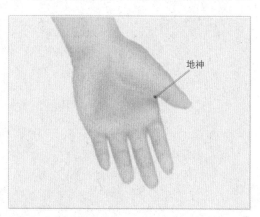

地神

伸不利，并伴有弹响等。这时除了常规治疗之外，可以自己按摩地神穴来辅助治疗。也有人研究发现，通过对地神穴的封闭治疗，对拇指腱鞘炎有着良好的疗效。

地神穴还有一个很重要的作用，它是治疗阳痿的特效穴。对地神穴进行按压，可以帮助男性恢复自信，这是治疗阳痿非常重要的一点。中医认为，引起阳痿的一个很重要的原因就是"命门火衰"，因此，在治疗阳痿的时候，除了按摩地神穴以外，还要按摩命门、关元这些穴位，并结合敲肝经、肾经一起来治疗，这样效果更好。每天晚上睡觉前，以上每穴刺激 3 ~ 5 分钟，并敲肝、肾经 10 分钟。

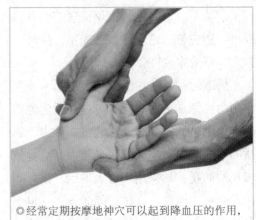

◎经常定期按摩地神穴可以起到降血压的作用，更是治疗阳痿的特效穴。

教你快速找穴位

地神穴在手掌侧，拇指掌指关节处横纹中点。

端正穴：补气升阳掐端正

端正这个穴位也是一个经外奇穴，在手背上，中指指甲根两侧。用专业的术语来描述，就是在中指背近第 2 指间关节两侧赤白肉际处。其中在桡侧的称左端正，又称外端正；在尺侧的称右端正，又称内端正。

端正这个穴位的功用有很多，比如

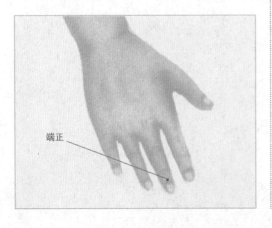

端正

说可以镇静降逆，还能提升阳气，可以说是攻补兼备。端正穴就好像是一员能文能武的大将，在医生的指挥下，发挥它的作用。

端正穴之所以会有这样的名字，和它的作用是分不开的。端正穴的一个很重要的作用，就是使五官恢复到原来的位置，也就是使五官端正，因此而得名。有的小孩子有斜视的毛病，这样不仅仅不美观，更为严重的是这样对身体健康是有一定影响的。目前对斜视没有什么很好的办法，但是大家可以试试用端正穴来治疗。另外，还有一种情况会引起口眼歪斜，那就是"周围性面神经麻痹"，也就是大家常说的"面瘫"。如果治疗不及时或者不恰当，就会留下后遗症，遗憾终生。现在，大家除了常规的治疗方法之外，又多了一个选择，那就是按摩端正穴。

对端正穴采用不同的按摩方法，所起到的治疗作用也是不同的。比如说，用拇指甲掐或用螺纹面揉掐5次，按揉50次，有镇惊作用；搓揉右端正穴能降逆止吐、止血；搓揉左端正穴能升提阳气，还可治水泻、痢疾。

操作时用拇、食指指甲分掐中指甲根两旁之端正穴，这称"掐端正"。掐端正可以用来治疗鼻出血。操作者的拇指甲，压住患者右端正穴位上，时间2～3分钟。如果血不止可稍延长到5分钟左右。如左鼻孔出血，可指压右手穴位。如右鼻孔出血，可指压左手穴位。如果两鼻都出血，

那么可以两手全压在左右的穴位上。有人认为其治疗效果迅速，可能与降逆止血有关。这种方法不但简单，而且止血迅速，如果你再遇到鼻子出血的情况的话，可以试试掐端正的方法。需要提醒大家注意的是，一定不要把左右手掐反了。

端正这个穴位，在很早以前就用来治疗小儿疳积，也就是我们现在所说的消化不良。除此以外，对恶心呕吐，腹痛腹泻也有一定的治疗作用。

教你快速找穴位————————●

端正穴位于手中指掌侧，第一二节指骨横纹之中点，左右手各1穴。患者手背向上，在手中指指甲根两侧赤白肉际处取穴。

❤ 四缝穴：消食导滞化积穴

四缝穴是经外奇穴，位于第2～5指掌面，第1、2节横纹的中央。因为每个手上有四个穴，而且正好是在横纹上，就好像是在缝隙上，因此，被称为四缝穴，不过也有人把它称作四横纹穴。

过去，人们一般都用四缝穴来治疗小儿疳积、百日咳。尤其是小儿如果出现面黄肌瘦、精神倦态、毛发焦枯、不思饮食、大便稀溏等症状，这说明孩子很可能是得了疳积。得了疳积的孩子，很可能生长发育会受到影响，而不是仅仅吃饭不好的问题。用针点刺四缝穴，深度在0.1～0.2寸即可，这时可以挤出少量黄白色透明样黏液或出血，这样就可以起到治疗的作用。

随着研究的发展，其治疗范围在逐渐扩大，如对胃脘痛、腹痛、腹胀、咽痛、恶心呕吐、消化不良、呃逆、中暑、发热、感冒哮喘、小儿惊风等症均有奇效。还有人发现四缝穴还可治疗失眠、神经衰弱、痈疮疖肿、痛风、月经不调等疾病。

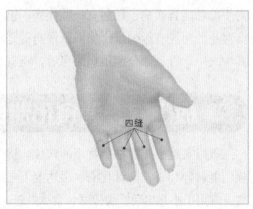

四缝

一般认为，四缝穴有健脾行气消食、活血消瘀止痛、调节阴阳平衡、提高免疫力、促进生长发育等功效。值得注意的是：消毒一定要严格，如有出血倾向或血液病患者禁刺四缝穴。

用针点刺皮肤，肯定是会引起疼痛感的，为缓解疼痛，在穴位上下用绳捆紧，用安尔碘消毒后，一手扶住手指，另一手快速点刺。点刺深浅根据年龄、体质决定，刺后用双手挤出少许血液或淋巴液即可。如遇高热者可多挤出些血液直至血液变红为止。一般1周2次，重者可每日1~2次。治疗5~7次为一疗程。

教你快速找穴位——

四缝穴在手第2~5指掌侧，近端指间关节的中央，一侧四穴，左右手共8穴。

八关穴：祛风通络按八关

八关穴是手上的经外奇穴，这个名字也许有的人不是很熟悉，但是如果说八邪穴，相信很多人就会听说过了。

八关穴主要可以用来治疗手指、手关节肿胀、疼痛、麻木、屈伸不利等手部的疾患。比如说脑梗死或者脑出血，很容易出现偏瘫的现象。如果恢复不好的话，可能对日后的生活有很大影响，严重的甚至生活不能自理，对自己和家人来说，都带来了很多不便。八关这个穴位，对中风后手足拘挛有特效。因此，得了脑血管病以后，一定要坚持按摩八关穴，或者配合针灸，促进康复。

不仅是脑梗死或者脑出血等脑血管病对手的功能有影响，其他有一些疾病，也会对手的功能有影响。比如说颈椎病就是其中之一。有一部分颈椎病的患者，就有手指麻木不适的感觉。既然是颈椎引起的问题，治疗的时候自然应当从颈椎入手，但是，也可以用八关穴来辅助治疗，以起到更好的作用。

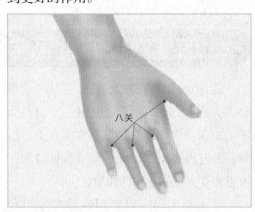

八关

教你快速找穴位——

八关穴位于手背，相邻两指之指蹼缘。左右手各4穴，双手共8穴。

板门穴：消食化滞健脾胃

板门穴是小儿推拿中常用的穴位。揉板门能健脾和胃、消食化滞、运达上下之气，常用于小儿出现乳食停滞、食欲缺乏、腹泻、呕吐等症，而且一般多与推脾经、运八卦等治疗手法相结合。有些医家认为此穴为脾胃之门，调理脾胃之门使脾胃纳运配合、升降相因、燥湿相济，使清阳得升，浊阴得降，所以按揉板门穴可以使恶心、呕吐、腹泻等症状得以改善或消失。

板门穴可以治疗恶心呕吐等症状，因此有人进行研究，发现板门穴还可以用来治疗晕动症。

晕动病是临床常见的一种在特殊情况下，如乘车、乘船、乘机时突然出现以眩晕、恶心、呕吐、四肢无力等为主要症状的综合征。很多人一旦乘车，必然晕车，而使用西药茶苯海明、甲氧氯普胺、东莨菪碱等，或用人们常说的内关、合谷等穴位掐揉，有的时候并不能取得很好的效果，这使得他们对于乘坐车船心怀恐惧。在这里向患有晕动症的朋友推荐按揉板门穴的方法。具体操作是：在乘坐车、船等交通

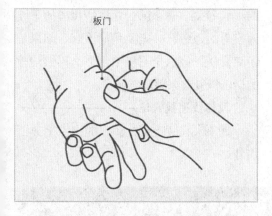

板门

工具前半小时按揉板门穴，或在乘坐之时用两手的拇指指腹，交替按揉板门穴半小时，揉三按一，揉按之处有酸胀感为度。运用此种方法，可帮助晕车之人减轻旅途的痛苦。

一般认为，按摩的时候，如果从横纹推向板门穴，其作用主要是健脾，用于止泻；如果从板门穴推向横纹，那么功效主要是止呕，这主要是通过和胃的作用来实现的。如《幼科推拿秘书》就提到："板门直推到横纹，止呕神效。横纹直推到板门，止泻神效。若吐泻并作，先推止呕一半，然后合推。板门推去重止呕。若横纹推转轻止泻。治气促气攻之症。"这个小小的细节，人们一般不会太注意，但是如果能够加以注意的话，可以取得更好的效果，而不至于事倍功半。

此外，板门穴对于扁桃体炎、咽炎、牙痛、气短等其他疾患，有一定的治疗作用。可结合相应穴位一起进行治疗，以取得更好的疗效。

教你快速找穴位————————●

板门穴位于手掌部，第一掌骨基底桡侧缘内一寸处，左右手各1穴。

♥ 鹤顶穴：通利关节祛风湿

鹤顶这个穴位，正好在髌骨底上方，在这里有个摸上去凹陷的地方，那就是鹤顶穴的位置了。在这里要提醒你一点：这个穴位在找的时候，要让膝关节保持弯曲。那应该是个什么样的角度呢？大腿和小腿

呈90°角的话，比较合适。如果角度过大或者过小，都会不太容易找准穴位。

鹤顶穴有通利关节、祛风除湿、活络止痛的作用，可以治疗各种原因引起的膝关节的疼痛，以及下肢酸软无力，或者是

因为脑血管病引起的下肢偏瘫，或者因为脊髓病变引起的下肢瘫痪。

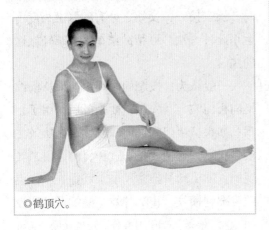

◎鹤顶穴。

下面来讲一讲，都有什么病可以引起膝关节疼痛。细心的人会发现，几乎所有的老年人都会说自己有不同程度的腿疼的问题。这和人老以后，身体各方面的功能都不断退化有关。这就好像是机器一样，用得久了，零件就会出问题。这时可以考虑换零件，使机器能够正常运转，但是，这后来配的，总是没有原来的那么好使。人老了以后，身体的各个组织器官也都慢慢衰老，膝关节也不能例外。当膝关节发生退行性改变，在医学上称之为"膝骨性

关节炎"，表现出来的一个很重要的症状就是膝关节的疼痛。如果病情严重的话，医生还可能会建议患者换人工关节。且不说人工关节的寿命长短问题，就算真的换了关节，做了手术，也不见得就能恢复膝关节的功能。

刚才说了膝骨性关节炎，这是引起老年人膝关节疼痛的最常见的原因。除此以外，髌骨软化症、膝关节滑膜炎、类风湿性关节炎、风湿性关节炎、膝关节韧带损伤、髌骨下脂肪垫损伤等，都有可能引起膝关节的疼痛。但是不论什么原因引起的膝关节疼痛，都可以用按摩鹤顶穴来治疗。

鹤顶穴不但能治疗膝关节疼痛，还可以治疗脑出血、脑梗死等脑血管疾病引起的下肢瘫痪。对于脑血管疾病引起的下肢瘫痪等后遗症，一定要尽早治疗。如果是距离发病已经六个月以上，那么再做治疗的话，恢复起来就非常慢了。

教你快速找穴位————————•

鹤顶穴在膝上部，髌底的中点上方凹陷处。

🧡 关仪穴：温里散寒止痛穴

关仪穴虽然也在膝关节附近，但是它的主治功用却不是治疗下肢疾患，也不是治疗膝关节的各种疾病，而是治疗肚子疼的。不论男女老幼，如果有肚子疼的毛病，可以用关仪穴来治疗。不过，需要提醒大家的是，这个穴位治疗的肚子疼，主要以受凉引起的为主。对于由于火热引起的肚

子疼，效果可能就没有那么好了。

如何才能知道自己的肚子疼是因为有寒还是有热呢？方法其实很简单，肚子自己就能告诉你答案。如果觉得肚子凉，总想找个热东西捂一捂，稍微受点儿凉就觉得疼得更厉害，那说明是有寒气。假如觉得肚子里还是有点儿凉东西比较舒服一些

的话，那就说明体内有热。有了这个简单的方法，相信你一定知道自己的体内是偏寒还是偏热了。

关仪穴有温里散寒、理气止痛的作用，对于小腹绞痛，女性痛经、盆腔炎等疾病都有很好的疗效。为了增强关仪穴温里的

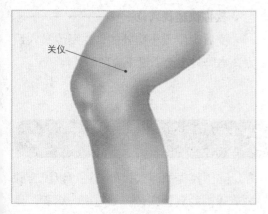

关仪

作用，除了做按摩以外，还可以配合艾灸的方法。操作时，可以将艾卷点燃，然后在穴位局部进行回旋灸或者雀啄灸等施灸手法，每次灸10分钟左右即可。同时，对于腹痛的患者，除了选用关仪穴之外，还可以配合足三里等其他相关穴位，这样效果更好。

提醒大家一点，因为进行艾灸的时候有明火，同时会产生烟雾，因此一定要做好通风工作。在用火之后，及时熄灭，对于灰烬也要确保其已经熄灭。不管怎么说，防火意识一定要树立，以保障生命财产安全。

教你快速找穴位

关仪穴位于膝外侧中线，平腘横纹上1寸处。

陵后穴：下肢痛症就找它

陵后穴是下肢的一个经外奇穴，位于小腿外侧，在阳陵泉穴后方，也就是腓骨小头后缘下方凹陷处。陵，有大土丘的意思。如果仔细体会一下，你会发现在腓骨小头这里，摸上去是有一个突起的。因此，古人把这里比作土丘，在这个土丘后面的

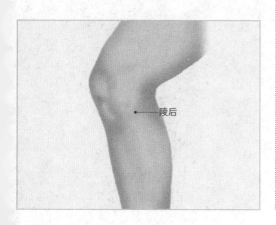

陵后

穴位，自然就被称作为"陵后"。在穴位的命名中，还有很多这样以自然地形为根据来命名的，不论高山还是湖泊，都有涉及，在这里就不做过多介绍了。

陵后穴正好位于膝关节附近，因此，它的治疗范围主要是和下肢有关的一些疾病。比如说膝胫酸痛、坐骨神经痛、下肢麻痹、足下重、足内翻等，都在它的主治范围之内。

足内翻多出现于中风急性期后，是中风偏瘫患者在恢复期及后遗症期常见的临床表现之一，也是致残的主要原因，对患者的运动功能及日常生活有着很大的影响。现代医学认为中风后足内翻，多由于肌肉牵张反射的控制紊乱所致，患侧下肢

内侧肌肉发生痉挛，张力增高，而患肢外侧肌张力降低，发生迟缓，造成患肢内外两侧肌肉的肌张力不对称，因此出现脚不能平放而内翻的现象。中医学认为，足内翻多是由于气血运行不畅、经络阻滞、筋脉失养，以致肢体内侧拘急而外侧弛缓，从而引起足内翻。在治疗足内翻的时候，可以选用陵后穴与悬钟穴一起来治疗。通过这两个穴位，可以刺激相应的肌肉，使足外翻，从而纠正足内翻。一般来说，病程越短，足内翻纠正疗效越好；病程越长，足内翻纠正的疗效越差。

足内翻仅仅是众多下肢疾患中的一种，对于其他陵后穴可以治疗的疾患，在这里就不一一介绍了，这还需要大家在平时的按摩中自己总结。

教你快速找穴位

陵后穴位于小腿外侧，在阳陵泉穴后方，当腓骨小头后缘下方凹陷处。

膝眼穴：活血通络利关节

很多人随着年龄的增长，会逐渐出现腰腿疼的毛病，有的老年人甚至会因为疼得太厉害，都无法正常活动。这是怎么回事呢？

其实这和身体的老化有着密切的关系。当年龄增长的时候，身体也逐渐变老，关节自然也会发生蜕变。这是很自然的，只是这个过程发生的早晚不同，程度也不一样，因此，不同的人往往疼痛的年龄和程度也不相同。如果去医院看，大夫很可能会让病人吃止疼药，如果很严重的话，还可能需要手术。止疼药对胃可能会有刺激，有的人吃了药腿不疼了，胃却不舒服了。做手术也不是一劳永逸的办法。

腿疼的话，到底应该怎么办呢？

不用着急，如果出现腿疼的话，尤其是膝关节的疼痛，不能屈伸等，都可以用按摩膝眼穴来治疗。按摩的时候，可以同时用手的拇指和食指，放在内膝眼和外膝眼的位置，两指相对用力，按揉内外膝眼穴。除了按摩膝眼穴以外，还可以配合膝关节周围的其他穴位，如血海、梁丘、足三里、阴陵泉、阳陵泉等穴位。按摩时，每个穴位揉 100 次左右。如果疼痛比较严重的话，可以早晚各按摩一次。也可以根据个人时间，灵活安排，但不必次数过度，时间过长。

其实，不仅仅是老年人的膝关节疼痛可以用膝眼穴来治疗，其他原因引起的膝关节疼痛，膝眼穴一样可以治疗。常见的膝关节疼痛的原因还有膝关节的

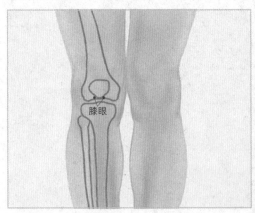

膝眼

外伤、风湿性关节炎、类风湿性关节炎、强直性脊柱炎、反应性关节炎、更年期关节炎等。

需要提醒大家的是，如果是外伤引起的，一定要及时去医院就诊，排除骨折的可能，切不可自行按摩，否则可能不但没有好的效果，反而使病情加重，或者耽误了治疗的时机。

教你快速找穴位——

膝眼穴位于屈膝，在髌韧带两侧凹陷处，在内侧的称内膝眼，在外侧的称外膝眼。

💟 胆囊穴：胆囊炎的特效穴

胆囊穴在小腿上，顾名思义，它可以用来治疗和胆囊有关的一些疾病，比如说胆囊炎、胆石症、胆道蛔虫病、胆绞痛等胆道疾病。另外，胆囊穴因为在小腿上，所以，可以治疗腰腿痛、下肢疼痛、活动不利、酸软无力等。除此之外，还可以治疗胸胁疼痛、慢性胃炎、口眼歪斜、耳聋等疾病。

关于胆囊穴的具体位置，所有的文献都指出它在小腿上，在阳陵泉穴位的下方，但是有的说是下1寸，有的说是下2寸，没有达成共识。因此，在取此穴的时候，首先要找准阳陵泉，阳陵泉在小腿外侧，当腓骨小头前下方凹陷处。找到阳陵泉后，顺着往下找，在阳陵泉直下1～2寸的地方，找到压痛最明显之处，那就是胆囊穴的位置了。

在应用胆囊穴治疗急性胆囊炎的时候，可以独取胆囊穴。但是，在治疗其他胆囊疾病的时候，也可以配合其他穴位一起来用，这样可以增强疗效。比如说，治疗胆石症、胆绞痛，除选用胆囊穴外，还可以配合内庭、公孙、三阴交等穴位；治疗胆道蛔虫病的话，可以用胆囊穴透阳陵泉，迎香穴透四白穴，并选用巨阙、内关、合谷等穴位一起治疗。

刚才已经提到，胆囊穴不仅可以利胆通腑，用来治疗胆囊疾患，同时还可以治疗其他很多疾病。比如说，要是有慢性胃炎的话，可以用胆囊穴配合足三里穴来治疗。胆囊穴可以治疗下肢的疾病，大家很好理解，因为这个穴位本身就在小腿上。但是，这里要告诉大家的是，胆囊穴配合肩髃穴等肩部穴位，还可以治疗肩周炎。刚才说的治下肢疾病，是腧穴的近治作用，而这里治疗肩周炎，那就是腧穴的远治作用了。

教你快速找穴位——

胆囊穴在小腿外侧，当腓骨小头前下方凹陷处直下2寸。

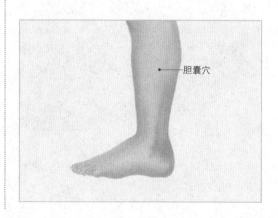

胆囊穴

八风穴：清热解毒找八风

八风穴在脚背上，就是脚趾缝的位置，一个脚上有四个脚趾缝，也就是有四个穴位，左右两只脚一共有八个穴位，因此被称为"八风穴"。

在手上相应的位置，同样也有八个穴位，同样具有祛风通络，清热解毒的作用，这就是"八关穴"。这两个名字很相近，位置很相似，功效也一样。

八风穴和八关穴虽说有很多共同点，但是也不完全相同。就拿功效来说，虽然都是祛风通络，清热解毒，但是，八风穴主要用来治疗牙痛、胃疼、足部肿痛，以及月经失调等月经病。然而八关穴可以用来治疗手指关节疾病、手指麻木、头痛、咽痛等疾病。

由于脚趾缝这个位置比较小，如果用手指按摩的话，不太好用力，对穴位的刺激不够大，这样就起不到相应的治疗作用。因此，可以想一些其他的办法，比如说用牙签，或者笔尖等，这样面积较小，相对来说刺激就会强一些。但是要注意的是，不要过于追求刺激强度，使劲刺激这个穴位，这样局部会很疼痛，引起不舒服的感觉。另外，由于这些东西比较尖，千万不要刺破皮肤，要是再因此引起感染的话，那就更麻烦了。尤其是患有糖尿病的朋友，更要多加注意。这主要是由于糖尿病患者末梢神经发生病变，对外界刺激不太敏感，很容易造成伤害。另一方面，由于患者血糖较高，会出现伤口不容易愈合。因此，糖尿病患者一定要小心，千万不要因小失大，造成不必要的麻烦。

如果条件允许的话，也可以用三棱针点刺出血，这样对缓解牙疼、胃疼、足部肿痛等效果会更好。同样的道理，糖尿病患者最好不用这种方法。

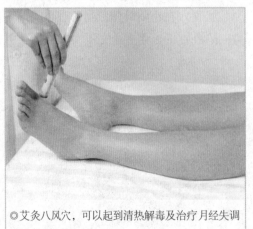

◎艾灸八风穴，可以起到清热解毒及治疗月经失调等月经病的作用。

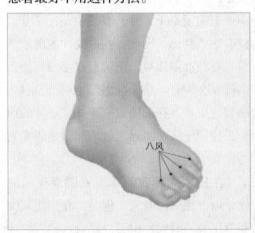

教你快速找穴位

在足背侧，第1～5趾间，趾蹼缘后方赤白肉际处，一侧四穴，左右共八个穴位。

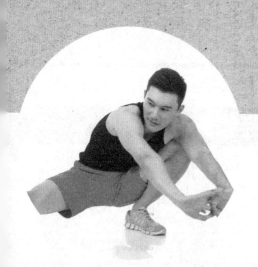

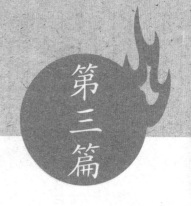

第三篇

经络养生操：身体动一动，
　　　　经络就疏通

●人体手部有三条阴经和三条阳经、足部有三条阴经和三条阳经，共十二条正经，以及任脉、督脉两条奇经，共十四条经络。中医经络养生操，就是根据传统中医学经络理论编创的养生体操，讲究宁神调息，气沉丹田，活动舒缓，达到强身健体、疏通筋络而延年益寿的目的。

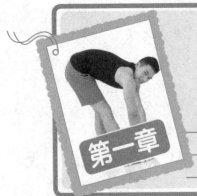

一学就会的经络养生操

第一章

经络养生操，是根据传统中医学经络理论编创的养生体操，讲究宁神调息，气沉丹田，活动舒缓，有强身健体、疏通筋络、延年益寿的功效。

❤ 捏脊：增强免疫力的经络保健法

《黄帝内经》里说，督脉是诸阳之会，人体阳气借此宣发，它是元气的通道。我们经常会说"挺直你的脊梁"，就是因为那里最能够展现人的精气神，所以，打通督脉，是可以增强体质，祛除许多疾病的。不过要怎么去打通它呢？捏脊就是一个非常不错的方法。捏脊能够很好地调节脏腑的生理功能，特别是对胃肠功能具有非常好的调节作用，可以有效地提高身体的抵抗力。但是在实际操作的时候，捏脊是需要得到家庭当中其他成员的帮助的。具体的操作方法如下：

取俯卧位，然后让家人用双手的拇指、中指和食指指腹，捏起你脊柱上面的皮肤，然后轻轻提起，从龟尾穴开始，一边捻动一边向上走，直至大椎穴为止。从下向上做，单方向进行，一般捏3～5遍，以皮肤微微发红为度。

在为家人捏脊的时候，一定要注意以下几点：

（1）应该沿着直线捏，不要歪斜。

（2）捏拿肌肤时要注意松紧适宜。

（3）应该避免肌肤从手指间滑脱。

除此之外，还有一个打通督脉的方法就是暖脊功，这其实是瑜伽的一种功法，在这里可以借用一下。很简单，就是抱成团，在地上打滚。不是真的滚，而是脊椎受力，以头臀为两头，像小船似的两边摇，这个方法非常有效。另外要在地板上做这个动作效果才会好，在床上，特别是在床垫上做则没有什么效果。

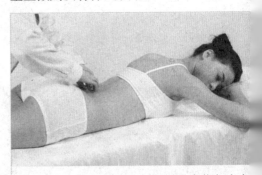

◎生活中经常捏脊可以起到增强身体免疫力的作用。

♥ 甩手功：气血通畅，告别慢性病

"甩手疗法"又称"甩手功"，是由古代的"达摩易筋经"演变而来。"易筋"的意思就是使微病之筋变为强壮之筋，使有病的人慢慢痊愈，无病的人体质健壮。甩手功可以活动手指、手掌、手腕、足趾、足跟、膝部的12条筋脉，使气血良好的循环，很多病也就不治而愈了。

甩手动作相当简单，身体站直，双腿分开，与肩同宽，双脚稳稳站立，然后，两臂以相同的方向前后摇甩，向后甩的时候要用点儿力气，诀窍就是用三分力量向前甩，用七分力量向后甩。练功时，要轻松自然，速度不要过快，刚开始可以练得少一些，然后慢慢增加次数，否则一下子就会产生厌倦感。

这种甩手功会牵动整个身体运动起来，从而促进血液循环，虽然做起来有些枯燥，但是，健康的身体恰恰来源于每天的坚持。

❶ 甩手治癌

中医认为癌与瘤都是气血结聚、经络狙塞不通的结果，经常甩手有利于吐故纳新、补气益血，从而防治癌症。

每天上午、下午和晚上各甩200下，不间断地甩5个月，有利于肺癌的治疗。

患关节炎、大便后流血者，练习甩手后病情会得到缓解。

若患食管癌，可逐步改善情况。

颈部生淋巴癌，每日甩手200下，便可胃口大增，辅助治疗淋巴癌。

甩手时，眼睛向前看，心中不怀邪念，只默数数字，开始可先做两三百下，逐渐增多，至持续约半小时。

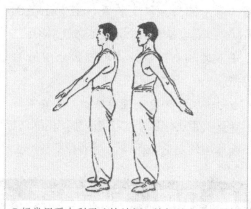

◎经常甩手有利于吐故纳新、补气益血，从而防治癌症。

❷ 甩手治眼病

《黄帝内经》中说"目受血而视"，所以眼睛的问题其实就是血的问题，气血如果不能到达眼睛，必然会引发各种病变。甩手功就是要让气血流动起来，到达身体各个部位，以供正常生命活动所需。

若患高血压影响了眼睛，经过甩手后，血压恢复正常，眼镜也可以不用戴。

患白内障者，每日甩两次，早甩80下，晚甩100下，4周以后可以见疗效。

眼睛有沙眼、眼皮上生小瘤，甩手后体质增强，也能促进眼疾康复。

❸ 甩手治半身不遂

半身不遂和中风、高血压、关节炎往往联系在一起，这是因为身体内部气血不平衡，影响分布，使经络、肌肉、骨节起了变化。

高血压的特点是两边脉压不一样，一边高（多），一边低（少），有的每分钟相差20跳、10跳，往往一边手脚有酸、痛、麻木的反应。实质上，上下往往也有问题，上边是充血，下边是血气走不到。甩手对此病有特效，还可以防止中风的前兆。

甩手功对半身不遂有特效，因为半身不遂是头重脚轻即上实下虚，而甩手可以平衡体内气血分布，从而对半身不遂产生

特效。

练甩手功一段时间后，会出现流汗、打嗝及放屁等现象，这就表明体内的气已经通了，气通了，身体自然就轻松了。

甩手功动作并不难，难的是坚持。如果工作比较繁忙，可以在每天晚饭前的几分钟甩一甩手，工作的间隙也可以做一做，如果每天能坚持做10分钟，效果会更好。常练甩手功，能甩掉亚健康，甩出好身体，让你神清气爽、身心通透、容光焕发。

❤ 揉腹：润肠通便，告别亚健康

有些上班族的精神状态很不好，天天无精打采，头昏脑胀，食欲缺乏，还总是失眠，导致工作业绩严重下滑，领导很不满意。去医院检查也查不出什么结果，可就是不舒服，总感觉身心疲惫。其实，这些都是身体处于亚健康状态的临床表现。

亚健康，即指非病非健康状态，是介于健康与疾病之间的状态，如果把健康和疾病看作是生命过程的两端的话，那么它就像一个两头尖的橄榄中间凸出的一大块，正是处于健康与疾病两者之间的过渡状态。亚健康状态也是很多疾病的前期征兆，如肝炎、心脑血管疾病、代谢性疾病等。亚健康人群普遍存在"六高一低"，即高负荷（心理和体力）、高血压、高血脂、高血糖、高体重、高血黏度、免疫功能低。

现在国际公认应对亚健康最好的办法是中国的经络按摩法，它无创伤、无痛苦、无副作用、安全可靠，集保健、医疗于一体。而腹部按摩则可以治愈消化不良、月经不调、习惯性便秘等常见病，还能振奋精神、调整睡眠状态等。

专家认为，腹部是许多重要经脉循行和会聚之所，是人体气血循环、阴阳升降之通道。通过对腹部的按摩，除了可以塑身，还可以防治五脏六腑的病变，并保持十二经脉的气血旺盛、循行畅通，减少废物的滞留，从而对人体各部分起到治疗和调整的作用。主要穴位有中脘、建里、天枢、气海、关元、章门等。

腹部按摩最常见的手法是"二指叠按法"，即两拇指重叠，按的轻重以手下有脉搏跳动和不感觉痛为最佳；另外一法是"波浪式推压法"，即两手指并拢，继而

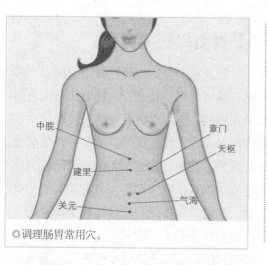

◎调理肠胃常用穴。

（图中标注：中脘、建里、关元、章门、天枢、气海）

左掌用力向后压，一推一回，由上而下慢慢移动，好像水中的浪花。

处于亚健康状态的人，除了疲劳和不适，不会有生命危险。但如果碰到高度刺激，如熬夜、发脾气等应激状态下，很容易出现猝死，就是"过劳死"。可见，亚健康对上班族的危害是十分严重的，我们应及时树立健康观念，拥有强烈的自我保健意识，还要注意平衡膳食、坚持运动，以杜绝亚健康。

❤ 揉膝：减缓膝关节退化，告别风湿病

揉膝疗法源于古老的导引术，是一种实用的自我医疗保健外治手法。具体指的是采取站立、高坐、盘坐、深蹲或者仰卧的姿势，两手掌含虚，紧贴在两膝部位，做圆周揉摩。其手法属于传统按摩手法中的揉法，动作简洁，易于练习。揉膝疗法源于古老的导引术，是一种非常实用的自我医疗保健外治手法，在《武当太极揉膝功》《达摩秘功》等著作中均有记载，用以舒缓和放松，治疗腿膝疼痛无力，有强膝和健步的功效。

① 浴腿揉膝治腿疼

俗话说："人老先老腿。"很多老年人都有不同程度的腿部疾病，如果经常浴腿揉膝，就能缓解腿疾。

浴腿：两手先紧抱左腿大腿根，用力向下擦到足踝，然后再擦回大腿根。如此上下来回擦 10 次，右腿也擦 10 次。

腿是担负上体的骨干，有 3 个关节，而且是足三阳经和足三阴经的经络要路。因此，浴腿可使关节灵活，腿肌增强，有助于防治腿疾。

揉膝：两手掌心紧按两膝，一齐先向左旋转 10 次，再向右旋转 10 次。膝关节内多韧带、肌腱和关节囊，所以恶湿怕寒。如能经常左右揉擦，有助于防治关节炎等难治之症。

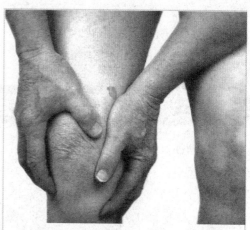

◎揉膝疗法，很适合老年人保健使用，是一种非常实用的自我医疗保健外治手法。

❷ 包揉膝盖髌骨，松解关节粘连

先找到髌骨，髌骨就像一个壶盖，扣在人们的膝关节上面。找到它以后，用一个手掌或者是两个手掌包压在髌骨的上方，然后由轻到重慢慢用力，进行来回揉搓，做3分钟左右就可以了。此手法可以松解粘连，因为膝关节病容易导致肌肉之间或者韧带之间粘连，通过揉动，可以让粘连分开，疼痛就会消失。

❸ 过力揉膝不可取

很多老人都认为猛揉膝盖能减少摩擦感，减轻疼痛，其实，这种做法是没有科学依据的。把双手放在双膝上轻轻揉动，力度轻而柔，像是抚摩，这是一种反射性的保护，会使膝盖感到温暖，消除疲劳，还可增加局部血液循环，对膝关节的确有益。但是，用力过大的按揉则是错误的，甚至影响软骨下面的骨质，导致疼痛更加严重。所以，由于力量不好把握，老人用力揉膝盖的做法不可取。

♥ 送髋：减缓腰背肌肉紧张，通达躯干经络

将双脚自然分开，与肩同宽，挺胸收腹，将髋部微微向前挺，膝关节稍微弯曲，假想会阴部的中点，正好对着两脚心（涌泉穴）连线的中点，这是本套经络保健操的一个特殊动作。

这个动作是这套动作中所独有的，它确实藏有新意，藏有玄机。通过练习这个动作可以减缓腰背部肌肉的紧张性，使脊柱放松，从而有助于躯干经络变得更加通达。

除此之外，将舌尖微微顶住上腭，颈部肌肉保持放松，面带微笑状，这样可以使面部的肌肉处于松弛的状态，双手自然下垂，闭眼，保持起势1～2分钟，并进行平静的呼吸。这样有助于肢体、头面部经络的通畅，也有助于心态的调整和放松，从而有利于进入练功状态。

♥ 运球操：柔缓画圆运动，疏通全身经络

这个动作可以让全身在柔缓的画圆运动当中疏通全身的经络。

由起势开始，将右腿横跨一步，根据自身的耐受能力，将膝关节弯曲成90°～135°度成马步，即骑马蹲式，双臂前伸，双掌五指自然分开成抱球状，并始终保持抱住假想中"球"的姿势，运用腰、髋、肩、背的活动，充分向左、右、上、下不同的方向转圈，颈部要随着轻微转动，眼睛要求时时跟随着运球的方向移动，只有这样才能够逐渐达到形、意、神合一的境地。将这套动作重复进行30次。

实际上，这个练习是让全身都在一种柔缓的画圆运动当中疏通全身经络，算是经络保健功的热身环节。实践中，你会感觉平时在闲暇的时候，或者是心情不好的时候，单独练习这个动作，也会收到解乏和轻松全身的效果。

❤ 踮脚法：活动手脚，增强气血活动

这套动作尤其适合高血压、糖尿病和轻度冠心病患者进行练习。

保持起势的姿势，将双手前甩过头顶，同时深吸气，接着自然从胸前沿体侧将手向后尽量甩动，双脚同时踮起（提踵），同时呼气，反复进行50～100次。

在进行这套动作的时候，调息是非常重要的，由于上下肢的大肌群均要参加运动，并且还要有深呼吸进行配合，使气血活动增强，经络也自然贯通。

这套动作，尤其适合高血压、糖尿病以及轻度冠心病患者练习。这些慢性病综合治疗的理念主张让大肌群进行小强度、较长时间的运动，从而有利于增强心肌泵力、增加回心血量；有利于扩张外周血管、改善微循环、增加热量的消耗，同时还有利于增加机体的平衡性以及协调性，增加上下肢的肌力。对于高血压、糖尿病以及轻度冠心病等慢性病病情的稳定或是缓解，均具有较好的辅助效果。

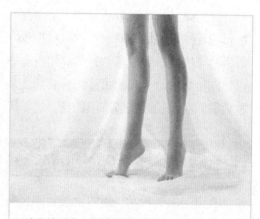

◎踮脚法对高血压、糖尿病以及轻度冠心病等慢性病有稳定或是缓解作用。

❤ 堵耳朵：改善肾亏症状，促进内耳血液循环

堵耳朵，是长期流传于民间的一种行之有效的健身方法，俗称"鸣天鼓"的基础上，经过稍加发展演变而来的，有利于改善因肾亏所引起的耳鸣、头痛、头晕、眩晕和健忘。

具体操作方法为：

（1）用双掌心相向压住双耳郭，将耳郭先摩擦20～30次。

（2）摩擦完双耳郭之后再将其压紧，用双手食指与中指交叉后发力，快速对后脑勺进行弹击，共击10下，以自己可以听见"砰砰"的响声为宜。

（3）接下来双掌交替进行按压—松开的动作，共进行20下，最后一次按压的时间要稍重稍长，并且按完之后快速打开双掌，同时可以听见"嗡"的一响。

其实，这一系列动作就是让耳道反复从密闭的状态突然间变成开放的状态，进而产生气压的快速变化。进行这个练习的时候，巧妙地运用了声音传导和气压的变化，促使内耳血液循环得到改善，对保护听力十分有利。

耳郭上分布着丰富的耳穴，它们是和体内脏腑以及四肢百骸相通的，是机体各种生理或者病理变化的一处重要窗口，而对耳穴进行按摩，也已经成了中医的一种治疗或者是保健的方法。

通过以上这种按摩耳郭和双掌交替对耳郭进行按压—松开的动作，可以使耳穴得到尽可能的机械按摩，也能够使内耳得到气压按摩，对于改善机体的脏腑功能是非常有利的，长期坚持练习的话，对于因

肾亏所引起的耳鸣、头痛、头晕、眩晕、失眠、记忆力减退、健忘和思维能力减退等症都具有一定的疗效，能够收到不错的健身效果。

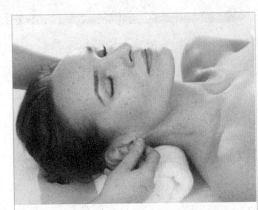

◎按摩耳郭有治疗和缓解因肾亏所引起的耳鸣、头痛、健忘和思维能力减退等症的作用。

♥上下转动：通达气血，保健全身

所谓的上下转动，指的就是转动全身的各个部位，从眼球开始，自上而下直至脚踝，在转动的过程当中，各个部位转动的幅度都要从小逐渐增大，并且要缓慢，方向左右交替，故而转转停停，能够令气血贯穿上下、通达全身。这套动作自上而下刚好要转动六个部位，即包含转眼、转颈、转肩、转腰、转胯和转膝踝6个动作。

① 转眼

转眼可以缓解眼部疲劳。在做这个动作的时候，一定要尽量睁大双眼平视前方，以能够看到远处的绿树最好，维持10秒钟，头身保持不动，开始按照"左—上—右—

下—左"的顺序缓慢转动，并逐渐将转动的幅度放大，正反方向各转3圈后，停下来闭眼休息5秒钟，再按照上述过程重复一遍。这个动作可以活动眼部肌肉，加快气血流通，既可以缓解眼睛疲劳，又具有明目的效果。

② 转颈

转颈能够防治颈椎病。双脚自然分开，与肩同宽，挺胸收腹，双手自然下垂，身体保持不动，开始按照"左—后—前—左"的顺序缓慢转动颈部10圈，并逐渐放大转动的幅度，结束时，在后仰位静止5～10秒钟，手后伸。再按照上述过程的反方向

重复一遍。这个动作可以活动颈部肌肉，加快气血流通，缓慢牵拉颈肌，从而缓解颈肌疲劳，有助于防治颈椎病。

③ 转肩

转肩可以疏通肩颈部经络，防治颈椎病和肩周炎。双脚自然分开，与肩同宽，挺胸收腹，双掌始终自然贴住大腿外侧，在上下滑动的同时，按照"上—前—下—后—上"的顺序缓慢做耸肩和转肩的旋转运动10圈，结束时，双手贴住大腿外侧不动，同时用力挺胸并向前探头，维持这个姿势10秒钟，再按照上述过程的反方向，即"上—后—下—前—上"的顺序重复一遍。结束时，仍然需要双手贴住大腿外侧不动，同时用力挺胸并向前探头，维持这个姿势10秒钟。这个练习能充分运动和牵拉肩颈部肌肉，令肩颈部经络畅通，防治颈椎病和肩周炎。

④ 转腰

双腿分开与肩同宽，缓慢转动腰部，先顺时针，后逆时针，各转20圈。在转腰的过程当中，要始终将双手背放在腰部，握拳，并用指掌关节顶住腰骶部脊柱两侧，让腰部产生的旋转力，与双拳指掌关节一直处于按摩状态。每一个方向转腰练习结束时，均需保持双拳顶住腰部前挺、颈部后仰的姿势10秒钟，进一步增强腰肌的力量。这个练习可以充分活动和牵拉腰骶部的肌肉韧带，同时对腰骶都的经络进行按摩，有利于经络畅通，对腰肌劳损等慢性腰腿痛的防治具有积极效果。

⑤ 转胯

转胯可以令泌尿生殖系统变得强壮。双腿分开与肩同宽，膝关节微微弯曲，双手叉髋转动胯部，先顺时针，后逆时针。注意左旋转时，同时提肛，腰部以上要尽量保持正直，基本上只旋转胯部，每个方向转20圈。结束时，均需要保持胯部前挺10秒钟。这个练习可以充分活动、牵拉会阴部和髋部的肌肉韧带，对泌尿生殖系统的功能产生有益影响。

⑥ 转膝踝

转膝踝可以疏通下肢经络，预防关节疼痛。双腿分开与肩同宽，膝关节微屈，用两个手掌轻按于两侧膝盖，同时向里、外或者是同方向转动膝踝关节，每个方向转20圈。在结束时，双掌要保持稍用力后压的状态，使膝关节尽量保持10秒钟伸直状态。这个练习能够令膝踝关节得到活动，令下肢后群肌肉得到牵拉，有利于畅通下肢经络，提高膝踝关节灵活性。

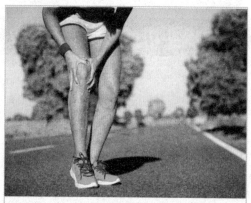

◎转膝踝可以疏通下肢经络，预防关节疼痛，同时有利于提高膝踝关节灵活性。

❤ 掐揉头部：疏通头部经络，防治头晕头痛

掐揉头部，顾名思义，需要又掐又揉，这是一种防治头晕头痛的有效方式，能够很好地疏通头部经络。

这套动作的具体做法为：

（1）将双手五指尖平放在双眉尖至太阳穴一线，轻轻掐揉印堂穴（两眉连线的中点）、攒竹穴（在眉毛内侧端、眼眶边缘处）、丝竹空穴（眉梢处凹陷中）、太阳穴（眉外梢与外眼角之间向后约1寸处凹陷中）等穴位20～30次。

（2）在上述动作的基础上，将两手五指的位置逐渐平行向上，沿额部→顶部→枕部的方向一点点推进，每换一个部位，都需要同时用两手五指尖轻轻掐揉20～30次。此外，还要兼顾到加力掐揉上星穴（前发际正中直上1寸）、头维穴（额角发际之上0.5寸）、百会穴（两耳尖直上、头顶正中），推进到枕部后，用双手拇指加力掐揉风池穴（项后、大筋两侧的凹陷中、紧挨着露骨下缘处）20～30次。

这个练习能疏通头部经络，对一般的头痛、头晕，眩晕、失眠、记忆力减退、健忘、思维能力减退等症都有一定的疗效。

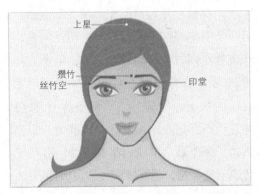

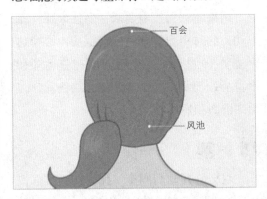

❤ 梳头功：简单的梳理头发动作，蕴藏多种保健功效

这是一个类似于梳理头发的动作，在这个简单的动作当中蕴藏着许多种保健功效。它具有护发、提神、醒脑和明目的作用。

具体的操作方法是：将双手五指微微张开，从前向后对头发进行100次的梳理。

梳理过程中，应指掌并用，连梳带刮，有意让指力经过印堂穴（两眉连线的中点）、上星穴（前发际正中直上1寸）、头维穴（额角发际之上05寸）、百会穴（两耳尖直上，头顶正中）、风池穴（项后，大筋两侧的凹陷中，紧挨着颅骨下缘处）等穴，尤其是梳理到头顶往后时，即改用双掌小鱼际沿耳后，稍加力一直刮向颈根部，其中刮到的穴位包括翳风穴（耳垂后方，下颌角与乳突之间凹陷中）、翳明穴（在

翳风穴后1寸）、风池穴（项后，大筋两侧的凹陷中）等。

通过对头颈部的梳梳刮刮，使头颈部产生发热的感觉，使头颈部气血畅通，进而使得头颈部交汇的多条经络贯通，增加了对头颈部的供血量，起到了护发、提神、醒脑、明目的功效，也可缓解因一些慢性病引起的头痛症状。

❤ 推搓门脸：养益五官，改善各系统功能

推搓门脸具体来说包括推搓脸和胸腹部。这套动作通过揉通前部经络，能够养益五官，令各个系统得到强健。

在做这套动作的时候，一般都会先从推搓面部开始做起。

① 推搓面部

推搓面部的主要作用为美容颜，养益五官。这个动作要借助于双手的中指，用指腹推搓的手法对面部进行梳理，在梳理的过程中，要先沿眉毛上缘向外推压至太阳穴，重复进行 20 ~ 30 次。

然后再按照印堂—发际—眼圈—鼻翼两侧—口角—再回到印堂的顺序，推搓梳理面部皮肤，在推搓的过程当中，应该有意识地对印堂穴、睛明穴、四白穴、迎香穴和地仓穴等穴加力。

在中指进行推搓的同时，大拇指则需要始终沿着脸部外侧，也就是沿着耳前下关穴、耳门穴、听宫穴、听会穴到颊车穴等穴一线来回推搓 20 ~ 30 次。

这个推推搓搓的练习可以改善面部气血运行，因此会对美容、调节五官的功能以及增强上呼吸道的抗病能力等具有积极的作用。

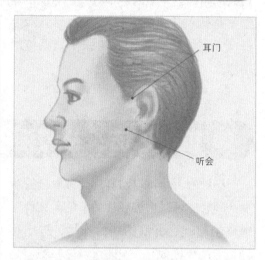

耳门

听会

② 推搓胸腹部

推搓胸腹部可以改善各系统的功能。推搓胸腹部的时候，要用双掌沿着胸腹的正中线稍微用力，自上而下不断地向左右画圆圈，当双掌向上的时候需要吸气，双掌向下的时候则需要呼气。这套动作实际上就是对胸腹部的穴位进行自我按摩。

其中按摩过程中所涉及的穴位包括：乳中穴、乳根穴、章门穴、膻中穴、上脘穴、中脘穴、神阙穴、气海穴、天枢穴等穴。

推搓胸腹部对于胸腹部脏器的功能性疾患，比如说胸闷、冠心病的缓解期、气短、胃脘痛、腹痛、便秘、腹泻和消化不良等都具有一定的疗效。就上、中、

下三焦而言，上焦心、肺主升发，中焦脾、胃、肝主运化，下焦肾主阴阳之本。上、中、下三焦调和能保证全身气化的正常。从虚实的角度来看，脏腑的功能性疾病是分虚证与实证的，实证宜通，虚证宜补。不管是虚证还是实证，都可以通过推搓胸腹部来起到一定的调节作用。所以说，经常推搓胸腹部能够改善心血管系统、呼吸系统、消化系统和泌尿生殖系统的功能。

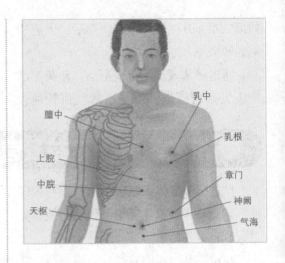

膻中
乳中
乳根
上脘
中脘
章门
神阙
天枢
气海

拉扯疗法：补肾强身，通经活血

拉扯的力量可以对耳郭、颈肌进行刺激，同时还可以增加肢体关节的柔韧性，最终能够起到舒筋活络的作用，进而达到相应的保健效果，平时可以坚持练习，会收到明显的效果，特别是在肾、颈部和肩部的保健方面，效果会更加明显。具体来说，这式动作共包括提耳、横拉颈部和背后"握手言活"3个动作，具体操作方法为：

① 提耳

这个动作可以补肾强身，抵抗衰老，是民间流传下来的一种古老的健身方法。将一侧手臂经过头顶，捏住对侧的耳朵，慢慢向上提拉耳郭，在持续使劲地同时，突然松手，每侧反复进行30次。

传统中医学认为耳朵是全身经络汇集的地方，联系全身各脏腑的穴位都在耳朵上有所分布，而耳又是肾之外窍，肾开窍于耳，主骨，通髓。在练习提耳的动作时，一般用一侧手臂绕过头顶，捏住对侧耳朵的部位都正好是耳轮的"三角窝"，这一区域对应着人体的生殖功能，对三角窝耳轮内侧缘的中点进行刺激，可以治疗女性月经不调，以及男性遗精、阳痿等症。

以提耳时的爆发力，反复刺激"三角窝"等部位，就产生了相当于耳针刺激的

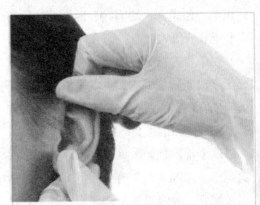

◎提耳能反复刺激"三角窝"等部位，可以补肾强身、抗衰老。

效果，可以补肾强身、抗衰老。

② 横拉颈部

横拉颈部可以防治颈椎病。将头向左转，右手从右方放于颈后直至左下颌，用整个手掌将颈部捏紧，然后稍用力往回拉，头同时慢慢向右转动，连续进行 20 次，换左手以相反方向再做 20 次。

实际上，这个练习是使颈肌受到横向的按压和牵拉，能够明显改善颈部肌肉的血液循环，对于由于颈椎病等引起的颈部气血不通而形成的筋膜炎、筋膜结节等病变，有帮助软化消散的作用，所以能够明显辅助防治颈椎病。

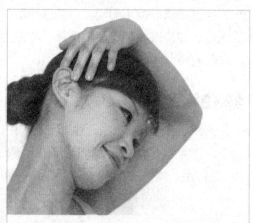

◎把一侧手举起放到头的另一侧，站直手部轻轻用力回收，把头掰向举起的手臂一侧。

③ 背后"握手言活"

这个做法之所以被称为"握手言活"，是因为通过"握手"的动作可以达到舒筋活络、通气血的功效。

比如说，在冷天的时候，人们都会下意识地捏捏手或者搓搓手，这样便能够令

分布于手部丰富的经脉活跃起来，从而令气血不足的肢端得到改观，加快微循环，从而令人感觉到暖意。而背后握手这个动作，经过改良，比起一般搓手的效果要好很多。

这种握手的方法共有两种。其中一种是双手从身体两侧后伸相握，在向后抻拉的同时往上抬，尽量收腹挺胸，头向后仰，并坚持 5 ~ 10 秒钟。

第二种则是一只手绕肩，另外一只手后背，两手上下相握，在收腹挺胸，头向后仰的同时，尽量用力拉紧，这个动作也需要坚持 5 ~ 10 秒钟。

这两种练习方法，均会起到明显的通经脉、活气血的作用，所以这个练习非常有助于防治颈椎病、肩周炎、肩背筋膜炎以及腰背肌劳损等症，特别适合那些久坐办公室埋头书案和长时间使用电脑的人们。每隔 40 ~ 50 分钟，认真将背后"握手言活"的两种方法做一次，不管是对于消除疲劳，还是对于防治颈椎病、肩背筋膜炎和腰背肌劳损等都具有很好的效果。

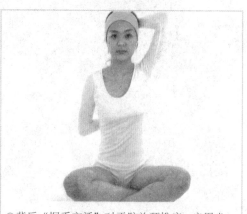

◎背后"握手言活"对于防治颈椎病、肩周炎、肩背筋膜炎和腰背肌劳损等都具有很好的效果。

♥ 拍打周身：疏通全身经脉

"拍打周身"指的是以肢体主要穴位的拍打为主，同时兼顾对经络循行部位进行拍打的方法。具体指的是采用手掌、手背或用拳的不同部位拍打全身各处。拍打周身是经络保健操中比较核心、重要的一节，同时也是最为集中的直接刺激穴位的练习，做这节动作的时候要求具有更多的腧穴知识，这样才能够获得更好的保健功效。

在拍打的过程当中，手的不同部位会与被拍打的部位相互作用，这就会刺激到包括手足三阴经、三阳经、任脉、督脉等十四经脉上的穴位。《灵枢·逆顺肥瘦》篇曰："手之三阴从脏走手，手之三阳从手走头，足之三阳从头走足，足之三阴从足走腹。"故而循行联系规律为阳阳经衔接于四肢、阳阳经交会于头面、阴阴经交接于胸部，所以只要拍打得当，在拍打时尽可能拍准穴位或者是经络循行的部位，便可以起到疏通全身经脉的效果。

另外，在拍打的过程当中还应该注意用腰身的自然扭转去带动双手发力，而且要用爆发力，力度要以穴位部位产生酸疼感为宜，每个部位最少需要拍打 20 ~ 30 次。

除此之外，拍打时还要注意呼吸的配合，一般都要求拍打前吸气，拍打到身体的那一刻，要呼气，绝不能憋气。由于每个人的健康状态都不相同，可以进行拍打的穴位和部位很多，下面仅选择一些常用的穴位或部位进行介绍。

① 拍打上肢

拍打上肢能够使气血通达、阴阳调和。这个动作需要用掌进行。由于上肢内外侧，按照前、中、后三条线分布有手三阴经和

◎通过拍打经脉，可以舒筋活络、强身健体。

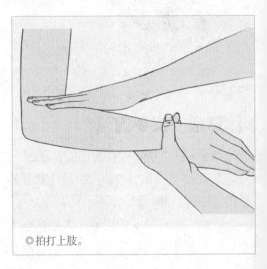

◎拍打上肢。

手三阳经，且相互连接。所以我们拍打时，只需要遵循这些经络的走向，上下拍打 20 ～ 30 次，然后再左右交换。在拍打合谷穴、内关穴、外关穴、曲池穴等主要穴位时，可以加力多拍。

❷ 拍打肩髎穴和肩关节周围

这个动作有助于防治肩周炎，要通过手掌来进行。对臂外侧三角肌正中的肩髎穴和肩关节周围丰富的腧穴进行左右交替的拍打，各进行 20 ～ 30 次。

❸ 拍打肩井穴和秉风穴

这个动作需要用掌进行，可以防治肩背和肩颈疼痛。在拍打的过程当中，肩井穴、秉风穴左右交替，各拍打 20 ～ 30 次。

❹ 拍打肺俞穴和大椎穴

拍打这两个穴位可以使气机通畅，有利于增加上呼吸道的抗病能力。

用掌对肺俞穴和大椎穴进行拍打，左右交替进行，各拍打 20 ～ 30 次。

❺ 拍打天宗穴

拍打天宗穴可以治疗肩背痛。用掌对天宗穴进行拍打，左右交替，各拍打 20 ～ 30 次。如果拍打到位，又有力度的话，会感觉整个肩背部及上肢都产生了窜麻感。

❻ 拍打气海穴、命门穴

拍打这两个穴位可以调节消化系统、泌尿生殖系统及内分泌系统的功能。

两掌相向于腹部与腰部正中，同时发力拍打，除主要拍击到气海穴和命门穴外，还应该兼顾腹部的神阙穴、关元穴、中极穴、天枢穴和腰部的阳关穴。在每次拍打的刹那，尤其要注意呼气，这样做，既可以预防内脏震伤，又可以明显增强舒筋活络的效果。持续拍打 30 ～ 40 次。

❼ 拍打脊柱与脊柱两侧

在拍打脊柱与脊柱两侧的时候要使用手背，这样可以疏通全身阳气。在用手背左右交替拍打脊柱与脊柱两侧部位时，应特别注意要扭动腰身来带动双臂，拍打时，双臂要抡开，一定要有较大的爆发力。从骶部开始，依次逐渐向上拍打，上至不能再向上为止，然后依次逐渐向下拍打，慢慢回到骶部。如此反复上下来回拍打 10 ～ 20 次来回。整个拍打过程，实际上是刺激督脉与足太阳膀胱经分布在脊柱与脊柱两侧的所有道络脏腑的腧穴，这个动作除去具有全面调节各个脏腑的功能之外，还可以防治肩周炎、腰肌劳损、腰腿

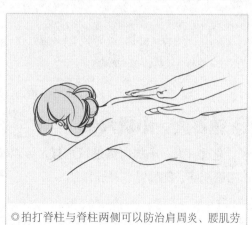

◎拍打脊柱与脊柱两侧可以防治肩周炎、腰肌劳损、腰腿疼痛以及颈椎病。

疼痛以及颈椎病。

❽ 拍打臀部和大小腿外侧

用掌的侧面对臀部和大小腿外侧进行有爆发力的拍击，这样可以明显缓解腰腿痛。按照前、中、后的位置，足三阳经脉都分布在人体大、小腿的外侧面，其中足阳明胃经在前，足少阳胆经居中，足太阳膀胱经行后。

在对这些部位进行拍击时，双侧要同时进行，以拍打环跳穴开始，从上自下，再从下自上依次从小腿外侧面的前、中、后位置进行循环拍打。将这些部位依次拍打一遍即可。

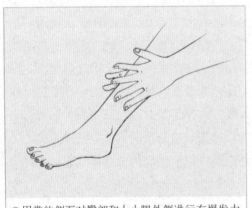

◎用掌的侧面对臀部和大小腿外侧进行有爆发力的拍击，这样可以明显缓解腰腿痛。

❾ 拍打大、小腿内侧

通过对大、小腿内侧进行拍打，可以防治腰腿痛、健脾胃、补肝肾。

在拍打这些部位的时候要用拳的小鱼际部进行。人体大、小腿内侧按照前、中、后位置，分布有足三阴经脉，足太阴脾经在前，足厥阴肝经居中，足少阴肾经行后。拍击时，双侧同时进行，以拍打箕门穴开始，从上而下，再从下而上依次从小腿内侧面的前、中、后位置循环拍打。

❿ 拍打前胸

通过对前胸进行拍打，可以一吐郁闷，令心情变得愉快。

拍打左侧前胸用右掌，拍打右侧前胸用左掌。拍打之前先深深吸气，然后自上而下用稍快的节奏进行拍打，同时还要发出"啊"的声音并且深呼气。

⓫ 拍打双膝

先用双手拍双膝的正面，可用手掌包住膝盖拍，力度适中；其次用手一起拍双膝外侧；最后拍膝后的腘窝，可取坐位将腿伸开拍打，也可取站姿弯腰，用双手同时拍打双膝后的腘窝。各类膝盖和腿的毛病，如有腿痛、腿麻、腿胀等症状，均可如此拍打，配合拉筋疗效会更好。

⓬ 拍打双脚的所有部位

包括脚背、脚底、脚内外踝。脚部的穴位比较多，每天坚持拍打，可以起到促进睡眠、强身健体的良好作用。

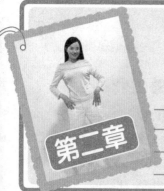

对症养生操：健康就要从头到脚

第二章

所选健身操简单易行，适合当今快节奏的生活，且针对性强，便于对症下"操"，这样能较快地取得理想的养生及康复效果。

♥ 醒脑健心操：促进心脑功能，延缓衰老

这套健心醒脑操直接涉及手少阴心经、手太阳小肠经、手厥阴心包经、手少阳三焦经、督脉五条经脉上的十几个腧穴，共有八节。这套操可以用来防治心血管系统和神经系统疾病，同时还可以促进胃肠功能，对眼、耳部疾病也有一定的预防功能，脑力工作者和办公室工作人员可以经常练习，能够保健强身、健心健脑、消除大脑疲劳。这套经络锻炼法不受场地器材限制、动作简单易学、见效快，在练习完毕之后，会立即产生精神松弛、头清目明等非常舒适的感觉。

① 搓劳宫穴

劳宫穴位于手掌的横纹当中，第 2 ~ 3 掌骨间，属于手厥阴心包经。搓这个穴位对心痛、癫狂、呕吐、热病等具有一定疗效。

在具体进行操作时，人要正坐在椅子上，上体自然靠住椅背，将双手掌心相贴置于胸前，指尖朝上。

具体动作：

（1）将左手腕背伸，右手掌由下向上搓劳宫穴，同时双腿伸直抬起。

（2）右手掌由上向下，还原成为预备姿势。

（3）接下来再进行同1、2动作相同、方向相反的动作，共做 4 个八拍，动作结束后还原成正坐。

在搓动穴位的时候一定要用力，这样才能够更好地发挥作用，以掌心发热为佳。

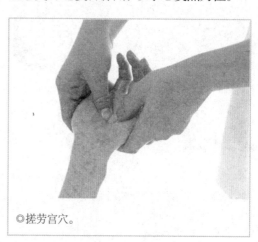

◎搓劳宫穴。

❷ 按压后溪穴

后溪穴位于握拳时第五掌指关节后尺侧、横纹头赤白肉际处，属于手太阳小肠经。对这个穴位进行按压能够治疗目疾、头项强痛、耳聋、咽痛、腰痛和齿痛等症。

操作时人要在椅子上正坐，上体自然靠到椅背上，双手虎口相对，用右手将左手背握住，食指或中指指尖按压在左手的后溪穴上，置于胸腹前，掌心朝内。

具体动作：

（1）将手掌外翻，同时向前推至最大限度，通过食指或中指指尖施力，对后溪穴进行按压，同时头最大限度向后仰。

（2）手掌向内翻收回至胸腹前，将食指或者中指指尖放松，按压到后溪穴上，同时头最大限度向前屈。

（3）接下来进行再进行同1、2相同的动作，先做两个八拍（二八拍的第八拍还原成预备姿势），再换成左手，对右手的后溪穴进行两个八拍的按压，共做4个八拍，动作结束后还原成正坐。

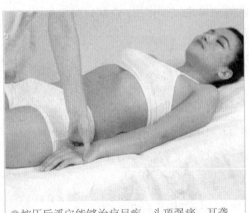

◎按压后溪穴能够治疗目疾、头项强痛、耳聋、咽痛、腰痛和齿痛等症。

在使用食指或者是中指对穴位进行按压的时候，应该向第五掌骨的方向进行按压，并以穴位处出现酸、麻、胀、痛感为宜。

❸ 按揉内、外关穴

内关穴位于腕横纹上2寸、两筋之间，属于手厥阴心包经。外关穴位于腕背横纹上2寸、尺桡骨之间，属于手少阳三焦经。对这两个穴位进行按揉，能够治疗心脏病，热病，胃病，头、臂痛等症。

进行操作之前，人要正坐在椅子上，上体自然后靠椅背，右手拇指、中指分别扶在左手臂的内、外关穴上，并将双手贴于胸腹前。

具体动作：

（1）头向左侧屈，同时使用拇指、中指尖用力按揉内、外关穴。

（2）将头还原，同时令拇指、中指放松，将其扶在内、外关穴上，并还原成预备姿势。

（3）重复进行1、2动作，头向右侧屈，先做两个八拍，再换左手按揉右侧的内、外关穴，做两个八拍，总共4个八拍，动作结束后还原成正坐。

在用拇指、中指对内、外关穴进行按揉的时候，以穴位出现酸、麻、胀、痛感为佳。

❹ 按揉神门穴

神门穴位于腕横纹尺侧端、尺侧腕屈肌腱的桡侧凹陷中，属于手少阴心经。

这个穴位主治神经系统疾病，平时可多对其进行按揉。

正坐在椅子上，上体向后靠在椅背上，右手握住左手的手腕，用拇指的指腹对神门穴进行按揉，并掌心朝内，置于胸腹前面。

具体动作：

（1）将两臂向前推出，同时用右手拇指按揉左手神门穴，其余四指向内掰腕。

（2）两臂上提经头部向后振臂至最大限度。

（3）还原成动作1。

（4）还原成预备姿势。

做完两个八拍之后，再换左手对右手的神门穴进行推按，做两个八拍，总共做4个八拍，动作结束后还原成正坐姿势。

在点按穴位的时候注意要准确。

⑤ 拍打曲泽、肩外、肩中俞穴

曲泽穴位于肘窝正中处，属于手厥阴心包经。

肩外俞穴位于第一胸椎棘突下旁开3寸处，属于手太阳小肠经。

肩中俞穴位于大椎穴（大椎穴位于第七颈椎棘突下）旁开2寸处，属于手太阳小肠经。

敲击这三个穴位可以治疗心悸、烦热以及颈、肩、肘、臂疼痛等症。

端坐在椅子上，上体自然靠向椅背，两手放在两侧的大腿上面，掌心朝上。

具体动作：

（1）用右手拍打左侧的曲泽穴。

（2）用右手拍打左侧的肩外俞穴、肩中俞穴。

（3）还原为动作1。

（4）还原成预备姿势。

（5）接下来重复1～4的动作，但要使用左手拍打右侧的曲泽穴、肩外俞穴、肩中俞穴共做4个八拍，动作结束后还原成为正坐的姿势。

在拍打穴位的时候要注意，力量不宜过大，以自己感到舒适为佳。

⑥ 叩击命门穴

命门穴位于第二腰椎棘突下面，属于督脉。

这个穴位可用来治疗腰痛以及男、女生殖系统、泌尿系统疾病。

正坐在椅子上，但是注意后背不要靠到椅子，两臂自然下垂于体侧，两手半握成拳，拳眼朝前。

具体动作：

（1）右臂向背后摆动，用拳眼叩击命门穴，击完立即还原。

（2）左臂向背后摆动，用拳眼叩击命门穴，击完立即还原。

（3）接下来再重复1、2步的动作，共做4个八拍。

注意在叩击穴位的时候要准，力量也不宜过大。

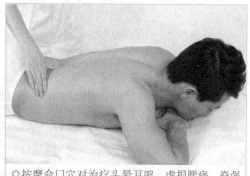

◎按摩命门穴对治疗头晕耳鸣、虚损腰痛，脊强反折等症也有显著疗效。

❼ 按揉百会穴

百会穴位于后发际上7寸处,属于督脉。

这个穴位可用来治疗头痛、目眩、耳鸣、高血压和失眠等症。

正坐在椅子上,上体自然后靠于椅背,将右手掌根按压在百会穴上,左手按压在右手手背上。

具体动作:

双手在百会穴上顺时针按揉一周,先顺时针方向做两个八拍,再逆时针方向做两个八拍,动作结束后还原成正坐。

按揉的过程中要注意双手用力遁度。

❽ 推摩头、面部

睛明穴位于目内眦旁0.1寸处,属于足太阳膀胱经。

攒竹穴位于眉头凹陷中的位置,属于足太阳膀胱经。

丝竹空穴位于眉梢处凹陷中,属于手少阳三焦经。

太阳穴位于眉梢与目外眦之间向后约1寸处凹陷中,属于经外奇穴。

耳门穴位于耳前缺口处,属于手少阳三焦经。

风池穴位于胸锁乳突肌与斜方肌之间,属于足少阳胆经。

这几个腧穴能够有效地防治眼病、耳病、头痛和消除大脑疲劳。

保持正坐姿势,上体自然后靠椅背或将肘部屈曲,肘尖扶在桌面上,再将两手中指的指腹扶在鼻翼两侧。

具体动作:

(1)指中指指腹由鼻翼两侧向上推摩至睛明穴、攒竹穴,再沿眉推至丝竹空穴,向外下推至太阳穴。

(2)指在耳垂前换拇指指腹向上推至耳门穴,经耳后沿后发际推至风池穴直到拇指相对,共做4个八拍,动作结束后还原成正坐姿势。

在推摩穴位的时候,注意一定要选准穴位,目要微闭,手法要轻缓,速度要均匀,以自己感到舒适为宜。如果面部患有皮肤病或者是有外伤时,不要进行头、面部推摩。

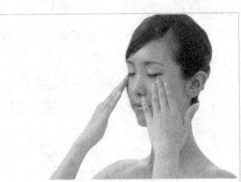

◎推摩头、面部能够有效地防治眼病、耳病、头痛和消除大脑疲劳。

♥ 养肝益肺操:疏肝理气,防治胸腹肝胆病

益肺养肝操共有六节。这套操共涉及手太阴肺经、手阳明大肠经、足厥阴肝经、足少阴胆经四条经脉上的七个腧穴,能够

有效防治与胸、腹、肝、胆相关的疾病。肺经与大肠经相表里,肺居于胸中,开窍于鼻,主一身之气。肝居于胁,其经脉络

胆，同胆为表里。肝藏血，主筋，开窍于目。经常练习这套益肺养肝操，对于口干、目黄、肩痛、缺盆内痛、咳喘等症均有比较好的疗效，能够起到疏肝理气、保健肝肺的作用。

❶ 点掐合谷穴

合谷穴位于手背第1、2掌骨间，属于手阳明大肠经。这里介绍一种简便取合谷穴的方法：将一手的拇指横纹搭在另外一手拇、食指之间的指蹼缘上，拇指尖下面便是合谷穴。

对这个穴位进行点掐，可以治疗头、咽喉、齿、腹疼痛、腕手无力等症。

做这个动作需要保持直立的姿势。

具体动作：

（1）左脚向左侧跨出一步，与肩同宽。同时右手握住左手手背，掌心朝内，拇指按压在合谷穴上，掌心外翻由胸前向前推至最大限度，右手拇指用力点掐合谷穴。

（2）手掌内翻，收回至胸前，拇指放松扶在合谷穴上面。

（3）接下来重复1、2步的动作，先做2个八拍，再换左手点掐右手的合谷穴，再做2个八拍，总共为4个八拍，动作结束后还原成直立。

在点掐穴位时要注意，拇指应该朝着第二掌骨方向点掐合谷穴，以局部出现酸、麻、胀、痛感为宜。

❷ 按压曲池穴

曲池穴位于屈肘时肘横纹头凹陷中的位置，属于手阳明大肠经。

按压这个穴位可以治疗头、腹、肩、臂、喉痛和半身不遂等症。

按压之前两腿直立分开与肩同宽，左臂自然下垂于体侧，右手握住左肘部，食指、中指扶在曲池穴上面。

具体动作：

（1）左臂前平举，掌心朝下。同时食指、中指向下点按曲池穴。

（2）手掌外翻，掌心朝上，同时臂外展约45度，食指、中指指尖向下对曲池穴进行按压。

（3）还原成动作1。

（4）还原为预备姿势。先用右手做2个八拍，再换左手按压右侧的曲池穴做2个八拍，共做4个八拍，动作结束后还原成直立。

食指和中指要始终用力压住曲池穴，以局部出现酸、麻、胀、痛感为好。

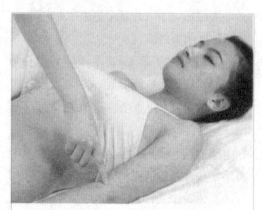

◎按压曲池穴可以治疗头、腹、肩、臂、喉痛和半身不遂等症。

❸ 点按中府穴

中府穴位于体前正中线旁开6寸，平

第一肋间隙处，属于手太阴肺经。

这个穴位主治咳嗽、气喘、胸痛和肩背痛等症。

进行这个动作时要保持直立状态。

具体动作：

（1）左脚向左侧跨出一步，与肩同宽，同时两臂侧平举，掌心朝下。

（2）上体向左转，同时屈肘，四指并拢，拇指外展，两拇指指腹点按在两侧的中府穴上。

（3）还原成动作1。

（4）还原成预备姿势。

（5）下面动作同动作1～4，但是右脚要向右侧跨出一步，上体右转，共做4个八拍，动作结束后还原成直立。

在点按穴位的时候找穴要准确，转体时两脚不能动，两腿要伸直。

④ 擦摩期门、章门穴

期门穴位于乳头直下、第六肋间隙处，属于足厥阴肝经。

章门穴位于第11肋端，即屈肘合腋肘尖部，属于足厥阴肝经。

这两个穴位主治腹胀、呕吐、胁下积聚等症。

摩期门、章门穴前保持直立状态，将两手掌扶在两侧的章门穴上。

具体动作：

（1）双脚提踵，同时两手掌由章门穴擦摩至期门穴。

（2）双脚跟落地，同时两手掌由期门穴擦摩回章门穴，共做4个八拍，动作结束后还原成直立状态。

双脚提踵时要注意吸气，脚跟落地时呼气，呼吸深度可以自我调整。擦摩时力量不宜过大。

⑤ 拍打阳陵泉穴

阳陵泉穴位于腓骨小头前下方的凹陷处，属于足少阳胆经。

这个穴位主治腰痛、小腹痛、口苦、呕吐和胁痛等症。

预备姿势为直立。

具体动作：

（1）左脚向前迈出一步，两臂侧平举，掌心朝下。

（2）右膝屈曲抬起，同时两臂经体侧下落，两手掌拍打阳陵泉穴和阴陵泉穴（阴陵泉穴位于小腿内侧、胫骨内侧髁后下方凹陷处，与阳陵泉穴相对应）。

（3）还原成动作1。

（4）还原成预备姿势。

（5）下面动作同动作1～4相同，但是为右脚向前出一步，左膝屈曲抬起。双手拍打左侧的阴陵泉穴和阳陵泉穴，共

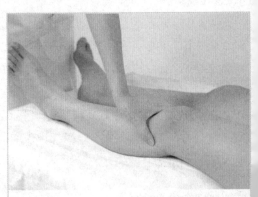

◎经常按摩或拍打阳陵泉穴可以治疗坐骨神经痛、肝炎、胆囊炎等症。

做 4 个八拍，动作结束后还原成直立状态。

在拍打穴位时注意用力要适度。

⑥ 叩击风市穴

风市穴位于大腿外侧中间、腘横纹水平线上 7 寸的位置，属于足少阳胆经。简便取风市穴的方法为：直立，手贴于腿外侧，中指尖下即是该穴。

这个穴位主治腰腿痛、下肢痿痹和脚气，同时还是治疗风痹症的要穴。

叩击风市穴之前要保持直立，两臂自然下垂于体侧，两手半握成拳，拳眼朝前。

具体动作：

（1）左脚垫步，同时右腿屈膝左前平举，右拳叩击右侧大腿的风市穴，叩击的过程中要注意拳眼朝前，上体稍微向右侧屈，左臂自然后摆。

（2）还原成预备姿势。

（3）下面动作和动作 1、2 相同，但左腿屈膝右前平举，左拳叩击右侧大腿的风市穴，共做 4 个八拍，动作结束后还原成直立。

年龄大的人在进行这个动作的时候也可以不垫步。

♥ 调理脾胃腰肾操：脾胃健康，益寿延年

调脾胃壮腰肾操共有六节，它直接涉及足太阴脾经、足阳明胃经、足太阳膀胱经、足少阴肾经、任脉五条经脉上的十几个腧穴。脾与胃共居腹中，互为表里，具有受纳、腐熟、消化以及吸收的功能，为气血化生之源，也就是人的后天之本。肾则位于腰部，与膀胱相表里，主水、藏精、主骨、生髓，为人的先天之本。任脉为阴之海。将脾、胃、肾的功能调整好了，益寿延年的根本便得到了巩固。经常坚持做调脾胃壮腰肾操，便能够促进脾胃和泌尿生殖系统的功能，减少胃病肾病的发生。这套操对于慢性胃病、肾病和腰痛等症均具有明显的疗效和保健作用，练完这套操后会令人感到周身舒适，同时肠蠕动和打嗝排气次数都会明显增加。

① 叩击缺盆、俞府穴

缺盆穴位于锁骨窝中央、前正中线旁开 4 寸处，属于足阳明胃经。

俞府穴位于锁骨下缘、前正中线旁开 2 寸处，属于足少阴肾经。

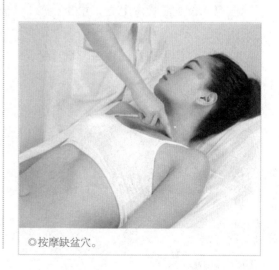

◎按摩缺盆穴。

这两个穴位可以用来治疗咳喘、咽喉肿痛、胸痛、瘰疬、呕吐和不思饮食等症。

叩击这两个穴位需要直立的姿势。

具体动作：

（1）左脚向左侧跨出一步，与肩同宽，同时两臂侧平举（掌心朝上）。

（2）两臂屈曲，用两手的食指、中指和无名指指尖叩击两侧缺盆穴。

（3）用两手的食指、中指和无名指尖叩击两侧的俞府穴。

（4）还原成预备姿势。

（5）下面动作和动作1～4相同，但是换为右脚向右侧跨出一步，共做4个八拍，动作结束后还原成直立。

在叩打穴位的时候注意尽量将手腕放松，用力不宜过大。

② 拍打大包、血海穴

大包穴位于腋窝横纹头凹陷中的位置，属于足太阴脾经。

血海穴位于髌骨内上方2寸处，属于足太阴脾经。

这两个穴位主治：胸胁痛、全身痛、

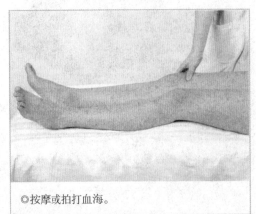
◎按摩或拍打血海。

气喘、血虚、四肢无力和男女生殖系统疾病等病症。

拍打这两个穴位的预备姿势为直立。

具体动作为：

（1）左脚向左前方出一步，重心移至左腿，右腿脚尖着地，同时左臂伸直斜上举（掌心朝前），右手掌拍打左侧的大包穴。

（2）向左前方提右膝，同时左臂下落，左手掌拍打右腿的血海穴，右臂自然后摆。

（3）还原成动作1。

（4）还原成预备姿势。

（5）下面动作同动作1～4相同，但是换成右脚向右前方出一步，左手拍右侧的大包穴，共做4个八拍，动作结束后还原成直立。

注意在拍打大包穴时力量不宜过大。

③ 拍打阴市、梁丘穴

阴市穴位于髌骨外上缘上3寸处，属于足阳明胃经。

梁丘穴位于髌骨外上缘上2寸处，属于足阳明胃经。

这两个穴位主治膝冷、腹胀、水肿和疝气等症。

拍打阴市、梁丘穴的预备姿势为直立。

具体动作：

（1）左脚向左前方出一步，成左弓步，同时左臂前斜上举（掌心朝下），右臂后斜下（掌心朝下）伸。

（2）上体前屈，右膝稍屈，左膝伸直，同时左臂下落，左手掌拍打左膝上方的阴市穴、梁丘穴，右臂自然上摆。

（3）还原成动作1。

（4）还原成预备姿势。

（5）下面动作和动作1～4相同。但是换为右脚向右前方出一步，右手拍打右膝上方的阴市穴、梁丘穴，共做4个八拍，动作结束后还原成直立状态。

注意在弓步时要做到臂伸直，腰挺直。

④ 拍打足三里、阴陵泉穴

足三里穴位于外膝眼下3寸处，属于足阳明胃经。

阴陵泉穴位于胫骨内侧髁下缘凹陷中的位置，属于足太阴脾经。

这两个穴位主治消化系统、泌尿系统的疾病以及热病等。足三里穴是保健治病的要穴。

预备姿势为直立。

具体动作：

（1）左脚向左前方迈出一步，成左弓步，同时两臂上举，掌心相对。

（2）上体前屈，右膝稍屈，左膝伸直，两臂同时从体侧下落，双手掌拍打左腿的足三里穴和阴陵泉穴。

（3）还原成动作1。

（4）还原成预备姿势。

（5）下面动作同动作1～4，但换成右脚向右前方跨出一步，成右弓步，双手拍打右腿的足三里穴和阴陵泉穴，共做4个八拍，动作结束后还原成直立。

在拍打这两个穴位时，注意穴位要找准，用力要适度。

⑤ 揉摩上、中、下脘穴

上脘穴位于脐上5寸处，属于任脉。

中脘穴位于脐上4寸处，属于任脉。

下脘穴位于脐上2寸处，属于任脉。

上述穴位均治胃痛、腹呕吐、泄泻、脾胃虚弱、饮食不化等症。

在揉摩这三个穴位之前，要先做好预备姿势，分腿直立，右手掌扶在上、中、下脘穴上，双手重叠（左手掌扶在右手背上）。

具体动作：

双手在上、中、下脘穴上做顺时针揉摩一周。先顺时针方向做2个八拍，再逆时针方向做2个八拍，共做4个八拍，动作结束后还原成直立。

注意揉摩穴位时动作要轻并且缓慢，不要过分用力，以自己感到舒适为度；在饥饿或者是过饱时不宜操练。

⑥ 拍打腹腰部穴

阴交穴位于脐下1寸处，属于任脉。

气海穴任于脐下1.5寸处，属于任脉。

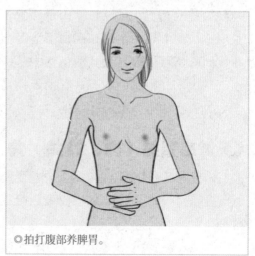

◎拍打腹部养脾胃。

石门穴位于脐下 2 寸处，属于任脉。

关元穴位于脐下 3 寸处，属于任脉。

肾俞穴位于第二腰椎棘突下旁开 1.5 寸处，属于足太阳膀胱经。

气海俞穴位于第三腰椎棘突下旁开 1.5 寸处，属于足太阳膀胱经。

大肠俞穴位于第四腰椎棘突下旁开 1.5 寸处，属于足太阳膀胱经。

关元俞穴位于第五腰椎棘突下旁开 1.5 寸处，属于足太阳膀胱经。

以上这几个穴位均可用来治疗男、女生殖系统及泌尿系统疾病和腰痛、腹胀等症。

预备姿势为分腿直立，与肩同宽。

具体动作：

（1）右手掌拍打脐下的阴交穴、气海穴、石门穴和关元穴，同时左手背拍打腰背部的肾俞穴、气海俞穴、大肠俞穴和关元俞穴。

（2）左手掌拍打脐下的阴交穴、气海穴、石门穴和关元穴，同时右手背拍打腰背部的肾俞穴、气海俞穴、大肠俞穴和关元俞穴。

（3）动作和动作 1 ~ 2 相同，共做 4 个八拍，动作结束后还原成直立。

注意在拍打这些穴位的时候全身要尽量放松，力量不宜过大，以自己感到舒适为宜；拍打过后往往会出现肠鸣和排气的现象，均属于正常反映。

💛 健脑益智操第一部

健脑益智操第一部共包括四节，全部做完大约共需要 2 分钟。这套健脑益智操需要将点按、推摩等手法同体操动作相结合，作用于身体上面六条经脉的九个腧穴上面，可以调整心血管系统以及神经系统的功能，可以解除由于课堂紧张而造成的心烦、头晕和视物不清等症状，同时还可以提高大脑的记忆力、快速消解大脑和眼肌的疲劳，有助于提高学生的学习成绩、增强其体质。

① 对拿双关（内、外关）穴

内关穴属于手厥阴心包经，它位于腕横纹上 2 寸，掌长肌腱与桡侧腕屈肌腱之间。

外关穴属于手少阳三焦经，它位于腕背横纹上 2 寸，桡骨与尺骨之间。

以上这两个腧穴可以治心、肝、肺、胃、神经系统疾病和头痛、耳鸣、耳聋、目赤肿、肩背痛等症。

进行这套动作的时候要注意保持正坐的姿势，上体自然靠在椅背上，右手

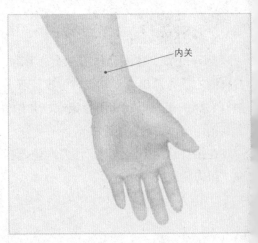

内关

拇指、中指分别扶在左侧的内、外关穴上，置于胸腹前。

具体动作：

（1）将头部向左侧歪至最大限度，同时右手拇指、中指指尖用力对拿左侧内、外关穴。

（2）将头部还原，拇指、中指放松，还原成预备姿势。

（3）将头部向右侧歪至最大限度，拇指、中指指尖对拿左侧的内、外关穴。

（4）与上面动作相同，共进行两个八拍，再换左手对拿右侧的内关、外关穴。再进行两个八拍，共进行 4 个八拍，动作结束后还原成为正坐的姿势。

注意，在点按穴位的时候，要以局部出现酸、麻、胀、痛感为宜。

❷ 揉按百会穴

百会穴属于督脉，它位于头顶正中线上，后发际上 7 寸处。或两耳尖连线与头部中线的交点处。

这个穴位可以用来主治头痛、耳鸣、眩晕、鼻塞、健忘以及失眠等症。

做这套动作的时候要保持正坐，上体自然后靠到椅背上面，右手掌根部按压在百会穴上面，左手掌扶在右手背上面。

具体动作：

（1）用双手掌在百会穴上面做顺时针方向揉按，揉按一周。

（2）下面动作同动作1，共做两个八拍。然后再做逆时针方向揉按一周的两个八拍，共做 4 个八拍，动作结束后还原成正坐姿势。

要注意，在揉按穴位的时候力量要适度。

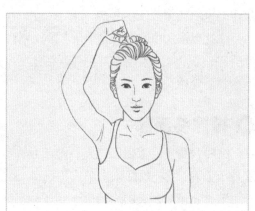

◎百会穴属于督脉，它位于头顶正中线上，后发际上 7 寸处。

❸ 点搓劳宫穴

劳宫穴属于手厥阴心包经，位于手掌心的横纹中，第二、三掌骨之间，屈指握拳的时候，中指尖下即是本穴。

这个穴位可以用来清心热、泻肝火，治疗中风、心痛、食不下、口舌生疮等症。

进行这套动作的时候要保持正坐的姿势，上体自然后靠到椅背上面，双手掌心相贴，五指并拢，指尖朝上，置于胸腹前。

具体动作：

（1）左手掌背伸，右手掌由下向上用力搓动。

（2）右手掌由上向下对劳宫穴进行搓揉。

（3）下面动作同 1 ~ 2，共做两个八拍。接下来再将两手的虎口相对，右手握住左手，用拇指尖点按左侧的劳宫穴，动作1拇指尖在左手劳宫穴上旋转一周，做1个八拍，再换左手点按右手的劳宫穴，再做1个八拍，共做4个八拍，动作结束后还原成正坐姿势。

注意点按穴位的时候要准，以局部出现酸、麻、胀、痛感为佳；双手搓动要用力，达到掌心发热为好。

❹ 推摩头面部

睛明穴属于足太阳膀胱经，位于目内眦外上方0.1寸处的凹陷当中。

攒竹穴属于足太阳膀胱经，位于眉头的凹陷当中。

丝竹空穴属于手少阳三焦经，位于眉毛外端的凹陷处。

耳门穴属于手少阳三焦经，位于耳前缺口处。

风池穴属于足少阳胆经，位于颈后的胸锁乳突肌与斜方肌之间，平风府穴（风府穴位于后发际正中直上1寸处）。

以上这几个腧穴均有防治眼病、耳

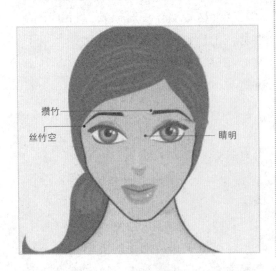

病、头痛、肩背痛、牙痛、鼻塞和消除大脑疲劳、提高记忆力的功效。

做这套动作的时候要保持正坐，上体自然后靠到椅背面上，或者是将肘部自然屈曲扶在桌子上，两手四指并拢，拇指外展，中指或食指指腹扶在睛明穴上面。

具体动作：

（1）指用中指或者是食指的指腹由睛明穴向上推至攒竹穴，再沿眉毛推至丝竹空穴，向外下推至太阳穴直到耳门穴。

（2）指在耳垂前面换拇指向上，一直推至耳门穴，经耳后沿后发际推至风池穴，直推至拇指相对，共做4个八拍，动作结束后浴面，再做两个八拍还原成正坐的姿势。

要注意，在推摩穴位的时候，力量不宜过大，要以局部感觉到舒适为好。在进行这套动作之前要将指甲剪短，以免伤及面部皮肤。

有一点需要说明：这套动作适合用脑比较多的人使用；做操的时候要微微闭目，注意力一定要集中，细心去体会动作的感觉。

至此健脑益智操第一部就算介绍完毕了。关于这套操还有一个歌诀：

大家一定要记好，内、外关穴腕上找，百会穴在头顶中，点按劳宫不能少，推摩面部手要轻，它能提神又健脑。

♥ 健脑益智操第二部

健脑益智操第二部共包括五节，大约2分钟可以做完。这套动作将拍打、点推等手法和身体动作结合起来，作用在人身体当中五条经脉的七个腧穴上面。适合平时用脑过多及以同一种姿势保持时间过久的人使用。这套动作的具体作用同第一套健脑益智操相同。

❶ 点按后溪穴

后溪穴属于手太阳小肠经，位于第五掌指关节后缘尺侧、掌指关节后横纹头赤白肉际处。

这个穴位可以用来治疗头项强痛、手指以及肘臂挛痛、热病、耳聋、目赤等症。

在进行这套动作的时候要注意保持正坐姿势，上体自然后靠到椅背上面，双手虎口相对，右手握住左手手背，右手食指或者是中指指尖点按在左手的后溪穴上面（掌心朝内），置于胸腹前面。

具体动作：

（1）手掌外翻，并同时向前推至最大限度，食指或者是中指的指尖用力对后溪穴进行按压，同时头向后屈（仰）至最大限度。

（2）手掌由外向内翻，同时将其收回至胸腹前，食指或者是中指的指尖放松，点按在后溪穴上，同时将头向前屈（低）至最大限度。

（3）下面动作同动作1～2，先进行两个八拍，然后再换左手对右手的后溪穴进行点按，再进行两个八拍，总共进行4

个八拍，动作结束后还原成正坐的姿势。

注意在点按穴位的时候一定要准确，要向第5掌骨方向按压穴位，以局部出现酸、麻、胀、痛感为好。

❷ 拍打曲泽、肩中、肩外俞穴

曲泽穴属于手厥阴心包经，位于肘窝的正中部位。

肩中俞穴属于手太阳小肠经，位于第7颈椎棘突下、大椎穴旁开2寸处（大椎穴位于第七颈椎棘突下）。

肩外俞穴属于手太阳小肠经，位于第一胸椎棘突下、陶道穴旁开3寸处（陶道穴位于第一胸椎棘突下）。

以上这几个腧穴均可以用来治疗心悸、烦热、目视不明及颈、肩、肘、臂疼痛等症。

将身体后靠在椅背上，两手掌心朝上，放在两侧的大腿上面。

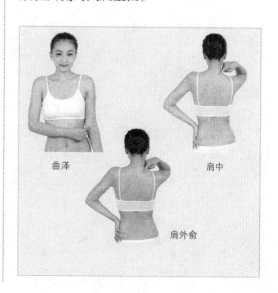

曲泽　　　　肩中

肩外俞

具体动作：

（1）用右手对左臂的曲泽穴进行拍打。

（2）用右手对左肩背的肩中俞穴、肩外俞穴进行拍打。

（3）还原成动作1。

（4）还原成预备姿势。

（5）下面动作同动作1～4。不过要用左手拍打右侧的曲泽穴、肩中俞穴、肩外俞穴，再进行两个八拍，总共进行4个八拍，等到动作结束之后还原成为正坐姿势。注意拍打穴位的力量不宜过大。

❸ 点按神门穴

神门穴属于手少阴心经，位于腕横纹（掌侧）尺侧端、尺侧腕屈肌腱的凹陷中。

这个穴位主治心痛、心烦、健忘、失眠、痴呆以及掌心发热等症。

进行这个动作要保持正坐姿势，上体自然向后靠在椅背上面，右手握住左手手腕，用拇指的指腹点按在神门穴上（掌心朝内），并将其置于胸腹前。

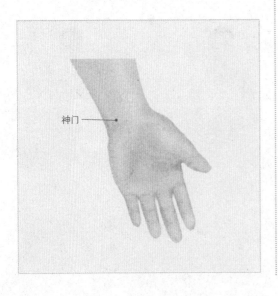

神门

具体动作：

（1）将两臂向前推，推至最大限度，同时拇指向前对神门穴进行推按，其余四指向内侧掰腕。

（2）两臂上提经过头部向后振臂直至最大限度。

（3）还原成动作1。

（4）还原成预备姿势。先进行两个八拍，再换左手对右手的神门穴进行推按，再进行两个八拍，总共进行4个八拍，等动作结束后还原成为正坐。

注意在推按穴位的时候，以局部出现酸、麻、胀、痛的感觉为佳。

❹ 叩打命门穴

命门穴属于督脉的，位于第二腰椎的棘突下方。

这个穴位可以用来治疗腰痛，生殖系统以及泌尿系统等部位的疾病。

取正坐的姿势，后背不要靠在椅背上面。两臂自然垂于体侧，两手半握成拳，拳眼朝前。

具体动作：

（1）右臂向背后摆动，用拳眼或者是手背对命门穴进行叩打，叩打完毕后立即还原。

（2）左臂向背后摆动，用拳眼或者是手背对命门穴进行叩打，叩打完毕后立即还原。

（3）下面动作同动作1～2相同，总共进行4个八拍，动作结束后还原成为正坐的姿势。

有一点注意事项，那就是在叩打穴位

的时候力量要保持适度。

⑤ 点印堂穴、浴面

印堂穴是经外奇穴，位于两眉头连线的中点、对准鼻尖的地方。

这个穴位可以用来治疗头痛、头晕、鼻衄、目赤肿痛以及三叉神经痛等病症。

进行这套动作要保持正坐的姿势，上体自然后靠到椅背上，或者是屈肘扶在桌子上面，右手半握成拳，用屈曲的拇指背面的指间关节或者是食指尖顶按在印堂穴上面。

具体动作：

（1）用拇指背面的指间关节或者是食指尖对印堂穴进行上下推按。

（2）还原成预备姿势。

（3）下面动作同动作 1 ~ 2，进行 2 个八拍，后两个八拍做浴面的动作，进行 4 个八拍，动作结束后还原成为正坐的姿势。

注意在操练的时候要将指甲剪短，以免伤及面部的皮肤。

第二套健脑益智操适合用脑过多、同一姿势保持时间过长的人使用。在操练的时候一定要保持注意力集中，细心去体会动作的感觉，眼睛要保持微闭。

这第二套操同样也有歌诀，那便是：

大家一定要记好，后溪穴要握拳找；

拍打曲肩力适中，神门穴要找好；

命门保健很重要，大家一定要记牢。

♥ 益智强心操：调节神经智商高

益智强心操总共有六节，需要 3 ~ 5 分钟做完。这套操直接涉及身体上四条经脉上的八个腧穴。练习这套操可以有效调节人的神经系统、心血管系统的功能，同时还可以提高中枢神经系统以及内脏器官的功能，从而达到益智强心、增进身体健康的作用。

① 点按劳宫穴

劳宫穴属于手厥阴心包经，位于手掌心，第 2、3 掌骨之间偏于第 3 掌骨，屈掌握拳时中指的指尖处。

劳宫穴可以防治中风、心痛、小儿惊厥、饮食不下、口舌生疮以及口臭等症。主治特点是清心热、泻肝火。

在进行这套动作之前要保持直立的姿势，两臂自然下垂于体侧。

具体动作：

（1）1 ~ 2 拍，两手交叉在胸前，虎口相对，右手握住左手手背、四指并拢、用拇指的指尖对左手劳宫穴进行点按。

（2）3 ~ 4 拍，左手将右手背握住、四指并拢、用拇指指尖点按右手劳宫穴。

（3）5 ~ 8 拍，双臂向正前方伸直，双手动作同 1、2。

（4）2 ~ 4 拍，左脚向左跨一步，与肩同宽，双臂上举，双手在头顶上方交叉握住，动作同 1、2。

（5）5 ~ 8 拍，双手在头顶上方互击一次之后，双臂由体侧放下，还原成为预备姿势。

（6）3～8拍和4～8拍，各重复动作1～5一遍。

❷ 点按内关、外关穴

内关穴属于手厥阴心包经。这个穴位位于前臂掌侧，当曲泽与大陵的连线上面，腕横纹上2寸，掌长肌腱与桡侧屈肌腱之间。

外关穴属于手少阳三焦经。这个穴位位于前臂背侧，阳池与肘尖的连线上面，腕背横纹上2寸，尺骨与桡骨之间的位置。

内、外关穴可以用来防治心血管系统、神经系统以及肝、肺、胃等处的疾患。

进行这套动作之前要保持直立的预备姿势，两臂自然下垂于体侧。

具体动作：

（1）1～4拍，左臂向正前方伸直，右手拇指与中指的指尖用力对左腕上的内、外关穴进行点按；同时右腿后撤、用脚尖点地，双膝逐渐屈曲下蹲。

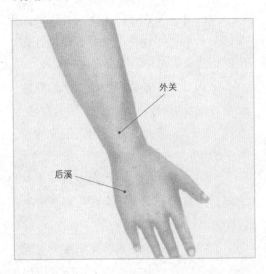

外关

后溪

（2）5～8拍，右臂向正前方伸直，左手拇指与中指的指尖用力对右腕上的内、外关穴进行点按。

（3）2～8拍，重复一遍1～2的动作。

（4）3～4拍，同动作2，同时身体向上，逐渐立起。

（5）5～8拍，将右腿收回，同时收回两臂，成预备姿势。

（6）4～8拍，用双手在胸前依次对内、外关穴进行点按。7～8拍还原成为预备姿势。

❸ 叩打神门穴

神门穴属于手少阴心经。这个穴位位于腕横纹（掌侧）尺侧端、尺侧腕屈肌腱的凹陷中。

神门穴可以用来防治心痛、心烦、健忘失眠、痴呆、目黄、掌中热以及咽干等症。

进行这套动作之前，一定要保持直立的姿势，两臂自然下垂于体侧。

具体动作：

（1）1～2拍，将两臂伸直，双手在体前下方互相对神门穴进行叩打。

（2）3～4拍，左腿向左迈步，上体向左转动，同时将两臂伸直，双手互相叩打神门穴。

（3）5～6拍，同动作1。

（4）7～8拍，还原成为预备姿势。

（5）2～8拍，3～8拍，4～8拍，均同以上动作。等到第四个八拍结束的时候，踏点步原地自转一周，还原成为预备的姿势。

④ 点按后溪穴

后溪穴属于手太阳小肠经。位于第五掌指关、一节后缘尺侧、掌横纹头赤白肉际处。可握拳取穴。

后溪穴可以用来防治耳聋、腰痛、肋间神经痛、盗汗以及落枕等。

在进行此套动作之前要采取直立的预备姿势，两臂自然下垂于体侧。

具体动作：

（1）1～2拍，两手虎口相对，右手握住左手背，食指或中指指尖点按在左手的后溪穴上，双手掌心向内置于胸前；右脚向右横跨一步。

（2）3～4拍，左腿后撤，左脚尖向右后方点地；同时双手心外翻向左前方推出至最大限度。头部不动，双眼注视前方。

（3）5～6拍，具体动作同1。左手将右手握住。

（4）7～8拍，具体动作同2，但是方向相反。

（5）2～2拍，具体动作同1。

（6）3～4拍，上体前屈90°，同时掌心外翻，两臂向前推至最大限度，抬头目视前方。

（7）5～6拍，左手将右手握住。7～8拍的时候还原。

（8）4～8拍，重复1、4的动作。

⑤ 点按曲泽穴

曲泽穴属于手厥阴心包经。这个穴位立于肘横纹中，肱二头肌腱的尺侧缘处。

曲泽穴可以用来防治心痛、心悸、急

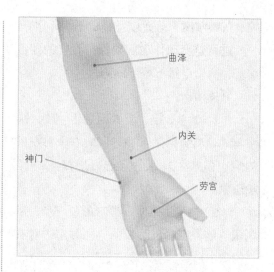

性胃肠炎、中暑以及肘臂痛等症。

进行这套动作之前，要采取直立的预备姿势，两臂自然下垂于体侧。

具体动作：

（1）1～2拍，两臂前平举，手心向下；同时左脚向左迈一步。

（2）3～4拍，双脚提踵向左转45°。5～6拍，右手对左臂的曲泽穴进行点按。

（3）7拍，将左臂弯曲，手指尖向上。8拍，左臂向前伸直，手心向外同时松开右手，还原成为预备的姿势。2～8拍动作同上方向相反。3～8拍、4～8拍重复上述的动作。

⑥ 拍打肩中俞、肩外俞穴

肩中俞穴属于手太阳小肠经。这个穴位位于背部，当第7颈椎棘突下方，旁开2寸的地方。

肩外俞穴属于手太阳小肠经。位于肩部，当第1胸椎棘突下方，旁开3寸的地方。

肩中俞穴、肩外俞穴可以防治肩背酸

痛、气喘咳嗽、落枕以及目视不明等症。

进行这套动作之前要保持直立的预备姿势，两臂自然下垂于体侧。

具体动作：

（1）1～2拍，左脚向前迈一步，脚跟着地，右腿自然弯曲；同时右手对左肩的肩中俞穴、肩外俞穴进行拍打。3～4拍还原。

（2）5～8拍，右脚向前迈一步，用脚跟着地，左腿自然弯曲；同时左手对右肩的肩中俞穴、肩外俞穴进行拍打。7～8拍还原。

（3）2～8拍，两脚轮换向后踢腿，两手交叉依次对左右肩上的肩中俞穴、肩外俞穴进行拍打。

（4）3～8拍，具体动作同1、2。

（5）4～8拍，具体动作同3。

这套操也有一首歌诀，那就是：

大家一定要切记，劳宫穴在手心里；

健身醒脑取神门，后溪穴位莫忘记；

曲泽屈肘横纹中，肩中、外俞不能丢；

大家学做经络操，益智强心最重要。

益肺通络操：健肺理气防咳嗽

益肺通络操总共有四节，将其做完共需要3～5分钟。这套操直接涉及身体上七条经脉的十几个腧穴，具有健肺、理气血、调中气、防咳嗽以及健心胃等作用。

① 按捏合谷穴

合谷穴属于手阳明大肠经，位于手背上面，第1、2掌骨之间，当第2掌骨桡

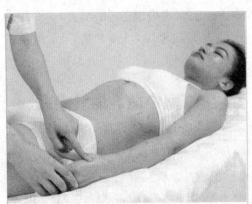

◎合谷穴属于手阳明大肠经，位于手背上面，第1、2掌骨之间，可正坐或仰卧取穴。

侧的中点处。

合谷穴具有两个简便的取穴方法：

（1）将一手拇指指骨关节横纹放到另外一只手拇指和食指之间的指蹼缘上面，拇指尖下便是合谷穴。

（2）将拇指和食指两个手指并拢，肌肉的最高点处便是合谷穴。

合谷穴可以防治感冒、头咽齿腹等各种疼痛以及手腕无力等症。

进行这套动作之前一定要保持直立的预备姿势，两臂自然下垂于体侧。

具体动作为：

（1）1～2拍，将两手交叉放在胸前虎口相对，手背向外，右手将左手背握住，用拇指在左手的合谷穴上进行按捏。

（2）3～4拍的时候换手，用左手握住右手背，拇指在右手的合谷穴上面进行按捏。

（3）5～8拍的时候，双臂向正前方

伸直，双手进行同1、2相同的动作。

（4）2～4拍的时候，将双臂上举，双手在头顶上方交叉握住，双手进行同1、2相同的动作。

（5）5～8拍，双足提踵，将双手放开自然抖动手腕，双臂由体侧放下，还原成为预备姿势。

（6）将1～5的动作重复两遍。

本节总共需要进行4个八拍。

❷ 拍打胸部诸穴

对胸部进行拍打可以涉及身体上的任脉、足少阴肾经、足太阴脾经、足阳明胃经四条经脉上的十几个腧穴。

对胸部进行拍打有助于呼吸系统、消化系统和循环系统的健康。

在进行这套动作之前要保持直立的预备姿势，两臂自然下垂于体侧。

具体动作为：

（1）1～4拍，用右手掌对左侧胸部进行拍打，同时双膝微屈，头向左摆。

（2）5～8拍的时候，用左手掌对左

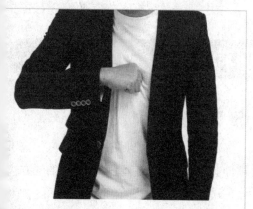

◎对胸部进行拍打有助于呼吸系统、消化系统和循环系统的健康。

侧胸部进行拍打，同时双膝微屈，头向右摆。

（3）2～8拍，小碎步转体，同时用右手左手依次拍胸。

（4）3～8拍，具体动作同1、2。

（5）4～8拍，具体动作同3。

（6）5～8拍，具体动作同1、2。

（7）6～8拍，具体动作同3。

（8）7～8拍，具体动作同1、2，并还原成为预备的姿势。

❸ 叩打中府穴

中府穴属于手太阴肺经。位于胸前壁的外上方、锁骨外端下方，云门下1寸，平第1肋间隙，距离前正中线6寸的地方。

中府穴是肺之募穴，为肺气汇集的地方，具有调理肺气的功能。可以用来防治气喘、咳嗽以及肺结核等病症。

取直立的预备姿势，将两臂自然下垂于体侧。

具体动作：

（1）1～2拍，左脚向左跨出一步，保持与肩同宽，将左臂伸直，同时右手四指微屈叩打左侧中府穴。

（2）3～4拍，动作同1～2拍，但是方向相反。

（3）5～6拍，上体向左转90°，两手依次对双侧的中府穴进行叩打。

（4）7～8拍，还原成为预备的姿势。

（5）2～8拍，具体动作与动作1、2、3、4相同，但是方向却是相反的。

（6）3～2拍，左脚尖点地，两臂向身体右斜前方伸出。

（7）3～4拍，将左脚收回，膝左

微屈，脚尖点地；同时用右手对左侧的中府穴进行叩打，将左臂侧平举，头目视右方。

（8）5~6拍，重复和6相同的动作。

（9）7~8拍，还原成为预备的姿势。

（10）4~8拍，动作同6、7、8、9的方向相反。

④ 拍打曲池穴

曲池穴属于手阳明大肠经，位于肘横纹的外侧端，屈肘，在肘横纹桡侧端凹陷中。

曲池穴是手阳明大肠经上的合穴。合即为汇合的意思。它的治疗特点是清热通络，可以用来防治上肢关节痛、高血压、高热、麻疹以及咽喉肿痛等症。

保持直立的预备姿势，两臂自然下垂于体侧。

具体动作为：

（1）1~2拍，右手对左臂的曲池穴进行拍打。

（2）3~4拍，左手对右臂的曲池穴进行拍打。

（3）5~8拍，左右手依次对左右臂

上的曲池穴进行拍打。

（4）2~8拍，具体动作同动作1、2、3。

（5）3~2拍，右手对左臂的曲池穴进行拍打，同时右脚踏跳收左脚。

（6）3~4拍，左手对右臂的曲池穴进行拍打，同时左脚踏跳收右脚。

（7）5~8拍，两手腕在体侧自然进行摆动，并以小碎步将身体转向左侧。

（8）4~8拍，5~8拍，6~8拍，具体动作同动作5、6、7。

（9）7~4拍，将左臂伸向正前方，右手食指与中指同时按捏在左臂的曲池穴上面，并以小碎步将身体转向右侧。

（10）5~6拍，双膝微屈，头向左摆一次。

（11）7~8拍，小碎步将身体转回至原位。

（12）8~8拍，动作同9、10、11，但是方向相反。

这套益肺通络操的歌诀是：

大家一定要注意，中府健肺莫忘记；曲池屈肘纹头处，拇、食指间合谷取；拍打胸部要记牢，益肺通络健身好。

♥ 益脾助胃操：调整阴阳利脾胃

益脾助胃操总共有五节，全部做完共需要3~5分钟。这套动作直接涉及身体上的任脉、足阳明胃经、足少阴肾经、足厥阴肝经以及足太阳脾经五条经脉上总共十几个腧穴，具有健脾胃、利肝肾的作用，能够起到调整阴阳平衡的作用，有助于身体健康。

① 叩打缺盆穴

缺盆穴属于足阳明胃经，这个穴位位于锁骨上窝中央，距离前正中线4寸的地方。

缺盆穴可以用来防治咳嗽、气喘、颈淋巴结核、咽喉肿痛以及肋间神经痛等症。

进行这套动作之前要采取正坐的预备

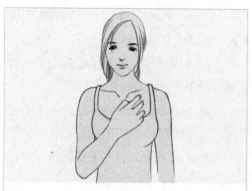

◎叩打缺盆穴可以用来防治咳嗽、气喘、颈淋巴结核、咽喉肿痛以及肋间神经痛等症。

姿势，上体自然靠在椅背上，两手掌心朝下放在两侧的大腿上面。

具体动作为：

（1）1～2拍，将头低下去，两臂同弯，带动两手指尖对两侧的缺盆穴进行点扣。注意手腕要放松，点扣的力量要适度。3～4拍的时候要抬头，将两臂打开。5～8拍的时候，将1～4拍的动作重复一遍。

（2）2～2拍，上身向左转体，同时两臂侧举回弯，带动两手指尖对两侧的缺盆穴进行点扣。3～4拍，上身向右转体，同时两臂侧举回弯，带动两手指尖对两侧的缺盆穴进行点扣。5～8拍，重复1～4拍的动作。

（3）3～8拍的时候，动作同1。

（4）4～8拍的时候，动作同2。

❷ 拍打阴市、梁丘穴

阴市穴属于足阳明胃经。这个穴位位于大腿的前面，当髂前上棘与髌骨外侧端的连线上，髌骨上3寸的地方。

梁丘穴属于足阳明胃经，位于大腿的前面，当髂前上棘与髌骨外侧端的连线上，髌骨上2寸凹陷的地方。

这个穴位可以用来治疗胃炎、胃痛、腹泻、膝关节以及其周围软组织疾患等症。

取正坐的预备姿势，上体自然靠在椅背上面，两脚并拢，两手掌心朝下放在两侧的大腿上。

具体动作为：

（1）1～4拍，两手对两腿的阴市穴和梁丘穴进行拍打，一拍一次。5～8拍，左右手轮流对两腿的阴市穴和梁丘穴进行拍打，同时用两脚的脚尖交替点地，身体逐渐转向左侧。

（2）2～4拍的时候，用两手对两腿的阴市穴和梁丘穴进行拍打，一拍一次。5～8拍的时候，用左右手轮流对两腿的阴市穴和梁丘穴进行拍打，同时两脚脚尖交替点地，身体逐渐转回原位。

（3）3～8拍和4～8拍的时候，各自重复动作1、2各一遍，但是转体的方向却要相反。

❸ 拍打足三里穴

足三里穴属于足阳明胃经，这个穴位位于小腿的前外侧，外膝眼下3寸，距胫骨前缘1横指处的位置。

作为人体上的保健要穴，足三里穴可以防治急慢性胃肠炎、小儿消化不良、咳喘、贫血、高血压、健忘失眠等消化系统、呼吸系统、心血管系统中的多种疾患，并有补虚强身的防病作用。

取正坐的预备姿势，上体自然靠在椅背上面，两手掌心朝下放在两侧的大腿上。

具体动作为：

（1）1～4拍，上体前倾，两臂伸直，双手对两腿上的足三里穴进行拍打。

（2）5～8拍，将左腿伸直，用脚跟着地，左手对左腿上的足三里穴进行搓揉。

（3）2～8拍，具体动作同动作1、2，但5～8拍的时候需要出右腿。

（4）3～8拍，具体动作同动作1、2。

（5）4～8拍，具体动作同动作3。

④ 按摩腹部

对腹部进行按摩可以直接涉及任脉、足少阴胆经、足太阴脾经、足阳明胃经、足厥阴肝经身体上五条经脉上的下几个腧穴。

腹部众多的腧穴均可以用来防治消化系统疾患、肾病以及热病等病症。

取正坐的预备姿势，上体自然靠在椅背上面，将两脚并齐，两手掌心朝下放在两侧的大腿上面。

具体动作为：

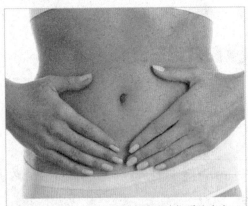

◎按摩腹部腧穴均可以用来防治消化系统疾患、肾病以及热病等。

（1）1～8拍，将左手贴到右手手背上面，双手上下按摩腹部。

（2）2～8拍，将右手贴到左手手背上面、双手上下按摩腹部。

（3）3～8拍，将左手贴到右手手背上面、双手按顺时针方向按摩腹部。

（4）4～8拍，将右手贴到左手手背上面、双手按逆时针方向按摩腹部。

⑤ 按摩腰部（双人运动）

按摩腰部会直接涉及位于督脉、足太阳膀胱经两条经脉上面的七八个腧穴。

对腰部穴位进行按摩可以防治泌尿系统、生殖系统疾病，同时对于热病和脾胃、心肺等不适也具有一定疗效。

取两人对坐的预备姿势，上体自然靠在椅背上面，两手掌心朝下放在两侧的大腿上面。

具体动作为：

（1）1～8拍，全体起立，两人保持面对面的姿势，同时左脚向对面的人左边迈一步，俯在对方左侧背部，两只手掌紧贴对方腰部进行上下揉摩。

（2）3～8拍，双方都俯在对方的右侧，两只手掌紧贴对方腰部进行上下揉摩。

（3）3～8拍，具体动作同动作1。

（4）4～8拍，具体动作同动作2。

这套益脾助胃操的歌诀是：

大家一定要注意，缺盆助脾莫忘记；

阴市、梁丘膝上找，三里保健最重要；

拍打腰腹健周身，脾胃健康食欲好。

益肝补肾操：益肝肾，和气血

益肝补肾操总共有五节，全部做完需要3～5分钟，这套动作直接涉及身体上四条经脉上的七个腧穴。具有调脾胃和益肝肾的作用。

❶ 拍打俞府穴

俞府穴属于足少阴肾经，这个穴位位于胸部，当锁骨下缘，前正中线旁开2寸的地方。

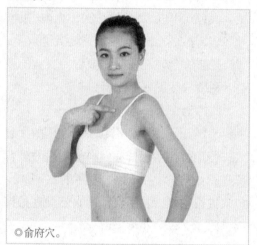

◎俞府穴。

俞府穴可以防治咳嗽、气喘、咽喉肿痛、胸痛、呕吐以及不思饮食等症。

练习这套操之前要取直立的预备姿势，两臂自然下垂于体侧。

具体动作为：

（1）1～4拍，两手依次对两侧的俞府穴进行拍打。

（2）5～6拍，左手对左侧的俞府穴进行叩打，右手侧平举、手心向下；头向右转，目视右手。

（3）7～8拍，右手对右侧俞府穴进

行叩打，左手侧平举、手心向下；头向左转，目视左手。

（4）2～4拍，两手依次对两侧的俞府穴进行拍打。具体动作同动作1。

（5）5～6拍，面朝前方，上体向左转，双臂曲肘，两手对两侧的俞府穴进行点按，同时屈膝。

（6）7～8拍，面朝前方，上体向右转，双臂曲肘，两手对两侧的俞府穴进行点按，同时屈膝。

（7）3～8拍和4～8拍，将动作1～6重复一遍。

❷ 拍打足三里穴

足三里穴属于足阳明胃经，这个穴位位于小腿的前外侧，外膝眼下3寸，距离胫骨前缘1横指的地方。

作为人体上的保健要穴，足三里穴可以用来防治急慢性胃肠炎、小儿消化不良、咳喘、贫血、高血压、健忘失眠以及呼吸系统、心血管系统的多种疾患，并且具有补虚强身的防病作用。

拍打足三里之前，先要保持直立的预备姿势，两臂自然下垂于体侧。

具体动作为：

（1）1～2拍，左腿向旁边抬起成蛙跳，左手同时对左腿上的足三里穴进行拍打。3～4拍，右腿向旁抬起成蛙跳，右手同时对右腿上的足三里穴进行拍打。

（2）5～8拍，在原地进行后踢小跑，跑动中向左侧转体。

（3）2～8拍，3～8拍，4～8拍，各重复1、2的动作一遍，当第四个八拍结束的时候正好返回原位。

❸ 推摩期门、章门穴

期门穴属于足厥阴肝经，这个穴位位于胸部，当乳头之下，第6肋间隙，前正中线旁开4寸的地方。

章门穴属于足厥阴肝经，位于侧腹部，当第11肋游离端的下方，即屈肘合腋时的肘尖处。

期门穴和章门穴可以用来防治肝脾肿大、胸肋神经痛、腹胀、呕吐以及胃肠神经官能等疾患。

保持直立的预备姿势，两臂自然下垂于体侧。

具体动作为：

（1）1～8拍，左脚向左跨出一步，同时左手从左侧期门穴开始进行推摩，一直推至右侧的期门穴为止。

（2）2～8拍，动作同上，但是要反

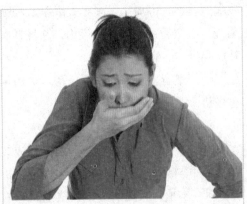

◎生活中有时候会发生呕吐的症状，这时候可以推摩期门、章门穴来进行治疗和缓解。

方向进行。

（3）3～8拍，收左腿，用左脚脚尖点地，左手扶在左侧的章门穴上面，从上至下对章门穴进行推摩。

（4）4～8拍，动作同上，但是改为推摩右侧的章门穴。

❹ 拍打大包穴

大包穴属于足太阴脾经，这个穴位位于侧胸部，腋中线上，当第6肋间间隙处，即在腋窝横纹头的凹陷当中。

大包穴可以用来防治气喘、血虚、肋间神经痛、全身疼痛以及生殖系统疾病等。

拍打大包穴之前一定要保持直立的姿势，两臂自然下垂于体侧。

具体动作为：

（1）1～2拍，用右手对左侧的大包穴进行拍打，左手背同时自然后摆对腰背部进行拍打。3～4拍，左手对右侧的大包穴进行拍打，右手背同时自然后摆拍打腰背部。

（2）5～6拍，左腿向左迈一步，将重心移到左腿上面，右脚尖点地；同时用右手对左侧的大包穴进行拍打，左臂向斜上方伸直，7～8拍打还原成为直立状态。

（3）2～4拍，具体动作同动作1。

（4）5～6拍，左腿向左迈出一步，用脚尖点地；同时左手对右侧的大包穴进行拍打，右臂向斜上方伸直，手心朝下。7～8拍还原成为直立状态。

（5）3～8拍，具体动作同动作1、2。

（6）4～8拍，具体动作同动作2、8。

❺ 拍打血海、阴陵泉穴

血海穴位于屈膝时，大腿内侧髌骨内侧端上2寸，当股四头肌内侧头的隆起部位。

阴陵泉穴位于小腿内侧，当胫骨内侧髁后下方的凹陷当中。

血海穴和阴陵泉穴这两个穴位可以用来防治泌尿生殖系统、消化系统疾病以及神经性皮炎、腹胀、水肿等疾患。

拍打这两个穴位之前要保持直立的预备姿势，两臂自然下垂于体侧。

具体动作为：

（1）1～2拍，抬左腿，同时双手对左腿上的阴陵泉穴进行拍打。

（2）3～4拍，抬右腿，同时对右腿上的阴陵泉穴进行拍打。

（3）5～6拍，右腿原地进行踏跳，左腿伸向右前方，右手顺势对左腿的血海穴进行拍打。

（4）7～8拍，左腿原地进行踏跳，

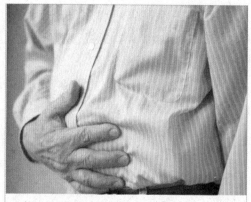

◎有些人群在吃完饭后会出现腹胀的症状，这时候可以拍打血海、阴陵泉穴来进行治疗和缓解。

右腿伸向左前方，左手顺势对右腿的血海穴进行拍打。

（5）2～8拍，3～8拍，4～8拍，各自将动作1、2、3、4重复一遍。

这套益肝补肾操的歌诀是：

大家一定要牢记，咳嗽咽痛俞府取；

保健要穴足三里，期门章门治肝脾；

拍打大包防血虚，血海阴陵腿上取；

益肝补肾很必须，大家一定要牢记。

♥ 聪耳明目操：改善视力和听力

聪耳明目操应该于比赛前的3～5分钟时去做，做的过程当中注意手法要轻。这个时候做这套操将有助于目力、听力的提高，同时还有助于兴奋神经。在比赛之后，用加重的手法再做可以镇静心神、消除疲劳。这套操非常适合用眼和听力的项目运动员练习，比如说射击、乒乓球、篮球以及排球运动员等。整个这套操共分为三节，需要1～2分钟可以做完，直接涉及五条经脉上的10个腧穴，可以提高运动员的视力、听力，同时还具有兴奋神经的作用。

❶ 推摩眼部穴

睛明穴属于足太阳膀胱经，位于目内眦外上方0.1寸处的凹陷当中。

攒竹穴属于足太阳膀胱经，位于眉毛内侧端、眶上切迹处。

丝竹空穴属于手少阳三焦经，位于眉毛外端凹陷的地方。

以上这三个腧穴可以用来治疗目肿痛、迎风流泪、视物不清、近视、夜盲、色盲、眼睑下垂以及眉棱骨痛等症。

保持正坐或者是直立的预备姿势，将两手拇指背面指间关节放在两侧的鼻根部。

具体动作为：

（1）用两手的拇指由睛明穴向上推至攒竹空穴，再从眼下推回到睛明穴，向内绕眼一周。

（2）具体动作同动作1，进行两个八拍，再向外进行推摩，进行两个八拍，共进行4个八拍，动作结束后还原成为正坐或者是直立的状态。

注意，在推摩眼周围的时候，力量一定要适度，同时目要微闭。

❷ 推摩眼、耳部穴

睛明穴、攒竹穴、丝竹空穴定位可见"按摩眼部穴"一节。

听宫穴属于手太阳小肠经，这个穴位位于耳屏前下颌关节之间的凹陷处，微张口取穴。

听会穴属于足少阳胆经，位于耳屏切迹的前方、下颌髁状突的后缘，张口凹陷的地方。

耳门穴属于手少阳三焦经，这个穴位位于耳屏上切迹前方、下颌骨髁状突后缘凹陷中，张口取穴。

角孙穴属于手少阳三焦经，位于耳口鬓角的凹陷处，折耳，耳尖处便是这个穴位。

翳风穴属于手少阳三焦经，位于耳垂后方、下颌角与乳突之间的凹陷当中。

颅息穴属于手少阳三焦经，这个穴位位于耳后、翳风穴与角孙穴沿耳轮连线1/3与下2/3的交界处。

以上这几个腧穴均可以用来防治目疾、耳疾、头痛以及齿痛等症。

保持正坐或者是直立的预备姿势，双手食指的指腹扶在鼻翼的两侧。

具体动作为：

（1）1～4拍，食指的指腹沿着鼻翼两侧向上推摩，一直推摩至睛明穴、攒竹穴，再沿着眉毛推至丝竹空穴，向外下推至耳门穴、听宫穴和听会穴。

（2）5～8拍，在耳垂前面，换拇指向上推，一直推至耳门穴，沿经耳上角孙穴、颅息穴、翳风穴一直推至两手拇指相贴，共进行4个八拍，动作结束后还原成正坐或者是直立的姿势。

注意，在推摩穴位的时候力量不宜过大，以免损伤面部皮肤，同时目要微闭。

❸ 点按承泣、四白穴

承泣穴属于足阳明胃经，这个穴位位于两目正视、瞳孔直下0.7寸的地方。

四白穴属于足阳明胃经，这个穴位位

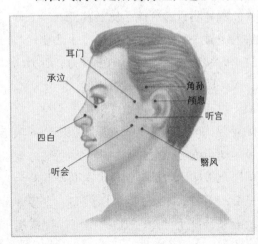

于瞳孔直下 1 寸的地方。

以上这两个腧穴可以用来治疗目赤肿、迎风流泪、夜盲、头痛等证。

保持正坐或者是直立的预备姿势，用两手的食指或者是中指指腹扶在两侧的承泣、四白穴上。

具体动作为：

（1）用双手的食指或者是中指的指腹向下对承泣、四白穴进行点按。

（2）将双手手指放松，还原成为预备的姿势。

（3）动作 3 ~ 4 与动作 1 ~ 2 相同，共进行 4 个八拍，动作结束后还原为正坐或者是直立的状态。

注意在对穴位进行点按的时候力量不宜过大，同时目要微闭。

❤ 强健肩肘操：通经活络，除疼痛

这套操共涉及身体两条经脉上的四个腧穴，运动员在比赛前 3 ~ 5 分钟练习这套操，通过对肩部的几个穴位进行不同程度的刺激和活动，能够达到通经活络，解除疼痛，增强肩、肘的功能，提高运动成绩的目的。比赛或者是训练后用加重的手法取做，能够解除运动所带来的疲劳感。这套操适于从事游泳、投掷、排球以及乒乓球等项目的运动员练习。

① 点按肩髃穴

肩髃属于手阳明大肠经，这个穴位位于肩峰的前下方、肩峰与肱骨大结节之间。

肩髃穴可以用来主治肩臂疼痛、手臂挛急以及半身不遂等症。

点按这个穴位之前要保持分腿直立的预备姿势，右手食指、中指指尖点按在左臂的肩髃穴上，左臂自然下垂于体侧。

具体动作为：

（1）使用右手的食指、中指指尖向下用力对肩髃进行点按，左臂向体后摆至最大限度。

（2）还原成为预备的姿势。

（3）动作 3 ~ 4 同动作 1 ~ 2 相同，做完 2 个八拍，再换左手点按右侧的肩髃，再做 2 个八拍，共做 4 个八拍，动作结束后还原成直立状态。

注意在点按穴位的时候一定要用力，以局部出现酸、麻、胀、痛感为佳。

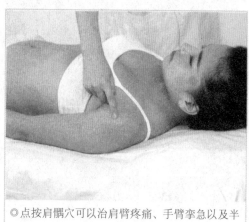

◎点按肩髃穴可以治肩臂疼痛、手臂挛急以及半身不遂等症。

② 揉按臂臑

臂臑属于手阳明大肠经，位于肘上 7 寸，肩髃下 3 寸，三角肌止点的位置。

这个穴位主要用来治疗肩臂痛、颈项拘急、上肢肌肉萎缩、目疾等症。

揉按这个穴位之前注意保持分腿直立的预备姿势，右手将左上臂握住，用食指、中指的指尖按压在臂臑上。

具体动作为：

（1）将左臂前平举，掌心向下。同时再以右手的食、中指对左上臂的臂臑穴进行揉按。

（2）左臂外展大约45°，掌心向上翻。

（3）还原成为动作1。

（4）还原成为预备的姿势。

（5）动作5～8与动作1、4相同，共进行2个八拍，再换左手对右上臂的臂臑进行揉按，再进行2个八拍，共进行4个八拍，动作结束后还原成直立状态。

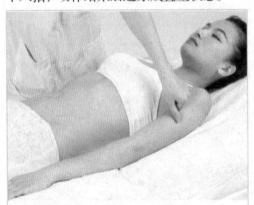

◎揉按臂臑可以治疗肩臂痛、颈项拘急、上肢肌肉萎缩、目疾等症。

注意在按揉的过程当中一定要找准穴位，揉按穴位以局部出现酸、麻、胀、痛感为好。

❸ 拍打肩中、肩外俞穴

肩中俞穴属于手太阳小肠经，这个穴位位于第七颈椎棘突下、大椎穴旁开2寸的地方（大椎穴位于后背正中线、第七颈椎棘突下凹陷中）。

肩外俞穴属于手太阳小肠经，这个穴位位于第一胸椎棘突下旁开3寸的地方。

以上这两个腧穴均可以用来治疗肩背痛、肘臂冷痛、颈项强急等症。

进行拍打之前先要保持分腿直立的预备姿势，双臂自然下垂于体侧。

具体动作为：

（1）用右手掌对左侧的肩中俞穴、肩外俞穴进行拍打。

（2）还原成为预备姿势。

（3）动作3～4与动作1～2相同。不过变成了用左手掌对右侧的肩中俞穴、肩外俞穴进行拍打，共做4个八拍，动作结束后要还原成为直立状态。

在拍打的过程当中，要注意双脚一定站稳，拍打穴位力量要适度，以局部感到舒服感为好。

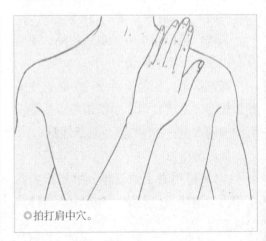

◎拍打肩中穴。

强健腕手操：增加手腕力量，缓解手部疲劳

强健腕手操共涉及身体当中三条经脉上面的五个腧穴。这套操共有三节。运动员在参加比赛前 3 ~ 5 分钟进行联系，可以有效解除运动员腕、手部的疼痛和疲劳，从而增加其腕、手部的力量，有助于提高运动成绩。比赛后用加重的手法继续做，可以解除运动后出现的疲劳。这套操非常适合乒乓球、篮球、排球、武术等项目的运动员选用。

❶ 对掐双阳（阳谷、阳溪）穴

阳谷穴属于手太阳小肠经，这个穴位位于腕背横纹尺侧端、尺骨小头前凹陷的位置。

阳溪穴属于手阳明大肠经，这个穴位位于腕背横纹桡侧端、拇指伸肌腱与拇指长伸肌腱之间的凹陷的位置。

以上所说的这两个腧穴可以用来治疗热病、臂外侧疼痛、头痛以及目赤肿痛等症。

进行强健腕手操之前，要注意保持正坐或者直立的预备姿势，右手掌将左手背侧握住，拇指、食指或者是中指指尖分别掐按在阳谷穴、阳溪穴上，掌心朝下，置于胸腹前。

具体动作为：

（1）将手腕向掌侧屈至最大限度，同时拇指、食指或中指对掐阳谷、阳溪穴。

（2）还原成为预备姿势，用拇指、食指或者是中指对掐穴位，不要放松。

（3）动作 3 ~ 4 与动作 1 ~ 2 相同，

进行 2 个八拍，再换左手对掐右手上的阳谷穴、阳溪穴，再进行 2 个八拍，总共进行 4 个八拍，动作结束的时候还原成为正坐或者是直立的姿势。

在对掐穴位的时候，要注意以局部出现酸、麻、胀、痛的感觉为佳。

❷ 揉按手三里穴

手三里穴属于手阳明大肠经，位于曲池穴下 2 寸的地方（曲池穴位于屈肘肘横纹外端的凹陷当中）。

这个穴位可以用来主治：齿痛、腹痛、上肢不遂、网球肘、腰背痛等症。

取正坐或者是分腿直立的预备姿势，左臂下垂于体侧，右手握住左臂，食指、中指尖按在手三里穴上面。

具体动作为：

（1）将左臂向前伸出，掌心朝下。

（2）掌心向上翻，翻完之后立即还原，用食指、中指的指尖用力对穴位进行点按。

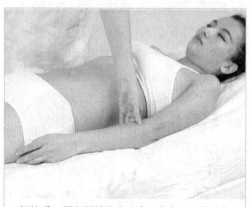

◎揉按手三里穴可以治疗齿痛、腹痛、上肢不遂、网球肘、腰背痛等症。

（3）重复动作2。

（4）还原成为预备的姿势。

（5）动作5～8与动作1～4相同，先进行两个八拍，然后再换左手对右手的手三里穴进行点按，接下来再进行两个八拍，总共进行4个八拍，动作结束后还原成为正坐或者是直立的姿势。

在揉按穴位的时候注意一定要找准穴位，点按穴位以局部出现酸、麻、胀、痛感为佳。

③ 拍打双曲（曲池、曲泽）穴

曲池穴属于手阳明大肠经，位于屈肘时肘横纹桡侧端凹陷的地方。

曲泽穴属于手厥阴心包经，位于肘横纹中、肱二头肌腱尺侧缘。

以上这两个腧穴可以用来治疗肘臂痛、腕手无力、目赤肿、咽喉痛、腹痛以及热病等症。

拍打之前要保持正坐或者是直立的预备姿势，两臂自然下垂，掌心朝前。

具体动作为：

（1）用右手掌对左侧的曲泽穴进行拍打。

（2）还原成为预备的姿势。

（3）动作3～4与动作1～2相同。不过要注意应该以左手掌对右侧的曲池穴、曲泽穴进行叩打，共进行4个八拍，动作结束后还原成为正坐或者是直立的姿势。

注意在拍打穴位的时候力量不宜过大。

♥ 强健腰背操：助背力，解除疼痛和疲劳

强健腰背操共涉及身体三条经脉上面的五个腧穴。运动员在比赛前3～5分钟做这套动作的话，可助背力，解除疼痛以及疲劳，从而可以提高运动成绩。比赛后再用加重的手法做这套操可以解除运动后所产生的疲劳。这套强健腰背操非常适合跳高、跳远、举重等项目的运动员进行练习。

① 拍打腰背部穴

肾俞穴属于足太阳膀胱经，位于第二腰椎棘突下，旁开1.5寸的地方。

气海俞穴属于足太阳膀胱经，位于第三腰椎棘突下，旁开1.5寸的地方。关元俞穴属于足太阳膀胱经，位于第五腰椎棘突下，旁开1.5寸的地方。

以上这几个腧穴均可以用来治疗腰痛、急性腰扭伤、月经不调、小便不利等症。

拍打腰背部穴位之前先要保持分腿直立（同肩宽）的姿势，双臂自然下垂于体侧。

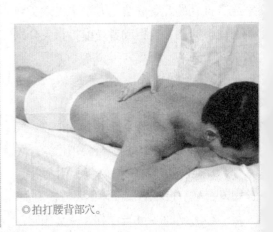

◎拍打腰背部穴。

具体动作为：

（1）双手掌（背）对背部两侧的肾俞穴、气海俞穴、关元俞穴进行拍打。

（2）动作 2 ~ 8 与动作 1 相同。共进行 4 个八拍，动作结束后还原成为直立的姿态。

注意在对穴位进行拍打的时候力量一定要适度。

❷ 顶按环跳穴

环跳穴属于足少阳胆经，这个穴位位于股骨大转子与骶管裂孔连线的外 1/3 与内 2/3 交界的地方。

这个穴位可以主治挫闪腰痛以及坐骨神经痛等症。

顶按环跳穴之前要保持分腿直立（同肩宽）的预备姿势，将两只手握拳，用食指背面的掌指关节对环跳穴进行顶按。

具体动作为：

（1）按照顺时针方向顶按腰一周，同时两拳用力对环跳穴进行顶按。

（2）动作 2 ~ 8 与动作 1 形同，进

行 2 个八拍，然后再进行逆时针方向的腰绕环，再进行 2 个八拍，总共进行 4 个八拍，动作结束后还原成为直立的状态。

注意在顶按穴位的时候一定要用力，以局部出现酸、麻、胀、痛的感觉为佳。

❸ 搓腰眼穴

腰眼穴属于经外奇穴，位于第四腰椎棘突下，旁开 3.5 ~ 4 寸的地方。

这个穴位可以用来主治腰痛、尿频等症。

搓腰眼穴之前要注意保持分腿直立（同肩宽）的预备姿势，将双手掌放在两侧腰眼穴的上面。

具体动作为：

（1）将双手向下进行推摩，一直到掌根推摩至骶髂关节处为止。

（2）还原成为预备姿势。

（3）动作 3 ~ 4 与动作 1 ~ 2 相同。

总共进行 4 个八拍，动作结束后还原成为直立的姿态。

注意在搓摩腰眼穴的时候要以感到腰部发热为好。

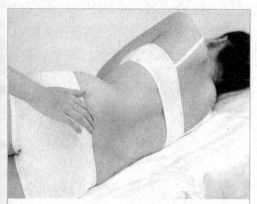

◎顶按环跳穴可以主治挫闪腰痛以及坐骨神经痛等症。

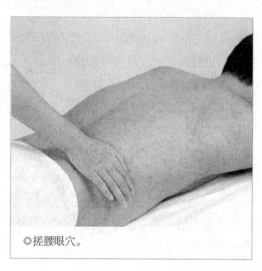

◎搓腰眼穴。

强健膝股操：加强膝股功能，除疲劳

强健膝股操总共涉及身体二条经脉上的四个腧穴。在比赛前 3 ~ 5 分钟，运动员用轻手法做这套操，有助于加强膝、股部的功能，可以解除疲劳和疼痛。比赛后再用加重手法去做，可以消除运动之后出现的疲劳感。非常适合篮球、排球、足球、举重等项目的运动员进行练习和选用。

① 叩打风市穴

风市穴属于足少阳胆经，位于大腿外侧中间，腘横纹水平线上 7 寸的地方。对于风市穴，有一个简便的取穴方法：将身体直立，手臂下垂，五指伸直，中指尖下即是风市穴。

风市穴主治腰腿疼、下肢瘫痪，是用来祛风的要穴。

叩打之前先保持直立的预备姿势，两臂自然下垂于体侧，两手半握成拳状，拳眼朝前。

具体动作为：

（1）将右腿屈曲抬起，右拳对右侧的风市穴进行叩打，左臂自然后摆。

（2）还原成为预备的姿势。

（3）动作 3 ~ 4 与动作 1 ~ 2 相同，但是方向却是相反的，左手对左侧的风市穴进行叩打，右臂自然后摆，共进行 4 个八拍，动作结束后还原成为直立的状态。

注意穴位一定要找准确，叩打穴位的力量也要保持适度。

② 叩打双陵（阳陵泉、阴陵泉）穴

阳陵泉穴属于足少阳胆经，这个穴位位于腓骨小头前下方的凹陷当中。

阴陵泉穴属于足太阴脾经，这个穴位位于胫骨内下侧髁下缘的凹陷当中。

这两个穴位一般用来主治消化系统、泌尿系统的疾病和热病等症。

叩打之前要保持直立的预备姿势。

具体动作为：

（1）左腿向左前方出一步，将身体的重心转移至左腿，右脚跟提起，同时两臂侧平举，掌心朝下。

（2）两臂从体侧下落，同时将右膝提起，双手掌用力对阳陵泉穴、阴陵泉穴进行拍打。

（3）还原成为动作 1。

（4）还原成为预备姿势。

（5）动作 5 ~ 8 与动作 1 ~ 4 相同，但是方向相反，用双手掌对左侧的阳陵泉穴、阴陵泉穴进行拍打，共进行 4 个八拍，动作结束后还原成为直立的状态。

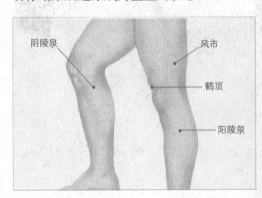

注意在拍打穴位的时候，除去用掌拍也可以用半握的拳进行叩打。

③ 揉按鹤顶穴

鹤顶穴属于经外奇穴，这个穴位位于屈膝、髌上缘正中的凹陷当中。

鹤顶穴主要用来治疗膝关节酸痛、腿足无力以及瘫痪等症。

揉按之前，保持体前屈的预备姿势，双手拇指尖扶在两膝的鹤顶穴上面。

具体动作为：

（1）双手拇指旋转一周。

（2）动作 2 ～ 8 与动作 1 相同，总共

进行 4 个八拍，动作结束后还原成为直立的状态。

注意在找穴位的时候一定要找准确。

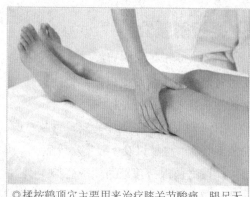

◎揉按鹤顶穴主要用来治疗膝关节酸痛、腿足无力以及瘫痪等症。

💜 强健足踝操：舒筋活络，消疼痛

强健足踝操总共涉及身体三条经脉上面的三个腧穴。在比赛前 3 ～ 5 分钟，运动员可以用轻手法做，有助于加强足踝功能，同时还具有舒筋活络、消肿止痛的功效。比赛后再用加重的手法做，可以解除运动后所产生的疲劳。这套操非常适合跳高、跳远以及足球等项目的运动员进行练习。

① 掐昆仑穴

昆仑穴属于足太阳膀胱经，它位于外踝与跟腱之间的凹陷当中。

这个穴位主要用来治疗头痛、项强、目眩、鼻衄以及足踝肿痛等症。

进行掐按之前要先保持正坐的预备姿势，全身放松，上体自然后靠到椅背上面，将左脚抬起，置于右侧的大腿上面，左于掌扶在左膝上面，右手的拇指、食指、中

指对扶在昆仑穴、太溪穴上面。

具体动作为：

（1）拇指、食指、中指对昆仑穴、太溪穴进行对掐。

（2）还原成为预备的姿势。

（3）动作 3 ～ 4 与动作 1 ～ 2 相同，行 2 个八拍，再换左手对右侧的昆仑穴、太溪穴进行对掐，再进行 2 个八拍，总共

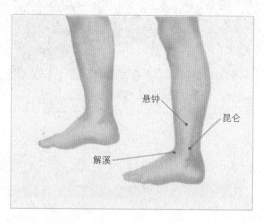

悬钟

昆仑

解溪

进行 4 个八拍，动作结束后还原成为正坐。

注意穴位一定要找准确，对掐穴位以局部出现酸、麻、胀、痛感为佳。

❷ 揉按解溪穴

解溪穴属于足阳明胃经，这个穴位位于足背踝关节横纹的中央，拇长伸肌腱与趾长伸肌腱之间的位置上。

解溪穴主要用来治疗头痛、目眩、脚腕痛、腹胀、便秘以及下肢痿痹等症。

揉按之前保持正坐的预备姿势，上体自然后靠到椅背上面，右脚足跟放在左脚的解溪穴上。

具体动作为：

（1）保持足跟向上的姿势，对解溪穴进行揉按，揉按完毕之后立即还原。

（2）动作 2 ~ 8 与动作 1 相同，进行 2 个八拍，再换左脚跟对右脚的解溪穴

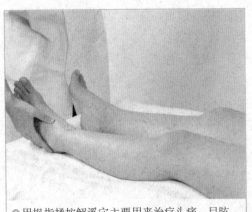

◎用拇指揉按解溪穴主要用来治疗头痛、目眩、脚腕痛、腹胀、便秘以及下肢痿痹等症。

进行揉按，再进行 2 个八拍，总共进行 4 个八拍，动作结束后还原成为正坐的姿势。

注意，在搓按穴位的时候力量不宜过大，以免伤及皮肤。

❸ 拍打悬钟穴

悬钟穴属于足少阳经的腧穴，这个穴位位于外踝上 3 寸，腓骨后缘。

悬钟穴主要用来治疗足胫挛痛、腹胀满以及胁痛等症。

保持正坐的预备姿势，上体自然后靠在椅背上面，并将双手放在两侧的大腿上面。

具体动作为：

（1）双手掌对两侧的悬钟穴进行拍打。

（2）动作 2 ~ 8 与动作 1 相同，总共进行 4 个八拍，在动作结束之后还原成为正坐的姿势。

注意，在拍打穴位的时候，力量不宜过大，以局部感到舒适为好。

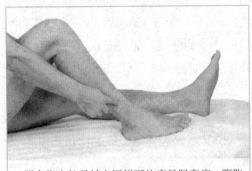

◎用食指点按悬钟穴同样可治疗足胫挛痛、腹胀满以及胁痛等症。

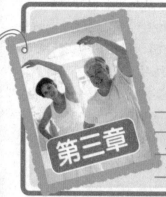

最适合中老年人的经络养生操

第三章

老年人由于身体条件的限制，不适合做长时间的剧烈运动，因此动作缓和、不耗体力的经络养生操便成了老年人最佳的运动保健方式。

头面部经络操：耳不鸣，眼不花

很多老年人上了年纪就会首先觉得耳朵听力下降，看东西变得模糊。这样就直接影响到生活的质量，平时的一些小事情都无法处理好，也容易心情急躁。

针对耳聋和眼花有些人认为是两个事情，所以一边去治疗耳朵听力下降，另一边又治疗眼睛视物不清。但是方法却南辕北辙，根本没有找到问题的根本。因为从中医的角度看，人体的肾脏随着年龄会逐渐出现亏虚的情况，如果不加以改善的话，就会出现衰老的迹象，包括听力、视力、行动方面的退化。平时的时候可以从食补上多进行一下调养，让肾脏不过早的出现亏虚，这样便能够让身体衰老变慢一些，听力也会清晰，视力也会清楚。所以说解决耳聋眼花的最根本问题就是解决肾虚的问题。

因为肾开窍于耳，眼睛也是跟肾脏密切相关的。所以在进行足部的按摩时，就应该对肾、输尿管和膀胱的反射区进行刺激，这样耳朵和眼睛功能也会强化。当然想要治疗听力和视力的下降，光按摩肾、输尿管和膀胱的反射区是不够用的。要适当加一些大脑、耳、眼的反射区的按摩，每天这样按摩就能调节身体的功能，帮助预防出现老年人的耳聋和眼花。

同时手上的一些反射区也可以用来治疗老花眼。即位于手掌上的心包区，食指上的商阳，小指上的少泽，还有老眼点和养老穴。

具体治疗方法为：对每个反射区（或穴位）进行指压按揉，尤其应在养老穴和老眼点各做 10 ~ 15 次的指压、按、揉，疗程为 1 ~ 3 个月。对这个反射区的刺激方法是多种多样的，如指压法、圆珠笔尖刺激法等。

人体的头部有很多穴位是和视力、听力有关，按摩这些穴位就可以直接让耳朵和眼睛都变得异常清晰。但是头部的穴位那么多，要是记不住怎么办呢？首先要找到一个可以定位的穴位——百会穴。百会穴是人体最高的穴位，它就在头顶的位置，找百会穴只需要将两个耳尖连接起来，在中心的地方就是百会穴。了解了百会穴的位置，从百会穴开始向下方用手指梳理，沿头部分别做前侧、两侧和后方的梳理，用手指每隔一段距离就向下点按。这样就会在头部的穴位上产生作用。

同时在眼睛的周围分别有攒竹、鱼腰、丝竹空、瞳子髎、承泣、睛明。这六个穴位形成了眼周按摩的一个循环。每天从攒竹向睛明循环按压，并且在听宫、听会、耳和髎三个穴位按压。眼睛和耳朵就都按摩到了，预防眼花耳聋就在这简简单单的按压中完成了。而且可以在耳朵上采用耳穴压豆的方法来刺激肾的反射点，这样全身都调动起来，视力和听力就不会过早的出现问题。

有一些小的方法也可以很好地帮助防止视力和听力的下降。首先每天要对眼睛要做适当的放松，在长时间的用眼之后能够做短暂的休息，并用手轻轻按摩眼球。同时用手指揉搓耳朵前后，让整个耳朵都感到发热。这样做的原因是可以让局部的血液循环起来，神经和血管都得到放松，也就不会出现过度疲劳，产生不好的后果了。

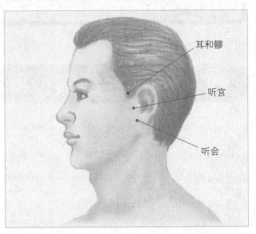

耳和髎

听宫

听会

血浆清浊操：清除高脂血的烦恼

高脂血症指的是血液中一种或者几种脂肪含量过高所导致的病症，一般会以胆固醇和三酰甘油的含量为诊断依据。患者大多是老年人，但是近年来，年轻患者的数量正在迅速增加。该病是高血压、冠心病、脑血管病、糖尿病以及胆结石等疾病的重要诱因，它的危害具有隐匿性、进行性和全身性的特点，是身体健康乃至生命安全的重大隐患。

一般情况下，大多数高脂血的患者都不会有自觉症状，一些症状明显的患者主要会出现头晕、头痛、耳鸣、心烦、盗汗、遗精、面红发热、肢体麻木、口燥易干、易激动、肝脾中度肿大等症。

此外，高脂血患者还经常会出现急性腹痛的症状，尤其是在摄入高脂食物之后会频发。高脂血症严重者甚至可以从其眼皮、肘部、臀部等部位发现黄色的脂肪粒或脂肪瘤。

在日常生活当中，如果想要清除血液中多余的脂肪的话，不妨试试血浆清浊操。

这套操主要便是对特定经络、穴位进行敲打。日常生活当中，人们会摄入大量高蛋白、高脂肪的食品，而运动量又相对不足，所以便会导致血浆中脂肪大量囤积，血液流动缓慢，这是形成高脂血症的主要原因。与现代医学观点类似，中医也认为，胃火旺盛、脾气虚弱、肝肾阴虚，使大量的肥甘之物进入体内，但膏脂又输化不利而致以痰浊为本病重要的致病因素。敲打特定的经络和穴位可以调节脏腑功能，调整膏脂的传输、利用和排泄，促进血液循环，从而有效防治高脂血症。

血浆清浊操离不开以下这 3 个有效的穴位：

1. 中脘穴

用食指、中指对中脘穴进行 50 次点按，力度要适中。刺激中脘穴可以降逆利水、清热利湿、安神定志，能够有效消除头晕、耳鸣、心烦等高脂血症状。

2. 气海穴

用食指、中指对气海穴进行 50 次点按。刺激气海穴能够有效增强身体的免疫力，消除高脂血症引起的遗精症状。

3. 丰隆穴

用拇指对丰隆穴进行 50 次点揉。刺激丰隆穴可以调和脾胃，加强人体内的气血流通，促进水液代谢，对因痰浊瘀滞经络而导致的高脂血症具有显著的疗效。

在按揉完这 3 个穴位之后，再用拇指点按头顶百会穴 30 秒；双手拇指点按两侧风池穴 1 分钟；用经络锤自上而下对督脉进行敲打，从大椎穴一直敲至阳穴；食指和中指并拢对任脉进行点按，从膻中穴直至关元穴。对中脘、气海穴的点按可以稍微久一些。

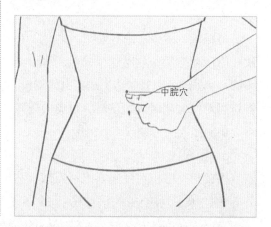

中脘穴

简单有效的降压操：降血压像下楼一样

高血压是世界最常见的心血管疾病，也是最大的流行病之一，它以体循环动脉血压增高为主要临床表现。头痛、头晕、眼花、心悸、健忘、失眠、烦躁等均为高血压的常见症状。患者还有可能会因血压急剧升高，而出现剧烈的头痛、视力模糊、心跳加快、面色苍白或者是潮红等症状，甚至还有可能因为脑部循环障碍，出现呕吐、颈项强直、呼吸困难、意识模糊、昏迷等症。

根据中医学的观点，高血压主要是由情志失调、饮食不节和内伤虚损，而使肝肾阴阳失衡、气血功能逆乱所导致的，根据症状的不同，中医将其分为肝阳上亢、肝肾阴虚、阴阳两虚、气血亏虚等几种类型。治疗高血压，中医讲究"病""证"结合，辨证论治，即不仅仅是单纯降低血压，还要调整机体阴阳、气血，从根本上解除高血压发病的原因。因此，敲打经络时当以调和阴阳、滋养肝肾、疏肝理气、平肝降逆、活血降压为关键，以达到有效预防和治疗高血压的目的。

在此向高血压患者介绍一套简单有效的降压操，也就是按摩加拍打穴位的方法：

1. 人迎穴

通过单手食指分别对两侧人迎穴进行点按，各点按 30 次。人迎穴具有调理阴阳的作用，适当刺激此穴可以调节心脏排血量，从而使血压下降。

2. 桥弓穴

用拇指对桥弓穴进行推抹，共推抹 10 次，力度要轻柔，刺激这个穴位，可以使人的心率减慢、血管扩张，从而有效降压，但切忌对两侧同时进行刺激，以免血压降得太快，使人突然晕厥。

3. 巨阙穴

用食指、中指对巨阙穴进行点按，共计 50 次。此穴与心脏的活动密切相关。

适当刺激此穴，可以安定精神、稳定血压。高血压患者在紧张、心烦、发怒时，可用双手重叠按压于此。

4. 风池穴

使用双手的拇指对风池穴进行点按，共点按 50 次，然后双手提捏颈部肌肉。此法可明显改善颈部、脑部的血液循环，缓解头晕、眼花、失眠等症状。

5. 天柱穴

用单手的拇指、食指对左右天柱穴进行捏揉，共进行 30 次。天柱穴位于血管和神经通路的关卡处，适当刺激此穴可调节人体血液循环和自主神经，从而有效降压。

6. 合谷穴

用一手的拇指对另一手的合谷穴掐按 20 次。刺激合谷穴，可抑制神经的过度兴奋，缓解颈血管的紧张度，从而达到降低血压的目的。

7. 劳宫穴

用右手拇指的尖端掐按左手劳宫穴 30 次。适当刺激劳宫穴可抑制精神兴奋。当

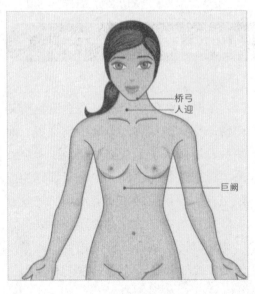

桥弓
人迎

巨阙

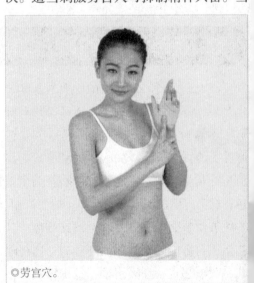

◎劳宫穴。

高血压患者心理紧张、血压增高时，用拇指轻轻按压劳宫穴，就能产生良好的降压效果。

8. 曲池穴

用拇指对曲池穴进行 50 次点揉。曲池穴属于手阳明大肠经，有清热解毒的作用。其调节血压的功效已被现代医学所证实。

除去穴位按摩之外，这套降压操还包括一套简易敲打方：

用十指尖端由前发际向后做梳头式推抹，共推抹 10 次。

将两手食指并拢，自神庭穴推抹至哑门穴，反复进行 10 次。

用双手食指和中指从印堂穴向两侧点按直至太阳穴。反复进行 5 次。

先后推左右桥弓穴 1 分钟，再点按人迎穴 30 秒，然后再对胸部两侧各进行 10 次推抹。

用双手食指和中指沿任脉自膻中穴点

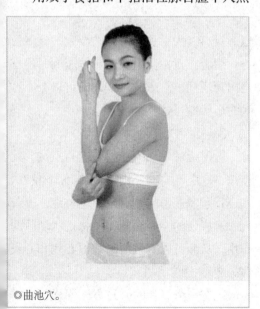

◎曲池穴。

按至神阙穴，重点是膻中和巨阙。

用两手的食指和中指分别对风池、天柱穴进行点按。

用单手拇指自大椎穴推至风府穴，重复进行 5 遍。

用掌根沿着膀胱经自上而下进行推拍，这样可以充分刺激肝俞、肾俞和命门穴。

用左右拇指对右手劳宫、内关、曲池、尺泽、手三里穴各进行 30 秒的点按。

用一手的拳心沿着另外一只手上的心经进行敲打，从少海穴一直敲打至神门穴。反复进行 2 次。

用一手拇指对另外一只手的合谷穴进行按压，食指按压后溪穴，并同时点按两个穴位，共进行 1 分钟。

大致沿胃经自上而下先后敲打两条小腿的前侧，反复进行 5 遍。

左手将左脚脚腕抓住，轻轻向外转动 20 次，然后换腿重复。

将两脚的大趾抓住，一边转圈，一边按揉，对于大脚趾的根部尤其要重捏。

用拇指对左右太冲、然谷（位于足内侧）、悬钟、涌泉（位于足底）穴进行按捏，各进行 1 分钟。

作为心脑血管疾病的重要危险因素，高血压可导致心、脑、肾、血管、眼底结构和功能发生改变，甚至是产生损害。因此，学会自我防治和调理高血压便显示出了极其重要的意义。

在对这套降压操进行操作的时候，一定要注意坚持，持之以恒，必然能够看到效果。

♥ 益气活血操：远离冠心病烦扰

冠心病是心脏病中最为常见的一种，指的是由于冠状动脉狭窄、供血不足而导致出现的心肌功能障碍以及器质性病变。这个病多发生在40岁以后，患者大多是中老年人，并且男性患者的数量要远多于女性，脑力劳动者要多于体力劳动者。目前，冠心病患病率正在呈逐年上升的趋势，并且患者的年龄也在趋于年轻化。冠心病是一种非常严重的疾病，一旦突然发作就有可能会使人因为心搏骤停而猝死，是人类生命的一个非常严重的威胁。

一般情况下，冠心病的症状为心力衰竭以及心律失常，一旦发作起来，便会引发心绞痛或者是心肌梗死。心绞痛通常表现为阵发性的、持续时间短暂的胸前区压榨性疼痛、憋气。急性心肌梗死的持续时间则比心绞痛更长，病人会感觉到烦躁不安、出汗、恐惧，有一种濒死的感觉，可能还会伴有发烧或者恶心、呕吐等胃肠道的症状，更有甚者还会休克或者是猝死。

直到现在，现代医学都没有能够将冠心病的病因完全探明，但是大家普遍认为，高血压、高血脂、内分泌功能低下等均与本病关系密切。中医则追本溯源，认为冠心病的发生是由于年老体衰，脏腑功能虚损，阴阳气血失调，加之七情六淫的影响，导致气滞血瘀，胸阳不振、痰浊内生，使心脉痹阻而致病。故敲打特定的经络和穴位可益气活血，消除微循环障碍，调节人体的整体功能，从而达到防治此病、缓解不适症状的目的。

除去敲打经络之外，治疗冠心病还可以采取按摩特效穴位的方法：

1. 内关穴

用拇指对内关穴进行点按，共点按100次。内关穴是手厥阴心包经的合穴，对于治疗冠心病等心脏病具有显著的疗效。点按内关穴能够迅速对心率进行调整。

2. 灵道穴

用食指和中指对灵道穴进行100次按

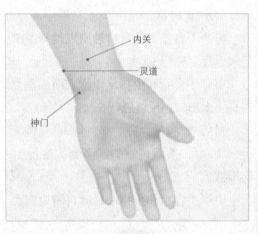

压。灵道穴为手少阴心经的要穴。许多冠心病患者在对左灵道穴进行按压的时候都会出现压痛感。坚持点按此穴可以令心绞痛的症状得到显著的减轻。

3. 神门穴

用拇指对手部的神门穴进行点按，共点按100次，力度要比较轻才好。对神门穴进行刺激能够起到调节中枢神经，改善冠心病患者的左心功能，扩张冠状动脉的作用，从而可以有效地治疗冠心病和心绞痛等症。

还有一个简易的敲打方法同样可以用

来治疗冠心病。

（1）用食指、中指对头顶的百会穴进行点按，时间保持在1分钟。

（2）用双手的食指、中指从印堂穴开始点按，一直按到两侧的太阳穴处。

（3）用双手的拇指、食指对整个耳背进行按捏。

（4）再用一手掌侧沿心经的循行线对另外的手臂进行自下而上的剁击。然后再点按内关、灵道、神门等穴位，共进行1分钟。

冠心病的患者除了对一些方法的掌握之外，平时还应该多注意饮食，保持清淡适中的饮食结构是最好的。

❤ 肝经调理操：让血管再次柔软起来

随着年龄的增长，人体的血管不断地在发生退行性改变，不加以改变，就有发展为血管硬化的趋势，因此，血管硬化不是病，而是人体慢慢变老的一种表现。血管发生退行性改变可导致血管脆性增强，致使血管破裂。如若血管腔隙狭窄，产生供血障碍，将有可能形成脑出血、脑梗死、冠心病、高血压等疾病。因此，保护血管弹性应引起人们足够的重视。

一般情况下，老年人血管硬化的发生率比较高，到一定程度血管就会破裂，很容易脑出血，也就是中风。中医认为，血管老化是因为饮食内伤、劳累伤身、情绪不佳使身体内产生各种废物堆积在血管，同时如果人体血液总量不够，肝脏的排毒功能就会减弱，血液就变得越来越脏，腐蚀血管，使血管变得又硬又脆，从而埋下健康的隐患。

因此，从经络医学的角度来讲，只要对自身的经络进行精心的调养，老化的血管是可以恢复弹性的。敲肝经就是预防血管硬化的最好方法。因为肝主筋，血管是筋脉的一种，所以肝经软化血管的作用毋庸置疑。

具体操作方法：握拳沿着腿内侧线敲，每天敲肝经15分钟，特别是那些生活习惯不好的人，更要坚持，力度以感觉酸疼舒适为最好。

在此还要特别说以下血管硬化中的脑血管硬化。人过中年之后，随着年龄的增长，身体的各种功能相应减退，主管思维的大脑皮质的作用也逐渐减退，于是出现记忆力下降。加速脑老化的原因之一是脑动脉硬化。

脑细胞是人体中需氧量最多的细胞，

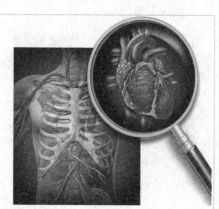

◎如若血管腔隙狭窄，产生供血障碍，将有可能形成脑出血、脑梗死、冠心病、高血压等疾病。

脑动脉硬化会造成脑血液循环不良，氧气供应量减少，部分脑细胞不能正常工作，甚至造成脑死亡。

动脉硬化是指动脉的一种炎性、退行性与增生性病变，可使动脉管壁增厚变硬，失去弹性，管腔狭窄，多指动脉粥样硬化。40岁以上的中老年人易得，男性多于女性。从事紧张的脑力劳动，易激动的情绪、吸烟过度及高血压等，都容易引起或伴有血管神经运动的障碍。过度摄入富含胆固醇和脂肪性的食物，如蛋黄、奶油、猪油、肥肉、肝、肾等内脏，缺少体力劳动和身体锻炼，肥胖、内分泌障碍，特别是甲状腺与性腺功能的减退，若干代谢病如糖尿病等常伴有血胆固醇和三酰甘油的升高等，都与本病的发作有密切的关系。本病对血栓形成有促进作用，其临床表现主要因病变部位而异。冠状动脉粥样硬化可引起心绞痛、心肌梗死等。脑动脉粥样硬化，导致脑缺血可产生头痛、眩晕、昏厥等症状；导致血栓形成或动脉破裂出血，引起脑血管意外。出现瘫痪、失语、意识突然丧失，导致脑萎缩可引起脑动脉硬化性痴呆、记忆力减退等。

手部按摩对动脉硬化的加重有较好的防治作用，主要通过刺激一些相关的穴位以调节血管的舒缩功能，减少三酰甘油、胆固醇等在体内的堆积。

穴位可选取内关、劳宫、通里、郄门、合谷等穴位。

反射区可选取肾、输尿管、膀胱、肺、垂体、甲状腺、甲状旁腺、睾丸或卵巢、大脑、颈项、颈椎、腹腔神经丛、心脏等反射区。头穴、心肺穴、肾穴等反射点。

按揉或推按内关、劳宫、肾、输尿管、膀胱、肺、心脏、心肺穴各200～300次。上述穴位根据不同类别选择1～2个配合使用，每穴按摩50～100次，每天按摩1次，长期坚持有利无害。

以手部按摩防治动脉硬化只是一个辅助疗法。血管硬化患者还要注意，在保养经络的同时，还要养成良好的生活习惯，如：

（1）限制烟酒，减少其对血管的损坏，帮助血管恢复弹性。

（2）定期测量血压，检查动脉和血脂状况，对于有高血压、高脂血倾向的，应给以相应的治疗。

（3）生命在于运动，经常锻炼，适当运动，如行走、跑步、做操、舞剑、练太极拳等，对改善血管弹性的状态，恢复血管弹性有很大帮助。

（4）保持心情舒畅，也是使血管健康的秘诀。

（5）饮食应以清淡为宜，即低脂、低盐的饮食，并且尽量多食用富含维生素C的食物，不可暴饮暴食。

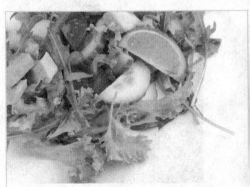

◎血管硬化患者在治疗期间，一定要注意饮食以清淡为宜，这样能够起到助疗的作用。

内分泌调节操：小便不再含糖

糖尿病是一种有遗传倾向的、内分泌失常的慢性代谢性疾病。主要表现为血糖升高和糖球。临床上主要出现多饮、多尿、多食和体重减轻的症状。本病相当于中医"消渴"病。

糖尿病的致病因素有很多种，首先一个便是遗传因素。举世公认，糖尿病是遗传性疾病，遗传学研究表明，糖尿病发病率在血统亲属中与非血统亲属中有显著差异，前者较后者高出5倍。

其次还有精神因素。近年来，专家确认了精神因素在糖尿病发生、发展中的作用，认为伴随着精神的紧张、情绪的激动及各种应激状态，会引起升高血糖激素的大量分泌，如生长激素、去甲肾上腺素、胰升糖素及肾上腺皮质激素等。

糖尿病是继恶性肿瘤、心血管病之后又一危害人类健康的重大疾患，它治疗时间长，并发症多，对身体危害极大。如何让困扰人们的糖尿病得到及时和行之有效的治疗是人们所关注的问题。药物降糖和饮食降糖虽有一定的作用，但受到药量、种类的限制，而且多数降糖药有不同程度的毒、副作用。因此，人们很自然地倾向于非药物疗法，而自己可以操作的自我按摩疗法，则越来越被人们所认可。

通过自我按摩可达到调整阴阳，调和气血，疏通经络，益肾补虚，清泄三焦燥热，滋阴健脾等功效。具体手法是：

（1）抱腹颤动法：双手抱成球状，两个小拇指向下，两个大拇指向上，两掌根向里放在大横穴上（位于肚脐两侧一横掌处）；小拇指放在关元穴上（位于肚脐下4个手指宽处）；大拇指放在中脘穴上（位于肚脐上方一横掌处）。手掌微微往下压，然后上下快速地颤动，每分钟至少做150次。此手法应在饭后30分钟，或者睡前30分钟做，一般做3～5分钟。

（2）叩击左侧肋部法：轻轻地叩击肋骨和上腹部左侧这一部位，约为2分钟，右侧不做。

（3）按摩三阴交法：三阴交穴位于脚腕内踝上3寸处，用拇指按揉，左右侧分别做2～3分钟。

泡脚和泡腿配合按摩效果会更好，可以增加按摩的作用。以上疗法每天做1～2次。只要能长期坚持就能有效防治糖尿病。

除去以上所说的按摩方法之外，手部按摩也是治疗糖尿病的好方法。手部按摩对糖尿病的治疗主要是调节中枢神经系统的功能，通过神经—体液调节机制，激发各内分泌腺功能的活性，特别是胰岛分泌

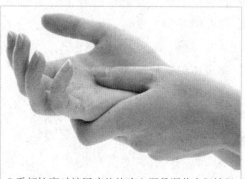

◎手部按摩对糖尿病的治疗主要是调节中枢神经系统的功能。

功能的活性，使其分泌功能得到较好的恢复或完全恢复。运用手部按摩治疗的糖尿病患者多数是轻型或中型的，重型的较少。疗效都较为满意，需坚持长期治疗。原来的降糖药绝不可以断然停药，可逐步减少药量，停用胰岛素应十分慎重，要根据病情好转的情况逐步减少至停止。

按摩之前要注意选取下面这些穴位和反射区：

经穴和经外奇穴：曲泽、间使、内关、合谷、曲池、中泉等。

反射区：胰腺、胃、十二指肠、大肠、小肠、垂体、肾、输尿管、膀胱、甲状腺、腹腔神经丛等。

反射点：脾胃穴、心肺穴、肾穴等。

具体的按摩方法为：

推按或点揉胰腺、胃、十二指肠、大肠、小肠、垂体、肾、输尿管、膀胱、甲状腺、腹腔神经丛各300次；按揉内关、脾胃穴、肾穴各100～300次；其余各穴备用，如有时间可每穴按揉30～50次。每天按摩1次，持续3个月为1个疗程。3个月后如基本恢复正常，手部按摩可改为隔天1次；如无明显改善，休息3天后，继续第2疗程。胰岛素注射可根据好转情况，在医生指导下逐渐减量。

糖尿病患者应控制饮食，少食含糖食品，多食动物胰脏；积极治疗并发症；进行适量的锻炼，如简化太极拳、内养功等。

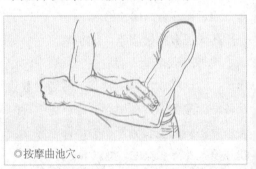
◎按摩曲池穴。

大脑功能调节操：拯救老年人的记忆力

阿尔茨海默病是老年人大脑功能失调的一种表现，最初表现就是记忆力和计算能力的衰退，随着病情的发展，患者会出现人格异常，变得自私、冷漠，甚至会丧失自尊、道德感和责任感，到完全失去工作与生活能力。这种病的可怕之处就在于它会逐渐吞噬正常人的记忆、情感、理智和人格。所以，预防阿尔茨海默病就显得尤为重要了。

其实，要预防阿尔茨海默病并不难，只要在日常生活中多做一些点穴推拿，平时注意饮食的摄取，就能收到很好的效果。

阿尔茨海默病引发老年痴呆的最主要原因便是肾虚，大多数的阿尔茨海默病都是因为肾精不足、神明无主所引起的，所以在平时应该以补气益血、补肾健脑为主，此外还要注意保持肾水充盈，不要纵欲、熬夜。其中，每天按摩关元穴，是简单的预防阿尔茨海默病的方法。

关元穴位于人体下腹部前正中线上，从肚脐到耻骨上方画一条线，把这条线分成5等分，肚脐往下3/5处就是关元穴。将两手掌搓热，然后叠扣于关元穴，闭目反观，配合赤龙搅海（舌在口腔内舔摩内侧齿龈，由左至右、由上至下为序画两个36圈；然后，舌以同一顺序舐摩外侧齿龈36圈）、鼓漱（口中含占口腔2/3的水，然后咬紧牙齿，鼓起腮部若干次，然后再把水吐掉）、吞津（静心呼吸，然后用舌头搅拌舌下的唾液，并徐徐下咽），具有益肾健脑、预防阿尔茨海默病的作用。如果双手温度不够，也可以采用艾灸关元穴的方法。

除去关元穴之外，合谷穴也是一个预防阿尔茨海默病中常用的穴位。合谷穴位于手背第一、二掌骨之间，近第二掌骨之中点；或当拇食指并拢时，在肌肉最高处。或将拇指和食指张成45°角，骨头延长角的交点处即是合谷穴。

中医认为，合谷穴能够调节人体生命活动的原动力。坚持按揉刺激合谷穴，可以获得自然治愈疾病的功效。可疏风止痛，通络开窍。经常对其进行按摩，能够有效地预防脑卒中及阿尔茨海默病。在对这个穴位进行按摩的时候，只要用对侧拇指按揉即可，也可用三指拿捏合谷穴处皮肤，随时随地都可以操作，力量可以大些，没有副作用和危险。以感到酸胀且能够忍受为度。

不过体质较差的病人，不宜对合谷穴进行较强的刺激，孕妇一般不要按摩合谷穴。

除去通过穴位按摩来预防阿尔茨海默病之外，经常按摩头面和五官也同样具有预防阿尔茨海默病的作用。具体操作方法如下：

（1）头面推拿比较简单，按摩时以双手揉脸、用手指梳头、用巴掌拍后颈及轻摩前额等，都可以收到按摩的效果。每次以指代梳梳头32下，能够直接刺激脑部神经，降低患上痴呆症的风险。

（2）五官按摩则主要是利用双手的拇指或食指，挤压或点按五官上的迎香及眼睑等穴位，促进面部血液的循环，刺激脑神经。

这些方法，主要能刺激脑神经，使其活跃，促进血液循环，并可提供更多氧气给大脑，这些都有利于预防或延缓阿尔茨海默病症。在进行操作时，力度要拿捏得非常好，以达到刺激穴位及经络的功用，但又不至于出现疼痛。

阿尔茨海默病至今尚无可靠的治疗方法恢复其功能，因此，预防就显得尤为重要。阿尔茨海默病症的病因尚未完全阐明，目前已知道一些危险因素对导致痴呆的形成和促进其恶化有重要影响。所以，积极控制这些危险因素，对预防痴呆的发生具有重要作用。

铝锅、铝制餐具是家庭中常见的厨房用具。但对于老年人来讲，不宜常用铝制品餐具。

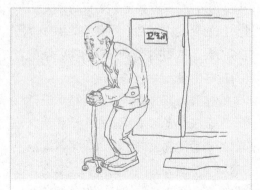

◎老年性痴呆患者会逐渐失去自理能力，如上厕所、吃饭等，所以老年人要多按摩合谷关、头面部等，以起到预防作用。

铝可使脑内去甲肾上腺素、多巴胺和5-羟色胺的含量明显降低，并使神经递质传导阻滞，因而引起脑功能衰退，导致阿尔茨海默病症。老年人肠壁屏障功能降低，吸收量大为增加；老年人的肾功能减退，排泄又大为减少；再加上老年人机体衰老后，大脑防御能力减退，尤其是人血脑屏障失调时，铝很容易进入脑神经细胞内，对脑神经造成伤害。

因此，老年人应尽量不使用铝或铝合金餐具，特别不要用铝制餐具长时间存放咸、酸、碱性食物及菜肴，以减少铝元素的摄入。

老年人也可以通过一些轻柔和缓的运动，如散步、慢跑、打太极等方式来延缓大脑衰老及防止患上阿尔茨海默病症。

另外，老年人在饮食上，应多吃含不饱和脂肪酸及微量元素的食物，如核桃、芝麻、松子、瓜子、杏仁等，这些食物能够延缓人体器官的老化速度，同时也含有大量人体需要的营养，有助于预防阿尔茨海默病症。

❤ 肩周炎调治操：五十肩膀也轻松

肩周炎是以肩关节疼痛和活动不便为主要症状的常见病症。本病是一种中老年的常见病，好发年龄为50岁左右，因此俗称"五十肩"。如果不幸得了肩周炎会让人感到活动十分不便，一旦劳累，或者遇到天气变化的话，肩周炎的患者就会感觉肩背部酸、重、闷，有时感觉像是始终有一个人把手按在自己的肩头一样，十分不舒服，更有严重者甚至到了双臂都无法举过头顶的程度。如得不到有效的治疗，便有可能会严重影响到肩关节的功能活动，妨碍日常生活。

治疗肩周炎的最好方法莫过于进行针灸了，很多患者都是经过几次治疗就会让肩部的不适彻底改善。所以大多数人出现了肩周炎等肩部的疾病的时候，就会直接选择针灸的方法进行治疗。但是针灸的疗效其实也需要及时的巩固，并且治疗起来比较麻烦。其实，在肩周炎还不是很严重的时候，是完全能够通过自我按摩的方式来将其解决掉的，即便是到了很严重的程度，平时经常做做自我按摩，也有助于增强针灸的治疗效果。

肩部周围的穴位都可以用来进行按摩治疗肩周炎，但是肩前穴却是最有用

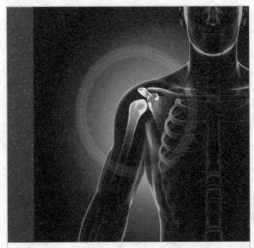

◎肩周炎是以肩关节疼痛和活动不便为主要症状的常见病症。

的。因为当患者的肩周炎发作起来时，疼痛的位置便是肩前穴所在的位置，刺激这个穴位可以最有效地缓解疼痛。还有一些老年人由于年纪比较大，全身的骨骼发生了一定的退化，导致手臂和双腿活动出现了微微的障碍，在这种情况下，选择肩前穴也可以帮助手臂和双腿恢复运动的功能。现代研究发现，肩前穴的作用并不是仅仅局限在肩部，而是对四肢都有不错的作用。在生活当中，自己找到肩前穴，每天进行按压，让穴位得到一定的刺激，这样就可以达到无病健身的效果。

肩前穴位于肩部，在腋前的褶皱顶端，与肩髃穴连线的中点上就是肩前穴。取穴时采取正坐的姿势，自然下垂双臂，在腋前的褶皱顶端取穴即是。每天以柔和、适中的力度对这个穴位进行 3～5 分钟的按摩，每日按摩 2～3 次即可。按摩这个穴位可以有效地缓解肩臂疼痛和手臂不能上举的病症。

除去肩前穴之外，还有其他一些穴位也可以用来治疗肩周炎。用食指和拇指按住印堂穴，旋转揉动，每次 1 分钟，每日 3 次。然后配合按摩手三里，用左手拇指指腹按住右手手三里穴，揉动 1 分钟，换手，每日 3 次。还可以点压肩背上局部的阿是穴（即肩背部按压疼痛之处），用力深压，并向前后左右揉动 1 分钟，每日 2 次。

自我功能锻炼对于肩周炎的治疗也是必不可少的。具体的锻炼方法如下：

（1）抢拳。怎么疼就怎么抢，不要怕疼。如果因为怕疼而不活动的话，时间长了便会造成关节粘连，治疗起来会更加痛苦。

（2）耸肩。双手叉腰，上下前后缩头耸肩，每次 15 下。

（3）揪耳郭。两手交叉揪住耳郭，连揪 15 下。

（4）举手。十指相挟，手心向上，举过头顶，上下前后摇动 30 下。

（5）展翅。双臂平抬成飞翔势，上下扇动 30 下。

加强体育锻炼是预防和治疗肩周炎的有效方法，但贵在坚持。如果不坚持锻炼，不坚持做康复治疗，肩关节的功能就难以恢复正常。

另外，手凉也经常是肩周炎的诱发因素，因此，为了预防肩周炎，更应该重视肩部的保暖防寒。

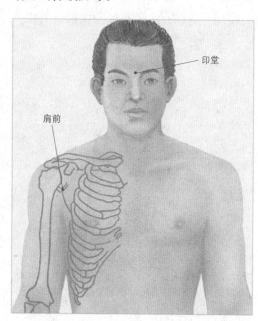

印堂

肩前

骨刺消融操：缓解骨质增生的病痛

骨质增生是中老年的常见病和多发病，严格说来，骨质增生不是一种病，而是一种生理现象，是人体自身代偿、再生、修复和重建的正常功能，属于保护性的生理反应。单纯有骨质增生而临床上无相应症状和体征者，不能诊断为骨质增生症。只有在骨质增生的同时，又有相应的临床症状和体征，且两者之间存在必然的因果关系，才可诊断为骨质增生症。

骨质增生症属中医的"痹证"范畴，亦称"骨痹"。

中医认为"肾主藏精，主骨生髓"，若肾经精气充足则身体强健，骨骼外形和内部结构正常，而且不怕累，还可防止小磕小碰的外伤。而"肝主藏血，主筋束骨利关节"，肝经气血充足则筋脉强劲有力，休息松弛时可保护所有骨骼，充实滋养骨髓；运动时可约束所有骨骼，

◎骨质增生症属中医的"痹证"范畴，腰部的骨质增生疼痛严重，给患者造成行动不便。

避免关节过度活动屈伸，防止关节错位、脱位。如果肾经精气亏虚，肝经气血不足，就会造成骨髓发育不良甚至异常，更厉害的会导致筋脉韧性差、肌肉不能丰满健硕。没有了营养源泉，既无力保护骨质、充养骨髓，又不能约束诸骨，防止脱位，久之，关节在反复的活动过程中，便会渐渐老化，并受到损害而过早、过快地出现增生病变，所以防治骨质增生就要常敲肝肾两经。

骨质增生是肾经所主的范围，肾经起点在足底。中医认为热则行，冷则凝，温通经络，气血畅通，通则愈也。敲肾经及热水泡脚就可以产生温通经络、行气活血、祛湿散寒的功效，从而达到补虚泻实、促进阴阳平衡的作用。所以敲肾经及热水泡脚是预防和辅助治疗骨质增生的好方法。

另外，除了常敲经络，平时还要注意避免长期剧烈运动。因为，外伤是造成人体组织增生的重要因素。人体有了外伤，其外伤部位的软骨组织同样会受到伤害，并有可能导致软骨组织的病变或坏死，致使骨端裸露而增生。

走路是预防骨质增生症的主要举措，走路可以加强关节腔内压力，有利于关节液向软骨部位的渗透，以减轻、延缓关节软骨组织的退行性病变，以达到预防骨质增生症的目的。但应避免做以两条腿为主的下蹲运动，对于老年人膝关节来说摩擦力太大，易于使骨刺形成，骨刺刺激关节

囊，很容易引起关节肿胀。

还要注重日常饮食，平衡人体营养的需要。专家认为，阴阳平衡、气血通畅是人体进行正常生理性新陈代谢的基础。人体正气虚弱，经络不畅，势必导致气血凝涩而成病变。

此外还要预防寒凉，《黄帝内经·痹论篇》说："风寒湿杂至，而为痹也……以冬遇此病为痹也。"所以，保暖对预防骨质增生也是非常重要的。

温暖涌泉操：预防老年人常见病的高招

在我国现存最早的医学著作《黄帝内经》中，有这样一句话："肾出于涌泉，涌泉者足心也。"意思就是说：肾经之气犹如源泉之水，来源于足下，自足下涌出灌溉着周身四肢的各处。所以，涌泉穴在人体养生、防病、治病以及保健等各个方面都显示出了它的重要作用。经常对这个穴位进行按摩，能够活跃肾经内气，引导肾脏虚火以及上身浊气下降，具有补肾、舒肝、明目和颐养五脏六腑的作用。可以防治老年性哮喘、腰腿酸软无力、失眠多梦、神经衰弱、头晕、头痛、高血压、耳聋、耳鸣以及大便秘结等50余种疾病。

正所谓："若要老人安，涌泉常温暖。"在此向大家介绍这套温暖涌泉操，是利用刺激涌泉穴来养生、保健和防病治病的方法，归结起来可以分为三大类：一是用药物烘烤、熏洗；二是用灸疗、膏贴；三是用各种按摩手法或其他的物理性方法。

下面便来对几种临床常用的治疗方法进行介绍：

（1）用热盐水浸泡双侧的涌泉穴。热度以自己能够适应为度，将热水中加入少许食盐，每日临睡觉前浸泡15～30分钟。

（2）用艾灸或者隔药物灸，每日进行一次，直到涌泉穴出现热感上行为度。

（3）用按摩手法推搓、拍打涌泉穴。具体操作方法是：每晚用热水洗脚后坐在床边，将腿屈膝抬起放在另一条腿上面，膝心歪向内侧，先用右手按摩左脚心，再用左手按摩右脚心，转圈按摩，直到局部发红发热为止。按摩时动作要注意缓和连贯，轻重要合适，刚开始时速度慢一点，等适应后再逐步加快和加长时间。另外，也可以将双手搓热，然后揉搓两脚的脚心，横搓、竖搓均可以，搓80～108下，也可以更多一些。哪怕在洗脚或者是睡觉的时候两脚脚面与脚心交叉搓摩，也同样具有一定的作用。当然以第一种最正规的方法收效最好。但无论用哪种搓法，都要注意两脚按摩的次数和程度的均衡。

照顾好了涌泉穴，一般性的老年人常见病便可以被很好地预防，没有了病痛的烦恼，相信老年朋友们自然就可以高枕无忧，安享晚年了。

穴位按压操：冠心病并非只靠药

冠心病是中老年人的一种常见病，是冠状动脉粥样硬化性心脏病的简称。它是由于脂肪物质的沉积，使冠状动脉管腔变窄或梗死，影响冠状动脉的血液循环，使心肌缺血、缺氧而造成的高血压、高血脂、内分泌疾病，生气、劳累、紧张、失眠、过饥过饱、气候变化等，均可诱发本病，此外也与遗传有关。临床上主要表现为心绞痛、心律失常、心力衰竭、严重时发生急性心肌梗死或突然死亡（猝死），这种病对人的伤害也比较大。因为患上这种病的病人的心脏随时随地都有可能会出现故障。一般的人都会这样认为，心脏的疾病很难治，而且中医的方法更加没有什么效果。其实这种看法要纠正，千万不要认为中医是慢功夫，根本解决不了心脏的问题。

人的心脏就像是住在最深处的皇帝，无法看见它，却又被它管制。其实这个皇帝是很累的，而且年纪越大就会越累。为什么这样说，只要仔细想一想就会明白，人体的其他的器官和组织都可以适当地休息，唯独心跳和呼吸是不能停止的，呼吸当然简单了，只要能维持气流的通畅，在体内很好地交换带来氧气就行了。但是心脏就不同了，即便是一时一刻也不能休息的话，也要很好地工作。否则身体就能感到，供血一差，任何地方都不能好好地工作了。

所以出了心脏的疾病以后，一定要及时调整。有很多年轻的人愿意过夜生活，

而且会玩得很晚，那其实这就是对心脏的伤害。忙了一天本来在夜晚的时候应该减轻一下工作量了，但是反而更加重了，长时间下去心脏病就会随之而来。

治疗冠心病并不是西医的专长，中医的一些方法也是非常好的。比如说有一些中药对冠心病的调理是非常出色的，例如非常有名的速效救心丸里就有中药的成分。还有就是有一些传统的物理方法，能在冠心病发作的时候直接作用，让症状尽可能地缓解，像按摩针灸的方法。所以对于冠心病的调理，中医是一个很重要的手段。下面要为大家介绍的，便是针对冠心病的穴位按压操。

在人体的两乳头中点的位置是膻中穴。它是对心脏，或者说是对冠心病有非常好的作用效果的。如果把心脏比喻成藏在深宫的皇帝的话，那么膻中穴就是在皇宫门口守卫的武士。人体的胸部就像一个大房子，在这个房子里面最核心的就是心

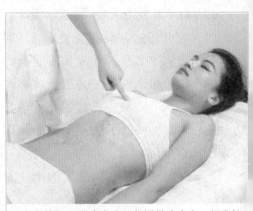

◎在人体的两乳头中点的位置是膻中穴。经常按摩它对冠心病有非常好的效果。

脏，而房子就是对心脏的保护。如果房子出现了漏洞，心脏就会出现疾病。膻中穴就是控制这个房子的开关。

一般人都会认为，心脏的最主要功能就是运行血液。但是能推动血液运行的却是气，气一旦缺失了，血液的循环就会出现没有力量的状况。在所有的穴位当中，膻中穴是脏腑之气汇集的地方，所以膻中又被称为气会。心脏出现了毛病，按压膻中穴，立刻就能调兵遣将，让身体所有的气都来保护心脏。

具体按摩膻中穴的方法有很多，最好就是能坐下来，用拇指轻轻地按揉，这样膻中穴就会收到信号，来解决出现的问题。

除去膻中穴之外，按摩内关穴对症状的缓解和消除也有一定的作用。

具体操作方法：以一手拇指指腹紧按另一前臂内侧的内关穴位（手腕横纹上3指处，两筋间），先向下按，再做按揉，两手交替进行。对心动过速者，手法由轻渐重，同时可配合震颤及轻揉；对心动过缓者，用强刺激手法。平时则可按住穴位，左右旋转各10次，然后紧压1分钟。

按压内关对减轻胸闷、心前区不适和调整心律有帮助，摸胸和拍心对于消除胸闷、胸痛有一定的效果。

当突发心律不齐时，拇指、食指同时从手掌的正、反两面按住劳宫穴，用力向下压，左右手交替进行，各60～80次，心律会很快恢复正常。

冠心病的患者除了对一些方法的掌握之外，平时还应该多注意饮食，保持清淡适中的饮食结构是最好的。

❤ 脾脏保养操：痛风不再是疑难杂症

痛风，是新陈代谢异常性的疾病，由于血液里的尿酸过高，引起尿酸盐聚积而沉淀在关节、泌尿道及软组织等地方所引起肿痛的病症。一般情况下，男性发病率要高于女性，此病主要侵犯男性和老年女性，多数患者具有家族病史。临床特征为急性或者是慢性痛风性关节炎，反复急性发作。

中医学认为：脾位于中焦，其生理功能主要是运化、统血，主肌肉和四肢。脾为"后天之本"，主运化水谷精微，人身的肌肉四肢皆赖其煦养，清阳之气靠脾气的推动以布达，所以脾脏的功能健旺与否，

往往关系到肌肉的壮实和衰萎。所以，关节炎、脚趾痛等均为疾病的症状或称为表

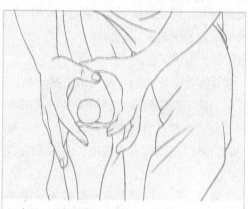

◎痛风，是新陈代谢异常性的疾病，是由于血液里的尿酸过高引起的。

象，而不是病因，脾脏患病才是痛风疾病的病因所在。在治疗时重点在于治疗脾脏，恢复脾脏的运化功能，使其经脉滑利、气血流畅、代谢加快，促使病情逐渐好转。同时还要对其他脏腑的经络做全面调整，避免并发症的发生，有利于痛风病症的恢复。这时候，借助于经络按摩操便是一个很不错的选择。

接下来便对这套按摩操进行具体介绍。

在通过按摩操治疗痛风的时候，外关、脾俞和阳陵泉是首选穴位。

外关穴位于前臂背侧，当阳穴池穴与肘尖的连线上，腕背横纹上2寸，尺骨与桡骨之间。它是三焦经的络穴，又是八脉交会穴之一，交阳维脉。具有联络气血、补阳益气的功效。阳维脉主要维系、联络三阳经，主一身之表，外关穴也是以治表证为主。

阳陵泉，又名筋会、阳陵、阳之陵泉，在小腿外侧，当腓骨头前下方凹陷处。属足少阳胆经，是五输穴之合穴，八会穴之筋会，为筋气聚会之处，具有舒肝利胆、强健腰膝、促进血液循环的功效。故阳陵泉是治疗筋病的要穴，特别是下肢筋病，临床较为常用。

具体操作方法为：每天用手指指腹或者指节向下揉压脾俞穴和阳陵泉，并以画圆的方式按摩；用拇指的指腹向下按压外关穴，并以画圆的方式按摩，左右手交替进行。

痛风是一种疑难杂症，发病的原因是多方面的，在治疗上的难度非常大。但是，当你学会了穴位疗法，它也就变得不再可怕了。

另外，痛风疾病的患者除及时治疗外，在日常生活中还应做好一些预防性的工作，把住"进口关"。

在饮食上，要少吃高蛋白食物，如牛羊肉、牛奶、鸡蛋、鸭蛋、皮蛋等，还要少喝酒。注意经常性的治疗，痛风绝不是一朝一夕就能治愈的，除注意日常饮食外，关键是要注意治疗的及时性。发现病症要及时治疗，当病症开始出现时，关节腔内就已经存有结晶体，通过治疗将晶体溶化入血，再排出体外是一个过程，需要一定时间。晚治不如早治，做到经常性治疗，使疾病在没有发生时就得到有效的控制，防患于未然；防止并发症的发生。痛风病若不及时治疗就会波及其他脏腑，出现动脉硬化、冠心病、脑血管意外、肾衰竭等症状。因此，痛风患者一定要注意夜尿的次数，当尿酸盐结晶损伤了肾小管、肾脏的浓缩功能时，可导致液尿增多，使病情加重。但一些特殊情况应加以区别，如睡觉前饮水，水果吃得过多、失眠等。

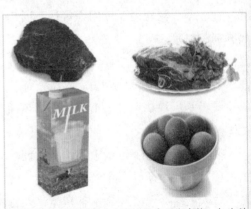

◎痛风患者在日常饮食上要少吃高蛋白食物，如牛羊肉、牛奶、鸡蛋等，最好是不喝酒。

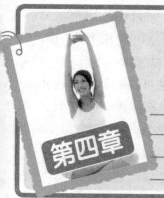

养护女人身心的经络操

第四章

经络操是最适合女性调养、疏通经络、保持靓丽容颜的一种保健操。经络操可以让气血畅通，百病不生，可以让心血充盈，面若桃花。

♥ 拍手养心操：心血充盈，面若桃花

心包经与心经的行走路线一样，都是从胸腔一直到手的，所以，平时多拍手有助于养心，能够令女人的心血充盈，从而加快身体的排毒过程，让你的面部不会长出色斑，保持桃花一般的红润。

大道至简，不一定只有复杂的才是最好的。其实没事多练习一下拍手操便是十分简单而又有效的保养心脏的方法。

实际上，拍手养心法操作起来非常简单，说白了，就是拍巴掌。在具体进行操作之前，首先来说一下为什么拍拍手就能够养心。

首先，心包经和心经都自手掌上通过，所以拍掌能够充分激活心脏的保护神——心包经和心经，从而使经络畅通，心血充盈。

另外，少冲、少府、中冲和劳宫这四大穴位同样位于手掌上面。

其中少冲穴是心经的井木穴，心经的五行属火，禾生火，少冲穴是心经的母穴，可以泻除心的邪火，保留心的有用之火；

少府穴是心经的荥火穴，心经之火同少府之火，火火相遇、强强联手，可以泻心的郁浊之火；中冲是心包经的井木穴，属心包经的母穴，可以开心窍；劳宫是心包经的荥火穴，善于清除心之浊气，是去火之良穴。

除此之外，我们的五脏六腑在手掌部位均具有反射区，拍一次巴掌能均匀地刺激它们，所以每拍一次手便等于是给自己的身体由里至外做了一次全方位的保养。

在练习拍手养心操的时候，最好是选择每天早晨在公园里进行，面朝南方，大

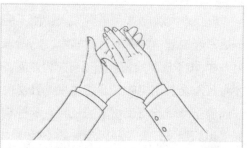

◎拍手可以排出身体内的毒素，从而起到去除面部色斑的作用。

口深吸气，想象此气自脚心开始往上冲，把身体的病邪杂质都带出来，冲到胸口时，停留1分钟，让气流把胸腔的杂质彻底清洗，然后大口吐出。在呼、吸气之间同时拍手。

这样，每天早上花十几分钟的时间练习拍手养心操，就能够保持一整天都精力充沛，面色也会变得越来越好。

另外，在午睡起床之后和晚上7点到9点心包经当令的时候，同样可以面朝南方，练习拍手法，进行补心、养心。

每天在这段时间里做拍手养心操，能够收到意想不到的好效果。

因为这个方法可以使女人加速身体的毒素代谢速度，从而抑制色斑的生成。

只要你坚持练习自然而又简单的拍手养心操，就一定能够收到养心护心的良好疗效。容易得心系统疾病的火行女性更要多多练习拍手法。装有心脏起搏器或者心率过快的朋友都不宜使用拍手养心法。

♥ 丰胸操：疏通肝经，激活乳腺

乳房对于女人的重要意义是不言而喻的，它是一个女人成熟、性感与气质的重要载体，对于她们的自信、美丽、交际、工作、恋爱，甚至是婚姻都有着重要的影响。让自己的双乳变得挺拔、浑圆起来，相信是每个爱美女性都无法拒绝的梦想。这个时候，能够找到一种安全又有效的丰胸方法便成了想要丰胸女性的当务之急了。

本着有效、安全、经济、便利的四个原则，专家建议，大家最好是通过点穴按摩来进行丰胸。

提到点穴按摩这种丰胸方式，便不能不从肝经说起。肝在五行中属木，它就像树一样，树干周围的枝杈必须向四周伸展，才有可能会长出树叶、开花结果。乳房内部的腺小叶就相当于树木的枝杈，那些胸部平坦的朋友，大多是因为肝经不畅通，腺小叶没有像枝杈那样充分扩展，没有令树叶也就是脂肪充分长出来。只有打通了

肝经，才能够使胸部气血充足，充分激活乳腺小叶，令胸部脂肪增厚，从而达到丰胸的效果。

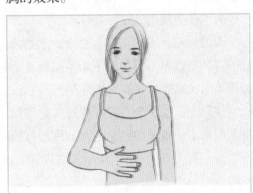

◎打通肝经，才能够使胸部气血充足，令胸部脂肪增厚，从而达到丰胸的效果。

点穴按摩可以开通闭塞，引导阴阳，点、按、摩、捏等手法都可以对肝经进行疏导，从而利用人体自身功能为胸部提供所需的营养，促使胸部的第二次发育，令乳房真正自己长大起来，这样获得的美胸货真价实，并且还没有任何副作用。这种方法是既安全又有效的真正健康丰胸。不

过在进行点穴按摩的时候，要注意力道不要太粗暴，否则便是拔苗助长，反而容易起到相反的效果。

其实这种方法操作起来很简单，只要点按 5 个穴位，再加上按摩便可以轻松实现自己的美胸梦想了。

① 点按大椎穴

位置：低头时，用手摸到脖子后方最突出的一块骨头，就是第 7 颈椎，这块骨头下方的空隙处就是大椎穴。

方法：用右手中指按在大椎穴上，左手中指按在右手中指上，两手同时用力按压约 36 秒，也可以在心里默数 36 下。然后不松劲，接着两手同时用力按顺时针方向揉 9 次，逆时针方向揉 9 次，需进行 36 遍。

② 点按膻中穴

位置：胸前正中线，两乳头中间。

方法：用右手拇指按压在膻中穴上约

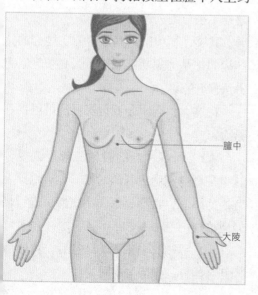

膻中

大陵

36 秒，也可以在心里默数 36 下。然后不松劲，顺时针方向揉 9 次，逆时针方向揉 9 次，再重复一遍，共 36 次。

③ 点按大陵穴

位置：仰掌，腕关节横纹正中，两筋之间。

方法：将左手放在大腿上，手心朝上。右手拇指按压在左大陵穴上约 36 秒，然后揉 36 次，方法同前面提到的一样。然后再用同样的方法点按右手大陵穴。

④ 点按足三里穴

位置：膝下 3 寸，胫骨外侧约 1 横指处。

方法：左手拇指按压在左腿足三里穴上约 36 秒，然后揉 36 次，方法同前。然后再用同样的方法，使用右手拇指点按右腿足三里穴。

⑤ 点按解溪穴

位置：踝关节前横纹中点，两筋之间。

方法：左手或右手拇指按压在左脚解溪穴上约 36 秒，然后揉 36 次，方法同前。然后再用同样的方法点按右脚解溪穴。

⑥ 揉胸

将左手放在左侧乳房上，右手放在右侧乳房上，两手同时用力，向里揉 9 次，再向外揉 9 次，揉完再重复一遍，共 36 次。

⑦ 抓胸

两手姿势不变，同时用力，将乳房抓起，停约 3 秒后松开。注意松开时，手不要离开乳房。如此这样抓起，松开为一次，共做 36 次。

❽抖胸

两手姿势保持不变，同时用力，上下抖动乳房 36 次。

以上所说的这些方法，在做的时候，一定要注意坚持下去，三天打鱼两天晒网是无法收到好的丰胸效果的。

想要乳房持久美丽，除去坚持进行丰胸按摩之外，还要在日常生活当中注意胸部的保健。平时注意按照正确方法穿着胸衣，保持良好胸型。

另外女性乳房的丰满与否还同日常饮食有着密切的关系。食物中所提供的足量钙质同胸部锻炼相结合，对于乳房的丰隆会更加有效。青春期女性可以吃一些富含维生素 E 以及有利激素分泌的食物，如卷心菜、葵花籽油等来促进乳房发育。对于那些乳房发育完全，但不丰满的女性，则应该多吃一些热量高的食物，如蛋类、瘦肉、花生、豆类等，这样可以使瘦弱的身体变得丰满，同时乳房中也由于脂肪的积蓄而变得饱满而又富有弹性。

五行蝶展经络操：保养卵巢，提升活力

在生活节奏和压力都很大的今天，女性承担了更多的社会责任，她们普遍都感到生活和工作的压力都非常大，因此有很多人都会出现月经不调，脸颊长斑以及性欲减退等症状；有的会说自己胸腹胀闷，总是想发脾气；有的则会出现失眠烦躁，

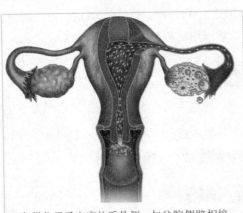

◎卵巢位于子宫底的后外侧，与盆腔侧壁相接，卵巢健康与否也影响着女性的容颜。

脸上长痘痘，心慌心悸等症状；有的还会说自己的胃口已经严重受到了干扰，但是腹部脂肪却又拼命地堆积起来，弄得自己敏感多疑，看谁都带着敌意；有的还说自己的乳房开始变得越来越干瘪，担心长期这样下去会失去魅力。

其实，从中医的角度来看，她们的这些症状都是卵巢功能衰退了，必须赶紧想办法保养卵巢。

在这里，有一套五行蝶展法可以推荐给大家：

（1）每晚 9 点的时候三焦经当令，这也是全身经脉大开的时候。你可以穿上宽松的睡衣，在卵巢部（小腹部）进行轻轻地拍打。

（2）双臂向前，双腿向后，将四肢分开、伸直，保持与肩同宽。

（3）深吸一口气，在吸气的同时，将腰腹部使劲贴到床的上面，四肢和头颈则同时往上抬，悬起来，就像是蝴蝶展翅飞翔一样。

这个展翅飞翔的动作至少要维持1分钟，同时尽量将吸进去的气憋住。想象这股气在腰腹部运动，然后再缓缓吐气，同时，四肢和头颈放回床上。吐气时，要想象自己把衰老、烦躁、浊毒这些令人烦恼的东西都给拽出来了，仿佛自己又回到了少女时代。

还有，在吐气的时候一定要做到慢慢地、细细地吐。吸气和吐气各控制在1分钟左右，能延长时间更好，如此反复练习20分钟即可。

在练习这套五行蝶展法的时候，如果再能够配合听一些舒缓的古琴曲的话，则能够让你的呼吸更加绵长均匀，清气也就得以在腰腹部循环氤氲。

这个方法就是能够保养卵巢，让你的眼睛变得黑亮，看起来比同龄人要更加年轻。

请注意，如果在练习蝶展法的时候，你腿部的筋被抻得有点儿疼的话，请不要担心，那是腿部的经络在进行自我调理和修复。这个时候只要坚持进行练习，令经络畅通了，疼痛也自然就消失了。

活血瘀经络操：有效缓解痛经

现在很多时髦的女孩子，都非常喜欢穿裙子，低腰裤和露脐上装也是她们的至爱，甚至是到了冬天也不爱穿毛裤，棉裤就更不用说了。

像这个样子一直下去，夏美三伏，冬美三九，会令寒毒在身体里面越积越多，痛经自然也就找了上来，每月那几天总会让人痛得死去活来，于是痛经的女性便会常常抱怨，为什么做女人要遭这份罪。

这个症状可以通过活血瘀经络操来进行解决。每天晚上9点钟，三焦经当令的时候，分别用牙签对关元、水道和归来穴进行刺激，然后再用点燃的艾绒进行熏烤，让艾草的药效深入到穴位当中，以便发挥其功效。

这些穴位当中的关元穴可以补元气、固根本、增加自身正气，可用以驱逐寒邪；水道、归来则专治痛经，又临近子宫，是子宫的守护神，能够在第一时间内温煦寒凉的子宫。

如果你不愿意用牙签刺激穴位的话，还有另外一个不错的办法，只要买回一个温灸器，两三盒艾条，于每次月经来临的前十天开始直到月经来临，每天灸烤关元、水道、归来三个穴位。一般连续治疗三个月就能够将痛经的毛病根除。

关元、水道、归来这三个穴位都位于小腹部，像邻居一样紧挨着，每次治疗，只要把艾灸盒放在上面，三个穴位能一并烤到，每次灸烤20分钟就可以了。

中医讲究"寒证热治"。既然痛经这

种病是冻出来的寒症，我们就要用"热"来对付它，我们的武器就是艾草，艾草性

温，入肝、脾、肾经，能温暖子宫、祛除寒湿、疏通经络。

在五行当中，关元穴属水，能够留住肾的元气，是肾的大补之穴。

而胃经上的水道、归来则五行属土，而且紧挨着子宫，它们就像是一道河堤，专心地守护着子宫，不让子宫的气血外溢。所以，它们是护宫的要穴。

根据妇科专家的经验，绝大多数痛经都是冻出来的：虽然用艾灸炉对以上这些穴位进行灸烤可以很快地将痛经治愈，但是痛经却是一个屡败屡战的家伙，如果治愈之后你还继续大量地吃冰激凌和雪糕等寒凉的食物，或者是夏天不停吹空调，冬天穿得很少的话，痛经则还是会随时来找你的，所以生活当中一定要对这些问题加以注意。

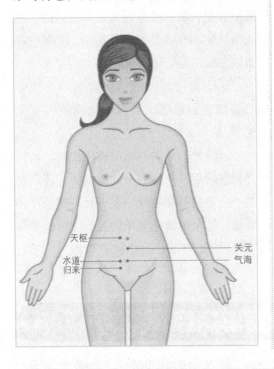

天枢
水道
归来
关元
气海

❤ 活肤醒肤操：唤醒皮肤的再生力

面部是经脉经气的聚积地，除去许多经脉经气在面部汇聚之外，脏腑也同其有着密切的联系。经常按摩面部，能够促进局部和周身的血液循环，为皮肤提供养料和氧气，从而平衡体内水分，排出废物，增强皮肤再生能力。令面部变得红润、光泽、富有弹性，同时令皮下组织得到充分的运动。这套操简单易操作，每日利用洁面的时间便可进行，既有助于深度清洁皮肤，也可以使面部肌肤保持健康活力。如果能够在睡觉前再做一次的话，效果会更好。

具体的按摩方法如下：

用温热水将脸和双手洗净，放松面部

肌肉，按摩部位涂适量按摩膏或是润肤霜，做好按摩前的准备工作。

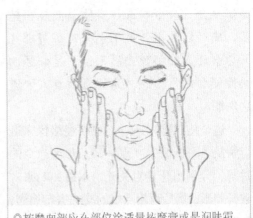

◎按摩面部应在部位涂适量按摩膏或是润肤霜，做好按摩前的准备工作。

❶ 分抹前额，推按额部

分抹前额时要以两手的中指、无名指指腹着力，从两眉间印堂穴开始，沿眉弓上缘分抹至太阳穴。起手时用力稍重，然后便逐渐减轻，并进行揉按。分别对额上线、额中线、额下线三条线施术。反复进行多次，持续2分钟。

推按额部时则用两手拇指按于前发际处，用食指的第二节内侧面，自两眉头至眉梢向上推按额部10次。然后两将拇指按于太阳穴处，用食指的第二节内侧面，自前正中线向两侧推按额部，共推按10次。

❷ 分推眼眶

用两只手的拇指按于太阳穴上，再用食指第二节的内侧面对上下眼眶，即从眉头到眉梢，内眼角到外眼角进行分推，先上后下，重复10次，可防治眼袋。

❸ 摸眼球法

用两手中指、无名指的指腹着力，从位于内眼角的睛明穴开始，分别经外眼角至太阳穴。反复进行多次，持续2分钟。

❹ 按摩鼻梁以及鼻翼两侧

在对鼻梁进行按摩的时候要以中指和无名指的指腹着力，进行上下点摩。然后从鼻翼两侧外展点按摩，反复多次进行，持续2分钟。

❺ 推按鼻翼两侧

将两手的拇指按于鬓角处，再使用食指第二节的内侧面，自鼻翼两侧外展对颊部进行推按，共推按20次，可以使面颊红润光滑。

❻ 按压口唇和嘴角

按压口唇时要围着嘴的四周轻轻按压，轻而徐缓，这样可以起到避免嘴角下垂的作用。按压要持续2分钟。

推按嘴角时要用两食指第二节的内侧面，沿着嘴角旁推按至颊部，重复进行20次。可以防止嘴角下垂。

❼ 轻拍面颊

拍面颊可以令面部肌肉变得结实、不易松弛。鼓起颊部，轻轻对两侧颊部进行拍打，共拍打20次。

按照上述的顺序，早晚各将活肤醒肤操做1次，特别是晚上睡觉之前的1次，更要注意坚持，只要持之以恒，便一定能够收到效果。

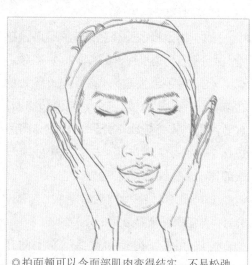

◎拍面颊可以令面部肌肉变得结实、不易松弛。只要持之以恒，便一定能够收到效果。

❤ 美化面色操：按出好气色

健康的面色应该是明润而又含蓄的，也就是说健康的面部皮肤要光明润泽，红黄隐隐不外泄。如果内脏出现了病变的话，面部色质也会出现变化，这种变化也是中医诊断损容性疾病的方法之一。通过对面色的沉浮、润泽与枯晦，或散或聚，位置的上下进行审察，就能够知道病邪的深浅、疾病的预后、病程的久短、脏腑疾病的部位。因此，面部皮肤对于我们来说是至关重要的，它不一定白皙但是却一定要富有光泽。

其实想要实现这个目标也不难，坚持按摩便可以帮助我们做到这一点。按摩能够促进面部血液循环，使皮肤的毛细血管扩张，增进皮肤的新陈代谢，还能调整中枢神经系统，解除肌肉痉挛，消除疲劳，长期坚持按摩可使面色润泽，皮肤光滑且富有弹性。

按摩的具体手法为：

（1）用力将手心搓热，搓热后再放在脸上由下往上、由里往外，搓动20～30次。

（2）将手掌张开，4指并拢，竖着放在前额部，指腹着力，从中间向两边抹动，直至两鬓，连续按摩1分钟。从眼鼻向两边抹1分钟。掌心对准下巴，从中间向耳根部抹动1分钟。

（3）用两手中指按住睛明穴，按揉1分钟。然后再按揉四白穴1分钟的。

（4）用右手拇指和食指对左手的合谷穴进行掐按，然后再互换，每次进行1分钟。

（5）将两个手掌贴在背部的肾俞穴处，来回用力搓动1分钟。

（6）将双手的手指屈曲当成梳子，从前发际处开始向后进行梳理，持续1分钟。

除去这套美化面色操之外，在日常生活当中注意一些小细节，还有助于提高这套按摩操的功效。

平时注意多饮水，一定要及时补充水分，不可以等口渴之后才想起喝水。同时多吃一些鸡蛋、牛奶、番茄、草莓、猕猴桃、坚果和菌藻类等富含维生素A、维生素C、维生素E的食物也对美化面色有很大的帮助。

睡眠对于美容也是非常重要的，充足和高质量的睡眠才能够养护皮肤，助你展示充满青春活力的美好容颜。要保证美好的容颜，一定要注意保证充分的睡眠时间，晚上最好在10点左右入睡。平时注意调节心理，不要让过分的压力影响睡眠。入睡前不要吃得过饱，不饮茶、咖啡等令神经兴奋的饮料。

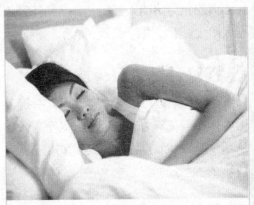

◎睡眠对于美容也是非常重要的，充足和高质量的睡眠才能够养护皮肤。

去皱按摩操：时光逝去，岁月不再留痕

随着年龄的增长，人的皮肤弹力纤维会开始减弱，甚至是断裂，皮下组织中的脂肪也会减少，这样的话皮肤便会变得干燥没有弹性，皱纹自然也就形成了。皱纹也分为真性皱纹和假性皱纹。正确的护理和保养可以令皱纹的产生和加深得以延缓。其实面对皱纹的时候也不用发愁，因为通过面部按摩便可以改善皮肤健康状况。按摩皮肤可以调理脏腑、疏通经络、补益气血、营养肌肤，从而祛除面部皱纹。

去皱的基本按摩方法为：

在脸和脖子上均匀地抹上润肤膏或者是乳剂，用手轻揉1分钟，直到产生微热感为止。

1. 推抹法

这个方法要用到中指和无名指的指腹，自印堂穴向头维、神庭、太阳穴的方向进行分推或者是抹，各进行50～100次。推抹的动作要轻快、着实，并且富有节奏。

2. 揉法

使用手掌大鱼际或者是拇指的指腹，沿着督脉自印堂、素髎、水沟、兑端至耳前做左右或者是弧形曲线揉法，反复揉1～3分钟。动作宜轻柔缓和，轻而不浮。

3. 点按法

点按法要用到拇指或者是食指的指腹，用拇指或者食指指腹自神庭、印堂、攒竹、鱼腰、丝竹空、太阳、承泣、四白、迎香、水沟、地仓、承浆、颊车穴至听宫、听会穴进行按摩。点按时以有酸麻胀感为宜。越过穴位时手指要轻轻滑过，手

不要离开皮肤，做到轻重结合。反复进行3～5次。

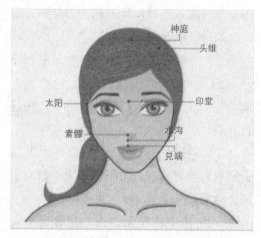

4. 击打法

用五指的指端对前额以及颜面部位进行有节奏的敲打，共进行50～100次，手法宜轻快柔和。

除去前面提到的面部整体按摩之外，还可以对一些皱纹出现的部位进行具体的按摩。

1. 消除鼻部皱纹按摩法

用两只手分别对迎香穴进行9次点按之后，再向上按至鼻通穴、睛明穴，然后下滑至迎香穴，在鼻翼至鼻根部位来回轻抹1分钟。最后停在迎香穴上重按轻起9遍。用两手中指指腹交替从上往下抹鼻梁2分钟。然后从下往上抹1分钟。

2. 消除额部皱纹按摩法

起于头顶部帽状腱膜的额肌，它的纤维向前下方呈放射状分布，止于眉部皮肤，额肌的肌纤维收缩时可提眉使额部产生横纹，因此对额部进行按摩应该由眉至发际

进行纵向按摩。

具体按摩方法如下：

（1）将一只手的中指和无名指放到印堂穴上面，重按轻起按压6遍，再沿着印堂至神庭穴连线按压9遍。力度因人而异，以自己感觉到舒服为宜。

（2）将双手的食指、中指和无名指分别放到两眉眉头的攒竹穴、鱼腰穴、丝竹空穴上，沿垂直线按至发际，共进行6遍。

（3）将双手的食指、中指和无名指分别放到丝竹空穴、太阳穴和瞳子髎穴上面，沿垂直线按至发际，共进行6遍。

（4）用中指和无名指的指腹自下向上在额部打圈，打圈的过程中要依次经过攒竹、鱼腰、丝竹穴、瞳子髎和太阳穴，连续进行9遍。

3.消除唇部皱纹按摩法

（1）用中指和无名指对承浆穴按揉15遍，再用中指和无名指按地仓穴15遍。

（2）将两手的中指和无名指并拢，绕口轮匝肌，由内向外进行15遍环状按摩。

（3）将两手除大拇指之外的四指放在脸部，用手施压2分钟。这个动作可以活动嘴部肌肉，使肌肉具有弹性，皱纹自然就会消失。

4.延缓眼部皱纹按摩法

（1）将双手的中指和无名指并拢叠压，以打圈的方式在眼眶周围进行非常轻柔的按摩，要从内向外，持续2分钟。

（2）轻抹双眼睑1分钟。

（3）除去按摩眼眶和轻抹眼睑之外，结合穴位按压会收到更好的按摩效果。所

按压的穴位依次为攒竹穴、鱼腰穴、阳白穴、丝竹空穴、瞳子髎穴、承泣穴、球后穴、四白穴和睛明穴。对于每个穴位，均应该每5秒进行1次强按压，每穴持续进行1分钟。

除去对皮肤进行按摩之外，如果希望自己的脸上没有皱纹，或者是希望肌肤看上去比实际年龄年轻15到20岁，就必须在日常生活当中注意以下这些问题：

每天晚上在洗脸以前，先用毛巾热敷全脸3分钟。这样的话，毛孔可以被水蒸气打开，所有油脂和灰尘也就都会被带到肌肤表面上来；在洗脸的时候要使用洁面乳，不要用肥皂；在上床前使用晚霜、营养霜或精华液、润肤水；夜间，卧房里最好放置1台加湿器；眼部卸妆的时候，要由外眼角向着鼻子的方向进行擦拭，但是卸除脸部妆容的时候，则必须由下向上擦；每天至少要喝6杯水，足够的水分可以使肌肤保持滋润；睡觉时要注意脸朝上仰卧；要忌烟、忌酒。

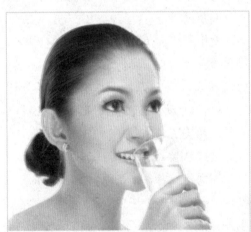

◎除去对皮肤进行按摩之外，如果希望自己的脸上没有皱纹，平时还要注意每天多喝水。

补肾养胞脉操：成就做妈妈的梦想

不孕症是指育龄妇女结婚 2 年以上，丈夫生殖功能正常，夫妇同居有正常性生活且未采取避孕措施，仍然没有怀孕的病症。卵巢功能低下或卵巢内分泌障碍，或黄体功能不全，以及下丘脑、垂体、卵巢之间内分泌平衡失调是引起女性不孕症的常见原因。中医认为不孕症与肾的关系密切。肾虚不能温煦胞宫，或肾虚精血不足、肝郁气血不调，皆致胞脉失养而致不孕。

对付不孕症可以采用经络按压疗法。按压疗法可以根据不同的病症表现来选取组穴。

① 肾阳亏虚

婚后不孕，月经后期或闭经，经量少色淡，腰脊酸软，形寒肢冷，小腹冷坠，头晕耳鸣。舌淡苔白，脉沉迟。

按压穴位疗法：取任督脉、足少阴肾经经穴进行治疗。

按压手法要求：力度逐渐加大，动作平稳和缓，抵患处或穴位深处，每穴按压时间要稍长，可持续按压 30 ～ 60 秒，并可逆时针揉动，穴下刺激感要小，以达补虚祛病之效。

选用穴位：肾俞、气海、关元、命门、曲骨、太溪、照海。

② 肝郁血虚

婚后不孕，经行先后不定期，经血紫红有块，量少，面色萎黄，胸胁乳房胀痛，情志不畅。舌淡苔薄白，脉细弦。

按压穴位疗法：取足厥阴肝经、足太阴脾经、足阳明胃经穴进行治疗。

按压手法要求：力度逐渐加大，动作平稳和缓，抵患处或穴位深处，每穴按压时间要稍长，可持续按压 30 ～ 60 秒，并可逆时针揉动，穴下刺激感要小，以达补虚祛病之效。

选用穴位：关元、气户、子宫、太冲、肝俞、中极、足三里、三阴交。血虚身热加血海，头晕心悸者，加百会、神门。

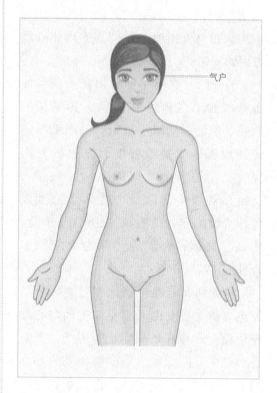

气户

③ 瘀滞胞宫

经期错后，经行涩滞不畅，小腹隐痛，经血夹有紫块。舌质暗或有紫斑，苔薄黄，脉滑或涩。

按压穴位疗法：取任脉、足太阴脾经、足阳明胃经穴进行治疗。

按压手法要求：用力适中，平补平泻，可按不同方向旋转揉动，每穴按压时间 10 ~ 40 秒，穴下要有一定刺激感，以产生治疗效果。

选用穴位：中极、气冲、丰隆、气海、血海。

另外，有一些患不孕症的女性怀疑自己是因为身体不好而不孕，想对身体进行一次大滋补。但是专家提醒，无目的地服用太多保健滋补品可能会加重病情，一定要谨慎。

三阴交按摩操：缓解更年期烦躁

更年期是女性卵巢功能从旺盛状态逐渐衰退到完全消失的一个过渡时期，包括绝经和绝经前后的一段时间。在更年期，妇女可出现一系列的生理和心理方面的变化。

部分妇女在更年期会出现一些与性激素减少有关的特殊症状，如早期的潮热、出汗、情绪不稳定、易激动等。晚期因泌尿生殖道萎缩而发生的外阴瘙痒、阴道干痛、尿频急、尿失禁、反复膀胱炎等，以及一些属于心理或精神方面的非特殊症状，如倦怠、头晕、头痛、抑郁、失眠等，称为更年期综合征。

多数妇女能够平稳地度过更年期，但也有少数妇女由于更年期生理与心理变化较大，被一系列症状所困扰，影响身心健康。因此每个到了更年期的妇女都要注意加强自我保健，保证顺利地度过人生转折的这一时期。自我保健的最佳方法就是按压三阴交穴位。

三阴交位于内踝上 3 寸处，胫骨后缘。女性朋友对于这个穴位应该予以高度重视，对它进行经常刺激，可以治疗月经不调、痛经等妇科常见病症。

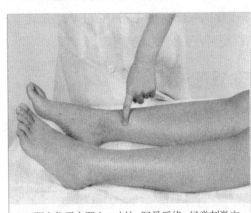

◎三阴交位于内踝上 3 寸处，胫骨后缘。经常刺激它，可以治疗月经不调、痛经等妇科常见病症。

在饮食上，对于更年期有头昏、失眠、情绪不稳定等症状的女性，要选择富含B族维生素的食物，如粗粮（小米、麦片）、豆类和瘦肉、牛奶。牛奶中含有的色氨酸，有镇静安眠功效；绿叶菜、水果含有丰富的 B 族维生素。这些食品对维持神经系统的功能、促进消化有一定的作用。此外，要少吃盐（以普通盐量减半为宜），避免吃刺激性食品，如酒、咖啡、浓茶、胡椒等。

驱痒解痛操：解除阴部瘙痒的困扰

外阴瘙痒症是指妇女外阴部或阴道内无原发性皮肤损害，而出现瘙痒，甚则痒痛难忍的疾病。患者阴部瘙痒是由于炎症使阴道分泌物增多，刺激女性阴道的局部所引起，此外，阴道滴虫病也可引起本病。中医则认为本病发生的病因病机，主要是肝、肾、脾功能失常，常见的如肝经湿热症。

按压疗法可根据不同病症表现选取组穴。

❶ 肝经湿热

这种类型的外阴瘙痒的主要症状便是：阴部瘙痒，胸闷不舒，口苦咽干，带下量多，色黄稠，烦躁失眠，小便黄赤。舌红苔黄腻，脉弦数。

按压穴位疗法：取任脉、足太阴脾经、足厥阴肝经穴。

选用穴位：中极、蠡沟、曲泉、曲骨、阴陵泉、行间、水道。

❷ 肝肾阴虚

这种类型的外阴瘙痒的主要症状为：阴部干涩奇痒，灼热疼痛，或带下量少，色黄腥臭，伴头晕耳鸣目眩、腰酸、五心烦热、口干咽燥。舌红苔少，脉细无力。

按压穴位疗法：取任脉、足少阴肾经、足太阴脾经穴进行治疗。

选用穴位：中极、下髎、血海、阴陵泉、三阴交、太溪、冲门。奇痒者加神门、止痒穴。在对以上穴位进行按压的时候，

要注意在痛点部位多施手法，力量要深透。同时再用手掌揉按小腹部数次，以上这些按摩手法能够消炎止痒，缓解外阴瘙痒所带来的不适感。

对于那些饱受外阴瘙痒折磨的女性来说，除去运用经络疗法进行治疗之外，还要注意外阴部的清洁卫生，不用肥皂清洗外阴，勤换内裤；尽量克制搔抓和摩擦患处；尽量不要食用辛辣、腥发或者是其他刺激性食物，饮食宜清淡；注意避免情绪上的忧郁和紧张；可将高锰酸钾用温开水冲溶成比例为 1：5000 的淡紫色液体，熏洗阴部，每日 2～3 次，也可用少量食盐冲温开水熏洗阴部，每月 2～3 次。

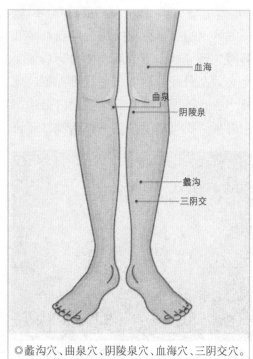

血海
曲泉
阴陵泉

蠡沟
三阴交

◎蠡沟穴、曲泉穴、阴陵泉穴、血海穴、三阴交穴。

消炎操：让盆腔不再发炎

盆腔炎是一种较为常见的妇科疾病，主要是指妇女内生殖器官（包括子宫、输卵管及卵巢）和盆腔组织发生的炎症。大多是因为个人卫生、不洁性交等引起的。盆腔炎这种炎症可局限于一处，也可几个部位均受累，并有急、慢性之分。急性盆腔炎症状很严重，具体表现为：下腹疼痛、发热，如病情严重，可有高热、寒战、头痛、食欲缺乏等情况。如果急性盆腔炎得不到适当的治疗就会转为慢性盆腔炎，慢性盆腔炎的主要表现为：低热，易疲乏，腰骶酸楚，小腹隐隐作痛或发胀，月经期较剧烈，白带异常，月经失调，精神疲倦，下肢无力，不孕等。这种病的病程较长，有神经衰弱症状，如精神不振、周身不适、失眠等，还有下腹部坠胀、疼痛及腰骶部酸痛等症状。当劳累、体力衰弱时、性交后及月经前后以上症状可加剧。此外，患者还可出现月经增多和白带增多的现象。如果用手按压下腹两侧，还可

摸到像绳索样的条状物，并有压痛。在此我们主要介绍慢性盆腔炎的治疗方法。

慢性盆腔炎可以通过穴位特效疗法来缓解和治疗，具体方法是：

（1）患者仰卧，双膝屈曲，先进行常规腹部按摩数次，再点按气海、关元、血海、三阴交各半分钟，然后双手提拿小腹部数次。痛点部位多施手法。

（2）患者用双手拇指分别长时间按揉两子宫穴（位于中极两旁各处），一直要保持比较强烈的痛感，然后两手拇指向中间对至深部，再向两侧弹拨手指下，尤其是手指拨腹中的绳索样。

（3）由中指端点按中极震颤法做半分钟。再由一侧带对侧子宫穴，用手掌根部做频繁而移动较慢的掌根揉推法。做完再换另一侧，每侧3～5遍。

（4）用手掌在下肢由大腿内侧根部按压，逐渐动至内踝，力量较重地操作，一侧按摩完毕之后，再换为另一侧进行按摩。

反射区疗法也是对付慢性盆腔炎的一个不错的选择。

（1）单食指压刮足部肾上腺、腹腔神经丛、肾、输尿管、膀胱各反射区3～5次。

（2）单食指扣拳法推压足部肝、脾、生殖腺、甲状腺各反射区各30～50次，以局部热胀感为宜。

（3）用力以可耐受为度，捏指法按揉大脑、脑垂体反射区各20～40次。

（4）以拇指压推足部内髋关节、腰椎、

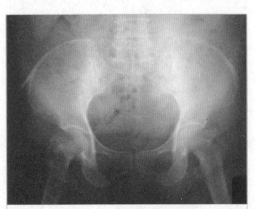

◎盆腔炎是一种较为常见的妇科疾病，主要是指妇女内生殖器官和盆腔组织发生的炎症。

骶骨、尿道及阴道、子宫反射区各20次，力度以局部有轻微痛感为宜。

（5）用食指外侧缘刮压足部下腹部、外髋关节、生殖腺反射区各30~50次。

（6）拇指压推足部胸部淋巴结、腹股沟反射区各20次，缓慢放松，以局部有胀痛感为宜。

（7）取耳部内分泌、盆腔、生殖器、肝、脾、肾反射区用王不留行子或白芥子或磁珠贴压，将橡皮膏剪成0.5厘米×0.5厘米的方形。将王不留行子置于橡皮膏上，定准穴位，将橡皮膏粘压固定于子宫、内分泌、盆腔、内生殖器、肝、脾、肾反射区，每天对称地捏揉。揉压耳穴贴压物，患者自感耳压部有痛感，揉压至耳郭发热为度，两耳交替进行，每天按压8~10次，每次2分钟，按摩以局部酸胀痛为宜。隔两天贴1次，10次为1疗程。

患有慢性盆腔炎的女性在生活中还要注意几个方面：

（1）注意个人卫生。加强经期、产后、流产后的个人卫生，勤换内裤及卫生巾；

避免受风寒，不宜过度劳累；尽量避免不必要的妇科检查，以免扩大感染，引起炎症扩散。

（2）多喝水，多吃清淡的食物。多食有营养的食物，如鸡蛋、豆腐、赤豆、菠菜等。忌食生、冷和刺激性的食物。

（3）生活要有规律，性生活要有节制并且日常进行适当的体育锻炼。月经期忌房事，以免感染。要注意清洁卫生，最好用消毒卫生巾。

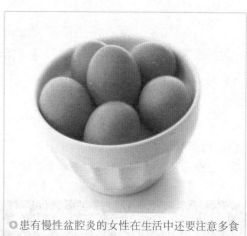

◎患有慢性盆腔炎的女性在生活中还要注意多食有营养的食物，如鸡蛋、豆腐、菠菜等。

闭经调理操：女人闭经不再是难题

月经，又称作月经周期，是性成熟女子的一种正常的生理现象，因多数人是每月出现1次而称为月经，它是指有规律的、周期性的子宫出血。但若女子年龄超过18岁，仍无月经来潮（除暗经外）；或已形成月经周期而又中断达3个月以上者（妊娠或哺乳期除外），则是患上了闭经。

女性在闭经后，千万不要紧张，只要

每天坚持按揉关元、气海、三阴交、足三里、血海等穴位就可以把病治好。具体操作方法如下：

❶ 病人仲卧位

（1）点按关元、气海、三阴交、足三里、血海，每穴约1分钟。

（2）摩法。医者两手掌指相叠，

以肚脐为中心，沿着升、横、降结肠，按顺时针方向按摩5分钟，以腹部有热感为宜。

（3）拿提法。医者两手掌指着力，分别置于腹部两侧，自上而下、自外向内沿任脉将腹部肌肉挤起，然后两手交叉扣拢拿提，反复施术7次。

❷ 病人俯卧位

（1）点按肝俞、肾俞、膈俞、胃俞，每穴约5分钟。

（2）推揉法。医者两手指掌分别置于背、腰骶部膀胱经和督脉上，边推边揉反复施术3分钟。

（3）擦法。医者两手交替进行，一手全掌着力置于腰骶部及八髎穴处，反复擦摩至皮肤微红、有热感为宜。

经穴按摩治疗功能失调引起的闭经，

效果尚佳，但必须与早期妊娠鉴别。如患者是由严重贫血、肾炎、心脏病、子宫发育不全、肿瘤等引起的闭经，应采取相应的治疗措施。

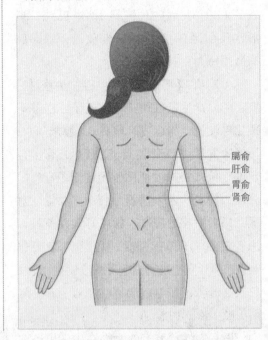

膈俞
肝俞
胃俞
肾俞

♥带脉操：专治带下病的法宝

妇女阴道内常有如鼻涕、唾液样的黏性分泌物，如果这种分泌物量少、色白，并且没有臭味的话便属于正常。如果量多，持续不断或者颜色、性质、气味等出现了异常变化，同时还伴有面色萎黄，精神疲倦，乏力，腰酸腹冷，小腹坠胀，阴部瘙痒，小便黄短等症状的话，那么便是一种病理现象，即通常所说的白带增多。

一般经过青春期之后的女性，由于激素的原因，会分泌白带滋润阴道，这时白带应该是透明、色微白、无异味，并且不会带来任何不适的感觉，一般在月经结束后的量会比较大，这些都是正常的。但是如果阴道分泌物明显增多，色、质、气味出现异常，就很可能是白带增多了。白带增多是女性健康的晴雨表，如果不对这种症状进行及时的治疗则会引发多种妇科炎症，如盆腔炎、宫颈炎、附件炎和子宫内膜炎等。

病理性白带多由于子宫糜烂、阴道炎、盆腔炎、肿瘤以及生殖器官感染等所引起。

中医认为，带下病多是由饮食不节，劳倦过度，或忧思气结，损伤脾气，或房事不节，年老久病，损伤肾气，脾肾不能运化水湿，带脉失约，以及恣食厚味酿生湿热，或情志不畅，肝郁脾虚，湿热下注，或感受湿毒、寒湿等引起。因此在治疗时主张根据不同病症表现选取不同的组穴，按压穴位以健脾益肾、清热利湿的目的。当然，不管引起带下病的原因是什么，在治疗时都离不开带脉和足太阴经穴。

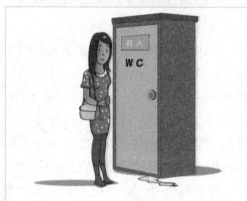

◎中医认为，带下病多是由饮食不节，劳倦过度，或忧思气结或房事不节引起的。

❶ 湿热下注

具体表现：带下量多，色黄绿如脓，或挟有血液，或混浊如米泔，臭秽；阴中瘙痒，口苦咽干，小便短赤；舌红苔黄，脉滑数。

选取穴位：中极、阴陵泉、下髎。

❷ 肾阳亏虚

具体表现：带下清冷，量多，色白，质稀薄，终日淋漓不断；小腹冷，大便溏薄，小便清长，夜间尤甚；舌淡苔白，脉沉迟，尺脉尤甚。

选取穴位：肾俞、关元、命门、次髎。

❸ 脾虚湿困

具体表现：带下量多，色白或淡黄，质黏稠，无臭味，绵绵不绝；伴面色萎黄，纳少便溏，精神疲倦，四肢倦怠；舌淡苔白腻，脉缓弱。

选取穴位：气海、脾俞、阴陵泉、足三里。

❹ 阴虚挟湿

具体表现：带下量不甚多，色黄或赤白相兼，质黏稠或有臭气；阴部干涩不适，或灼热感，五心烦热，腰膝酸软，头晕耳鸣，失眠多梦；舌红，苔少或黄腻，脉细数。

选取穴位：肾俞、太溪、次髎、阴陵泉。

在对这些穴位进行按摩的时候，要用食指进行按揉，每次按揉 1 ～ 3 分钟，并且一定要坚持下去才能收到效果。

按摩的方法是针对有以上症状表现的情况时应用，如进一步查出为何种病症所致的症状时，可具体根据此病加用其他按摩方法。

（1）在脐部向两侧做分推法 5 ～ 7 遍，操作力量要一遍比一遍重。然后用两手的拇指分别按压住两侧的带脉穴，两手的中食指分别按住两侧的归来穴，逐渐用力向身体内深部挤按揉，大约进行 1 分钟。

（2）在大腿内侧用手掌进行擦法操作，以透热为度。分别在双下肢足三里、丰隆穴处，以双拇指同时按揉 1 ～ 3 分钟，在三阴交穴处按揉半分钟，均以出现酸胀感为度。

对带下等女性疾病，重点还是在于预防。除洁身自爱、调畅情志、避免不洁性行为、定期进行妇科检查外，重点应注意个人卫生，养成良好的卫生和生活习惯，如果患上了带下病的话，便要格外注意保持外阴部的清洁、干燥，内裤应该选用柔软、通气好的纺织物，并经常换洗。洗澡尽量使用淋浴。在性交前后，男女双方都应清洗外阴，但有外阴溃疡时应禁止性交。如带下量多、味臭时应在医生指导下使用消炎药。同时还要少食辛辣食物，并且注意锻炼身体。

❤ 太冲、膻中按摩操：轻松消除乳腺疾病

乳腺疾病是现阶段危害女性健康的主要疾病之一，尤其是乳腺癌严重威胁着妇女的生命。一般乳腺病都会有乳房包块的症状，但是，并不是所有摸起来像包块的都意味着患上了乳腺疾病。有的女性尤其是年轻的未婚女子，乳腺的腺体和结缔组织都可能会出现厚薄不均的现象，摸起来也会有疙疙瘩瘩或者是颗粒状的感觉，这可能都是正常的，用不着因此而感到忧心忡忡。如果是新长出来的包块那就需特别注意了，因为在青春发育期后出现乳房肿块，便很有可能是乳腺疾病所导致的。因此，学会自我检查乳房，及早发现病情，及早进行治疗是十分重要的。

从中医的角度来看，乳腺系统疾病都是由肝经惹的祸。肝经经过乳房，当人的情绪不好时，肝气郁结，气不通畅，便会影响到乳络，从而引发各种乳腺病，比如说乳腺炎、乳腺增生，甚至是癌变等。因此，治疗乳腺疾病的首要任务便是要疏通肝经，让心情好起来。下面我们就分别介绍一下乳腺炎和乳腺增生的经络治疗方法。

❶ 患了乳腺炎，用太冲和膻中来治

做了妈妈可以说是女人一生当中最大的幸福，但是新妈妈们也经常会面临这样的情况：给宝宝喂奶一个月左右，乳头就会开始皲裂、胀痛，感觉特别疼，甚至都不敢喂奶了，因为一喂奶就会感觉到痛得不得了，严重时甚至碰都不敢碰乳房一下，因为一碰就会感到胀疼。其实这就是乳腺炎的症状，一般以初产妇较为多见，多在产后的 3 ~ 4 周内发病。如果不进行及时处理的话，则很容易发展为蜂窝织炎、化脓性乳腺炎。

如果你不小心得了乳腺炎的话，一定

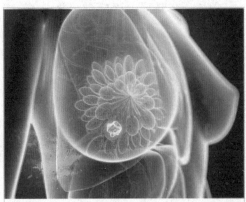

◎乳腺疾病是现阶段危害女性健康的主要疾病之一，尤其是乳腺癌严重威胁着妇女的生命。

要及时采用按摩和一些辅助疗法来将其治愈，以防使疾病恶化。

具体的操作方法为：坚持在每天15～17点按揉太冲和膻中穴3～5分钟，然后捏拿乳房，用右手五指着力，抓起患侧乳房，一抓一松进行揉捏，反复10～15次，重点放在有硬块的地方，坚持下去就能使肿块变得柔软。

除去按摩之外，还可以通过热敷疗法来治疗乳腺炎。将仙人掌或者六神丸捣碎加热后外敷5分钟。

❷ 按压行间和膻中穴，可以有效地防止乳腺增生

乳腺增生在成年女性中极为常见，多见于25～45岁的女性，其本质上是一种生理增生与复旧不全造成的乳腺正常结构的紊乱，症状便是双侧乳房同时或者相继出现肿块，这种肿痛会在经前加重，经后减轻。在我国，囊性改变非常少见，多以腺体增生为主，故多被称为乳腺增生症。

很多患了乳腺增生的女性都会非常紧张，生怕和乳腺癌挂上钩。其实，大可不必这么紧张，乳腺增生演变成乳腺癌症的概率是很小的，只要注意调整自己的情绪，舒缓压力，再配合一些按摩治疗，乳腺增生是不会对健康造成什么威胁的。

具体的操作方法为：每次于月经前7天开始，每天都用手指按压两侧的行间穴，每次按压2分钟，或者是从行间向太冲推，临睡前按揉膻中2分钟，或者沿着前正中线从下向上推。月经来后即停止。这样可以解除乳房胀痛，防止乳腺增生。

防止乳腺增生除去通过按摩进行预防之外，还要注意改变生活当中的一些环境行为因素，从根本上防止乳腺增生的进一步发展。比如说调整生活节奏，减轻各种压力，改善心理状态；注意建立低脂饮食，不吸烟、不喝酒、多活动等良好的生活习惯；注意防止乳房部位的外伤，等等。

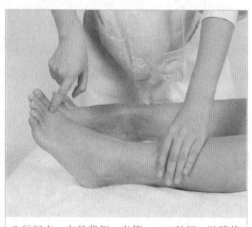

◎行间穴，在足背侧，当第一、二趾间，趾蹼缘的后方赤白肉际处。

♥ 三焦经按摩操：内分泌失调的特效药

人体有内分泌系统，分泌各种激素和神经系统一起调节人体的代谢和生理功能。正常情况下各种激素是保持平衡的，如因某种原因使这种平衡打破了（某种激素过多或过少）就会造成内分泌失调，引起相应的临床表现，如肌肤干燥、暗淡无光、月经紊乱、带下异常、乳房松弛、局部肥胖、失眠多梦、情绪波动、烦躁忧虑等。内分泌失调不仅仅

影响容貌，还时刻威胁着女性健康。

那如何让内分泌回归平衡状态呢？不妨揉揉自己的三焦经，前面已经讲过了，三焦经是人体健康的总指挥，它主一身之气，是调气的一个通道。比如有人内分泌失调，但具体怎么失调说不清楚，到医院检查也得不出确切的结果，这时就可以调一下三焦经，以保证身体的正常运行。三焦经的循行路线，是从无名指外侧指甲旁边1厘米开始，然后顺着手背、顺着胳膊的背部上头，到耳旁绕一圈，最后到眉毛旁边。下面就介绍几个容易操作的穴位。

① 液门（荥水穴）

即津液之门，在无名指、小指缝间。此穴最善治津液亏少之症，如口干舌燥、眼涩无泪。"荥主身热"，液门还能解头面烘热、头痛目赤、齿龈肿痛、暴怒引发的耳聋诸症。此穴还善治手臂红肿、烦躁不眠、眼皮沉重难睁、大腿酸痛疲劳诸症。

② 中渚（俞木穴）

此穴在手背侧，四、五掌骨间。俞主"体重节痛"，木气通于肝，肝主筋，所以此穴最能舒筋止痛，腰膝痛、肩膀痛、臂肘痛、手腕痛、坐骨神经痛，都是中渚穴的适应证。此穴还可治偏头痛、牙痛、耳痛、胃脘痛、急性扁桃体炎。此外，四肢麻木、腿脚抽筋、脸抽眼跳等肝风内动之症，都可掐按中渚来调治。

③ 外关（络穴）

此穴非常好找，在腕背横纹上2寸。外关即与外界相通的门户，胸中郁结之气可由此排出，外感风寒或风热可由此消散。此穴络心包经，因此外关可以引心包经血液以通经活络，可治落枕、肩周炎、感冒、中耳炎、疟腮、结膜炎。此穴更善调情志病，与胆经阳陵泉同用，有逍遥丸之效。与胆经丘墟穴配伍，有小柴胡汤之功。此穴还能舒肝利胆、散郁解忧，可治月经不调、心烦头痛、厌食口苦、胸胁胀满、五心烦热、失眠急躁之症。若脚踝扭伤，用力点按外关穴，可即时缓解症状。平日多揉外关穴，还可以防治太阳穴附近长黄褐斑和鱼尾纹，以及青少年的假性近视。外关穴功效众多，且又是防止衰老的要穴，不可小视。

④ 支沟穴

此穴在外关上1寸，所以与外关穴的功用较为类似，也可舒肝解郁、化解风寒，同时还善治急性头痛、急性腰扭伤、胆囊炎、胆石症、小儿抽动症。古书皆言其善治便秘，但其最为特效是治疗"肋间神经痛"，俗称"岔气"。当岔气时，用拇指重力点按支沟穴，即时见效。

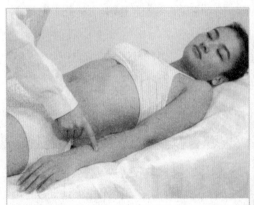

◎支沟穴可舒肝解郁、化解风寒，同时还善治急性头痛、急性腰扭伤等。

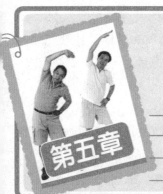

强肾健体的男性养生经络操

第五章

肾脏藏有先天之精，为脏腑阴阳之本，也是人体生长、发育、生殖之源，是生命活动之根本。对于男性来说，最好的调理方法就是常做强肾养生经络操。

♥ 养肝益肾经络操：养好肝肾，自然不再临阵脱逃

提起阳痿，恐怕会让男子汉们色变，如果有谁不幸得了阳痿的话，影响的肯定不仅仅是自己的心情，同时还有夫妻间的和谐与家庭的幸福。

一般情况下，阳痿指的是性交时阴茎不能够勃起，或者是举而不坚，影响到正常的性生活。而现代医学观点认为，阳痿是分为器质性和功能性两种的：器质性阳痿是由于患者本身的畸形或者其他器质性病变而引起；功能性阳痿也被称为精神性阳痿，指的是经过仔细地检查，并没有发现能够引发阳痿的疾病，这种阳痿是完全由精神因素引起的。

中医学认为，阳痿是同肝、肾有着密切关系的，阳痿不举主要是由于肝郁气滞、肾阳不足而导致的。所以，想要解决阳痿的问题便一定要先清肝补肾。而清肝补肾则是可以通过经络按摩操来进行的。

❶ 肝郁气滞型

肝郁气滞型阳痿患者会出现精神紧

张、情志不畅的精神状态，患者在对自己所患阳痿类型进行判断的时候可以以此为依据。

❷ 肾阳不足型

肾阳不足型阳痿患者会出现精神不振、腰膝酸软和畏寒怕冷的症状。

在通过经络按摩操来解决肝郁和肾阳不足引发的阳痿时，按摩要以腰腹部为主，这样会使患者局部出现酸胀、透热的感觉。

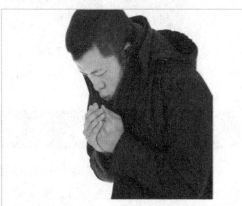

◎肾阳不足型阳痿患者会出现精神不振、腰膝酸软和畏寒怕冷的症状。

在中医辨证分型的基础上，还要重视其他手法的运用。

一般情况下，治疗阳痿的经络操具体操作方法如下：

1. 腹部操作

在进行腹部按摩的时候，要先用指揉法揉震神阙，再用掌摩下腹。

2. 腰背部操作

进行腰背部操作时，先点揉背俞穴，然后再掌擦腰骶。

3. 下肢部操作

下肢部则主要是提捏腿部肌肉。

4. 揉擦腹部穴位

首先揉擦气海和关元穴，各揉擦2分钟。接下来揉擦中极穴2分钟。

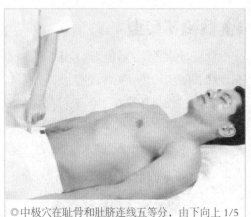

◎中极穴在耻骨和肚脐连线五等分，由下向上1/5处即为该穴。

5. 揉震神阙

在揉震神阙穴的时候，要使用掌根先对神阙穴揉3分钟，再用掌震神阙穴1分钟。

6. 掌摩下腹

用手掌对下腹进行摩擦，以感觉到温热为度。

7. 提捏下肢

用双手提捏大腿内侧肌肉2分钟。

8. 点揉背俞穴

用食指对心俞、脾俞、肾俞、大肠俞和命门穴各进行1分钟的点揉。

根据引发阳痿的具体病因，在按摩的时候还可以进行一些辨证加减：

1. 肝郁气滞型

这时要对章门穴和三阴交穴进行加按，各加按2分钟。

2. 肾阳不足型

这时则要加揉气海穴和三阴交穴。除此之外，还要横擦肾俞、命门和腰骶部。

坚持做上面介绍的这套经络按摩操，可以有效地改善肝、肾不足的状况，令肝郁气滞、肾阳不足的症状得到缓解，同时阳痿患者还要注意，平时多放松心情，不要背上沉重的思想包袱，只要做到这几点，阳痿便不再是无法治愈的痼疾。

♥ 补肾养心操：遗精去无踪

遗精是指男子不因性交而精液自行泄出的症状。遗精的发生跟人的心神有关，人的心神白天比较理性，即使有欲望也不会发生什么事情，但是到了晚上，所谓日有所思、夜有所梦，晚上心神潜藏起来，人就有可能做春梦，导致遗精。

另外，遗精发生的时间不同，代表的健康问题也不同。如果是晚上11点前遗精的话，是肾的收敛功能出了问题，病在肾。这个时候，想要解决遗精的问题，便一定要先补肾。

一般来讲，成年男子特别是刚进入青春期的男子，情窦初开，偶尔遗精属于正常现象，但是如果遗精现象经常发生，就要引起重视了。下面给大家推荐一些十分有效而且适用于各种年龄的治遗精的偏方。

经络疗法对增强体质、调整神经功能、治疗遗精有独特的功效。下面便来具体向大家介绍一下：

1. 按摩丹田和肾俞穴

用双手手指分别依顺时针与逆时针方向反复轻轻按摩丹田穴和肾俞穴，通过按摩这两个穴位，可以帮助调整和改善性功能。

2. 常做提肛运动

每天晚上临睡前，不妨做做收缩肛门的动作，似强忍大便的样子，每次做48～64次。收缩时吸气，放松时呼气，动作宜柔和，缓慢而富有节奏，用力均匀。持之以恒，长期坚持下去必有效果。

3. 练练站桩的功夫

众所周知，站桩是练习武术的基本功，可以锻炼腿部力量，但是站桩能治病恐怕有些人就不知道了。下面就教给大家具体的练习方法：挺胸直腰，屈膝做 1/4 蹲（大腿与小腿之间的弯曲度为120°～140°），头颈挺直，眼视前方，双臂向前平举，两膝在保持姿势不变的情况下，尽力向内侧夹，使腿部、下腹部、臀部保持高度紧张，持续半分钟后走动几步，让肌肉放松后再做。如此反复进行 6 次。每天早晚各做一回。随着腿力的增强，持续时间可逐渐延长，重复次数亦可逐渐增加。

这里必须指出，此疗法治疗遗精不是几次就能奏效的，只有树立恒心，坚持不懈，才能收到良好的效果。同时，还要注意培养广泛的兴趣爱好，多参加集体活动，制定合理的生活制度，养成良好的生活习惯，如戒除手淫、早睡早起、用热水洗脚、内裤要宽松、不要憋小便，等等。须知，这些方面也是减少遗精不可缺少的。

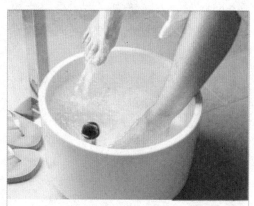

◎泡脚可以疏通经络、强身健肾，长期坚持有防治阳痿、遗精的作用。

♥ 养肾助兴操：远离性欲低下

性欲低下是指持续地或者是反复地对性生活的欲望不足甚至是完全缺乏。可分为完全性性欲低下以及境遇性性欲下。完全性性欲低下者一般每月仅有一次性生活或者是不足一次，但是在配偶要求性生活的时候可以被动服从；境遇性性欲低下则只是在某一特定的环境或者是某一特定性伴侣的情况下发生。性欲低下的主要表现便是情欲淡漠，在与过去相同的刺激条件下，没有做出相应的反应，无性交愿望，阴茎勃起的程度也很弱。

性欲低下的发病原因包括：年龄因素、精神因素、疾病因素、药物因素（以抗高血压药最为明显）、不良嗜好（如长期吸烟喝酒、吸毒）等，同时，肾虚也是引起性欲低下的一个重要原因。

对付由于肾虚所引发的性欲低下，也是可以借助于经络按摩操的。

具体的按摩方法为：

1. 挤推睾丸

取仰卧姿势，先将手搓热，用一手食指和中指并拢托住一侧睾丸，然后将睾丸向腹股沟方向挤去；另一手中指放在另一侧小腹阴毛处，将睾丸向阴囊方向推挤。

挤推的时候注意两手用力要柔和，以腹股沟出现微胀感为佳，反复做 20 次。然后换手操作另外一侧。

2. 按压会阴穴

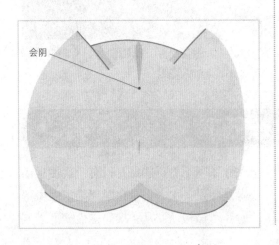

会阴

取仰卧屈膝的姿势，用一只手的拇指指腹对会阴穴进行按压，逐渐用力深压，边按边揉，连做 1 ~ 3 分钟。

3. 揉拿大腿内侧

取仰卧的姿势，将拇指与四指分开，揉拿一侧大腿内侧至膝，边揉边拿边向下移，进行一松一紧的拿捏，用力和缓，由轻到重，要具有连贯性，反复做 10 次，然后再做另外一侧。

有的人由于房事频繁，纵欲无度或者是频繁手淫、遗精等，而出现了腰膝酸软、精神萎靡、头晕眼花、身倦乏力、阳痿早泄、耳鸣、便溏、心悸等身体极度虚弱、脏腑功能减退或未老先衰的症状。

针对这种症状的按摩方法为：

1. 推腹

先用一只手的拇指指腹自颈部喉结起，沿着前正中线轻轻向下进行按压，至剑突部则改为指揉法，揉至曲骨穴，做

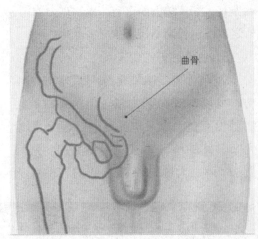

曲骨

6 ~ 9 次。

2. 叩腰眼穴

用手指对脊柱两侧的腰眼穴进行 30

次叩击。

3. 摩腹

先用手掌自胸部开始，沿着两乳中线向下推至小腹，反复进行 20 次。

再用另外一只手掌，沿前正中线从胸部推向小腹，反复进行 20 次。

最后再用两只手从腹两侧向中间对腹部进行 9 次抓拿。

4. 按揉背俞穴

用两手拇指的指腹对脊柱两侧的肺俞、心俞、肝俞、肾俞、大肠俞、小肠俞穴进行分别按揉，各进行 2 分钟。

♥ 头发助长操：肾气足则不秃顶

脱发的问题的确是件让一些中年男人感到烦恼的事情，眼看着自己的头发在一天天变得稀少，却又无能为力，那种尴尬自不必细说。一般情况下，年轻健康的男性平均每天会掉落 100 根左右的头发，在这之后通常会长出新的头发来对这些掉落了的头发进行接替。但是，随着年龄的增长，头发会越来越稀少，而更为可怕的是——那些掉落的头发不会再生长出来。

有时候，一些在其他方面都非常健康的男性在他们年老的时候头发反而会掉光，这在西医里至今仍是一个未解的谜团。不过，我们可以站在中医的角度分析一下这个问题。

人的头发是与人体中肾气和肝血这两条经脉气血最为相关的，所以中医才有着"发为肾之华，发为血之余"的说法。头发的质量和肾有很大的关系。肾还主收敛，如果一个人肾气的收敛性比较强的话，头发被"锁住"了养分，就不容易脱发，反之也是一个道理，肾精的收藏力量不够，就很容易脱发。

另外，肝血不足也是脱发的重要原因。头发其实还有个别名，叫作血余，因为肝主生发，所以当肝血不足的时候，头发就会变白和干枯，最终就会导致脱发。一般患有肝脏疾病的中年男人普遍都有掉发的情况，那就是典型的肝血不足所致。

所以说防治脱发有两点要注意，一是要补肝血，二就是补肾气。

所以建议那些为脱发所烦恼的人们，在每晚临睡前一定要花时间刺激肝经上的太冲，以 10 分钟为宜。太冲位于脚背大拇指和第二趾中间，在找到了这个位置之后，再顺着那个点向后移动，一直到脚背最高点的凹陷处即是。此外，没事的时候也可以敲肝经，同样可以让你补足肝血。

补肾气首选的穴位便是涌泉穴，将所有的脚指头用力进行弯曲，脚掌凹陷处就是涌泉穴。涌泉是肾经的要穴，坚持按摩可以改善肝肾不足和气血亏损，有滋阴凉血、养血乌发之效。每天睡前按揉约 3 分钟即可。

除此之外，还有一个防脱发的"懒办法"，那就是梳头，用梳子梳理头发，就可以刺激百会、太阳、玉枕、风池等重要穴位，疏通血脉，头发当然就会越来越"根深蒂固"。

可能很多脱发的人都知道，如果有段

时间压力很大，茶不思饭不想，还失眠的话，头发就会大把大把地往下掉。为什么出现这种现象呢？因为精神刺激或长期的精神压力会造成肝肾亏虚，掉发当然就会"不请自来"。所以拥有好的心情很重要，胸襟要豁达，心态要平和。

♥ 补肾气操：肾不亏腰不疼

过了30岁的男人，事业正处于黄金时期，每天都在不停地奔走忙碌，身体里那些细微的变化就给忽视了。每天拖着劳累的身子回家，面对老婆，却没有了以前的冲动，夫妻生活的频率也急剧降低，平时也总是觉得腰酸腿软，有苦难言。其实腰酸腿软的症状大多也都是由肾虚所引起的。

如果男人肾虚的话，那么可能他们当中的一大半都在喊腰疼，这是因为"腰为肾之府"，肾不好的话，腰当然就会疼了，男人自然也就会因此而苦恼不已。其实男人的这种"难言之隐"都是可以通过身体里的"内药"来进行治疗的，简简单单问题就可以迎刃而解。

这时候需要做的只不过是找到身体里的大药。

这些大药当中的第一个穴位就是涌泉穴。据说在希腊奥林匹亚山上刻着一句格言："如果你想强壮，跑步吧！"这句话对于中年男性来说，可谓是一种不花钱的壮阳"良方"。为什么呢？从中医的角度来看，人的脚底有个涌泉穴是肾经的要穴，最大的作用就是补肾壮阳。涌泉穴位于脚底的前1/3处，脚趾向后弯时的凹陷处就是，这个穴位在跑起步来的时候便可以得到充分的刺激。还有一个重要的穴位就是关元穴，它是任脉和足三阴经的交会穴，

也可以说是提高人体性功能的第一大穴，在腹部脐中下3寸处。平时可以关元为中心，用手掌轻轻按摩腹部。

最后一个穴位就是肾俞穴，这个穴位位于腰部第二腰椎棘突下，旁开1.5寸的地方。

肾俞穴是和肾气直接相关的，是肾精储备的重要之处，刺激它就起到了直接"养肾补气"的作用。肾阳最重要的是温补，所以建议采用拔罐的方式保养肾俞穴，或者让家人缓慢按摩，直到产生温热感为止。

需要提醒大家注意的是，按摩的时候要由轻到重，直至局部产生酸胀感为止。有些人在按摩过程中，就可能产生性兴奋，这时候最好稍微休息一会。

对于那些工作繁忙的男性朋友来说，还有一个非常简便易行的修复身体阳气的

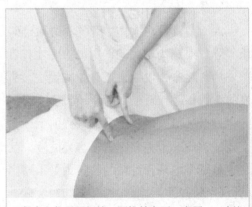

◎肾俞穴位于腰部第二腰椎棘突下，旁开1.5寸的地方。

方法——只要活动活动食指就行了。为什么呢？因为我们的食指是大肠经的主要通道，从中医的角度来看，刺激这条经络具有明显的强精壮阳之效，而食指的指甲根角旁0.1寸处有个商阳穴，所以不妨试试。比如上班乘地铁或者公共汽车的时候，可以用食指钩住车里的扶手或者吊环；或者在闲暇时让两只手的食指钩住反复牵拉等。不受时间和地点的限制，非常简单。

在生活当中男性还要注意少吃寒凉的东西，因为这些食物伤阳气，容易加重肾亏。可以选择吃一些甜味或者辣味的东西，还可以吃一些温阳的食物，比如狗肉、羊肉、韭菜等。

有句话叫作"病来如山倒，病去如抽丝"，这句话的意思就是说治病不可以太过于心急，当觉得没有什么效果的时候千万不能放弃、半途而废。想要让体内阳气升腾的话，便需要一天一天地进行积累，只要坚持下来，效果自然显而易见。

♥ 肾经推动操：推掉你的啤酒肚

曾经有过这样一句话，"一切杂症都可以从推腹开始"，只要将腹部这一亩三分地耐心地耕耘好了，便总是会收到回报的。

在现代生活当中，人们的工作压力普遍都很大，不过那么紧张的工作状态非但没有将他们累瘦了，还会令他们整个身体呈现出鸭梨状，啤酒肚也会变得越来越明显。减肥药虽然吃了个遍，可是除去了腹泻之外，也没有带来任何的减肥效果。

可能很多人都会认为，大肚子是一种"官相"，这样看起来会显得很有福气。如果这么说就错了，啤酒肚并不是"福气"的象征，而且有啤酒肚的人还会比平常人更容易患高血压、心脏病等病，可以说完全是得不偿失的。

人们往往会认为啤酒肚是因为"吃太多、动太少"而造成的，其实啤酒肚形成的因素不单是这些。中医认为，经络不通是肥胖的一大根源。如果能疏通已经被阻塞的经络，那些清运身体毒素和垃圾的"道路"不堵塞，身体自然轻盈，人当然也就瘦了。

那么应该怎样去判断自己的经络是否堵塞了呢？检查一下自己的肚子，看看有没有痛点或者硬块，如果有就是经络在跟你拉"警报"了。因为毒素就堆积在腹部，往往会导致肝胆工作不好，直接影响脾胃

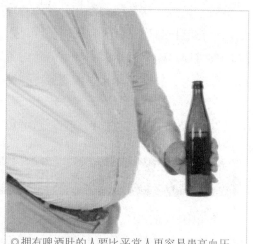

◎拥有啤酒肚的人要比平常人更容易患高血压、心脏病等病。

气血的运行。

如果真的出现了很多痛点或者是肿块该怎么办呢？在此向大家推荐一个很实用的办法，那就是推腹。因为从肚脐中间往两侧延伸，分别有肾经、脾经、胃经、肝经等诸多经络，而且很多重要的穴位也集聚于此，真的可以用聚宝物于一"腹"来形容。比如任脉的关元穴就与肾经相通，又如中极穴是脾经营气的中转站，等等。推腹还可以促进肠道循环，使肠道蠕动加快。

虽然推腹法看起来非常简单，但也是需要掌握一定技巧的。首先是姿势，最好是躺着，坐着也可以。注意衣服不要太厚。然后双手握半拳或者用掌心从心窝下开始用双手竖直往下推，循环推 15 ~ 20 遍，在推的过程中要观察腹部有无异样。推腹完成后，再用两手的食指、中指和无名指顺着经络按揉腹部，力度要比推腹时大一点，在发现的痛点或者硬块处用力揉开堵塞点，坚持 10 分钟左右。

其次，在推腹的过程当中，可能很多人会听到肠鸣，这是因为浊气已经随着你的双手推腹被排出了体外，说明已经见效了。你可以在早上起床前和晚上入睡时各做一次推腹，就能通肠胃、健膀胱，让腹部一天比一天"缩水"。

除去经络按摩法之外，我们还可以

配合运动和食疗。在运动这方面，拥有如酒桶般的大肚腩者实际上已不再适合从事剧烈的运动。所以在此向大家推荐一种绿色的减肥方式——快速走路，只要加快平时走路的速度，并且将每次时间都维持在 40 分钟左右，不久之后，大肚腩就会慢慢消失。至于食物，健脾食物有很多，像薏米、山药、芡实，都是健脾养血的"主将"。

如果你是一个无肉不欢的人，可以在吃完饭后泡杯山楂水喝，它可以帮助肉食迅速消化，转变成有益的气血。

只要我们用心耕耘腹部这"一亩地三分地"，相信在不远的将来你就可以成功地和啤酒肚说"再见"，生活也会变得越来越轻松。

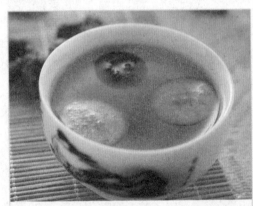

◎除去经络按摩法之外，吃完饭后泡杯山楂水喝，它可以助消化、解油腻。

解酒养肾操：应酬过后也不伤肾

在中国人的饮食文化当中，酒已经成了一个不可或缺的元素。俗话说，"无酒不成席"，每逢聚会的时候亲戚朋友都会举杯畅谈，这个时候，醉酒的状况也是免不了的了，而过度的醉酒，是会对人体中的肾造成伤害的。不过这个时候不用惊慌，更不要病急乱投医，只要找找我们自己身体里面的"解酒药"就比什么法子都来得简单、实在。

关于酒到底应不应该喝的问题人们已经讨论了很久，有人说喝酒养生，也有人说喝酒伤身，其实这只不过是一个度的问题。少喝点儿还是对身体有益处的，但是别喝过了头，醉酒伤胃也伤肝，经常听说有人喝酒导致胃出血、肝炎，说的也就是这个道理。

一旦喝醉了酒应该怎么办呢？其实，用来解酒的最好、最快捷的药就在你自己身上。

酒是与胃、肝相通的，所以要解酒的话，便需要从胃经和肝经这两个"大药"上来找——先按揉胃经上的足三里穴，然后再使劲揉肝经上的中封穴和太冲穴。

所有的肠胃问题，是都可以通过足三里这个"宝药"来进行调理。在弯腿的时候，把四个指头（除大拇指外）合

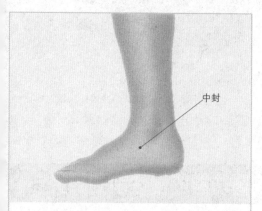

◎中封穴位于人体的足背侧，当足内踝前，商丘穴与解溪穴连线之间，胫骨前肌腱的内侧凹陷处。

并放在膝盖上面，小腿骨外侧一横指处即是足三里。按揉足三里可以顺胃气，一般按揉 5 ~ 10 分钟即可。

在揉这个穴位的时候你会感觉到肠胃很舒服，并且还会伴有肠道蠕动的感觉，这就说明酒已经进入了肠道；也有的人会感觉到恶心，这说明酒还停留在胃中，这个时候只需要催吐就好了，之后可以喝一些温盐水，身体就会舒服很多。

除此之外，还可以配合对肝经上的中封穴和太冲穴进行按揉，这两个穴位最重要的作用就是疏通肝经，可以增强肝的解酒毒功能。

有很多人都认为醉酒之后可以通过喝茶来解酒，这种观点是错误的，李时珍早在《本草纲目》中就谈道："酒后饮茶伤肾，腰腿坠重，膀胱冷痛，兼患痰饮水肿。"从西医的角度来看，茶水会刺激胃酸分泌，使酒精更容易损伤胃黏膜，同时会导致心跳加快，更加重了身体的负担。如果喝醉酒了，倒不如用酸枣、葛根花各 10 ~ 15 克泡开水当茶喝，具有很好的醒酒、清凉、利尿的作用。此外，还可以喝一点儿绿豆汤来解酒。

虽然说每逢聚会亲戚朋友们举杯畅谈，既增加了喜庆的气氛，也促进了彼此间的感情与交流，但是一定要注意千万不能喝得太多，因为有句老话说得好："喝酒虽好，但君莫贪杯。"

💗 穴位保健操：从根本上治愈男性早泄

传统中医学认为，虽然引发早泄的原因有很多，不过最为根本的原因却还是肾、心、脾虚损和肝胆湿热。当然，如果是心理性早泄的话，则不在这个范围之内，因此中医提倡的穴位保健操，其实也是针对这些早泄的根本原因入手，通过对肾、心、脾来进行保养，进而治疗男性早泄。

这套用来治疗男性早泄的穴位按摩操操作起来非常简单，在家中就可以轻松完成。

（1）俯卧式疗法：患者取俯卧式，将腰带松开，闭目，全身放松。取穴为心俞、肝俞、肾俞、命门、阳关、环跳、昆仑、委中。应用点、按、揉搓、拍打、震颤等手法。每日治疗 30 ~ 40 分钟，每周进行 5 次，坚持治疗 1 个月。

（2）仰卧式疗法：患者取仰卧式，闭目，将全身放松。取穴为中脘、气海、关元、中极、天枢、足三里、三阴交以及涌泉。采取点按、点揉、搓拿、点切等手法。每次进行 30 ~ 40 分钟，每周 5 次，1 个月为 1 疗程。

早泄，无论是功能性的还是器质性的，最重要的都在于预防。夫妻双方要加强性知识的教育，了解女性性高潮较男性出现较晚的生理性差异。偶然发生早泄的情况，女方也要注意不能埋怨男方，夫妻之间要互相体谅，积极进行治疗。

另外，在日常生活当中还要注意积极参加体育锻炼，以提高身心素质；调整情绪，消除各种不良心理，性生活时要做到放松；切忌纵欲，勿疲劳后行房，勿勉强交媾；多食一些具有补肾固精作用的食物，如牡蛎、胡桃肉、芡实、栗子、甲鱼、文蛤、鸽蛋和猪腰等。但是阴虚火亢型的早泄患者，则不宜食用过于辛热的食品，如羊肉、狗肉、麻雀、牛羊鞭等，以免加重病情。

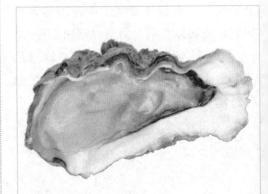

◎日常生活多食一些具有补肾固精作用的食物可以治疗男性早泄，如牡蛎、胡桃肉、栗子等。

💗 前列腺按摩操：治愈影响肾功能的慢性前列腺炎

慢性前列腺炎是泌尿外科最常见的疾病，发病率非常高，患者甚多，尤其在一些特殊人群如酗酒者、过度纵欲者、性淫乱者、汽车司机、免疫力低下者中存在高发现象。其病因、病理改变、临床症状复杂多样，还会伤害到男人的肾脏，从而对男性的性功能和生育功能造成一定影响，严重地影响了患者的生活质量，使他们的精神与肉体遭受极大的折磨，甚至有人还因此丧失了治愈的信心。

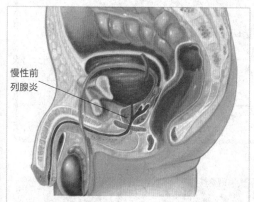

◎慢性前列腺炎是泌尿外科最常见的疾病，发病率非常高。

对于慢性前列腺炎患者来说缺乏客观的、特异性的诊断依据，以排尿异常为主的患者应明确有无膀胱出口梗阻和膀胱功能异常。

其实，此病并非不可治愈，通过一些按摩方法对前列腺进行一下按摩，便可以收到不错的治疗效果。下面就向大家介绍一种操作简便的按摩操疗法，以求促进患者病体早日康复。

具体来说，前列腺按摩操的操作方法有两种：

❶ 他人帮助按摩

便后，清洁肛门及直肠下段即可进行按摩治疗。患者取胸膝卧位或者是侧卧位，医生用食指顺肛门于直肠前壁触及前列腺后，按从外向上、向内、向下的顺序规律地轻柔按压前列腺，同时嘱患者做提肛动作，使前列腺液排出尿道口，并立刻小便。

❷ 患者自我按摩

患者取下蹲位或者是侧向屈曲卧位，便后清洁肛门以及直肠下段后，用自己的中指或食指按压前列腺体，方法同前，每次按摩3～5分钟，以每次均有前列腺液从尿道排出为佳。按摩时用力一定要轻柔，按摩前可用肥皂水润滑指套，以减少不适的感觉。每次按摩治疗至少间隔3天以上。如果在自我按摩的过程当中，发现前列腺触痛明显，囊性感增强的话，就要及时到专科门诊就诊，以避免病情加重。

在刚开始做这套按摩操的时候，可能多少会感觉到一些不适，这个时候，便要注意克服，一定要坚持做下去，只有这样，才能收到最后的效果。

除去按摩疗法之外，慢性前列腺炎患者还要养成健康的生活习惯，在饮食方面要注意多吃富含维生素的食品，多吃新鲜蔬菜和水果，饮食宜清淡且容易消化，并要注意少食多餐，保持能量的供给，戒除烟酒以及刺激性食物。

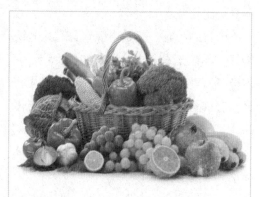

◎除去按摩疗法之外，慢性前列腺炎患者还要多吃新鲜蔬菜和水果，及时补充营养元素。

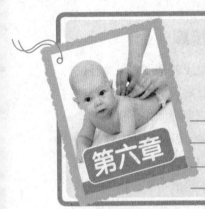

增强儿童体质的亲子经络操

第六章

父母是孩子最好的医生，把健康亲手送给孩子是父母最大的幸福。儿童经络操是人体经络中最有价值的灵丹妙药，是保护孩子从小就远离疾病的最好方法。

♥ 脾胃保健操：调节免疫力，增强抵抗力

一般来讲，小孩子的脾胃都会很弱，会经常性地出现呕吐、发热、腹泻等症状。从生理角度来说，这很正常，因为小孩子的五脏六腑正处于生长发育的状态，需要消耗大量的营养物质，脾胃都承受着很大的压力，非常容易发生脾胃功能失调的状况。然而，脾胃是人的后天之本，也就是说，是需要依靠后天调养来进行滋补的。小孩子身体敏感，用药不当的话反而会对孩子造成伤害，所以用药应慎重，从内在进行调养会比较好。

脾胃的问题当然是由脾胃自己来解决为好，不在于看多少医生，吃多少药。大多数健脾药都有清热的作用，经常服用容易伤害脾胃，所以给宝宝养脾胃还得慢慢来，走捷径只会反受其害。在此向家长们推荐一套脾胃保健操，如果宝宝脾胃较弱的话，可以多做一下。

一般情况下，在饭后1个小时的时候做脾胃保健操会比较好，坚持进行，不用两个小时的时间，便可以让孩子由开始病

恹恹的状态变得生龙活虎起来。

脾胃保健操的具体做法如下：

（1）补脾经：旋推拇指末节指腹200～300次。

（2）揉中脘：甩掌心或者是四指顺时针方向摩腹5分钟，用中指按揉肚脐眼上4寸的中脘穴5分钟。

（3）按揉足三里。对双侧的足三里穴进行按揉，各持续1分钟。

（4）捏脊。先对脊柱及其两侧进行

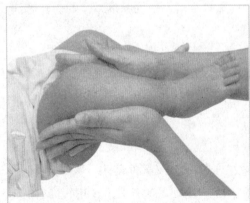

◎补脾按揉足三里。对双侧的足三里穴进行按揉，各持续1分钟，然后双掌轻轻按压腿部。

3 ~ 5 遍按揉，然后再轻轻提脊柱两侧的皮肤，重复进行 5 ~ 7 遍。

这套操每天可以操作 1 遍，10 天为一个疗程。

在日常生活当中，父母还要注意不可以乱给孩子吃东西。想要调节孩子的脾胃的话，首先要看孩子爱吃甜的还是咸的。比如煮甜粥的时候，粥里就可以放上莲子、山药、红枣、薏仁米之类的食物。也可以煮咸粥，在米里放上一些精肉、山药和大白菜。此外，还有一个很好的开胃良方，那就是给孩子喝一碗山药粥，它最大的特点是含有大量的黏蛋白，能够起到润滑和滋润的作用，是一味很好的平补脾胃的食物。如果孩子吃腻了粥，还可以把山药做成馅包进包子、饺子、馄饨里换换花样。

平时，父母还应该注意要对孩子进行特别的护理，喂饭的时候不要喂太多，孩子不吃时不要勉强其进食，能吃多少就吃多少，避免引起伤食，同时还要注意多给孩子喂水。此外，在给孩子添加辅食时，脾胃虚弱的孩子要比一般的孩子晚加半个月左右，开始可以先加一些米汤、米粥和米粉，然后再加蛋黄以及其他的。

肺经疏通操：化痰平喘疗效好

小儿哮喘是一种常见的儿童慢性呼吸道疾病。由于哮喘经常反复发作，难以根治，所以严重影响到了患儿的身心健康，也给患儿家长带来了沉重的经济负担和精神压力。然而，小儿哮喘也不是不可愈的。只要了解哮喘的起因，掌握正确的预防和控制方法，就可以有效地减少哮喘的发病次数和发病程度，逐渐摆脱哮喘的困扰。

其中肺经疏通操便是一剂治疗小儿哮喘的仙丹妙药，而且安全又可靠，做父母的只要能够对其进行充分利用，在面对小儿哮喘的时候便完全不用多费心了。

有些医疗常识的人可能都知道，哮喘这种病，患病年龄越小就越好治，用小儿经络疏通的方法治疗效果就比较好，如果等到他们长大成人了的话，就会比较难以治愈了。

一般情况下，在使用肺经疏通操治疗小儿哮喘的话，可以先熬山药粥给宝宝吃，连续吃上一个月，将身体调养一下，然后再进行经络治疗。由于宝宝长期哮喘，肺经堵塞，因此治疗小儿哮喘的总原则就是要疏通肺经，化痰平喘。

具体来说肺经疏通操共有 8 道"工序"：

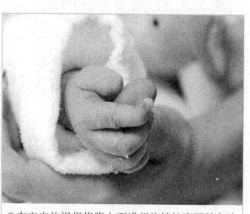

◎在宝宝的拇指指腹上面进行旋转按摩可以有效治疗和缓解小儿哮喘症状。

（1）补脾土：在宝宝的拇指指腹上面进行旋转按摩，共按摩200次。

（2）清心火：在宝宝中指的指腹上面进行旋转按摩，共按摩100次。

（3）清肝木：从宝宝的食指根进行推按，一直推到指尖，共计100次。

（4）清肺经：在宝宝无名指指腹上面进行旋转按摩，共按摩300次。

（5）补肾水：在宝宝小指指腹面上进行推按，自指尖一直推到指根，共推按200次。

（6）揉外劳宫100次。

（7）推上三关200次。

（8）分推肩胛骨50次。

每天都坚持这8道"工序"，一共做一个月，别看步骤烦琐，却可以对宝宝的肺经进行有效的疏通，对于长期不愈的哮喘也会产生意想不到的效果，再加上山药粥的滋补，宝宝的病会好得更快。

在日常生活当中，父母还要注意不要等到孩子病了才开始着急，平时就要替宝宝做好预防的措施。应该避免让孩子接触如花粉、尘螨、烟雾、油烟、油漆、宠物等变应原，同时还要注意调节宝宝的饮食，避免让宝宝吃虾、蟹以及含色素、香精、防腐剂的食物，这样才能使孩子身体健康，远患哮喘的困扰。

❤ 过敏防治操：驱走小儿荨麻疹

荨麻疹是一种常见的皮肤血管反应性过敏性皮肤病，老百姓俗称"风团""风疹块"。出现荨麻疹时，孩子先有皮肤瘙痒，然后出现红或白色风团。

中医认为小儿荨麻疹多是由于"风邪"侵袭体表引起的。当小儿机体处于一种敏感状态时，许多因素可以诱发"风"，如食用鱼、虾、蟹等动物性食品，接触花粉，受到冷、热、风、日光灯刺激。另外，与精神因素也有很大关系，有的孩子平时吃虾不过敏，但某一天吃虾就过敏了，肯定是因为精神状态不好才会这样的。

一般表现为先有皮肤瘙痒，然后出现红色或者白色风团。风团形态不一，大小不等，发生部位不定，风团可以持续数分钟至数小时，可自行消退，不留痕迹，常反复发作或成批发作。严重者可伴有全身症状，加高热、头痛、哮喘、喉头水肿、恶心、呕吐、腹痛、腹泻，严重的甚至可能发生过敏性休克。

一般来说，荨麻疹发病速度较快，往往会让人措手不及，但仔细观察症状，还是有规律可循的。外感风寒湿热、饮食不当、脾胃不和、血热内盛、气血瘀滞等因素导致气血运行不畅，都可引起荨麻疹的出现。病因不同，治疗起来自然也就不尽相同。

治疗小儿荨麻疹首先要做的便是要整孩子的脾胃，解决血热内盛和气血瘀滞等问题，这也有一套具体的按摩手法。

基本手法为：按揉并推擦孩子的颈部，点揉双侧风池穴100次，点揉膻中穴200次，摩肚脐300次。捏拿位于孩子膝上内侧肌肉丰厚处的百虫窝穴，双侧各100次。按揉足三里100次，揉三阴交穴150次，点揉脾俞穴300次。之后，家长用单掌横擦肾俞至大肠俞的部位，以局部透热为度。

如果孩子的皮疹颜色鲜红，皮肤灼热、瘙痒剧烈，伴咽喉红肿，口渴心烦，舌红，苔薄黄。这是由于风热侵犯引起的，治疗时用基本手法加：清肺经300次，将孩子无名指伸直，由指端向手掌方向直线推动；推六腑300次，六腑在孩子前臂阴面靠肘那条线，父母用大拇指面或食中指面自肘推向腕；最后再按揉大椎穴100次，帮助祛风清热。

如果疹色淡红或苍白，遇冷或受风后加剧，以暴露部位为重，这是由于风寒侵犯肌表引起的。治疗时，先用基本手法，再推三关穴300次，三关在孩子前臂阳面靠大拇指的那一直线，父母用大拇指或食中指直面从孩子的腕推向肘。最后再按揉风池、合谷1分钟，拿肩井1分钟。

不论风团颜色是红是白，只要风团上

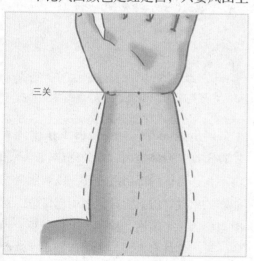

三关

有丘疱疹或大疱出现，舌苔白腻，这就是风湿侵犯了人体，治疗的时候要以祛风除

湿为主，以上面的基本手法加：补脾经200次，在孩子的大拇指面顺时针方向的旋转推动为补；揉外劳宫1分钟，外劳宫穴在掌背正对掌心劳宫穴处；按揉风门、肺俞、脾俞穴各100次。

如果在出现风团的同时，孩子还有恶心呕吐、腹痛腹胀、大便稀、舌苔白腻等症状出现，这就属于脾胃不和引起的。治疗的时候用基本手法加：摩中脘300次；按揉脾俞、胃俞、大肠俞，每穴操作1分钟；然后再补脾经300次，揉手掌大鱼际处的板门穴100次。

要是皮肤瘙痒，抓后皮肤随即出现红紫条块，可融合成片，舌红，苔黄，这是孩子体内血热的问题。治疗时，先做基本手法，再加：清大肠300次，大肠经在食指外侧缘，自食指尖至虎口成一直线，自虎口向食指尖的外侧直线推动为清；推六腑100次，六腑位于孩子前臂阴面靠肘的那条线，父母用打拇指面或食中指面自肘推向腕；清脾经50次，将孩子大拇指伸直，有指端向指根方向直线推动为清；按揉三

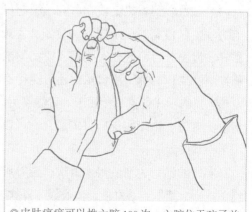

◎皮肤瘙痒可以推六腑100次，六腑位于孩子前臂阴面靠肘的那条线。

阴交穴 60 次，按揉涌泉穴 100 次。

如果得荨麻疹时间比较长，疹子的颜色暗红或淡红，伴有面色晦暗，口唇色紫，眼眶发黑，舌紫暗，这说明体内有瘀血了。治疗的时候要用基本手法加：按揉膻中穴 150 次，膻中在孩子的两乳头连线的中点；揉膻中穴之后，再用双掌从腋下向下推擦至腰侧部 20 次。

通常，通过孩子推拿治疗荨麻疹有很好的疗效。然而对突发性严重的荨麻疹，如伴有高热、头痛、哮喘、喉头水肿、恶心、呕吐、腹痛、腹泻，甚至发生过敏性休克，则应配合服用相关的抗过敏药物。

对于荨麻疹，要注意以预防为主，平时家长应给孩子多吃清淡易消化的食物，比如说蔬菜、水果等，不吃鱼、虾、蟹等食物，避免受风着凉。

❤ 去火按摩操：小儿口疮一按就好

口疮谁都会得，但孩子的口疮和大人的不太一样。对于小孩子来说，口疮是婴儿时期常见的口腔疾患，以口颊、舌边、上腭、齿龈等处发生溃疡为特征。如果发于嘴唇两侧，称为鹅口疮；满口糜烂，舌红疼痛，称口糜，这些均可包括在口腔疾病范围之内，其发病原因和治疗方法与口疮基本相同。根据口疮发生的原因及伴随症状，主要分为实证和虚证两种。

实证者大多数是由于外感风热或胎中有热，以致心脾积热上攻到口腔，引起口疮的发生。得病的孩子嘴唇、脸颊、上颚黏膜、齿龈、舌面等处有溃疡，溃疡周围鲜红、肿痛、口臭、流口水，还可能伴有发热、口渴、小便黄、大便干、舌红苔黄、指纹深紫等。治疗实证鹅口疮患儿，可以采用推拿按摩法。

实证的治疗先清脾经 350 次，再补脾经 100 次，清肝经 300 次，清心经 400 次，补肺经 150 次，补肾经 200 次，清大肠 200 次，推六腑 90 次，推三关 30 次，水

底捞月、推天河水、推后溪各 120 次，按肩井 2 ~ 3 次。

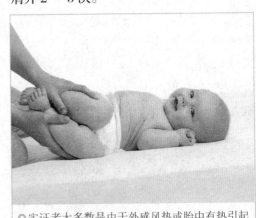

◎实证者大多数是由于外感风热或胎中有热引起的，治疗实证鹅口疮患儿，可以采用推拿按摩法。

属于虚证者，一般是由于孩子先天发育不良，身体虚弱，或久患热病，或久泻不止，身体内部阴液亏耗，以致阴液不能制约火气，虚火上升，而引起口疮。这时得病的孩子嘴唇、脸颊、上颚黏膜、齿龈、舌面等处有溃疡，溃疡面较小，溃疡周围淡红或淡白，疼痛一般较轻，多会伴有口干口渴的症状，舌质淡红，苔少。

治疗虚证鹅口疮，首要的是要令孩子的体质有所提升。同样可以进行推拿和穴位按摩治疗。

虚证在治疗时，先清脾经 100 次，再补脾经 200 次，清肝经 200 次，清心经 150 次，补肺经 150 次，补肾经 350 次，揉上马 120 次，清后溪 100 次，揉按涌泉 120 次，按肩井 2 ~ 3 次。

如果孩子口疮暂时好了，家长也要按照治疗口疮的推拿手法坚持做 1 个月，巩固疗效。此外，如果孩子经常长口疮，不要给孩子吃过热、过硬及刺激性的食物。注意保持孩子口腔清洁，饭后要漱口，防止口腔黏膜破损。餐具应该经常煮沸消毒，避免感染。注意调节孩子的饮食营养。

另外，还在哺乳的妈妈平时不宜过食辛辣刺激食物，以免通过乳汁把热邪传给孩子。

♥ 脾寒、心热祛除操：从此小儿不夜啼

有人说"孩子在睡梦中成长"，但是大多数孩子无法安睡到天亮，这其中有饥饿的原因，但也不尽如此。孩子夜啼不止，不仅会使父母疲惫不堪，更重要的是会影响孩子的生长发育。坚持给夜啼的孩子做按摩治疗，保证孩子踏踏实实一觉睡到天亮，而且孩子也能生长得更健康。

夜啼多见于 3 个月以内的幼小婴儿，按照症状可以分为以下的四种情况：脾寒、心热、惊吓、食积。要想改善孩子夜啼的症状，首先要做的便是要去脾寒，清心热。

脾寒的发病原因一般是由于孕妇身体虚寒，或者怀孕时调养不当，导致胎儿出生后禀赋不足，或者由于孩子腹部受寒，冷气积聚，夜属阴，脾也属阴，所以，孩子入夜因腹中疼痛而啼哭，属于脾寒的表现。这样的孩子一般啼哭声弱、手脚冰凉、吃得少而便溏、腹痛时身体缩成一团、喜欢用双手按着腹部、面色发青发白、唇舌淡白。

在治疗时，先清脾经 300 次，再补脾经 100 次，清肝经 250 次，清心经 200 次，补肺经 150 次，补肾经 100 次，揉按小天心 100 次，清大肠 200 次，揉板门 60 次，捏脊 6 ~ 8 次，摩腹 100 次，揉中脘（消导法）、揉脐各 100 次，推下七节 30 次，按肩井 2 ~ 3 次。

心热的孩子一般哭声响亮，面红目赤，烦躁不安，喜欢仰卧，怕见灯光，大便干，小便黄。这多是由于妈妈在怀孕的时候或者哺乳期喜欢吃辛辣油腻食物，热郁积在体内，

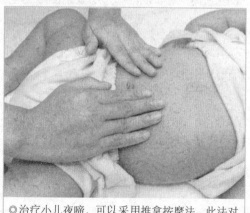

◎治疗小儿夜啼，可以采用推拿按摩法，此法对小儿来说既绿色安全又有显著疗效。

孩子喝了母亲的乳汁，火热之气浸入孩子心脾，扰乱心神，引起烦躁啼哭。

治疗心火旺的孩子，要清脾经300次，清肝经250次，清心经150次，清肺经200次，补肾经150次，推后溪200次，水底捞明月、按摩小天心各100次，按肩井2～3次。

孩子形体稚嫩，智慧未充，心气怯弱，如果看见异常的东西，或者听见异常的声响，可能会使孩子受到惊吓。惊则伤神，恐则伤志，致使心神不宁，所以在睡眠中发生惊啼。一般啼哭声惨而急促，面色多泛青，恐惧表情，心神不宁，时睡时醒，喜欢家长抱着入睡，是由于惊恐引起的夜啼。

治疗手法为补脾经200次，清肝经300次，清心经350次，补肺经100次，补肾经150次，按揉小天心100次，按肩井2～3次。

食积也可引起夜啼，如果孩子进食不消化，胃胀腹痛，晚上自然睡不安宁。这时会伴有厌食吐乳、腹胀腹痛，嘴里常常泛酸水，口臭，大便臭秽等症状。

治疗时，先清脾经300次，再补脾100次，清肝经250次，清心经200次，补肺经150次，补肾经100次，揉按天心100次，揉板门60次，清大肠200次，捏脊6～8次，摩腹100次，揉中脘、揉脐各100次，推下七节30次，按肩井2～3次。如果腹胀积滞去除了，则脾经只补不清，中脘消导法改为调中法，减七节，连推2～3次即可。

在平时，父母要注意从以上几个方面预防，如避免让孩子受惊，喂养孩子要有节制，定时定量，以防食积。

还要培养孩子按时睡眠的良好习惯。有的孩子白天呼呼大睡，到了晚上肯定是不想睡觉，精力充足，玩耍不停或者哭闹不休，家长白天工作一天已经十分疲惫，晚上再无法休息，就更加痛苦了。

总之，孩子健康的身体要以良好的规律的生活习惯为前提，这需要家长从小就悉心培养，这对孩子、对家长来说都有好处。

推拿捏脊操：秋季腹泻不再来

天气渐凉，患腹泻的孩子明显增多。引起小儿腹泻的原因很多，此时腹泻多由轮状病毒引起，其临床多表现为：大便次数较多，每日五六次，甚则十几次，大便呈蛋花汤样便，或水样便，或溏稀便，或夹黏液。小儿腹泻严重者，常因大量水样便而出现脱水情况，治疗不及时，亦可出现死亡。

中医认为，小儿腹泻是脾胃功能失调或外感时邪所致，这是因为孩子的脾胃很脆弱，承受不住一点儿侵害，所以很容易腹泻。临床可分为伤食泻、惊吓泻、风寒泻、湿热泻和脾虚泻，小儿秋季腹泻以脾虚泻最为多见。所以要解决小儿腹泻的问题，便要注重调理其脾胃。这样的话便可以通过捏脊的方法来进行了。

中医采用推拿捏脊疗法治疗小儿秋季腹泻时，可酌情选用补脾经、揉板门、揉外劳、运内八卦、揉脐、摩腹、按揉足三里等推拿手法，捏脊疗法中运用推拿的推、捻、捏、提、按、抹等手法，配合其他推拿手法与穴位，治疗小儿秋季腹泻有较好的疗效。

具体操作方法：

补脾经：脾经穴在拇指桡侧边缘，医者用左手食、拇指捏住小儿大拇指，用右手指腹循小儿拇指桡侧边缘向掌根方向直推。

揉板门：板门穴在手掌大鱼际平面，医者用右手拇指指腹旋揉小儿手掌大鱼际。

揉外劳：外劳宫穴在小儿手掌背正中，医者用右手食指指腹，按揉小儿手掌背中心的外劳宫穴。

运内八卦：内八卦穴在手掌面，以掌心为圆心，从圆心至中指根横纹约2/3处为半径做圆，内八卦穴为一圆圈。医者用

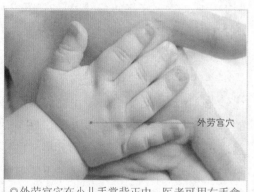

外劳宫穴

◎外劳宫穴在小儿手掌背正中，医者可用右手食指指腹按揉此穴。

左手捏住小儿手指，用右手拇指在小儿掌心做圆圈运动。

揉脐：脐即肚脐，医者用中指指腹或掌根揉之。

摩腹：腹指小儿腹部，医者用四指指腹或全掌放在小儿腹部做圆周运动。

按揉足三里：足三里穴在膝下三寸外侧一寸，医者用拇指或中指指腹在足三里穴做按揉。

捏脊：捏脊时，主要将手法作用于小儿后背的脊柱及两侧，脊柱属中医督脉，主一身之阳，捏脊可调理阴阳，健脾补肾。操作时，医者以双手食指轻抵脊柱下方长强穴，向上推至脊柱颈部的大椎穴。同时双手拇指交替在脊柱上做按、捏、捻等动作，共捏六遍。第五遍时，在脾俞、胃俞、膈俞做捏提手法。六遍结束后，用两手拇指在小儿的肾俞穴轻抹三下即可。捏脊疗法在每日晨起或上午操作效果最佳。

小儿在腹泻时，要补充液体，父母可用口服补液盐给孩子冲水喝。饮食上要忌一切寒凉、厚味的食物，忌暴饮暴食。父母要依天气变化及时给孩子增减衣物，预防感冒等。要让孩子参加适当的体育活动，以增强体质。

眼部"经络操"：还给孩子一个清晰的世界

绝大部分小儿近视和幼儿近视都是假性近视，这个年龄段孩子所患的近视中真性近视的比例很小。所以预防近视、保护视力要从小开始，这样便能够避免孩子的世界逐渐变得模糊。

眼睛与经络的关系非常密切。例如印堂、睛明、上关等很多重要的穴位都集中在眼睛的附近，所以，孩子做眼部"经络操"就能够促进眼部气血的运行，从而增强对假性近视的预防能力。

目前，近视的发生开始呈现低龄化的趋势，学校里的"小眼镜"也越来越多了，针对这种情况，越来越多的家长开始给孩子选择中医按摩、针灸等方式来进行辨证施治，这样可以获得很好的效果，而且比很多的"药"都来得更实在、更健康。

除去前往医院进行经络按摩之外，在此再向家长们介绍一套眼部"经络操"，平时家长可以协助自己的孩子多加练习，方便而又有效。

眼部"经络操"涉及一个相当重要的穴位，那就是风池穴，因为风池穴的功能非常强大，它是人体足少阳胆经上的重要腧穴之一，被誉为治疗儿童近视首选的穴位，另外还有一个很好的"副"作用，就是预防感冒。风池穴位置在哪儿呢？在我

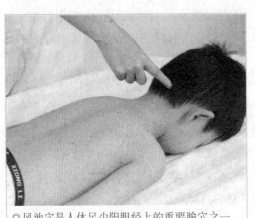

◎风池穴是人体足少阳胆经上的重要腧穴之一，被誉为治疗儿童近视首选的穴位。

们的后颈部，后头骨下方，两条大筋外缘陷窝中，与耳垂齐平。

当找到孩子的风池穴之后，我们可以用大拇指朝鼻子尖儿的方向进行按揉，也可以朝眼睛那个方向进行按揉。当鼻子不通气的时候，就朝鼻子尖儿那个方向按揉；如果是为了加强视力的话，就朝眼睛的方向按揉。在按揉风池穴的时候，父母一定要记住让孩子闭着眼睛，这样才能达到最佳效果。

除去这个办法之外，还有一个更好的方法就是让孩子做眼保健操。《素问·五脏生成篇》里就有记载"诸脉者皆属于目"，说明眼睛与经络的关系密切。例如印堂、睛明、上关等很多重要的穴位都集中在眼附近。所以，孩子做眼保健操是对保护视力大有裨益的。

想要帮助孩子预防近视，广大父母还有一些注意事项需要注意，孩子的自觉性比较差，所以一定要好好矫正他们不正确的学习姿势，每次看电视、玩电脑最好不要超过40分钟，布置孩子的学习环境时也要替他们考虑到光线的问题。同时还要鼓励他们多进行一些户外活动，最好家长也可以一起参与，这样孩子的眼睛就能够得到很好的保养，视力自然也就会越来越好。

"三穴合一"增高药：让"小萝卜头"也可以长高

如果孩子在长身体的时候发育不好，长得慢的话，最发愁的恐怕就是家长了。为了能够让孩子长得又高又壮，有些家长

便会让孩子试用不少的增高类产品，但是却非常难见效果。还有的家长在三餐的烹调上加倍用心，给孩子吃大量的鸡、鱼、肉、

蛋，结果孩子个头没长多少，腰围倒是上去了。这从某种意义上来说，也是孩子体质不好的一种具体表现。

所以说，如果想要让自己的孩子长高个儿的话，首先要做的便是要增强孩子的体质，促进其生长发育。其实，让孩子长个子的"天然药库"就在他们自己身上，找到涌泉、足三里和三阴交三个穴位，将它们搭配起来使用就是令小孩增高的独家秘诀。

为什么对这三个穴位进行按揉可以有效地令孩子增高呢？从中医的观点来看，儿童身高增长缓慢或者长不到正常的高度，主要是由两个原因造成的。

一个是脾胃虚弱，气血不足，营养得不到很好的供给，就会生发无力。

另外一个则是肝肾郁结，全身的气血不畅通，结果也会导致生发不畅。

对于这个问题，最好的解决办法就是父母从疏通经络、活跃气血两个重要的方面着手，积极调动孩子的身体潜能、改善孩子的脏腑功能，才可以从根本上解决问题。上面说的这套方案完全符合这些"药理"，而且要比许多药都灵得多。

在晚上睡觉之前，给孩子按揉涌泉穴大约 80 次；然后再按揉足三里穴大约 100 次；最后是三阴交穴，按揉大约 80 次。

除去上面的这点建议之外，想要让孩子长高的话，还有很重要的一点便是不能够忽视孩子的体格锻炼，这也是令孩子长高的重要条件之一。现在很多父母都忙于各自的工作，很少能够腾出时间来督促孩子们进行日常运动，其实，科学的锻炼才

是孩子长高的催化剂，有时间的话，父母可以陪他们打打羽毛球、篮球，跳跳绳等，最好是多进行一些以下肢运动为主的锻炼，这样对于孩子的身高增长是非常有帮助的。

除去上面所提到的之外，让小孩脱掉鞋子，光着脚丫子走路也是一个非常好的促进孩子长高的办法。因为脚底密集着很多的经络，赤脚行走可以刺激到很多相关的穴位，促进孩子身高增长。建议每周可以让孩子赤脚锻炼 1~2 次，每次进行 15 分钟，这样持之以恒进行下去，必然会对身体骨骼的发育产生有益的影响。

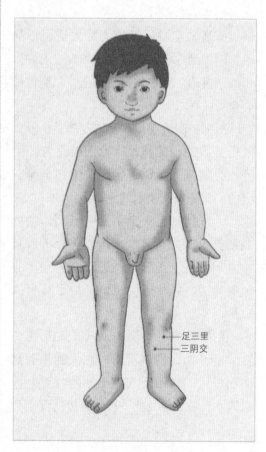
足三里
三阴交

♥ 心包经按摩操：增强抵御病毒的能力

大部分感冒都是由病毒引起的，能够引发感冒的病毒有200多种；有10%～20%的感冒都是由细菌所引起的。1岁以内的婴儿由于免疫系统尚未发育成熟，所以更加容易患感冒。宝宝感冒发热时，父母总是会急得团团转，将家里的药箱翻个底朝天，就怕耽误了治疗宝宝的病。不过感冒药吃了一大堆，有时却收不到想要的效果。其实，在这个时候，要想解决孩子容易感冒的问题，最重要的不是吃药，而是要想办法提高孩子的身体抵抗力。这样便不容易受到感冒病毒的侵扰了。

提高宝宝身体抵抗力的方法也很简单，因为治疗宝宝感冒发热的真正无副作用的"灵药"就在父母的手上，只要推按心包经就好。

根据中医的观点，感冒发热是由肝火旺所导致的，究其根本原因就是身体受寒，导致肾寒，肾主水，是滋润全身脏器的，而肝最需要水的滋润，肾的"水"少了，肝就"上火"了，所以人体的体温便会上升。而通过推按心包经可以直接滋润肝脏、泻肝火，进而能够强化心肺的能力、降体温，也就加快了感冒的痊愈。

在按摩的时候要先从孩子左手的劳宫穴处开始，沿着手臂内侧推到手肘窝的曲泽穴，这两个穴道中间的位置叫作天河水，是心包经的一段。一般情况下，

对这个部位进行半个小时的推按之后，孩子的咳嗽就可以止住了，开始想要睡觉，推两个小时之后，体温就会基本恢复正常了。按照同样的方法对孩子的心包经进行推按，坚持一段时间之后，感冒便会痊愈了。

通过中医对小儿感冒进行治疗，可以避免西医治疗的一系列弊端，因为西医治疗小儿感冒一般就是先验血，接下来便是挂消炎药水，这样虽然一两天便能将孩子的发热治好，但是却是一种治标不治本的方法，这样几次折腾下来，便会严重影响到孩子的精神。与其这样费力又伤身体，还不如将孩子自己身体上的大药充分利用起来，只要父母多花一点儿心思，运用灵巧的双手，就肯定能够从根本上帮助孩子调养身体、增强体质，再也不怕感冒找上他们了。

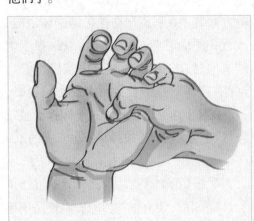

◎用拇指点按劳宫穴，可增强身体免疫系统功能，抵抗病毒侵袭。

通便经络操：召回宝宝体内的正气

很多年轻的父母可能都遇到过这样一个问题：当孩子到了一个完全陌生的环境中，或者是饮食突然改变，比较单一的时候，就会有好几天不解大便。这个问题虽说不是什么大问题，但是也确实是挺让人着急的。

究其根本原因，便是因为小儿为稚阴稚阳之体，很容易便会被伤及正气，所以，一旦小儿便秘的话，就非常难用大人的药或者是治疗方法来对其进行改善，幸好有通便经络操，父母可以用这套按摩操来将正气再次送还给孩子。

事实上，宝宝的便秘，是分为实秘和虚秘两种情况的。

先来说说实秘。实秘宝宝的大便呈干结状，经常会出现口干口臭或者是有嗳气的现象，小便不仅黄而且少。这种情况便是属于东西吃多了，肠胃积聚了太多的热量而造成的，这时候可以先清大肠300次，由虎口直推向食指端；然后再对足三里穴进行大约3分钟的按揉。

而那些患有由气血虚弱所致的便秘，也就是虚秘的孩子一般表现为说话声音小，有气无力等。这是因为身体血气虚损不能滋润大肠而造成的。所以我们可以从胃经着手，用右手拇指从小孩大拇指掌面第2节，即胃经点推向掌心，推100次左右；然后补脾经300次，即在孩子的拇指指腹上进行旋转按摩。

通过这种方式来治疗小儿便秘具有很好的效果，一般情况下，连续推3次小儿

就能够解下大便。不过需要提醒大家的是，按摩之前要在按摩位置涂上婴儿油或者是爽身粉，这样可以起到润滑作用，宝宝的皮肤可以受到保护，不至于被弄伤。

如果你一时间无法判断孩子是实秘还是虚秘的话，那么便可以采用一种治疗便秘时通用的按摩方法。就是在孩子出现便秘后按揉阳池穴、推按承山穴，并按揉腹部，这样就可以缓解孩子的便秘症状。

阳池穴是治疗便秘的主要穴位，位于孩子腕背横纹上，前对中指、无名指指缝，具有温肾补阳的作用，用拇指在此穴位上进行旋转按揉，持续进行1～2分钟，力度要稍微大一些，进行较强的刺激，便会具有很好的通便作用。

承山穴则位于腿肚，当伸直小腿和足跟上提时腓肠肌两肌腹之间凹陷的顶端处。按摩此穴位需要自下而上直推

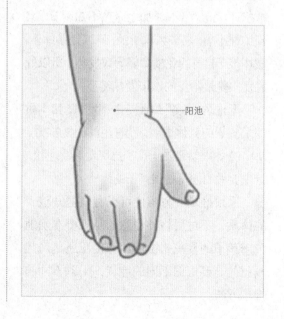

阳池

50～100次，能够通经络、辅助排便。

在推摩腹部的时候，要用指腹在腹部进行顺时针方向的旋转快摩，直至感觉到腹部发热、变软即可停下。一般1天按摩1次，5天为一疗程，便秘急性期按摩1～2次即可见效。

当然，想要预防孩子便秘，最为重要的还是要让孩子养成良好的排便习惯，每天按时坐盆排便，这才是治本的方法。同时，在饮食方面，父母要注意改变单一的饮食结构，让孩子多吃一些蔬菜以及粗纤维食物。满周岁的孩子可以适当吃一些香蕉、红薯等润肠食品，避免进食辛辣刺激性或者是难以消化的食物。

● 天门、坎宫按摩操：增强体质灭邪火

发热是孩子的多发病、常见病，以孩子的体温异常升高为主要症状。但也有些孩子体温正常而用手触摸体表有灼热感，或伴有头痛、鼻塞、流涕、嗓子疼等症状，家长也应该注意。

孩子发热大多有三个原因：外感发热，就是指感冒而言；肺胃实热，即胃有积食伤害或者长期便秘；阴虚内热，孩子体弱病多，久病伤阴，导致阴虚发热。

外感发热的发病是由于孩子体质弱，抵抗环境能力不足，加之冷热不知调节，家长护理不周，易被风寒所侵，风寒侵袭体表，破坏孩子自身的免疫功能导致发热。所以外感发热是最常见的孩子发热类型。

无论是外感发热还是内感发热，其本质都是孩子的身体虚弱，没有足够的抵抗力。所以说如果想要防止孩子出现发热的症状，首先要做的便是增强孩子的体质。

采用推拿的方式便可以有效提升孩子的体质，不过要格外注意的是，要准确地分辨孩子的发热是由于风寒侵犯还是风热侵犯的。要根据不同的症状，采取不同的推拿方法。

发现孩子发热就应该立即使用这个基础疗法，也就是常例，包括开天门、推坎宫、推太阳、按总筋、分阴阳。清脾经250次，清肝经200次，清心经100次，清肺经300次推三关90次，推六腑30次，按肩井2～3次。

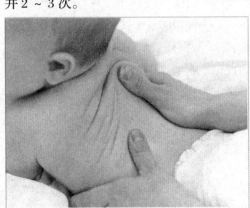

◎采用推拿的方式便可以有效提升孩子的体质，不过要根据不同的症状，采取不同的推拿方法。

风寒引起发热的症状：孩子会出现头痛、全身疼痛、怕冷、无汗、鼻塞、流涕、咳出的痰液稀薄、舌苔薄白、食指脉络鲜红等症状。方法是在治疗基础推拿疗法上加掐二扇门、拿风池穴4～5次。

风热引起发热的症状：孩子会出现微

微汗出、口干、嗓子疼、流黄鼻涕、舌苔薄黄、食指脉络红紫等症状。基础推拿疗法加推脊柱 10 次、推天河水 10 次。

有一些孩子会出现饮食不好，或者是食积或者是不消化，都会造成肺胃功能郁阻而化热。大多数的症状都是孩子高热并且便秘三天以上，伴有面红、气促、不想吃东西、烦躁哭闹、口渴而不想喝水、舌红苔燥、指纹深紫的症状，这是肺胃实热的表现。清脾经 400 次，清肝经 300 次，清心经 250 次，清肺经 350 次，补肾经 200 次，清大肠 120 次，水底捞明月、推天河水各 20 次，按肩井 2 ~ 3 次。

如果孩子体质弱、先天不足、后天营养失调、久病伤阴都可能导致肺肾不足、阴液亏损，引起日久发热不退。孩子发热时间在中午过后，而且手脚都很热，身体瘦小，夜间睡觉出汗，食欲减退，舌红苔剥，食指脉络淡紫。以基础的疗法再加上补脾经 300 次，清肝经 250 次，清心经 200 次，补肺经 350 次，补肾经 400 次。清天河水、按揉涌泉各 80 次，按中脘 90 次按揉内劳宫 100 次，按肩井 2 ~ 3 次。

在日常生活当中，有些家长用手摸一摸孩子的头，感到皮肤发烫，就认为孩子是发热了。还有些家长认为，只要孩子的体温超过 37℃ 就是生病了。其实，这种认识并不是完全正确的。孩子的体温在某些因素的影响下，常常可能出现一些波动。比如在傍晚时，孩子的体温往往比清晨高一些。孩子进食、哭闹、运动后，体温也会暂时升高。衣被过厚、室温过高等原因，也会使体温升高一些。这种暂时的、幅度不大的体温波动，只要孩子一般情况良好，精神活泼，没有其他的症状和体征，一般不应该认定是病。

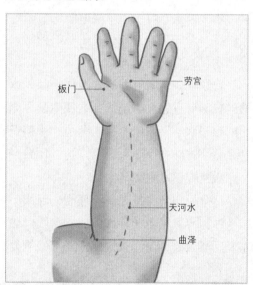

遗尿经络保健操：防范出现"画地图事件"

一般情况下，宝宝在 1 岁或者是 1 岁半的时候，就能够在夜间控制排尿了，尿床现象便会大大减少。但是有些孩子直到 2 岁甚至 2 岁半后，还只能够在白天控制排尿，晚上仍旧常常尿床，这依然是一种正常的现象。大多数孩子 3 岁后夜间不再遗尿。但是如果 3 岁以上还在尿床，且次数达到一个月两次以上的话，就不正常了。

如果孩子肾气不足、肺脾气虚的话，就很容易在夜里"画地图"。正所谓"冰冻三尺非一日之寒"，在给孩子进行治疗的时候，父母不可操之过急，坚持进行遗尿经络保健操和"多管齐下"才是制胜的良方,为孩子补足了肾气和肺脾之气,遗尿的问题自然也就解决了。

在进行治疗的时候,首先要对三阴交穴按揉大约50次,三阴交可以通血脉、利湿热,有很好的调理功能;然后就是肾俞穴,通过按揉肾俞可以给孩子补肾,还能够促进孩子脑部的发育,这是一个非常好的"保健穴",按揉大约100次;最后就是按揉丹田穴,大约进行100次,丹田位于小腹部,脐中下2~3寸处,具有培肾固本、温补下元、分清别浊的功效,可以用来防治小儿遗尿。按摩的时候,父母要注意力道的把握,如果孩子喊疼的话,力道就要适当放轻一些。

曾经听一些懂中医的人谈到小孩尿床的问题时有过这样的说法,据说生活在海边的孩子都不会尿床。因为海边的小孩经常光着小脚踩在海滩上玩耍,这样便会经常刺激到脚心的涌泉穴。

这个说法其实是很有道理的,因为小孩子尿床大多是由于肾气虚弱、膀胱气化不利所导致的,而涌泉穴是肾经上的重要穴位,具有补肾气的作用,经常对这个穴位进行按摩有利于膀胱气化,所以,闲暇时可以让宝宝的脚丫透透气,尤其是家里铺着木地板或者是地毯的话,可让孩子光着小脚在上面走。父母还可以每天晚上在孩子临睡前的1小时让孩子泡泡脚,然后帮他轻轻地揉揉涌泉穴,每次揉上10分钟左右,也能达到补肾和帮助膀胱气化的效果,这样就可以很好地缓解孩子夜间遗尿的症状。不过按揉时手法一定要轻柔,因为刺激过重的话便会成为一种"泻法",反而会起到反作用。

其实有关孩子尿床会出现一种奇怪的现象:当家长把注意力集中到这个问题上时,尿床的情况反而会变得更加严重;相反,当家长把这件事情淡忘了的时候,孩子的尿床次数反而会逐渐减少甚至不再尿床。因为这也是有着一定的心理因素的,如果平日里老在孩子面前提他尿床的事情的话,他的心理负担反而会更重。所以,父母不妨放宽心,只当他打翻汤碗一样去处理便可,更不要没事就将孩子尿床的事情挂在嘴边,这样小孩自然就不尿床了。

💙 脾经分推操:脾胃强壮不呕吐

年轻的父母们经常会觉得奇怪,为什么孩子总是动不动就恶心呕吐?这是因为孩子的胃的位置较成年人浅,再加上体位等因素,就让呕吐变成了孩子常见的一种症状。一般认为,孩子脾胃虚弱,或者是因为乳食不节、冷热失调或惊吓等因素,均可导致脾胃功能失调。呕吐以食物由胃中经口而出为其主症。

此外,孩子吃奶后,乳汁从嘴角溢出,称之为"溢乳",多为哺乳过量或过急所致,应注意改善哺乳方法。如因高热抽风而致频繁呕吐,或腹部突然疼痛而产生呕吐,多数为急性热病、肝部急症或外科急腹症的表现,遇到这些情况必须注意鉴别,不可盲目治疗，以免贻误病情。

着凉的呕吐是由于孩子体质虚弱，吃了过量的生冷食物或腹部受寒，导致寒气侵蚀胃部，胃部的吸收功能失调，引起呕吐。有一部分小孩发病比较缓慢，进食后很久才发生呕吐现象，呕吐清稀黏液，无臭味。

热证的呕吐就正好相反，多是出现在夏季，由于夏秋季节气候湿热，孩子吃了过量的油腻食物，或由于乳母喜欢吃辛辣刺激性食物，乳汁蕴热，使孩子热积于胃，导致胃火上冲而发生呕吐。如果孩子进食后立刻就有呕吐的反应，呕吐物酸臭或为黄水，多是热引起的呕吐。

无论是哪种情况造成的呕吐，归根结底都是因为孩子胃功能减弱所造成的，所以想让孩子不呕吐，便要强化其胃功能。

热证呕吐比较适合用清泻的方法。用开天门、推坎宫、推太阳、按总筋、分阴阳等方法。清脾经350次，清肝经300次，清心经250次，清肺经300次，补肾经200次，清大肠经、后溪各60次，推六腑60次，推天柱、板门、中脘、足三里各90次，按肩井2～3次。如果便秘腹胀比较厉害的，加推下七节，并要摩腹；胃口不佳加掐四横纹，捏脊。

呕吐最主要的原因是消化不良，较小的孩子哺养不当，乳食过多，较大的孩子吃了过多的生冷、油腻等不消化的食物，损伤脾胃，导致胃部的吸收功能不良，脾的传导功能受到影响，而发生呕吐。这时的孩子不想吃饭、口臭、便秘、腹胀、吐出乳块或不消化食物，并且味道酸臭，有时伴有腹泻现象，大便酸臭，舌苔厚腻。用开天门、推坎宫、推太阳、按总筋、分阴阳等方法。先清脾经200次，后补脾经100次，清肝经250次，清心经150次，补肺经100次，补肾经200次。推揉板门80次，推大肠、中脘（消导法）各80次，按揉足三里80次，按肩井2～3次。

呕吐属于很常见但是又比较好处理的病症，如果孩子反复出现呕吐，就会让孩子在很小的时候胃肠就不好，成年后也会比较容易出现脾胃不适的情况，患胃肠道疾病的概率也会比常人高。

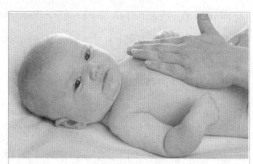

◎用开天门、推坎宫、推太阳、按总筋、分阴阳等方法按摩可以有效缓解呕吐症状。

天枢按揉操：告别不健康的肥胖症

外面卖的减肥产品，千万不要轻易给孩子用，因为孩子的身体还没有发育完全，如果因为这个造成疾病，就得不偿失了。

在这里向大家推荐按摩法，因为这是自然疗法，没有任何药物的介入，安全而且有效。

按摩的时候首先要用开天门、推坎宫、推太阳、按总筋、分阴阳等方法。补脾经250次，清肝经250次，清心经150次，补肺经200次，补肾经100次，摩中脘5分钟，揉双侧天枢穴200次。以双手的大拇指、食指、中指稍用力提捏脐上、脐下两部位的肌肉组织，拿起时可加捻压动作，放下时动作应缓慢，反复操作10～20次。按揉足三里、点按丰隆穴各200次，揉脾俞、胃俞至发红为止，按肩井2～3次。如果孩子还有便秘的问题，加推下七节骨300次，揉龟尾1分钟。

也可以每天进行足部的按摩。首先用温水泡脚，然后用手按揉整个脚掌，让肌肉放松下来。然后重点刺激甲状腺反射区，最后选择肝经的大敦穴和公孙穴，因为这两个穴位对调节食欲，以及食物的消化吸收有比较好的作用。整个按摩过程并不需要太久的时间，一般在15～20分钟之间就可以。

产生肥胖的原因，除了家族遗传倾向、药物导致的以外，最常见的就是收支不平衡。也就是说摄入的能量太多，而消耗的远比摄入得少，这样人体就自动把能量转化为脂肪贮存起来，从而引发肥胖。所以，要想控制体重，就得从摄入和消耗两方面入手。

家长们应认识到孩子肥胖绝对不代表身体健康强壮。在孩子还小的时候，不要认为孩子哭闹就是饿了，就随时随地喂食。而对于一些食欲旺盛的孩子应挑选含热量较少的食物，如蔬菜瓜果等，尽量避免油腻甜食、盐分较多以及油炸的食物。

最重要的是应该鼓励孩子坚持进行体育锻炼，最初可以采取散步慢跑等强度不高的活动，之后逐渐增加运动量，并要延长运动的时间。这样是科学有效的减肥方法，既可以让孩子在不知不觉中减掉体重，还能避免吃一些减肥药等引起的不适。

也有很多人的肥胖是因为遗传的因素或者是家庭的生活饮食习惯造成的，所以没有必要因为饭量很大，或者身体比较健壮就觉得是肥胖。平时可以采用按压足部的甲状腺反射区来进行调节，身体自然会安排最合适的方式，达到平衡的状态。

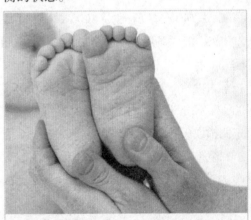

◎给孩子减肥也可以每天进行足部的按摩，首先用温水泡脚，然后用手按揉整个脚掌。

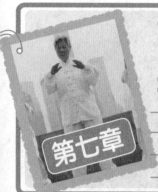

古代经络导引操——老祖宗传下来的智慧

第七章

中华养生文明源远流长，而导引操，也随着中医学的发展传承了下来。古代导引操讲究宁神调息，气沉丹田，导引气至不适之处，达到强身健体、疏通筋络而延年益寿的功效。

♥ 最简单的修阳真方——经络导引养生功

经络导引养生功把小周天和大周天结合起来，能起到通经活络、通畅气血、引气归元的作用，使元精、元气、元神充沛，达到有病祛病、无病健身延年的目的。

经络导引养生功把小周天和大周天结合起来，能起到通经活络、通畅气血、引气归元的作用，使元精、元气、元神充沛，达到有病祛病、无病健身延年的目的。专家认为，这套功法最适合无暇锻炼的成功男士和活动不便的患者。因为它不受场地、时间的限制，只需坐姿即可，时间 1 ~ 5 分钟，可根据个人情况而定。

经络导引养生功共分为六步。

第一步：练功前的准备，采取端坐式，项挺直，目向前平视，闭口、舌抵上腭，全身放松，思想安静、洒脱，自然呼吸，气要均匀。

第二步：以意领气，先由会阴（在肛门与外生殖器之间）开始上入发际，沿任

脉的关元、神阙、膻中、天突、廉泉到头顶；沿督脉由头顶下行至风府、大椎、至阳、命门至尾闾骨（即尾骨），归会阴，再上入小腹。

第三步：由小腹向左行至气冲、髀关，沿足阳明经直下到内庭（足背第二、三趾间缝纹端），走足心涌泉，再从足三

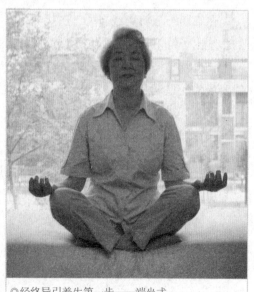

◎经络导引养生第一步——端坐式。

阴（大腿的内侧）由下向上行经阴廉（气冲穴直下二寸，大腿根部）到气冲穴，右侧循行路线与左侧运行方向相同。

第四步：由气冲穴到任脉的曲骨穴经关元、气海、神阙、中脘、膻中到天突。

第五步：由天突向右经俞府、中府到肩井、巨骨、肩髎穴，沿手阳明向下到阳池，再分别下行至大、食、中、无名、小指之后，从手三阴由下向上到极泉（在腋窝顶点，腋动脉搏动处），经中府、俞府，到天突穴，再向右行与左侧运行路线相同。

第六步：由天突向上到廉泉穴，因舌抵上腭，使任督相通，经气到头顶，再向下到风府，沿督脉直下至尾闾，回归会阴，再上行至丹田到终止。

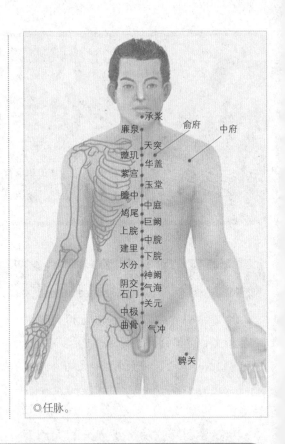

◎任脉。

💗 经络导引的正确姿势：调身

在长期的练功实践当中，历代养生家们总结出了练习导引术所必须遵循的几大要素，也就是调身、调息和调心。在此我们要说的便是调身，所谓的调身，是指将身体放松，对身体姿势进行调整，从而进行一定的身体动作。

只有掌握了正确的姿势，才能够令导引养生锻炼起到良好的作用。调身的基本要求是形正体松，气运自然。形正则生势，静则有顶天立地、包容宇宙之气概，动则敏捷迅速，有排山倒海之势。体松是紧中求松，刚柔相济，紧而不僵。

锻炼中经常用到的调身姿势是坐、卧、站、行，这四种姿势各自都有着自己的特点和效用，在实际应用的时候，应该根据自身的病情、体质、练功情况以及习惯等去进行选择。比如患有溃疡病、胃下垂等消化系统疾病，或体力不支、年老力衰者可采用卧式或坐式；患有高血压、头痛，或者体质壮实者，则可采用站式。因为卧式可以减缓腹部紧张，减轻疼痛；而站式可以通过下肢的紧张，引导头部气血运行，有助于紧张状态的缓解。同时，选用适当姿势，有助于把注意力集中在身体某一部位。一般认为，行则凝神于涌泉，立则凝神于海底（会阴），坐则凝神于绛宫（膻中），卧则凝神于坤腹

（下腹部）。

此外，在对姿势进行选择的时候，还应该根据具体的情况进行具体的安排，有时候，还可以将几种姿势交替调配使用。早晨可以选择动功，晚上入睡前可以采用卧式；冬季严寒户外站式不适，可以采取室内坐式；夏季卧式满身大汗，则可改为平坐或站式等。

❶ 坐式

坐式包括坐式、靠坐式和盘膝式三种。平坐式指端坐在方凳上，高度以躯干与大腿、大腿与小腿各呈90°角为宜，两足着地，两膝左右分开与肩同宽，双手自然放在膝或大腿上，下颌微收，松肩含胸，口眼微闭，舌抵上颚。靠坐式是指坐于椅上，背靠椅背，其余同平坐式。盘膝式又分自然盘膝式、单盘膝式和双盘膝式三种。自然盘膝式是两腿自然交叉成"八字形"，两足压在两侧大腿下，两手放在膝上，或结手印置小腹前。单盘膝式是将一侧小腿置于另一侧小腿上，双盘膝式是将左足置于右腿上，右足再放在左腿上，足心向上，双盘膝式坐式稳固，易于入静，一般人不易做到。

❷ 卧式

卧式包括仰卧和侧卧两种。仰卧式即平卧于床上，或用枕头将背部垫高垫实，呈斜坡状，四肢自然放松伸直，两手十指松展置于身侧，或相叠置于小腹上。侧卧式左右侧卧均可，一般以右侧卧有利于心脏活动、肝脏藏血和胃肠排空。枕高应同侧肩宽，头稍向前、上侧手掌自然放于髋部，下侧手臂自然屈肘，手心向上置于枕上，距头二寸许。

将下侧的大腿略微向前屈，小腿保持自然伸直，上侧大腿叠放，屈膝大约呈120°，足部着床。这个姿势适合体弱者或者是睡前练功时使用。

❸ 站式

站式还被叫作站桩，具有很多样的形式。最基本的站式是自然站式：两脚平行，与肩同宽，双膝微屈，收胯敛臀，直腰松腹，含胸拔背，沉肩坠肘，松腕虚腋，两臂自然下垂，两手自然置于裤缝处。头正平视，口唇轻抿，舌抵上颚。

根据膝关节的弯曲程度，可以将站式分为高、中、低三种。根据手臂的姿势可分为自然式、下按式（屈肘，两手掌心向下，有意下按）、按球式（两臂屈肘呈怀抱状，两手置于脘腹前，手心向下如按水上气球）、抱球式（掌心向内，指尖相对，如怀抱大球状），三圆式（臂如抱球式，手指如握球状，形似虎爪，足尖稍向内扣，形成足圆、手圆、臂圆）、佛掌式（两手合十置于胸前）等。

❹ 行式

在保持静立2～3分钟之后，先迈出左脚，走路的时候先用足跟部位着地，足趾用力抓地而蹬，上体和上肢随之自然摆动，全身放松，意守下丹田或者是命门部位。可配合呼吸，呼气时提肛收腹，吸气时松腹，气贯丹田。

经络导引的呼吸调准：调息

调息，在古代还具有吐纳、练气和调气等称谓，指的就是进行呼吸的调整以及锻炼。在导引功法当中，这是一个非常重要的环节，同时也是令人体内真气积蓄、发动以及运行的主要方法。进行调息不仅有助于意守入静和身体的放松，同时还可以调和气血、协调阴阳，对内脏也具有一定的按摩作用。

无论选用哪种呼吸方法，均应从形体放松、情绪安宁入手。练呼吸应自然柔和、循序渐进，不能刻意追求，急于求成。常用的调息方法有：

① 自然呼吸法

这种方法指的是不加意念，顺乎自然呼吸。这是呼吸锻炼的起点。

② 腹式呼吸法

在进行腹式呼吸法的时候，由于横膈会随呼吸运动，所以会对内脏起到一定的

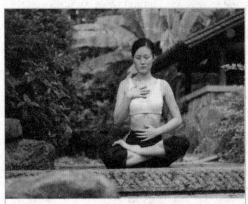

◎腹式呼吸法可以进行深度呼吸，吐出较多易停滞在肺底部的二氧化碳，使身体更健康。

按摩作用，令内脏的功能得到增强。吸气时膈肌下降，腹部外凸；呼气时膈肌上升，腹部内收者为顺腹式呼吸。吸气时腹部内收，呼气时腹部外凸者则为逆腹式呼吸。逆腹式呼吸更能加强肠胃的功能。

③ 脐呼吸法

这种呼吸方法是一种高度轻慢柔和的呼吸方法。当练功进入高探境界，呼吸变得异常微弱，口鼻中空气出入已无感觉。只有丹田内有极其微弱的起伏。古人认为类似胎儿在母体内之脐带呼吸，故又名胎息。

④ 开合呼吸法

这种方法是在胎息法的基础上面，去意想全身的毛孔都在随着呼吸而一开一合。吸气时，意想自然界之清气从全身毛孔吸入体内，呼气时，意想体内浊气从毛孔呼出体外。此法又称体呼吸或毛孔呼吸法。

⑤ 提肛呼吸法

进行提肛呼吸的时候，在吸气时，要稍微用意提起会阴部；呼气时，则将其放下。

为了能够将其与意念活动的配合加强，还可以同时采取数息、听息以及随息的方法，这样便可以排除杂念，恢复安宁。"数息"，指的是对鼻端呼吸出入的次数进行默数；"听息"，指的是两耳对自己呼吸的出入进行默听。不计次数；"随息"，指的是意念注意鼻端呼吸的轻微出入，不用计算次数。

经络导引的意念锻炼：调心

调心是调身、调息、调心这练功三要素中的一个，指的是自觉去对意识活动进行控制，使之达到集中和专一，从而符合练功的要求，实际上就是意念的锻炼。《天台止观》中将调心分成了三步：入定、住定、出定。调心的基本要求是要做到"清心寡欲"，排除杂念，以达到"入静"的状态。

调心的意义，首先便是宁神、聚精、养气，使精充、气足、神全。其次是以意领气，调节气血运行，使气血顺畅，阴平阳秘。调心的常用方法为：

① 注意放松身体

要有意识地令身体放松下来，姿势安稳舒服自然。放松身体的功法有放松功等。

② 注意身体的某个部位

在已经实现了整体的安静之后，将意念高度集中到身体的某个部位上面，体验其各种感觉，这种做法通常被称为"意守""凝神"。常用的意守部位如丹田，一般指腹部下丹田，意守丹田可使元气归根，交通心肾，培补元气。另外还有足三里、大敦、涌泉、命门、少商、中冲等部位。

③ 注意呼吸

将意念集中到呼吸上面，并且有意识地进行调整，使之缓慢而又深长，以利于排除杂念，可采用随息、数息或听息法。

④ 默念字句

通过默念字句的方式，可以将心中的杂念排除，同时也是一种自我暗示性意守。如呼气时念"松"，吸气时念"静"，也可根据不同情况选择字句默念。

⑤ 注意身体外部

个人，如果心肝火旺的话，便很容易烦躁不安，这样便难以对身体内部进行注意，这个时候便可将意念集中于身体外部环境其一目标，如花朵、绿树、天空、墙壁等，也称"守外"。

⑥ 观想法

观想法指的便是用想象产生幻觉、幻想，从而令意念集中，像内视、存想、观想等都属于观想的范畴。内视，即将眼睛闭起，对自己身体的某一部位或者是脏腑进行内视，所谓观想也就是幻观，所谓以意领气，指的是用意去引导体内的气，令其沿任、督脉等进行周流。

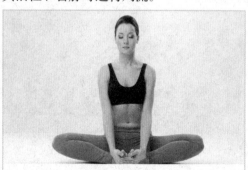

◎观想指的是用意去引导体内的气，以达到调心的目的。

❤ 正确练功六大原则：练功要领

通过大体的概括可以看出，导引功法的练功要领共包含以下几点：

① 松静自然

松，是指练功的时候精神不能紧张，保持肢体的放松。静，指练功时保持情绪安静，排除杂念。

松与静彼此互相促进、互相影响。如果松掌握得好，就容易静下来，而静下来以后，也就更容易放松。松静自然是练放松功的基本要求，也是初学者入门的基本功，是练好各种功法的基础。

② 动静结合

导引术共分为动功和静功两大类。一般情况下，动功多借助肢体的运动来导引内气运行，而静功多借助意念的作用，使气聚丹田。所以我们在练功安排上，应使静功与动功密切配合。

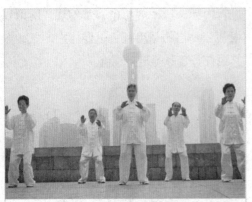

◎练功是通过特定的方法如气功、导引、武术等以锻炼身体、防治疾病、抗衰延寿。

③ 练养相兼

练与养是练功过程当中的两种不同状态。练，是指在意识作用下调整身体，摆好姿势，集中注意，排除杂念。养，是指经过有意识的锻炼后所出现的身体轻松舒适、呼吸柔和绵绵、心神宁静的静养状态。练与养相辅相成，共同促进身体的气血调和。

④ 意气相随

意，指的是练功者的意念活动；气，指的是呼吸之气和练功中的内气感觉。意气相随是指练功者能用自己的意念去影响、锻炼自己的呼吸和内气运动，使意念活动与气息、运动结合起来，故又称"意气合一"。

⑤ 准确柔和

在进行外部肢体动作的时候，一定要注意保持姿势正确，使动作合乎规范，动作的高低起落、轻重虚实、部位手法、用意呼吸等都要按照规定去做。且动作要灵活柔和，恰到好处。

⑥ 循序渐进

导引养生功法效果的产生是需要经过一段时间的，不可能在短时间内就奏效，所以我们在进行练习的时候一定要按照一定的程序进行，只有这样才能够功到自然成。

东汉末年的华佗导引术：五禽戏

华佗是东汉末年杰出的医学家，《后汉书》有华佗"年且百岁，而犹有壮容，时人以为仙"的记载。

华佗的健康长寿和他注重养生密不可分，他认为生命在于运动，运动使人健康长寿。为此他还模仿虎、鹿、熊、猿、鸟等五种禽兽的活动姿态，创制了一套体操，名曰"五禽之戏"，可使头、身、腰、背、四肢等各部位及关节得到活动。

从中医的角度来看，虎、鹿、熊、猿、鹤五种动物分别属于金、木、水、火、土五行，又对应着心肝脾肺肾五脏。模仿它们的姿态进行运动，正是间接地起到了锻炼脏腑的作用，还可以使全身的各个关节、肌肉都得到锻炼。

现代医学研究证明，五禽戏是一种行之有效的锻炼方式。它能锻炼和提高神经系统的功能，提高大脑的抑制功能和调节功能，有利于神经细胞的修复和再生。它能提高肺功能及心脏功能，改善心肌供氧量，提高心脏排血力，促进组织器官的正常发育。同时它还能增强肠胃的活动及分泌功能，促进消化吸收，为机体活动提供养料。

五禽戏是一种外动内静动中求静、动静具备、有刚有柔、刚柔相济、内外兼练的仿生功法。与中国的太极拳、日本的柔道相似，锻炼时要注意全身放松，意守丹田，呼吸均匀，做到外形和神气都要像五禽，达到外动内静，动中求静，有刚有柔，刚柔并济，练内练外，内外兼备的效果。

五禽戏的内容主要包括虎戏、鹿戏、熊戏、猿戏和鸟戏。下面来具体进行介绍：

虎戏：取自然站式，俯身，两手按地，用力使身躯前耸并配合吸气。当前耸至极后稍停，然后身躯后缩并呼气，如此进行3次。继而两手先左后右向前挪动，同时两脚向后退移，以极力拉伸腰身，接着抬头面朝天，再低头向前平视。最后，如虎行般以四肢前爬7步，后退7步。

鹿戏：接上四肢着地势，吸气，头颈向左转、双目向右侧后视，当左转至极后稍停，呼气、头颈回转，当转至朝地时再吸气，并继续向右转，一如前法。如此左转3次，右转2次，最后回复如起势。然后，抬左腿向后挺伸，稍停后放下左腿，抬右腿如法挺伸。如此左腿后伸3次，右腿2次。

熊戏：取仰卧式，两腿屈膝拱起，两脚离床面，两手抱膝下，头颈用力向上，使肩背离开床面，略停，先以左肩侧滚落床面，当左肩一触床面立即复头颈用力向上，肩离床面，略停后再以右肩侧滚落，复起。如此左右交替各7次，然后起身，两脚着床面成蹲式，两手分按同侧脚旁，接着如熊行走般，抬左脚和右手掌离床面。当左脚、右手掌回落后即抬起右脚和左手掌。如此左右交替，身躯亦随之左右摆动，片刻而止。

猿戏：择一牢固横竿，略高于自身，站立手指可触及高度，如猿攀物般以双手

抓握横竿，使两脚悬空，做引体向上7次。接着先以左脚背勾住横竿、放下两手，头

身随之向下倒悬，略停后换右脚如法勾竿倒悬，如此左右交替各进行7次。

鸟戏：取自然站式。吸气时跷起左腿，两臂侧平举，扬起眉毛，鼓足气力，如鸟展翅欲飞状。呼气时，左腿回落地面，两臂回落腿侧。接着跷右腿如法操作。如此左右交替各进行7次，然后坐下。屈右腿，两手抱膝下，拉腿膝近胸，稍停后两手换抱左膝下如法操作，如此左右交替也进行7次。最后，两臂如鸟理翅般各伸缩7次。

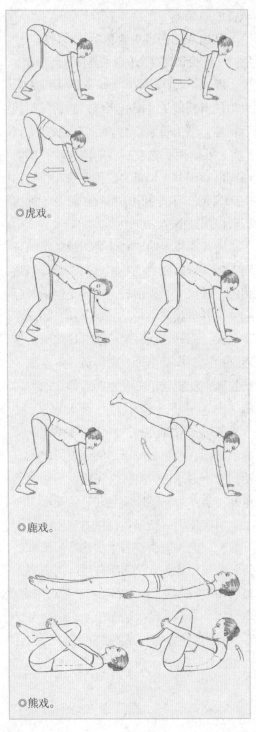

◎虎戏。

◎鹿戏。

◎熊戏。

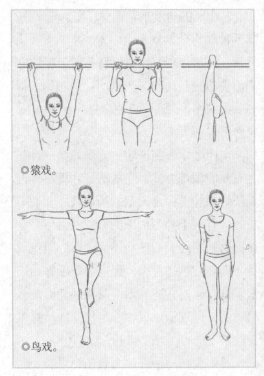

◎猿戏。

◎鸟戏。

练习时，可以单练一禽之戏，也可选练一两个动作。单练一两个动作时，应增加锻炼的次数。

如果你想像华佗一样健康长寿，年过百岁而如壮年的话，就不妨做做运动，练练五禽戏。

八段锦，为阳气不足者开通"阳关大道"

八段锦是古代导引功法的一个重要分支，它起源于南朝梁代，形成于宋代，发展于明清。

顾名思义，八段锦一共包括八段，其中前四段的功用在于治病，后四段的功用在于强身。八段锦简单易学，经常锻炼，对增强体质，提升阳气，调节人体各脏腑经络气血的运行，均有显著的功效。

❶ 双手托天理三焦

【起势】直立，两臂自然下垂，手掌向内，两眼平视前方，舌尖轻抵硬腭，自然呼吸，周身关节放松，足趾抓地，意守丹田，以求精神集中片刻，两臂微曲，两手从体侧移至身前，十指交叉，掌心向上。

【动作】

（1）两臂徐徐上举，至头前时，翻掌向上，肘关节伸直，头往后仰，两眼看手背，两腿伸直，同时脚跟上提，挺胸吸气。

（2）两臂放下，至头前时，掌心由前翻转向下，脚跟下落，臂肘放松，同时呼气。

（3）如此反复16～20遍，使呼气吸气均匀。

【收势】十指松开，两臂由身前移垂于两侧。

❷ 左右开弓似射雕

【起势】自然站立，左脚向左侧跨一步，两腿屈膝成马步，上体直，同时两臂平屈于两肩前，左手食指略伸直，左拇指外展微伸直，右手食指和中指弯曲，余下手指紧握。

【动作】

（1）左手向左侧平伸，同时右手向右侧猛拉，肘弯曲与肩平，眼看左手食指，同时扩胸吸气，模仿拉弓射箭的姿势。

（2）两手回收，屈于胸前，恢复起势，但左右手指姿势相反，同时呼气。

（3）右手向右侧平伸，同时左手向左侧猛拉，肘屈与肩平，眼看右手食指，同时扩胸吸气。

（4）如此左右轮流进行开弓16～20次。

【收势】还原预备姿势。

❸ 调理脾胃须单举

【起势】立直，两臂自然垂于体侧，脚尖向前，双眼平视前方。

【动作】

（1）右手翻掌上举，五指伸直并拢，掌心向上，指尖向左，同时左手下按，掌心向下，指尖向前，拇指展开，头向后仰，眼看右指尖，同时吸气。

（2）复原，同时呼气。

（3）左手翻掌上举，五指伸直并拢，掌心向上，指尖向右，同时右手下按，掌心向下，指尖向前，拇指展开，头向后仰，眼看左指尖，同时吸气。

（4）复原，再呼气。

（5）如此反复16～20遍，运动时宜注意配合呼吸均匀。

【收势】恢复起势状态。

④ 五劳七伤往后瞧

【起势】直立，两臂自然伸直下垂，手掌紧贴腿侧，挺胸收腹。

【动作】

（1）双臂后伸于臀部，手掌向后，躯干不动，头慢慢向左旋转，眼向左后方看，同时深吸气，稍停片刻，头复归原位，眼平视前方，呼气。

（2）头再慢慢向右旋转，眼向右后方看，吸气，稍停片刻，再旋转复归原位，眼平视前方，呼气。

（3）如此反复16～20遍。

【收势】恢复起势状态。

⑤ 攒拳怒目增气力

【起势】自然站立，两腿分开屈膝成马步，两侧屈肘握拳，拳心向上，两脚尖向前或外旋转，怒视前方。

【动作】

（1）右拳向前猛冲击，拳与肩平，拳心向下，两眼睁大，向前虎视。

（2）右拳收回至腰旁，同时左拳向前猛冲，拳与肩平，拳心向下，两眼睁大，向前虎视。

（3）左拳收回至腰旁，随即右拳向右侧冲击，拳与肩平，拳心向下，两眼睁大，向右虎视。

（4）右拳收回至腰旁，随即左拳向左侧冲击，拳与肩平，拳心向下，两眼睁大，向左虎视。

（5）如此反复进行16～20遍。

【收势】注意配合呼吸，拳出击时

呼气，回收时吸气。最后两手下垂，身体直立。

⑥ 两手攀足固肾腰

【起势】两腿直立，两手自然垂于体侧，成立正姿势。

【动作】

（1）两臂高举，掌心相对，上体背伸，头向后仰。

（2）上体尽量向前弯曲，两膝保持正直，同时两臂下垂，两手指尖尽量向下，头略抬高。

（3）如此反复16～20遍。（注：此段可用自然呼吸。）

【收势】恢复起势状态。

⑦ 摇头摆尾去心火

【起势】两腿分开，屈膝下蹲成马步，两手按在膝上，虎口向内。

【动作】

（1）上体及头向前深俯，随即在左前方尽量做弧形环转，头尽量向左后旋转，同时臀则相应右摆，左膝伸直，右膝弯曲。

（2）复原成起势姿势。

（3）上体及头向前深俯，随即在右前方尽量做弧形环转，头尽量向右后旋转，同时臀部相应左摆，右膝伸直，左膝弯曲。

（4）复原成起势姿势。

（5）如此反复16～20遍，可配合呼吸，头向左后（或右后）旋转时吸气，复原时呼气。

【收势】最后直立而收势。

❽ 背后七颠把病消

【起势】立正，两手置于臀后，掌心向后，挺胸，两膝伸直。

【动作】

（1）脚跟尽量向上提，头向上顶，同时吸气。

（2）脚跟放下，着地时有弹跳感，同时呼气。

（3）如此反复进行 16～20 次。

【收势】恢复成起势姿势。

以上八段锦，每一动作都能对某一局部起到应有的效果，通过局部调节整体。此八段动作，运动量不大不小，老弱咸宜，既可以强身防病，又能医疾治病，特别是一些久治不愈的慢性病患者，通过锻炼确能收到效果。

上面为大家介绍的属于站势八段锦，除此之外还有一种坐势八段锦。相对来说，坐势练法恬静，运动量小，适于起床前或睡觉前穿内衣锻炼。由于篇幅所限，此处只把口诀告诉大家：

闭目冥心坐，握固静思神。叩齿三十六，两手抱昆仑。

左右敲玉枕，二十四度闻。微摆撼天柱，动舌搅水津。

鼓漱三十六，津液满口生。一口分三咽，以意送脐轮。

闭气搓手热，背后摩精门。尽此一口气，意想体氤氲。

左右辘轳转，两脚放舒伸。翻掌向上托，弯腰攀足频。

以候口水至，再漱再吞津。如此三度毕，口水九次吞。

咽下汩汩响，百脉自调匀。任督慢运毕，意想气氤氲。

名为八段锦，子后午前行。勤行无间断，去病又强身。

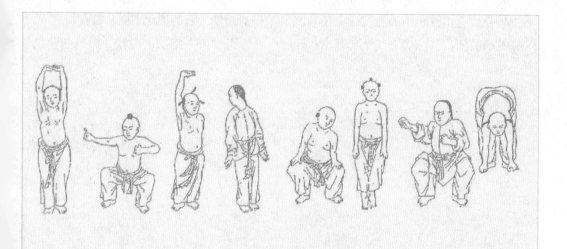

◎八段锦对增强体质，提升阳气，调节人体各脏腑经络气血的运行，均有显著的功效。

六字吐气法：六字诀

对于气虚体质者来说，补气有很多方法，其中的"六字诀"，就是补脏腑之气的一种非常简单有效的方法。

首先要做好预备功：头顶如悬，双目凝神，舌抵上腭，沉肩垂肘，含胸拔背，松腰坐胯，双膝微屈，双脚分开，周身放松，大脑入静，顺其自然，切忌用力。

① 念"嘘"字补肝气

本功法适用于肝气虚，对肝郁或肝阳上亢所致的目疾、头痛以及肝风内动所引起的面肌抽搐、口眼歪斜等均具有一定的疗效。

练功时，两手相叠于丹田，男左手在下，女相反；两瞳着力，足大拇指稍用力，提肛缩肾。当念"嘘"字时，上下唇微合，舌向前伸而内抽，牙齿横着用力。呼吸勿令耳闻。当用口向外喷气时，横膈膜上升，小腹后收，逼出脏腑中的浊气，大凡与肝经有关的脏器，其陈腐之气全部呼出；轻

闭口唇，用鼻子吸入新鲜的空气。吸气尽后，稍事休息，再念"嘘"字，并接连进行6次。

② 念"呵"字补心气

本功法适用于心气虚，对心神不宁、心悸怔忡、失眠多梦等症均具有一定的疗效。

练功时，加添两臂动作，这是因为心经与心包经之脉都由胸走手。念"呵"字的时候，两臂随吸气抬起，呼气时两臂由胸前向下按，随手势之导引直入心经，沿心经运行，使中指与小指尖都出现热胀之感。应该注意念"呵"字的口形为口半张，腮用力，舌抵下颌，舌边顶齿。同样也要连续进行6次。

③ 念"呼"字补脾气

本功法适用于脾气虚，对脾虚下陷以及脾虚所导致的消化不良非常有效。

练"呼"字功的时候，撮口如管状，

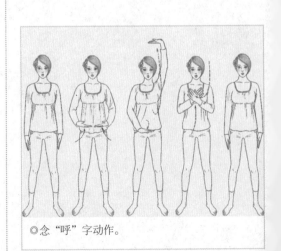

◎念"嘘"字动作。

◎念"呼"字动作。

唇圆如筒，舌放平，向上微卷，用力前伸。此口形动作，可牵引冲脉上行之气喷出口外，而洋溢的微波则会侵入心经，并顺手势达于小指上的少冲穴。气血会循十二经的常轨充满周身。需要注意的是，当念"呼"字的时候，手势未动之前，足大趾要稍微用力，则脉气会由腿内侧进入腹里，循脾入心，进而到达小指的尖端。右手高举，手心向上，左手心向下按的同时呼气；再换左手高举、手心向上，右手心向下按。呼气尽则闭口用鼻吸气，吸气尽稍休息做一个自然的短呼吸，再念"呼"字，共连续进行6次。

④ 念"呬"字补肺气

本功法适用于肺气虚，对于肺病咳嗽、喘息等症具有一定的疗效。

练"呬"字功的时候，两唇要稍微向后收，上下齿相对，舌尖微出，由齿缝向外发音。意念由足大趾的尖端领气上升，两臂循肺经道路由中焦健起，向左右展开，沿肺的经脉直达拇指端的少商穴内。当呼气尽时，即闭口用鼻吸气。休息一会儿，自然呼吸一次，再念"呬"字，连续进行6次。

⑤ 念"吹"字补肾气

本功法适用于肾气虚，对早泄、滑精等症有效。

练"吹"字功的时候，舌向里，微上翘，气由两边出。足跟着力，足心的涌泉穴，随上行的脉气提起，两足像在泥泞中行走那样，这样的话，肾经的脉气便会随念"吹"字的呼气上升，并入心包经。同时两臂撑圆如抱重物，躯干下蹲，并虚抱两膝。呼气尽，吸气的时候，横膈膜下降，小腹鼓起，重复进行上四个字吸气时的动作，连续进行6次。

⑥ 念"嘻"字理三焦之气

本功法对由于三焦气机失调所导致的耳鸣、耳聋、腋下肿痛、齿痛和喉痹症等具有一定的效果。

练"嘻"字功的时候，两唇要微启，稍向里扣，上下唇相对不闭合。舌平伸而微有缩意，舌尖向下，用力向外呼气。两手心向上经由膻中向上托，过头顶，一边托一边呼气后，再由面前顺势下降至丹田。当念"嘻"字的时候，四肢稍微用力，少阳之气随呼气而上升，与冲脉并而悬通上下，则三焦之气获理，脏腑之气血通调。

以上所说的便是六字吐气法——"六字诀"，只要经常进行练习，想要补气便不再是一件困难的事情了。

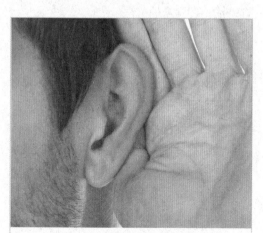

◎念"嘻"字对三焦气机失调所致耳鸣、耳聋、腋下肿痛、齿痛、喉痹症有效。

❤ 慢呼吸让你走向衰老的脚步也放慢

虽然我们每个人都是独一无二的，但是有两样东西却是大家都一样的，那就是起点和终点。人的起点一开始，就是在向着终点进发，但是这又是和比赛谁跑得快有所不同的，每个人都想要慢点儿到达终点。因为不管人生的过程是怎样的，到了最后都只有一种结果，那就是死亡。因此，当你每天都在忙忙碌碌、行色匆匆的时候，你是否想过，你这么着急要去干什么？你为什么要着急？我们完全可以把生活的节奏放慢，把自己的呼吸放慢，尽情地去享受人生，其实这也是在放慢走向终点的脚步。放慢呼吸节奏可以促进长寿，尤其是对于居住在平原地区的人们来说。

《黄帝内经》里说呼吸可以养气，具体方法就是要放慢呼吸，现代人的呼吸开始简化了，一般都是胸式呼吸，因此这个要求恐怕很难达到。但是通过练习，即使我们不能把呼吸练到这个程度，也至少能够练成一种健身的方法。

需要引起注意的是，这里所提倡的慢呼吸，并不是指一大口一大口地呼吸。开始可以有意地去关注呼气和吸气，渐渐地便不再用太在意呼吸本身，而是要把注意力集中在下腹部位，关注腹部的升降起落。升起的时候腹部隆起到顶点，收缩的时候也是要收缩到极点，这样就可以把呼吸放慢。起落一开始就要用力一些。

慢呼吸每遍要进行60次，每天至少要进行两遍，然后再逐渐让它变成自然的呼吸。

进行慢呼吸时有四个要求需要注意，那就是要做到四个字：深、长、匀、细。深，深呼吸，就是一呼一吸都必须到头；长，指的是时间要拉长，要放慢；匀，就是要匀称的意思；细，就是指要细微，不能够粗猛。

在练习慢呼吸的时候要注意，要用鼻子呼吸而不是用嘴呼吸。吸进去的是自然的清气，因此要"吸入一大片"，而呼出来的则是身体里的浊气，所以就要"呼出一条线"。另外，需要注意的是：慢呼吸也要用鼻子呼吸，不能用嘴呼吸。否则就不能保证吸入的是自然界的清气，反而会对人体造成污染和损害。

当慢呼吸成了你最主要的呼吸方式的时候，那么，健康便永远都不会离你太远，你走向终点的脚步也就大大地放慢了。

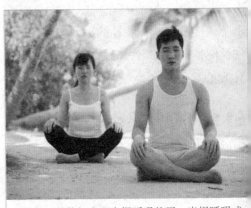

◎平时可以将打坐配合慢呼吸练习，当慢呼吸成了你最主要的呼吸方式的时候，那么，健康便永远都不会离你太远。

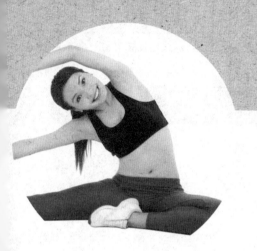

第四篇

经络松筋法：
筋脉一松，气血畅通

●经络在人体是气血载运能量的系统，是内脏与体表联系感应传导循环系统，经络运行顺畅能主导人体健康，而其阻塞不通之处，常在肌筋膜处呈现僵硬、固体化、筋结现象，会影响神经与血液传达输送，须运用各种手法松筋开穴，使经络运行顺畅，筋脉柔软健康，方是打通筋脉、维护健康的最佳保养方式。

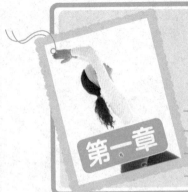

走近神奇的经络松筋法

第一章

经络松筋法主要原理是将中医十四经脉能量养生理论与椎骨自律神经医学、激素平衡保养三大理论基础结合，创新研发全方位的健康经络松筋法和正确运用与操作方法。

♥ 深入了解经筋的系统

结合中西医来看，经筋系统是对人体肌肉与韧带的规律性总结，尽管中国的古医家没有详尽记述全部的肌肉与韧带，而是以天地之数概括。正如《素问·气穴》记载："肉之大会为谷，肉之小会为溪……溪谷三百六十五穴会。"而在《素问·五脏生成篇》中也说："人有大谷十二分，小溪三百五十四名"。总以一岁三百六十五天之数概括之。而从西医来看，人有肌肉600块，与运动有重要关系者约150块左右，其大小、深浅各不同形，古人所指仅是其中表浅且易于观察的那部分肌肉而已，且以天文之数泛指其繁。

具体来说，就筋肉韧带而言，经筋主要包括大筋（刚筋、谷、䐃肉）、小筋（溪，柔筋）、宗筋、膜筋、缓筋、维筋、肌、分肉等，充分体现了其"束骨利关节"的功效。具体分析如下：

① 小筋

人体上那些细小的肌肉被称为小筋，

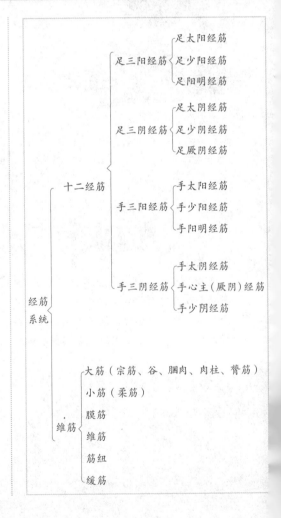

它们属刚筋之支而横者，细小交错，有维系诸筋、辅助及联络各筋的作用，是十二经筋支别横络的部分，多分布于胸腹头面。因其质地柔细，故又被称为柔筋。细小之筋相维，如平缓小丘相并，其间形成浅沟小溪，故又被称为溪。溪间也是气血营卫涌流之所，犹经脉之有维络。

② 宗筋

宗，是总的意思；宗筋就是指多条大筋会聚形象高突、肌力刚劲的肌肉，亦即大筋、大谷，其分布特点更能体现诸筋的"束骨而利机关"的功能。宗筋是由大筋汇集而成的，是劳动损伤的好发部位，是防治经筋痹痛的关键肌群，也是拉筋的重点关注点。

③ 膜筋

膜筋指的是人体那些片状的肌肉，或包绕在肌肉外层的筋膜。某些肌肉起始部不是以点状起始，而是呈片状分布，这样不仅增宽了肌肉的附着面，而且各部肌束受力也会因之分散。这种分布有利于肌肉多方向发挥功能，但也会产生受力点的转移，在运动当中，某一受力点的承受力可能会相对加重，这样也就较易损伤。

膜筋的另一种形式就是肌膜，包绕在肌肉外层的膜状组织可称之为肌鞘，它由深筋膜与肌外膜共同组成。肌鞘有保护肌肉的作用，如刀入鞘，使肌肉在鞘内运动，免受肌外组织的干扰。尤其是对不同运动方向的肌束，使之得到保护，减少磨损。但肌鞘常与深部的骨组织附着，使之

相对固定。运动过程中，肌肉的伸缩活动与相对固定的肌鞘的活动不同步时，常会造成肌肉与肌鞘的相互磨损，尤其是在其间有神经、血管穿行的地方，常出现牵拉、损伤。膜筋附着的肌表层，常与皮下深筋膜汇聚，将整个机体包绕起来，在某些关节处还分化成副支持带，以协助约束肌筋，其附着点也易磨损，产生结筋病变。

④ 缓筋

缓筋，就是指腹后壁隐藏的筋。正如张志聪注云："缓筋者，循于腹内之筋也。"缓筋首见于《灵枢·百病始生篇》，在沦及邪气由浅入深传变，留滞于不同组织时而提出，其原文为："或著孙脉，或著络脉，或著经脉，或著输脉，或著于伏冲之脉，或著于膂筋，或著于肠胃之募原，上连于缓筋。"显然，缓筋处膂筋、肠胃膜厥之间。本篇又云："其善于阳明之经，则挟脐而佐，饱食则益人，饥则愈小。其著于缓筋也，似阳明之积，饱食则涌，饥则愈小。其著于肠胃之募原也，痛而外连于缓筋，饱食则安，饥则痛。"本段又一次明确了缓筋的体表投影在腹部阳明经范围，其在肠胃募原之外。再综合上段所论，缓筋在膂筋深层，显然，所指为腹后壁的筋肉。从解剖学角度分析，当指腰大肌、腰方肌、髂肌等。

⑤ 大筋

大筋指的是人体那些粗大的肌肉，盛于辅骨之间，起着约束关节的作用，

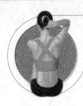

经筋特点示例图

　　经筋具有约束骨骼、连缀四肢百骸、维系联络各组织器官的作用。如果说人体像一座建筑的话，那么经筋系统就好比这座建筑中的钢筋混凝土，连缀和支撑着人的形体。下面以人体右臂的手少阳经筋和手少阳三焦经为例说明经筋的特点。

经筋的特点

- 经筋的走向大致与经脉的走向相合，略有不同。
- 经筋分布均起始于四肢末端，向躯干头面循行。
- 经筋在循行途中如果遇到关节或者筋肉聚集的地方就会结合、联结。

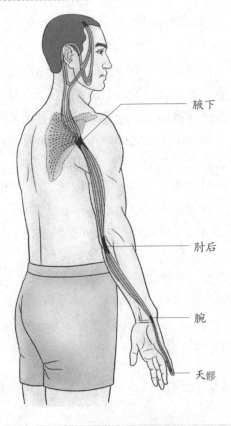

腋下

肘后

腕

天髎

右臂手少阳经筋

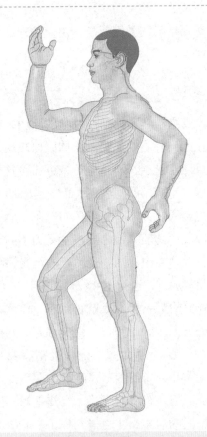

手少阳三焦经脉

多分布于手足项背，直行而粗大，成为十二经筋的主体。因其粗大刚劲，充分体现了"筋为刚"的性质，故又被称作刚筋。刚筋会聚，其问若谷，如群山围合形成山谷。也称为谷。谷内是气血营卫会聚流行之处：又因其肌肉高突，形象显露，所以又被称为大肉。每个人身上都有一条大筋，从颈部开始引向背部，经腰、大腿、小腿到脚跟，虽然在解剖学里未被提及，但在中医的针灸方面却得到了应用，当你接受治疗时，就体会到这条筋的存在了。

⑥ 维筋

维，是网维的意思，因此维筋指那些维系网络之筋。《灵枢·经筋》指出：足太阳之筋为目上网；足阳明之筋为目下网；手少阳经筋，下为肘网。皆联系着维筋，

维筋多指腱膜。

⑦ 膂筋

膂筋指脊柱两旁的肌肉，相当解剖学的竖脊肌等。《灵枢·经脉》："膀胱足太阳之脉……入循膂。"张介宾注："膂，吕同，脊背曰吕，象形也。"又曰："夹脊两旁肉。"显然，膂筋是对背部粗大筋肉的称谓。

总之，经筋是沿人体运动勾线分布的大筋、小筋、宗筋、缓筋及网络维系各条经筋的维筋、膜筋等的概括，经筋的分布除了有"结""聚"的特点，各条经筋又相互联系，相互影响。因此，人们在拉筋时即便只拉一个肌肉群，也可能对其他经筋产生影响，进而影响人体全身。

♥ 防治筋缩症的最好办法——松筋

中医认为，筋缩是衰老的象征。在老年人身上出现筋缩的情况，大多是一种自然的衰老现象，使用外在方式来松筋也不可能改变身体逐渐衰老的事实。然而，现在的许多人年纪轻轻的就出现了弯腰困难、不能下蹲、转身不灵活、脖子僵硬等筋缩症状，给自己的生活造成了极大的不便。

而且，这些症状在西医的医学仪器那里往往查不出具体的病因，因此医生们常常拿它们没办法。其实，这些患了筋缩症

的年轻人应该向专业的中医正骨医师求救，他们会告诉你一种最简单最有效的疗养方法——松筋，并针对患者身体上的不同症状来进行相对应的松筋，改变患者身体上的这种不正常的衰老现象，帮助患者重新找回健康活力。

有许多人也会提出疑问："松筋？中医典籍中没有提到过这一疗法啊！"要知道，中医虽然没有专门针对筋缩的疗法，但各种撑拉的方法在习武、气功锻炼中一直都是存在的。道家有一种说法为："筋

长一寸，寿诞十年"。所以长寿者通常都会有一副柔软的筋骨。而且，通过许多事实证明，许多疑似腰椎间盘突出的患者确实都在专业中医师施行的一系列松筋正骨疗法后恢复了健康。

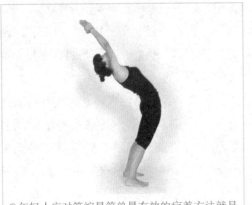

◎年轻人应对筋缩最简单最有效的疗养方法就是松筋。

除此之外，专家还指出：在松筋的过程当中，一般医师认为当患者感觉到筋被拉紧疼痛的时候便要停止继续进行，以免拉伤筋肌。其实正是因为筋缩了，不容易拉开，所以才愈紧愈要拉开，不然的话它就会愈缩愈紧了，当它被拉过痛点后就会变得松多了。但却也不是不顾一切地拼命去拉！很多病人在经过了拉筋之后，步履变得轻快了、腰背酸痛的情况亦有所减轻、舒缓，甚至还会消失。没病痛的人想要避免筋缩的话就可以每天松筋。平日坚持松筋就是最好的保健方法之一。

综上所述，人们能够得出一个结论：如果想要让身体少病痛的话，就要尽量避免筋缩，如果想要避免筋缩的话，就要每天都松筋。

松筋的疗效：祛痛、排毒、增强性功能

松筋主要具有祛痛、排毒、增强性功能这三种直接疗效，与此同时还具有许多间接疗效。那么，松筋为什么具有如此神奇的功效呢？主要有以下三个原因：

① 疏通十二经脉

中医认为，十二经筋的走向与十二经络相同，故筋缩处经络也不通，不通则痛。这是因为在松筋时，人体的胯部、大腿内侧、腘窝（膝后区的菱形凹陷）等处会产生疼痛感，这是筋缩的症状，则相应的经络不畅。而通过松筋，可使僵硬的部位变得柔软，增强人体柔韧性，腰膝、四肢以及全身各处的痛、麻、胀等病症因此减缓

或者是消除，重回"骨正筋柔，气血自流"的健康状态。

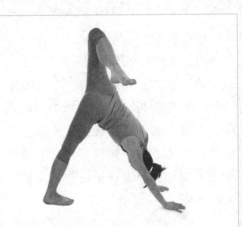

◎松筋主要具有祛痛、排毒、增强性功能这三种直接疗效。

❷ 打通背部的督脉和膀胱经

在武侠电影中，武林高手常常因为打通了任督二脉而使自己的武功突飞猛进，由此可见任督二脉的重要性。而且，中医的经络学说也认为，督脉是诸阳之会，元气的通道，此脉通则肾功能加强，而肾乃先天之本，精气源泉，人的精力、性能力旺盛都仰赖于肾功能的强大。此外，督脉就在脊椎上，而脊髓直通脑髓，故脊椎与脑部疾病是有着千丝万缕的联系的。任督二脉在人体上是一个循环的圈，各种功法要打通的任督二脉即是此意。

❸ 改善肝脾肾三条经

中医认为，大腿内侧的肝脾肾三条经通畅，则人的性功能就会强悍。如果这三条经不畅通的话，就很容易导致生殖、泌尿系统的疾病，比如说阳痿、早泄、前列腺炎、痛经、月经不调、色斑、子宫肌瘤以及乳腺增生等。而通过松筋，尤其是松腿筋，则能够充分改善这三条经堵塞不通的状况，也就能够在一定程度上治疗男性疾病和妇科疾病。

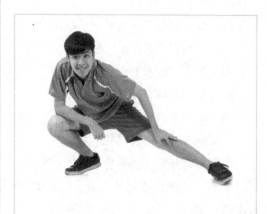

◎大腿内侧的肝脾肾三条经通畅，则人的性功能就会强悍，平时应多注重拉伸腿部筋络。

♥ 松筋前，先认识人体几大部位的筋

中医认为，人体筋的数目共计485道：人体正面上部62道，人体正面中部126道，人体正面下部72道，人体背面127道，以及额外筋98道。

《刘寿山正骨经验》一书对人体几大部位的筋做了详尽的划分，具体如下：

❶ 人体的正面上部（头面）筋

巅顶有巅筋1道。

左顶心骨有左角筋1道。

右顶心骨有右角筋1道。

囟门有囟筋1道。

额颅有云筋2道。

两额角各有额筋1道。

两眉间有印筋2道。

鼻额有额筋1道。

鼻额有额筋1道。

两鬓各有鬓筋1道。

两太阳各有太阳筋1道。

两眉上各有棱筋1道。

两眉各有眉筋1道。

两锐眦各有锐眦筋1道。

两内眦各有内眦筋1道。

两上下眼胞各有开筋、盖筋各1道。

两顸骨各有顸筋1道。

两颧骨各有颧筋1道。

两环骨各有环筋1道。

下巴骨尾部左右各有钩筋1道。

两背骨各有背筋1道。

两颐骨各有颐筋1道。

两耳各有耳筋1道。

两耳缘各有郭筋1道。

两颧下各有颜筋1道。

两颊车各有颊筋1道。

两口角上方各有笑筋1道。

两口角下方各有哭筋1道。

上嘴唇有开筋、盖筋各1道。

下嘴唇有开筋、盖筋各1道。

下颏有开筋、盖筋各1道。两颧骨各有颧筋1道。

两环骨各有环筋1道。

下巴骨尾部左右各有钩筋1道。

② 人体正面中部（项、胸及上肢）筋

前项窝内有伸、屈筋各2道。

项两侧有护项筋左右各4道。

胸前骨包筋5（块）道，外有条筋5道，内有抱筋2道。

前肋有包骨筋左右各12道。

血盆骨有包骨筋左右各1道，条筋左右各1道。

两臑骨上头各有吞口筋1道连带筋1道。

胸前骨两侧有横心筋左右各1道。

膀腋前有前等筋（前三角筋）左右各1道。

两臑骨内侧有哈筋左右各1道。

曲瞅有包骨筋左右各1道。

胳膊有伸、屈、力、通筋左右各4道。

骸子骨有连膜筋片左右各1道。

五指有伸、屈筋左右各10道。

拇指有斜牵筋左右各1道。

手掌心有掌筋左右各1道。

③ 人体正面下部（下肢）筋

胯部有纂筋左右各2道、包骨筋左右各1道、连带筋左右各2道。

大腿正面有通筋左右各1道，通筋外侧有伸筋左右各1道，通筋内侧有屈筋左右各1道，屈筋内侧有力筋左右各1道。

小腿骱髓骨外侧有趑步筋左右各1道，趑步筋外侧有站立筋左右各1道。

膝盖骨有包骨筋左右各2道。

站骨有包骨筋左右各1道。

跗骱骨有包骨筋左右各1道。

内、外踝骨有包骨筋左右各2道。

五趾有条筋左右各5道。

五趾趾节有包骨筋左右各14道。

足掌心有足掌筋左右各1道。

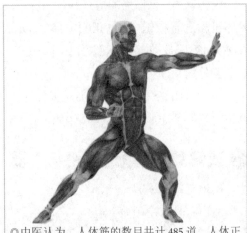

◎中医认为，人体筋的数目共计485道，人体正面下部有72道。

4 人体背面筋

枕骨有后发筋4道。

后项窝有后合筋4道。

两完骨各有完篡筋2道。

两寿台骨有包骨筋左右各1道。

项、脊两侧有大板筋2道，大板筋外侧左右各有伸、屈筋各1道。

琵琶骨有包骨筋左右各2道。

两胳膊背面有通背筋左右各1道。

膀胲后下方有后等筋（后三角筋）左右各1道。

胳膊有后通筋左右各3道。

鹅鼻骨有包骨筋左右各1道。

臂骨下头有包骨筋左右各1道。

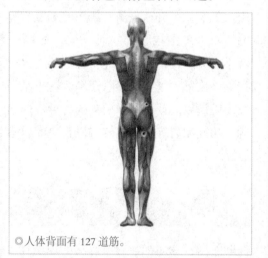

◎人体背面有127道筋。

脊梁骨有包骨筋24道、包棘筋21道。

后肋有包骨筋左右各12道。

胂肋骨有包骨筋左右各4道。

大腿有后通筋左右各3道。

大腿后方有大腓肠筋左右各1道。

小腿后方有小腓肠筋左右各1道。

跟骨有包跟筋左右各2道。

5 额外筋

眼内有血连筋左右各1道。

下巴骨有连带筋左右各1道。

压寞有连带筋28道（32、36道）。

肩髃有护寞筋左右各1道。

肩端有护头筋左右各1道。

肘骨有上下护头筋左右各3道。

臂、昆骨下头有护头筋左右各2道。

楗寞有护寞筋左右各1道。

楗骨头有护头筋左右各1道。

两膝盖骨上下左右共有额外筋32道。

伏兔骨有护头筋左右各1道。

膝腘骨有护头筋左右各1道。

站骨有护头筋左右各1道。

骺骨下头有护头筋左右各1道。

内外踝骨有护头筋左右各2道。

跂骨有护头筋左右各2道。

💗 经筋养生基础：人体结构平衡

经筋医学认为，人体的平衡结构指的是人体结构要达到上下平衡、左右平衡、阴阳平衡以及五行平衡等方面的平衡。人体结构一旦失去了平衡，就有可能在不平衡的地方产生酸、麻、胀、痛等现象。

中医学认为，人体所产生的酸、胀、疼、痛其实是一种信号，这些信号表明人体内某些器官功能的衰退。也就是说，酸、胀、疼、痛等症状表示着筋肉、骨骼结构平衡的紊乱，也就是筋肉、骨骼结构上出现了不平衡。经筋、骨骼结构平衡紊乱之后，势必会影响到经脉以及五脏六腑的正常结构与功能，临床上早期会表现出各种不适的亚健康症状，继而还会引发组织器官功能的衰退，严重者还会出现功能障碍性疾病，甚至诱发筋性内脏病。也就是说，一旦一条经筋的某些部位结构出现破坏，比如说损伤、粘连或者是出现筋结等问题的话，整条筋便都会受到影响，如果不及

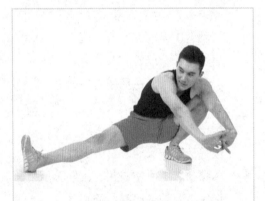

◎经筋养生的基础就在于维护人体的结构平衡，通过方法，将不平衡的结构调整到平衡状态。

时进行纠正和救治的话，相关联经筋的结构也会逐渐受到影响，所以治疗的最终原则便是进行整体施治、重点修复。通过全身松筋、疗筋、理筋、养筋来使经筋结构恢复到整体平衡，进而使功能达到最佳的状态。

因此，经筋养生的基础就在于维护人体的结构平衡，通过论述局部不平衡的原因，并通过手法调理，将不均整、不平衡的结构修饰到平衡状态，使得体内代谢顺畅，气血通行，机体的各项功能自然就能够恢复到正常，酸、麻、胀、痛等现象也就会消失了。

一旦经筋结构恢复到平衡之后，机体结构才能够真正达到上下平衡、左右平衡、阴阳平衡以及五行平衡，从而使五脏六腑的功能达到最佳状态。人体结构只要平衡，就不会有所谓"病"的症状出现，这也就使人体恢复到了"健康状态"。这也是筋性内脏病以及筋性原因引起的各种疼痛问题、功能障碍等真正能够得以解决的根本原因。

经筋养生重在未病先防

《黄帝内经》中曾经说过："上医治未病，中医治欲病，下医治已病。"自古以来，防病胜于治病都是中医养生的一大原则。从自然规律来说，任何事物都是从无到有，从弱到强的一个过程，疾病也不例外。任何疾病的发生都是从未病到已病，从未成形到已成形。按照现代医学的说法，就是任何一个器质性的病变都是从非器质

性的阶段发展而来，病情的发生必须有一个转化的过程。在非器质性的阶段治疗是比较容易的，而一旦进入器质性的阶段，治疗就变得困难多了。

然而，在现实生活当中，防病难于治病，因为未病阶段的身体功能、感官都处于不自觉的状态，疾病还在耐受的范围之内，因此身体不容易有太明显的不适，因

此容易被人们忽视。而在已病阶段，身体功能、感官开始进入到自觉状态，疾病已经超越了耐受的范围，身体开始出现明显的不适症状，人们才开始积极进行求医治疗。

然而，当病变已经明确显现的时候，人体的器官已经受到了一定的损害，即便是医治好了，也还是需要花费一段时间来恢复元气。正如《素问·四气调冲大论》中所说的："是故圣人不治已病治未病，不治已乱治未乱，此之谓也。夫病已成而后药之，乱已成而后治之，譬犹渴而穿井，斗而铸锥，不亦晚乎！"而且，任何病变都是有征兆的，人们只要对身体出现的一些心悸、胸闷、失眠、虚汗、气短、眩晕以及后背痛等小状况加以重视，并可以通过松筋等方式来舒筋活络，保持体内的气血畅通，就能够达到中医"治未病"的目的。

要想通过松筋等舒筋活络的方式来防病治病，首先要善于识病。也就是说，经筋诊断可依身体整体结构的变化，再论局部机体后续的延伸；亦可以直接以四肢末端论整体结构，至整体的病因病理；任何病变在身体的某一部位都有明显的线索可以遵循，且其线索均有相对应的线索存在。因为身体结构为求平衡，在对应的地方产生了所谓的代偿作用（病因），而在两相对应的中间形成压力（自觉不适）。辨明病因之后，通过采取相应的舒筋活络方法，往往能够达到"手到病自除"的功效。

因此，人们应该时不时地松松筋，以便舒筋活络，气血畅通，这样身体自然就不会受到疾病的侵袭了。

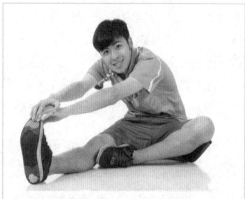

◎人们应该时不时地松松筋，以便舒筋活络，气血畅通保持身体健康。

身体酸、麻、胀、痛，就是筋缩了

在中医古籍中，筋症被分为筋断、筋走、筋弛、筋强、筋挛、筋萎、筋胀、筋翻及筋缩等。筋缩是其中之一，但其含义和解释并不清楚，对于这些病症的临床记载并不多，中外医学书籍中亦难以找到详细的论述。筋是中医的旧称，西医将其统称为肌腱、韧带以及腱膜等；缩，有收缩和痉挛的意思。简单来说，筋缩就是筋缩短了，从而会令活动受到限制。每个人身上都有一条大筋，从颈部开始引向背部，经腰、大腿、小腿、脚跟直至脚心。解剖学里没有提及这条大筋，它就像经络穴位，并没有一个有形的位置，但是当你接受治疗的时候，就可以体会到这条筋的存在。

成年人即使有筋缩，一般开始的时候对生活也都没有太大的影响，所以当他们感到腰、背痛时也不会想到是因为筋缩的缘故，其实这正是筋缩的先兆，只是他们根本不认识这种病症。西医的物理治疗科、脊椎神经科、骨科对筋缩病没概念，所以很多病人曾看过中、西医的不同科，结果只能得到很多不同的病因及病名，医生不懂何谓筋缩，当然亦无法有效地进行治疗了。

要知道，人的一生就是一个由软到硬的过程，刚生下来时柔软无比，随着年龄的增加，人们身体的柔韧性便日益变弱，到了人死后身体则完全是硬邦邦的，这种由软变硬的过程就是筋缩。筋缩了，则会导致十二经筋不通，也会导致与经筋运行轨迹类似的十二经脉堵塞，并最终导致整个经络系统的堵塞，人们就会出现种种疾病的症状，比如颈紧痛、腰强直痛、不能弯腰、背紧痛、腿痛以及麻痹、不能蹲下、长短脚等，尤其是脚跟的筋有放射性的牵引痛，步法开展不大，密步行走、髋关节的韧带有拉紧的感觉，大腿既不能抬举亦不能横展，转身不灵活，肌肉收缩、萎缩，手不能伸屈（手筋缩短），手、脚、肘、膝时有胀、麻、痛感，活动不顺等。

既然知道筋紧筋缩会引发种种疾病，人们就要善于通过松筋来养生，把筋松开，使筋变柔，令脊椎上的错位得以复位，重回"骨正筋柔，气血自流"的健康状态。此外，松筋还可以打通背部的督脉和膀胱经，并改善大腿内侧的肝脾肾三条经，有效治疗女性的痛经、月经不调、色斑、子宫肌瘤以及乳腺增生等疾病。

筋缩可能带来的十五种症状

当人体筋缩后，可能导致如腰背痛、腿痛及麻痹等种种症状，严重者还会导致长短脚；脚跟的筋有放射性牵引痛，步伐开展不大，要密步行走；髋关节的韧带被拉紧，大腿既不能抬举也不能横展。

一般来说，如果你发现一些人的站立姿势很特别：屈膝、屈髋、胸部微微向前倾，臀部则微微向后，不能站直，走路时步法无法开展，这就是典型的严重筋缩症状。

名医朱增祥就总结他多年来拉筋正骨的经验，将筋缩可能出现的症状归纳为如下15种：

（1）颈紧痛。

（2）腰强直痛。

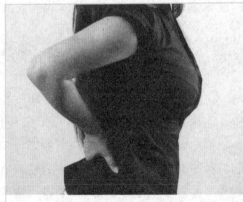

◎当人体筋缩后，可能导致如腰背痛、腿痛及麻痹等种种症状。

（3）不能弯腰。

（4）背紧痛。

（5）腿痛及麻痹。

（6）不能蹲下。

（7）长短脚。

（8）脚跟的筋有放射性的牵引痛。

（9）步法开展不大，密步行走。

（10）髋关节的韧带有拉紧的感觉。

（11）大腿既不能抬举亦不能横展。

（12）转身不灵活。

（13）肌肉收缩 / 萎缩。

（14）手不能伸屈（手筋缩短）。

（15）手、脚、肘、膝时有胀、麻、痛感，活动不顺。

❤ 生活中的九种筋缩场景，你知道吗

前面说了这么多有关缩筋的话题，想必大家已经对缩筋的理论知识有所了解了。但是缩筋这种现象具体在生活当中有什么样的表现，你知道吗？接下来，便为大家系统地介绍一下筋缩的九种具体表现：

筋缩症患者常常感觉腰背疼痛，东西掉到地上，想捡起来，却因为不能弯腰，拣不了。此症状常见于静坐于办公室的人群，较少出现在长期运动和从事体力劳动的人身上。

① 弯不下腰

弯腰也是人们生活中的常见动作之一，体育课上，学生们也经常做通过弯腰将手指尖或手掌贴住地面的方式来松筋的动作。因此，要检验自己有没有筋缩症状，只需要看自己能不能弯下腰来。一般来说，

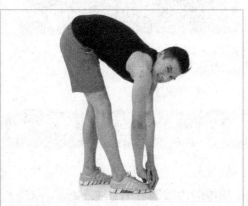

◎要检验自己有没有筋缩症状，只需要看自己能不能弯下腰来。

② 蹲不下来

如果一个人连腰都弯不了，就更不可能下蹲了。不能下蹲的筋缩症状往往出现在老年人群身上，但随着现代生活中运动的逐步减少，一些懒于运动的"宅男""宅女"身上也可能出现不能下蹲的筋缩症状。尤其是家里的厕所是蹲厕时，这些筋缩患者的生活就会面临极大的不便。

③ 腿横跨不了

要想知道自己有没有筋缩，不妨试着蹲蹲马步，如果发现腿不能横跨，也就两腿张不开，这就说明你筋缩了，需要适当松筋来恢复身体的柔韧性。

④ 转身较困难

近几年流行拉丁舞，许多人在学习舞

蹈的过程中常常发现自己转身较困难，这可能不是你技巧生疏的原因，而可能是你筋缩了。这是因为很多人从事办公室工作，容易导致身体僵硬，出现筋缩。此时，就要多练扭腰功等来松筋。

❺ 腿抬不起来

生活中，有些人能一步跨好几个台阶，而有些人连上一个台阶都困难，抬不起腿来，这就是筋缩的症状，平时要注意多松腿筋。

❻ 密步行走

在传统的审美观里，女子宜小碎步行走，以体现其温婉细腻的女人味；男人宜大步向前，体现男人的豪迈之气。然而，生活中，许多男人也小碎步行走，这不一定是他女性化的表现，也可能是因为筋缩导致步伐开展不大，只能小步行走。此时就要多松腿筋。

❼ 长短腿

有些人生下来就一条腿长，一条腿短，人们将这种症状称为"长短腿"，然而，有些人是因为患上筋缩症，导致"长短腿"，不得不一瘸一拐地走路，极为不便。此类

人宜注意松筋锻炼，以逐渐改善"长短腿"的症状。

❽ 手不能伸屈

手是人们生活中极其重要的帮手，如果手不能伸屈，往往是筋缩的原因，会给患者的生活带来极大的不便。因此，人们在平时的生活中注意多松手筋。

❾ 脖子动不了

当人们发现自己不能做低头、摇头或扭头等动作时，常常说自己"脖子硬了"，这大多是筋缩导致颈部肌肉紧痛的原因，这时，就该多做做松颈筋的动作。

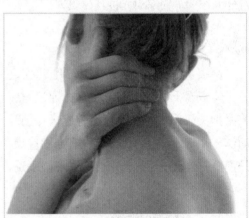

◎发现自己不能做低头、摇头或扭头等动作时，就该多做做松颈筋的动作。

🧡 子午流注松筋的补与泄

松筋术是根据中医的脏腑、经络学说加上现代解剖学肌肉与骨性结构原理，运用望诊、背部触诊、问诊来加以分析归纳得出的一种经络保健方法，在施行这种保健方法前，一定要详细了解患者的情况，比如他的体质是寒？是热？是虚？是实？他身体病痛的症结是在脏？或在腑？在表？在里？只有辨清了病症，才能对症施

行相应的松筋术来治疗，以松解筋结、通其经络、调其气血、补虚泻实，使阴阳归于平衡，进而使脏腑功能趋于调和，自律神经调节系统恢复正常、自我防御与自我治愈的功能保持正常状态，进而达到防病治病、强身的目的。

由上所述可知，人们在使用松筋术时，一定要遵行中医经络学理论中的"顺补逆泻"法则，即"顺经络操作为补，逆经络操作为泻"。具体表现为：操作泻法时，力道强度需加重，速度可快；操作补法时，则手法要轻柔且宜慢。但要注意的是，进行补与泻则须视个人体质而论，一般实证、热证者可用泻法，虚、寒证者可用补法。

此外，也可运用十二经脉时辰与脏腑关系理论来进行脏腑补泻手法。比如，在经络学中，"子午流注松筋补泻手法"就是运用十二经脉不同时之脏腑经脉气血流注关系，来适时进行的补泻手法，从而增强脏腑生命能量，进入经络元血流注时间养生保健领域。补泻手法多应用在该脏腑

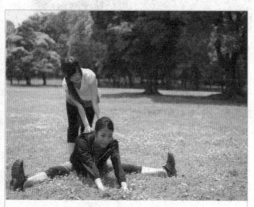

◎人们在使用松筋术时，一定要遵行中医经络学理论中的"顺补逆泻"法则。

有火、有热邪实证时，可在当时辰气血流注正旺时，进行泻法；脏腑功能虚弱者，则于"下一时辰"气血正弱时，进行补法。手法应用得当，可达事半功倍的效果。

具体举例来说：

❶ 肝火旺者

如果你出现了易怒、脾气躁动、难入睡、眼胀痛、眼灼痛、高血压、口干口臭、胃胀、消化不良等症状，便意味着你的肝火过旺。

这个时候，可于丑时（1～3点）逆肝经路径走向泻法操作，行间、太冲二穴可加强，这样操作可以有效降低血压、眼压、改善失眠及控制生殖系统炎症。

❷ 肝气虚者

如果你忽然感觉容易疲劳、眼干涩、食少胃胀、两胁胀痛胸闷的话，便说明肝气虚。

中医云："补则趁其虚。"这时可于寅时（3～5点）肝经气血流注时辰，顺肝经脉走向，进行补法操作。

❸ 肺有邪热症状

如果有咳嗽、痰多黄黏、胸闷或痛、身热口渴、喉痛、舌干质红而苔黄等症状，则是肺有邪热的表现。

可于寅时（3～5点）逆肺经脉走向，进行泻法操作。

❹ 肺气虚亏

肺气虚亏的病人会出现咳嗽气短、痰

清稀、倦怠懒言、面色白、舌质淡而苔白等症候。

可于卯时（5～7点）顺肺经络走向，进行补法操作。

⑤ 热邪袭大肠

如果出现大便臭秽，肛门热痛或下痢赤白或寒邪外侵产生腹胀肠鸣，大便泄泻、舌苔白腻或大肠积滞而致大便秘结，腹痛拒按、舌苔多黄燥等症状，便是热邪袭大肠的表现。

可在卯时（5～7点）逆大肠经划拨，以泻其邪热。

⑥ 大肠虚

大肠虚的主要症状便是久泻不止、大便失禁、舌苔淡薄。

要于辰时（7～9点）顺大肠经路径，进行补法，亦可在神阙、命门配合温灸。

⑦ 胃虚

胃虚的主要症状为食少、腹部闷、呃逆、唇舌淡红。

这时需要在巳时（9～11点）顺胃经脉走向进行划拨，并配合以足三里、中脘穴温灸。

⑧ 胃邪热蓄积

胃邪热的主要症状为身热、口渴饮冷、喜冷恶热、舌苔燥等。

解决这个问题的具体方法为，在辰时（7～9点）逆胃经脉走向划拨，以泻其热。

需要注意的是，现在的许多经络松筋保健美容法多半着重于将皮下组织筋膜处"筋结"予以疏开，使筋膜重整，经络气行顺畅，达到脏腑功能的保养与消除酸痛、曲线雕塑、美容养生的功效。但是，因为着重美容养生保健，所以没有刻意遵照经络时辰补泻法则，因此效果有时并不长久。因此，身有疾患的人应选择专业的医师来进行上述松筋手法。

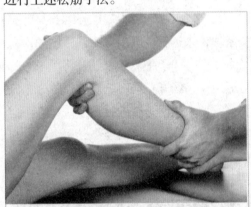

◎身有疾患的人应选择专业的医师来进行上述松筋手法，以达到最佳效果。

❤ 认清松筋疗法的好转反应

当人们被施行完松筋术后，应该怎样去判断它的效果呢？这就需要人们注意观察自身是否出现了好转的反应。在身体经络调理的过程中，因经络被唤醒会有一连串不同反应，此现象代表人体功能正在进行重建工作。好转反应会逐渐产生，且不固定在同一部位发生，这个过程是身体经络气阻被疏通，身体本能的自愈力发挥细胞再生及动能活化必须重建的过程。

一般情况下，年轻人身体产生的不适症状，多半是姿势不良，筋肉僵硬影响循环所致，多数没有好转反应；但年龄越大、身体越不好的人，其症状多已深入内脏，好转反应反而会比较强烈。

此外，对于一些症状较轻的人群来说，好转反应大多较为明显。而对于内脏有疾患的病人，在初期的 1 ~ 5 次松筋调整后不会出现明显好转反应，这是因为初期的 1 ~ 5 次是处理经络表疾，而多次调理之后，通过经络气运行传导正常，会将脏腑里证引发至经络表证，再次呈现一些不适反应。这个时候必须继续进行保养调理，方能达到经脉通畅以及脏腑功能调和与正常。

一般来说，在进行过松筋调整后，人们可分辨的好转反应有如下几种：

❶ 酸性体质

因体内毒素排出体外，皮肤易出现红疹，3 ~ 7 天即可消失。

◎酸性体质的人会因体内毒素排出体外，皮肤易出现红疹。

❷ 贫血、低血压

因头颈部气血长期不佳，缺血、缺氧筋脉已阻，松筋后因气行、血行新陈代谢率增强，故易产生因气血活络而出现的头晕与胀痛感，此现象 2 ~ 5 小时后就会减轻消失。松筋后，若产生头晕、胀痛的现象，有可能是操作者头颈部天柱、风池、完骨穴区筋脉未松开，气不畅通所产生的现象，可加强此区手法，以改善头晕、头涨。

❸ 胃不好

有的人会有数天胃部胀痛感，但不影响食欲。食欲不佳、萎缩性胃炎患者，松筋后会食欲增加，胃口变佳。背中焦区特别是胃俞穴、胃仓穴二穴有气阻者，因长期气阻影响神经对内脏功能传达失衡，产生胃疾，经由松筋手法予以疏通活络，其胃部产生胀痛感乃是气血活络、神经传达正常化的表现及胃部肌肉伸展活化的现象。

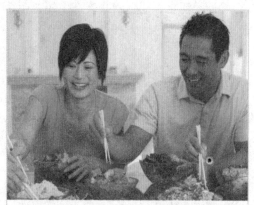

◎食欲不佳、萎缩性胃炎患者，松筋后会食欲增加，胃口变佳。

④ 肠不好

松筋后会腹痛、排宿便、腹泻。因本身肠壁坚硬累积宿便，借由松筋开穴，辅助大肠蠕动功能增强排出宿便，故会产生腹痛、腹泻与排便量增多的现象。

⑤ 肝不好

2～3天内易疲倦、嗜睡。中医云："人动则血运于诸经，静则血归于肝脏。"故长期肝功能不佳者，松筋后会通过人体正常生理反应，让人嗜睡、安静休息，以使血液回流肝脏，使肝细胞修补正常。

⑥ 肾功能不好

身体会出现短暂肿胀、眼前云雾、多尿等表现。中医理论肾主管通调全身水液代谢，又肝肾二脏皆与双眼健康有关，肾功能不好，本身水液滞留体内，故松筋之后，排尿次数增加，这是身体积水排出、肿胀消失所致。眼睛因长期筋脉不通，气行后神经活化、筋脉膨胀会产生短暂眼雾现象。

⑦ 肺功能不好

会有痰、咳嗽增加的情形。松筋后因肺部功能活化，会刺激肺部纤毛蠕动与肺内上皮黏膜分泌黏液，共同将入侵肺部的病菌、灰尘从口排出。

⑧ 易腰酸背痛

一段时间内会更酸痛，特别是背部筋肉僵硬呈条索状者与硬皮症者，因硬块打散疏开，退化部位细胞、神经活化再生反应。

⑨ 面部皮肤

因筋结疏开，深层筋脉气血畅通，使原本积压在皮肤深层的黑色素、油脂、汞、重金属、化学毒素代谢，一段时间内斑、痘、粉刺会增加。

⑩ 妇科问题

初期分泌物会增加，月经会不规则，如有每月经血排不净而滞留在子宫内者，松筋后会有血块排出。

需要注意是，经络松筋保养后，人们多会特别容易口渴，因此要注意补充水分，帮助体内毒素排出。另外，还要在好转反应期间放松心情，多休息，适量活动，补充营养素，使身体细胞功能快速修护整建，待体内功能重建完成而恢复健康时，就不会再有好转反应过程中的这些症状了。

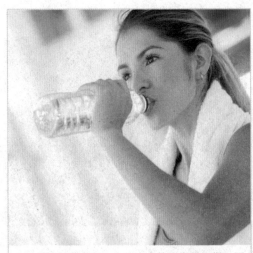

◎经络松筋保养后，人们多会特别容易口渴，因此要注意补充水分，帮助体内毒素排出。

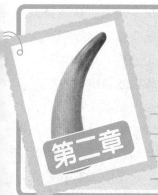

健康活力
牛角松筋法

第二章

牛角材质的用具，可以吸收患者身上的火气、病气，可舒筋活血、清热，黑水牛角也可以入药。

💗 独特的松筋手法——牛角松筋法

从西医的角度来看，要了解筋结的概念，首先要了解人体肌肉组织的概念。西医认为，人体肌肉组织是由许多平行排列的肌纤维组成的，各肌肉外包被筋膜；筋膜又分浅层筋膜与深层筋膜，筋膜下骨骼肌受到肌外膜、肌束膜、肌内膜的保护以及强化联结，将肌肉分成几个束状纤维状。如果生活中有姿势不良、运动不足、肌肉缺乏锻炼、乳酸堆积、工作劳损或撞击瘀伤、风寒湿侵入等情况，多会使人体局部气血循环不良，进而导致肌肉成硬块组织或呈现条索状态，即所谓的"筋结现象"。

当肌肉已经固体化成筋结时，就会阻碍人体内部的气血运行，中医往往建议人们对着重穴点、脚底施行指压等疗法，或用各种油压舒缓放松按摩，然而，这些疗法往往在未将硬块组织筋肉疏松开以恢复其弹性、张力与正常伸展收缩功能的情况下，直接予以强硬手技整骨，容易对身体造成意外损伤，因此对施行者的专业技术

要求极高，不适合人们日常居家使用。因此，经过实践，人们找到了一种可直接运用在筋结处疏通筋络且又适合人们居家使用的松筋手法——牛角松筋法，它是遵循传统经络学法精髓与结合肌肉组织结构原理创新开发的全方位保健手技。

牛角松筋法在继承中国人古时"放筋路"的基础上，发扬其消除酸痛、健康保健的理念，循着全身经络与筋脉走向垂直，可针对浅层筋膜、深层筋膜、

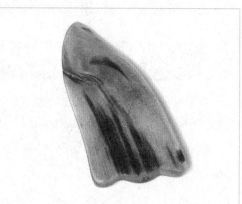

◎牛角松筋法是通过牛角工具敏锐的触感，采用点、线、面的整体操作手法。

诸要穴进行操作，更可通过牛角工具敏锐的触感，采用点、线、面整体操作手法，轻而易举地发掘各阿是穴（气阻点）、筋肉粘连等，以有活化修护功效的乳霜，作为活性剂，直接切入，将筋结、气阻疏通，使经脉气血运行顺畅，同时帮助软组织恢复正常功能，使脏腑功能维持健康。筋脉疏通后，再配以芳香精油做顺气按摩手技，帮助火气、乳酸代谢，以防止火气逆冲、筋结处再度粘连。由此可知，此全方位面面俱到的经络松筋术法才是最正确的经络保健手法，也是最能适合现代人面临各种无名酸痛、身体不适症时，无须借助药物就能改善症状的第三类医疗辅助手法。

从医学原理上来看，因为人体肌肉的组织是由一束束肌纤维构成的，在正常状态下，肌肉组织必须具备弹性与伸展、收缩的功能。若肌肉产生结构改变，诸如：筋结固体化粘连，甚或形成条索状硬块组织，势必会影响经络中气的运行，且使神经传导受阻、血液循环不佳，造成各种酸麻胀痛与自律神经失调的生理现象；筋肉组织在缺血、缺氧状态持续下，其弹性伸展收缩功能逐渐丧失；而经络学理论气走筋膜，筋膜"生病"则气血不通，自然使经络能量系统对人体运行气血、沟通内脏联系体表四肢上下的路径受到阻碍。故松筋健康美容术每一手技表现皆是沿浅、深层筋膜找寻每一个"障碍点"，以防止肌膜粘连，阻碍神经血管通路，帮助人体气血筋脉功能正常运作，以维护人体健康，当人体气血运行顺畅，长久积存在体内的水分、脂肪自然代谢，更可达到体态轻盈、雕塑身材的功效。

而且，因为牛角松筋法的每一个手法都是作用在筋膜与穴位处，故能轻易准确帮受术者找出其筋脉不通之处，其着力所在筋膜与穴位处亦是受术者最在意的每一酸痛处。让筋膜产生的筋结松开，肌肉组织快速恢复弹性与功能，帮助身体气血筋脉运行顺畅，机体功能正常运作，令身体种种不适的症状不药而愈，可以有效维护人体健康，是人们居家保健的最佳选择。

牛角松筋法的撒手锏——排毒、泻火、祛酸痛

牛角松筋法对人体的保健功效主要体现在三个大的方面，那就是排毒、泻火以及祛酸痛。接下来，我们就来具体对这三点进行一下介绍：

① 排毒

人们在使用牛角松筋法进行操作的时候，都会发现表皮会呈现出毛孔扩大、变红膨胀的现象，之所以出现这种现象并非是因为身体受到了外力损伤，而恰恰是身体在自然排毒。所以说，当自己的身体在经过松筋治疗之后出现这种现象时，一定不要惊慌和害怕，因为这恰恰证明了自己所接受的治疗正在起作用。

❷ 泻火

从医学理论上来讲，人们在通过牛角松筋法进行操作的时候，经常会在经络气阻严重的部位出现局部硬皮症、肌肉组织瘀痕，通过牛角对其进行舒筋活血处理，这样就会使局部部位的毛孔扩大、怒张释放出"火气"的现象，每一个松筋线条也都会立即变红并且迅速膨胀、粗大，就好像是鞭打过后的一条条痕迹。此现象是体内湿邪、热邪因筋脉打开，"火气"立即窜出的自然排毒现象，会持续20～30分钟，待"火气"完全释放出来

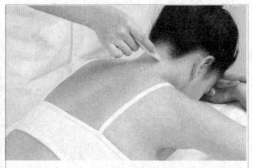

◎通过牛角刮试，使局部皮肤的毛孔扩大、怒张释放出"火气"，即排出毒素。

之后，毛孔怒张、肌肉膨胀将逐渐消退，肌肤组织恢复到正常状态，皮肤也不会留下点状的瘀痣。如果这种"火气"滞留在体内的话，即会造成细胞间离子电位的不平衡，进而影响到细胞的通透性，形成肌肉组织变性，阻碍经络气血运行，还会造成内脏功能的失常。临床上热证实证、肝火旺、脾虚体质的人，特别容易出现这种现象。

❸ 祛酸痛

当用牛角松筋法使身体排毒、泻火之后，能够直接而又有效地将筋结松开，达到消除酸痛，促进体内脏腑经络负能量的释放，让体内的"火气""毒素"顺利地自体表排出来，使内脏功能恢复到平衡和谐正常的状态。

总之，牛角松筋法的排毒与恢复筋膜正常的功效是远非一般的按摩手法可以比拟的，因此牛角松筋法算得上是最自然、最无不良反应的一种健康保养辅助手技，真可谓是一种人人都适用的保健良方。

♥ 牛角松筋手法操作要领

牛角松筋法是依经络与筋脉走向垂直，采用点、线、面整体操作手法深层疏开筋结硬块，使软组织恢复正常状态与功能的一种保健方法，它将古代中医治病"一推、二灸、三吃药"的原理联合运用，以保持气阻疏通、营养及能量补充、唤醒修复萎缩退化细胞与神经功能。

（1）推：在表层肌肉放松舒缓，亦

可直接作用在深层筋脉处松筋。

（2）灸：沿经脉路径走向在重要穴位分布处加强刺激点拨，以活化脏腑功能。

（3）吃药：皮肤可谓是人体最大的器官，它能有效吸收涂抹在皮肤表层的药物，达到活血化瘀、强筋骨、滋润皮肤的功效。

然而，工欲善其事，必先利其器，要

发挥牛角松筋法的保健功效，首先要针对不同的身体部位选用不同的牛角棒来松筋。牛角棒的分类有以下几种：

（1）双爪牛角棒：适合身体较大面积部位，如大腿、臀外侧以及手足部位末梢使用。

（2）中牛角：身体部位适用。

（3）小牛角：脸部适用牛角棒。

（4）眼睛部位专用牛角棒。

（5）头部松筋专用牛角棒。

（6）开耳穴专用牛角棒。

在确定使用工具后，要注意牛角松筋术的使用姿势：将手臂伸直放松，腰挺直放松，双脚直立与肩同宽，或依松筋部位变换，采取弓箭步姿势松筋（即前脚弓步，后脚箭步），以使身体重心稳固，达到上身放松姿势，正确运用身体重力与手臂、手腕部位灵活配合进行松筋手法，以达到力点轻揉、支点平稳，方能使牛角松筋手法安全有效。

一般来说，牛角松筋法在操作时要循经络与筋脉路径，施以圆拨、点拨、划拨、深挑、刮等方法。

1. 圆拨

牛角循经脉画螺旋状。比如，握笔圆拨：手法如同握笔，以拇指、食指、中指轻巧劲力在筋膜上呈螺旋状拨动筋膜。此手法多运用在穴位处，或者是在进行脸部松筋按摩、舒缓松筋按摩时使用。

2. 点拨

在穴位处做拨揉手法，比如直立点揉：手掌心轻稳握住牛角，呈略直立角度，用上身重力带动牛角点揉筋膜。此手法多适用于处理深层筋膜与顽固筋结，或穴位处

加强深拨使用。

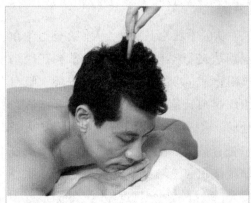

◎点拨手法多适用于处理深层筋膜与顽固筋结，或穴位处加强深拨使用，比如头顶的百会穴。

3. 划拨

循经络与筋脉深层做来回划动。比如，握笔划拨：手法如同提笔，以手腕或手指轻巧劲力来回活动拨筋。此手法适用处理浅层筋膜的放松，或在穴位处进行点拨。

4. 深挑

深层肌肉固体化时，必须压深挑开筋结。

5. 刮

用牛角握柄面刮痧。

此外，在使用牛角松筋法时，还应注意以下动作要领：

1. 固定肌肉

在使用牛角松筋法时，先用一手食指、中指拨开肌肉，固定肌肉，另一手持牛角行深层松筋膜操作。

2. 注意节奏

使用牛角松筋法讲究二重一轻或三重一轻的节奏，就是指连续动作划拨二次或三次后停顿一下，再继续操作。每次划拨力道是柔中有劲，劲中有柔，刚柔并济运

用灵活。

3. 由浅而深

使用牛角松筋法时，讲究由浅入深的顺序，即先松浅层肌肉，再松深层肌肉，手法由浅入深，松开筋结，方可减轻疼痛。

4. 肌肉与经络走向垂直

操作时必须和经络与筋（肌肉）纹理走向垂直，以点、线、面手法将筋结松开。如果顺肌肉走向则无法将筋结松开，且易导致肌肉受伤发炎。

5. 连贯划拨

在使用牛角松筋术时，要注意保持划拨的连贯性，也就是说，每一划拨线条必须彼此衔接，切勿间隔太大，方能掌控点、线、面达到筋膜组织重整与康复。如操作时，发现对方肌肉明显呈现固体化硬块现象时，则须配合深挑（下压深再挑拨的手法）。同时筋结处切勿于一点重复超过10

次，以免太过刺激，产生发炎现象。

总之，一位基本功正确、训练有素的专业松筋师，其手法纯熟达到炉火纯青，火候应是拨筋时能准确深入筋脉穴位分布处，且手法劲道平稳顺畅，轻重拿捏得宜，使对方能深刻感受每一手法皆拨到筋脉，虽有酸痛感，却可舒服享用。

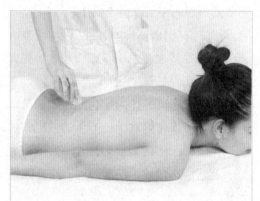

◎专业松筋师，能使对方深刻感受每一手法皆拨到筋脉，虽有酸痛感，却可舒服享用。

使用牛角松筋法，这些注意事项你要知道

尽管牛角松筋法是较天然、简单的保健方法，但如果不注意以下一些方面，就会使牛角松筋法的保健功效大打折扣。

❶ 禁忌人群

（1）严重心脑血管疾病、肝肾功能不全、全身水肿者。如果你有严重心脑血管疾病、肝肾功能不全、全身水肿等症状，则不要轻易使用牛角松筋法，如果非要使用不可，则要注意手法不要太深、太强硬，操作时若不详加留意，易使松筋后皮下带出的瘀滞不易代谢，增加心、肺、肝、肾

的负担，反而加重病情。若必须通过松筋保健手法则宜渐进式地疏通，不可大面积操作。尤应注意松筋时经脉的方向，须将"火气"引到四肢末端，天柱穴、大椎穴、肩中俞、肩外俞、肩峰处与肩髃穴等筋结一定要松开，以防"火气"逆冲至头部。

（2）体质虚弱者。对于一些体质较虚弱的人群，尤其是大病后体质虚弱者，不适宜松筋，须待身体元气恢复后，再行松筋，然手法亦须以轻柔渐进的方式，千万不可心急，非要一次就将条索硬块疏开，反而会使身体更加虚弱疲累。

（3）皮肤异常者。如体表有疖肿、破损、疮、斑疹和凸硬囊肿、脂肪瘤、纤维瘤，切记不可直接于患部处松筋，以防感染和扩散。

（4）急性扭伤或创伤的疼痛或骨折部位禁止松筋，待急性发炎期消失及骨折痊愈后，再进行筋膜松筋保养与修护，以防气滞血瘀而使筋脉再度受伤。

（5）有出血倾向的各种急症者，如：再生障碍性贫血和血小板减少患者、先天类风湿关节病变患者等，不适合松筋。

经络松筋虽可作为疾病的预防和身体养生保健措施，但对于已产生的各脏腑病症则必须到医院进行诊治，才不致延误病情。上述特殊情形，松筋师应有小心防范处理的基本概念。

❷ 谨慎处理部位

（1）手臂心经脉在午时（11点~下午1点）心气宜静不宜动，如不能明确辨别患者心气功能虚实强弱，则应尽量避免在此时段进行心经脉拨筋手法。

（2）颈部、头部或身上手脚静脉血管爆起浮现处，此现象多半是因深层筋膜僵硬，使气行受阻，内部压力让静脉血无法回流，以致体表突出浮现，故操作时切勿在静脉血管上刻意松动，应谨慎将牛角运用在其皮下深层筋膜，拨动松开筋结使"青筋"消沉。

（3）胸部神封、神藏穴位区，此部位因近心脏，故松筋时如发觉有粗厚筋结硬块组织，须逐步渐进保养松开筋结，以防求好心切太过松筋，使气血脉冲加大、

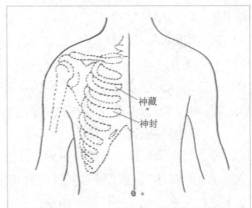

◎胸部神封、神藏穴位区，须逐步渐进保养松开筋结，以防心跳过速，令患者心生恐惧无法负荷。

心跳过速，令患者心生恐惧无法负荷。

（4）颈部胸锁乳突肌内侧（颈前三角肌区）内有颈总动脉血管经过，故手法须小心谨慎，不可太深入。建议在此部位以手法技巧性抚拨与舒缓按摩。

（5）腹股沟韧带处，此部位韧带肿硬者不可采用过度强硬的手法来松筋，因内部神经极易发炎、引起强烈疼痛。

（6）膝窝中央、委中穴处，此部位肿硬隆起症状常见，因内部为滑液组织非筋膜结构，故不可深层太强刺激，以防发炎及变形肿大。

此外还要注意松筋前不宜吃得过饱；松筋后需大量补充水分，以利排毒；11点~下午1点，心气虚者，尽量避免松手三阴经、心经部位，以防过度虚弱；每次使用完牛角后，要注意牛角的清洁工作，将牛角浸泡于粗盐水半小时左右，以消磁净化。而且，最好每人配备专用牛角；如需共同使用，使用前须用酒精棉擦拭消毒。

认识脸部经络，对症施行脸部松筋术

脸部经络主要有大肠经、小肠经、三焦经、胆经、胃经、膀胱经、督脉。中医认为，人体十四经脉皆上行于头面部，多数人脏腑代谢失调、经络气血无法上达头面部，因而导致肤色暗沉、斑、痘、老化、皱纹等皮肤问题。比如，气血上达头面部必须经过颈部，如颈部胸锁乳突肌、斜方肌、颈总动脉沿线筋脉产生硬块、肿胀或颈椎动脉颈椎韧带纤维化，将使气血上行产生阻碍，头面部无法充分得到血液营养供应，氧气不足、偏头痛、五官功能退化、肤色暗沉、皱纹、老化由此产生。同时颈部筋脉肿胀、硬块亦影响静脉血、淋巴的回流，此气逆压，将使耳部内耳迷路平衡功能产生干扰，于是产生晕眩。

因此，只要疏通面部的经络，使脏腑正常运行，自然气血畅行，凸显保湿、美白、抗衰等美容保健功效。而人体脏腑与三焦症状皆呈现在脸部，故脸部可谓是内脏的一面镜子。学习经络者可从脸部皮肤的纹

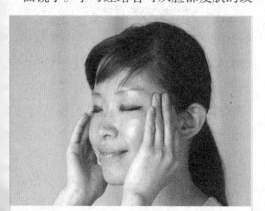

◎只要疏通面部的经络，使脏腑正常运行，凸显保湿、抗衰等美容保健功效。

理、肌肉凹陷、肿胀、青春痘、斑点色素分布而了解内脏的问题，即从面部气色变化及五官的观察，可以测知脏腑经络气血的盛衰。

❶ 脸部三焦

上焦指的是额头部位，主心肺功能；中焦指的是眉毛并行线至鼻部位，主消化系统功能；下焦指的是鼻子下方平行线至下巴部位，主肾、生殖、泌尿功能。

❷ 脸部脏腑五行

1. 心对应额头，五行属火

心对于额头的位置，如果出现额头、头疼等症状，多与心脏有关，可通过按摩划拨额头处印堂、阳白、眉冲等穴来缓解。

2. 肺对应右脸颊，五行属金

中医认为肺开窍于鼻，鼻乃空气出入门户，鼻子呈现流鼻水、打喷嚏、鼻塞、鼻黏膜肿胀与肺功能不佳，或受风寒、风热侵袭而致各种鼻病有关。临床上与鼻保养相关穴位，如：迎香穴、四白穴、口禾髎穴、巨髎穴或鼻翼筋与上唇鼻举筋处筋膜僵硬，则会产生各种与鼻相关的症状。

3. 肝对应左脸颊，五行属木

肝开窍于目，肝虚则眼睛干涩，视物不清、疲劳，肝火旺者、目赤灼痛、流泪，脸部松筋开穴时若能将眼周相关穴位松筋开穴，即可同时达到明目保肝、美化双眼的功效。眼角下垂（非先天性鱼形眼者）可在内外瞳子髎穴处加强筋膜放松，上眼

皮水肿或眼睑松垮肌肉无力，可沿上眼轮筋与鱼腰穴加强划拨松筋与开穴力度；而黑眼圈、眼袋，中医认为是肾功能失常的表现，可沿下眼轮肌处加强划拨松筋，防止静脉血滞留。

4. 肾对应下巴，五行属水

中医认为肾开窍于耳，耳鸣乃肾虚之象，然耳附近筋脉与穴位处产生气阻筋结时，亦会有耳鸣及听力功能失常。如：听会穴、耳门穴、口禾髎穴、翳风穴、瘈脉穴，皆会引起耳鸣与耳部相关疾病。

5. 脾对应鼻子中间，五行属土

中医认为脾开窍于口，脾好唇红润，脾不好唇苍白，脾湿热唇部会生点状菌斑。口角地仓穴松筋开穴可预防嘴角下垂，沿口轮肌与口角下制筋处，加强筋膜放松方法，可预防嘴角下垂与口角纹产生。

在认识人体面部经络的基础上，可使用独特的脸部经络松筋开穴术，疏通筋结、肿胀，使血脉通畅，五官功能活络，皮肤肌肉润泽、富弹性，黑眼圈、眼袋、眼尾下垂、黑斑、面疱、视力退化、耳鸣、晕眩都可得到改善。血脉通畅，亦可使胖脸变瘦、瘦脸变胖，达到雕塑脸型双向调整作用。

脸部松筋术主要通过对耳朵、颈部、额头、眼部、鼻与鼻翼、脸颊、嘴唇四周与下颚骨、淋巴等部位进行牛角划拨，先行一边脸与颈部松筋开穴，用以分别比较两边明显差异后，再进行另一侧脸松筋开穴操作。整个过程约 10 分钟。

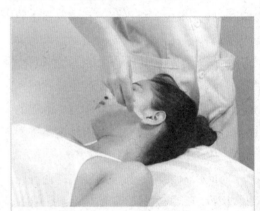

◎脸部松筋术主要通过对眼部、颈部、鼻与鼻翼、脸颊等部位进行操作，达到美容塑型的效果。

🖤 牛角松筋术中的脸部青春秘诀

随着年岁的增长，每个人的脸上都会出现不同程度的衰老症状，比如眼角鱼尾纹、眼袋、黑眼圈变深等，这其实都是人体内脏功能失常退化，进而导致内脏经络穴位处发生气阻，深层肌肉产生筋结，从而使得肌肤呈现肿胀僵硬、凹陷虚弱、弹性不足的现象，同时还会在人体脸部与内脏相对应的区域出现斑、痘、皱纹、脸颊瘦削、脸胖肿胀、松垮水肿等现象。为了对这些老化现象进行缓解，许多人不惜重金买来许多抗衰化妆品对面部皮肤进行保养，虽然能够使皮肤变得白皙，但是却仍旧无法达到年轻时候的健康亮丽。

如果想要更有效地延缓人体器官的衰老，你可以试试牛角松筋术的脸部松筋法，它经牛角山药乳霜深层松筋开穴，疏通"筋结""气阻"，将组织内的废物、毒素、乳酸由血液循环、淋巴代谢排出，使肌肉和五官因血脉、气血畅通而健康，肌肤纹理自然富弹性。具体功效如下：

❶ 养护健康

通过施用脸部松筋法，可以有效地活化脸部的各个器官，缓解或者是治疗视力退化、眼酸涩、耳鸣、晕眩、偏头痛、鼻过敏、鼻塞、嘴咀嚼无力或者是张不开等面部症状。具有很好的防病、治病，养护健康的作用。

❷ 美容养颜

脸部松筋法在养护健康的同时，还能够有效地缓解人体器官的衰老，从而达到美容养颜的目的，因此受到许多女性朋友的青睐。比如说，可以用于改善眼角下垂、嘴角下垂、黑眼圈、眼袋、法令纹、脸颊松垮下垂、胖脸变瘦、凹颊丰颊、脸型雕塑、黑斑、面疱、微细血管、青筋浮现、眼角纹、皱纹、悬针纹、眉头皱肌等老化症状。

这个保持面部年轻的方法简单易行、安全有效，只要稍加练习，平日里在家就可以轻松操作，所以，如果你想要让自己青春不老的话，不妨平时多做做面部松筋练习。真正通过这种健康、有效的方法来将自己的美丽容颜永远拥有。

🩷 用好牛角松筋术，不再腰酸背痛

随着生活节奏的加快和社会竞争的日益激烈，现代人的压力日益加大，许多人年纪轻轻就出现了腰酸背痛、身心疲惫的亚健康状态。据有关医学研究证实，亚健康多半由于血液循环不良所引发，与脊椎变形长期压迫神经有关，并因此导致晕眩、偏头痛、失眠、胸闷、胃胀、消化不良、颈肩酸痛、坐骨神经痛、双腿肿胀酸麻等症状。

中医认为，在经常出现腰酸背痛的亚健康人群身上，往往能在其经络沿线肌肉处发现筋结、硬块团体，即肌肉已呈现固体化，在肌肉深层固化严重者已呈条索状硬块，严重影响气血运行，使神经传导受阻、神经萎缩退化，日久易迫使脊椎歪斜，甚至引发内脏功能病变。

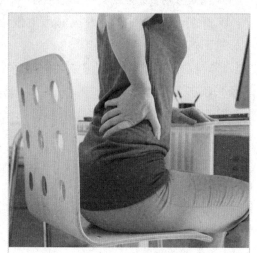

◎女性腰酸背痛可能是由生理期没有保养好、鞋子穿得不合适引起的，均可用牛角松筋术解决。

那么，到底是什么原因造成了各种酸痛、脊椎变形与自律神经失调症状的亚健康状态呢？原因主要有以下几种：

1. 长期姿势不良

许多人的坐姿都不标准：经常坐着跷脚，容易使骨盆转位脊椎侧弯；坐时腰朝后呈 C 形，使腰椎偏离 S 形成平直状态压迫脊椎神经；睡眠时姿势不良，睡太高或太低的枕头，使颈部神经受压迫，颈肩肌肉僵硬，气血循环差。

2. 内脏功能失调

与内脏相联系的经络路径沿线产生气阻与筋结现象，使肌肉僵硬、气血循环变差，易产生酸痛与局部生理功能退化。

3. 激素分泌不足

会使骨细胞内钙质流失，引起酸痛，男、女性激素分泌不足，易使筋、韧带僵硬无弹性，引起肌肉酸痛，如五十肩等气血凝滞现象。

4. 曾经跌打损伤处未予妥善治疗

跌打损伤处如处理不好极易产生气滞，进而产生血瘀，影响健康。

5. 身心压力大，工作繁忙或长期处于紧张状态

引起自律神经失调。

6. 情绪（喜、怒、忧、思、悲、恐、惊）表现失调

怒伤肝、心情压抑伤肝，致使肝气郁结疏泄失调，引起胸闷痛、烦躁、忧郁、月经不调等症状。

7. 经常熬夜

晚上 11 ~ 凌晨 1 点、凌晨 1 ~ 3 点，此时经络气血流注胆与肝脏，如长期在夜晚 11 ~ 凌晨 3 点无法睡眠，则血不流注肝，肝不藏血，肝血不养筋，造成筋肉、双目失养，且影响肝解毒造血和分泌胆汁的功能。

8. 运动不足

适度运动可活络筋骨，加速血液循环，可使肝气疏泄正常，人体气机调畅，气血运行平和，心情舒畅，精神爽朗，否则，肝脏气机疏泄失常，会表现出精神抑郁或亢奋冲动效应。

9. 饮食习惯偏差

饮食摄取要注意无色无味的平衡，否则将影响脏腑功能。比如，偏重肉食者，肉类蛋白分解产生氨、尿素氮、嘌呤等酸性副产物，在人体血管和经络运行过程中，沉积在筋肉深层或关节处，使筋肉产生化学变性，产生硬块筋结。素食者长期饮食摄取不均衡，且多半食物属性偏寒时，易造成体质虚寒，气血筋脉易凝结及筋肉僵硬。

总之，不良的生活习惯是导致亚健康的主因，要缓解治疗亚健康，除了要建立良好的生活习惯外，还应采取一些简单的疗养法，比如牛角松筋术，着重对背部进行松筋开穴手法，沿脊椎两侧，使造成脊椎变形、僵硬的肌肉松开，同时使肌肉恢复弹性与张力。

只要肌肉恢复正常状态，气血运行通畅，人体自愈功能得以自然发挥，帮助肌肉系统与骨骼系统维持平衡，再凭借纠正姿势与伸展体操，使脊椎排列组合正常，驼背与侧弯现象自然得以改善，亚健康的种种症状也会自然消失。

牛角松筋教你甩掉小肚腩

肚腩，主人站着的时候，它恬不知耻骄傲地挺着；主人坐下来，它也跟着松松垮垮地拥在腰间，完全不知收敛。难得穿件紧身T恤，肚腩执意要和胸部比高低，满满地鼓着，让人对着镜子怎么照都看不顺眼。

那么怎样才能够寻找到一个简便、有效又无害地减掉小肚腩的方法呢？你不妨试试牛角松筋术。这个方法是一种广受追捧的绿色减脂、保健方法。

在对腹部施行牛角松筋术前，先要在身体正面以任脉线为基准，将腹部分为三个部分：廉泉穴至鸠尾之间区域，主气管、心肺功能；鸠尾至肚脐之间区域，主胃肠肝胆消化系统；肚脐以下区域，主泌尿生殖与大肠疾病。但下面介绍的这套牛角松筋术要以鸠尾穴至曲骨穴区域为主。

具体方法为：

（1）先自鸠尾沿任脉线划拨至曲骨穴，再沿胸肋下缘，逐一松筋划拨肾经、胃经、脾经、肝经、胆经。注意操作手法要由浅而深，力度宜柔中带劲，仔细感应是否有气阻存在，可在重要穴位区与气阻点加强拨筋。

（2）肋骨下缘与肋间隙轻划拨，不容、期门、章门穴点加强。

（3）腹股沟部位加强松筋，同时大腿内收肌群放松。

（4）腹部顺肠按摩。手法按摩必须顺肠道分布，自右下腹开始以深按加揉按推动手法，沿升结肠一直揉按，推至横行

结肠再转折至下行结肠，如此重复多次。

（5）沿经络松筋与顺肠按摩后，必须做舒缓安抚放松手法，将气引流排毒至两侧腹股沟部位。也可运用动力学原理，一手按压对方腹外斜肌，另一手将对方膝部弯曲，朝外画圆转动，以放松深层筋膜；或是在腹直肌、腹横肌部位按压，另一手则将对方膝部朝内侧画圆转动，以放松深层筋膜。

此外，对于男、女生殖系统功能性的保养，宜在耻骨上方阴毛部位、两侧急脉穴位、腹股沟韧带处，大腿内侧肾经沿线来施行松筋术，以使这些部位筋结松开、气血顺畅、淋巴排毒功能恢复正常，有效防治妇科疾病和前列腺疾病。

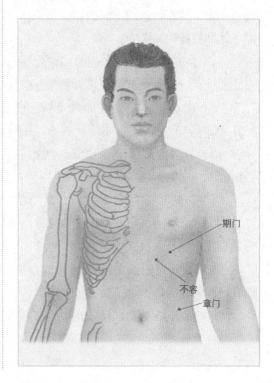

期门

不容

章门

打造丰润翘臀，对症施行牛角松筋术

每个女人都希望自己能够拥有丰润翘臀，然而在生活当中，许多人都会因为跌倒受伤而使骶椎、尾骨变形，或者家族遗传与家人共同的生活习惯，使得骨盆和臀形呈现出不同的形态，例如：骨盆前倾、腰部过度前弯、骨盆后倾、腰部过度后弯等，有的骶椎部位平陷或者骶椎部位过度隆起，这种组织结构的不平衡，在一定程度上多多少少都会给肌肉、神经、血液、内脏功能带来不必要的压力，造成各种酸麻痛与内脏功能失常，也造成了臀部曲线的不美观。

针对不良生活习惯而造成的臀部曲线不美观，人们可以通过牛角松筋开穴，以降低肌肉的僵硬紧缩，活血通络，使神经传导正常，从而打造出丰润的翘臀。

具体的操作方法为：

（1）以握笔的姿势握住牛角棒，在三角骶椎上进行大范围划拨来舒缓松筋。

（2）在八髎穴的位置加强点拨，进行开穴。

（3）沿两侧髂骨上缘重复划拨松筋数回。

（4）以腰椎命门穴为基准，沿膀胱经左右对称旁开 1.5 寸与 3 寸经络路线，分别划拨松筋至承扶穴。

（5）对臀外侧肌群可以加强划拨松筋直至两髋骨的外围处。

（6）骨下部外侧缘以放射状划拨松筋，放松此处筋膜。

（7）胆经环跳加强松筋开穴。

（8）臀腿处承扶穴加强松筋开穴。

此外，生活中还应对症施行相应的牛角松筋术。

具体的操作方法为：

（1）在骶椎骨与八髎穴、腰俞穴松筋开穴，可活化生殖、泌尿功能，可活络肌肉，令其恢复匀称，再现生机。

（2）脚常酸麻肿胀的坐骨神经痛者，沿下焦两条膀胱经与三角骶椎外侧筋膜加强松筋，可缓解坐骨神经痛。

（3）常见骶髂关节部位凹陷、气血不顺、肌肉凹陷，呈现酒窝者，以圆拨松筋，可加强活络，使此部位凹陷、暗沉的筋肉呈现活力，帮助大肠蠕动，预防便秘。

（4）臀外侧可沿骨盆外围放松臀大肌、臀中肌的僵硬肌肉，改善脚外侧酸麻，保养髋骨。

（5）对环跳穴加强划拨，可放松紧张的梨状肌，改善坐骨神经痛。

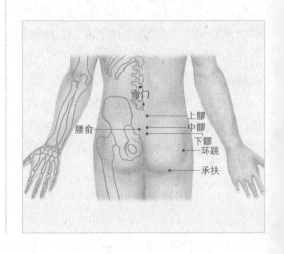

想要修长美腿，针对足部经络来松筋

中医经络学认为，人们通过对足三阴经、足三阳经进行松筋手法，可以达到雕塑腿型、养护一双修长美腿的目的。这是因为足部三阳经路径走向是由头走至足，三阴经路径走向是由足至胸腹，足部经络直接与内脏产生联系，因此通过松筋手法，沿足部 6 条经络将阻碍经络气血运行气阻点（筋结）予以疏通，使经脉气血顺畅，达到脏腑疾病运用经络保健，内病外治原理，提升脏腑功能；还可以修饰腿形、消除大腿外侧赘肉（胆经）、内侧浮肉（脾经、肝经、肾经），避免肌肉萎缩、膝骨退化，活络软组织，静脉曲张保养。

一般来说，人们通常使用指压法来疏通足部经络，但经实践证实，针对足部经络的牛角松筋术更具优势，它不仅涵盖穴位反射疗法，同时更完整运用松筋点、线、面手法特色，畅通经络的路径，如此又可同时使已生病的僵硬肌肉进行重整康复，使肌肉内滞留的水分、囤积的脂肪能代谢，消除赘肉，进而可以雕塑曲线、美化双腿，其功能完全符合健康与美容概念的需求。

下面介绍的足部松筋法主要是沿六大经络路径进行划拨松筋，不同的筋络有不同的松筋要点：

1. 膀胱经

足部膀胱经松筋可从承扶穴松筋到至阴穴，亦可由至阴穴松筋至承扶穴（经络补泻法则，顺经络为补、逆经络为泻，但在不知脏腑虚实的情况下，可遵照以离心远处末梢开始松筋）。膀胱经松筋时，手法可在承扶穴、殷门、承侧筋膜松筋至至阴穴。委中处如有肿硬，不可太重深层松筋，因其结构为滑囊组织，太过刺激反会更肿。

2. 胃经

胃经松筋可从大腿髀关松至厉兑穴，亦可由厉兑穴松至髀关、梁丘、足三里、丰隆，加强开穴，足趾以双爪牛角划拨加强解溪穴。

3. 胆经

胆经松筋时，可从环跳沿腿外侧松至足趾足窍阴，亦可由足窍阴松筋至臀外侧。沿经络手法在风市、中渎、阳陵泉（腓骨头的前下缘）、光明、悬钟加强开穴，至足趾时改以双爪牛角划拨加强丘墟穴。小腿部位胆经松筋手法则须沿腓骨内缘放松

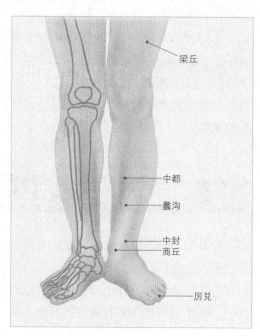

筋膜。

4. 脾经

脾经松筋由足趾隐白穴沿脾经路径至商丘、三阴交、阴陵泉、血海，加强开穴。

5. 肝经

肝经松筋由足趾大敦穴、行间、太冲、中封，沿胫骨内侧面上凹陷部分，加强蠡沟、中都至大腿内侧缘足五里。

6. 肾经

肾经松筋由足底涌泉穴上行至脚踝下照海加强开穴，沿阿基里斯腱内缘松至复溜、阴谷，再往大腿内侧上部划拨松筋。

具体的松筋方法为：

1. 足背面松筋

沿膀胱经、胆经、肾经路径，进行划拨手法。

（1）足底部位：以双爪牛角划拨足底、足侧面筋膜。

（2）小腿部位：沿膀胱经路径、肾经路径、胆经路径做划拨松筋手法。

（3）大腿部位：沿膀胱经路径、肾经路径、胆经路径做划拨松筋手法。

2. 足正面松筋

即沿着胃经、脾经、肝经路径，进行划拨手法。

（1）足底背面：以双爪牛角沿每一趾骨间缝，进行划拨松筋手法。

（2）小腿部位：沿胃经路径、肝经路

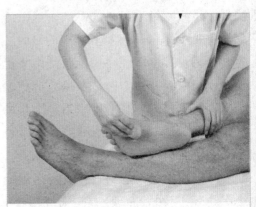

◎足底部有涌泉穴，对其进行重点划拨，可促进腿部血液循环，练就修长美腿。

径、脾经路径做划拨松筋手法。

（3）大腿部位：沿胃经路径、脾经及肝经路径做划拨松筋手法。

（4）膝盖部位：先以牛角沿外围进行舒缓划拨松筋，再以双手大拇指压膝眼，最后将双手掌心相互搓揉，按摩膝骨周围。

将这套动作熟记于心，有时间时便做上几遍，即具有保健功效，又可以美体塑身。拥有一双修长的美腿自然不再是奢侈的梦想了。

眼部筋膜与穴位的松筋，还你一双慧眼

在对眼周筋膜以及穴位做松筋开穴手法之后，宜涂抹自然无刺激性且又具备保湿成分的保养霜，这样可以帮助行气以及修护筋膜柔软弹性，并且同时还具备滋润

皮肤的效果。

对眼部筋膜以及穴位松筋的具体方法为

（1）沿着眉棱骨的上方进行圆拨或者是划拨松筋，在眉头的攒竹穴、眉中上

方的阳白穴、眉尾的丝竹空处，进行加强点揉开穴。

（2）沿着眉棱骨的下缘用牛角略微往上划拨，对瞳孔上方的鱼腰穴加强开穴拨筋。

（3）沿着上眼轮肌进行划拨，小心不要碰触到眼球。

（4）沿着下眼轮肌进行划拨或者是圆拨，眼头睛明穴、眼球下方承泣穴、四白穴、眼尾鱼尾穴、瞳子髎穴部位，加强松筋开穴。

（5）以上这一系列手法操作完毕之后，再用大拇指的指腹将上述穴位重复安抚按摩数次，最后顺气引流至耳下，再带至颈肩部位排毒。

整个松筋开穴的过程大约为10分钟。

当人们在家里自行操作这套动作的时候，一定要注意一手将肌肤固定，另外一只手以牛角进行划拨或者是圆拨的手法，试着将眼周的筋结松开；最初开始操作的时候，如果不能够精准地找到穴位，可以借着牛角拨动肌肉的时候，对感应到的阻碍点进行轻柔慢匀地拨动，以消除筋结硬块组织。如果上眼皮水肿的话，可以在鱼腰穴以及眉骨下方加强划拨；眼尾皱纹与眼睑下垂者，可在瞳

子髎处加强划拨；有黑眼圈的话可以在承泣、四白穴处加强开穴，并在下眼轮匝肌的位置进行划拨手法。

一般情况下，当眼周的筋结被疏通开，肌肉恢复了柔软不再僵硬的时候，人们便会感到双眼特别的轻松舒适，并且明亮有神，同时眼角还会上扬，眼尾的皱纹和黑眼圈皆有明显的消除与淡化。但是需要注意的是，有眼疾或者是眼部功能不佳者，在进行完视力保健松筋之后会有眼睛润湿流泪、分泌物增多、眼内痒、局部瘀瘀等现象产生，这种现象都是好转的反应，不必惊慌，一般过2～3天即会获得改善。

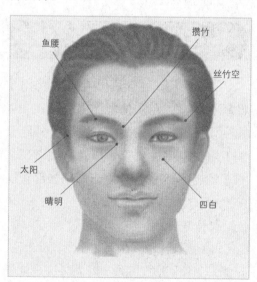

颈部松筋术，美颈就当如此塑造

在对颈部进行牛角松筋术之前，首先要认识的便是胸锁乳突肌，它指的是从胸部锁骨一直延伸至耳后乳突骨的肌肉，因

为颈部肌肉是以胸锁乳突肌为界线的，划分为颈前三角与颈后三角肌肉群。颈部松筋手法就是以胸锁乳突肌为界线，先对胸

锁乳突肌进行划拨，力量不可以太大。

颈后的三角肌群可以沿着经络路径的走向，依照顺序对大肠经、小肠经、三焦经、胆经进行划拨，亦可以依据颈后三角肌群分布排列松筋划拨前斜角肌、中斜角肌、后斜角肌，以及提肩胛肌以及斜方肌。

不过需要引起大家注意的是，牛角松筋术只适用于颈后或者是颈侧的肌肉，而并不适合于颈前的肌群。因为在喉头隆起的外侧1.5寸的地方即为动脉搏动的部位，这个地方有颈动脉血管经过，故意用牛角棒进行深层划拨的话，便会非常容易导致动脉血管的剥离，进而流向脑部，引起血管栓塞而引发危险。这个时候可以用手指来代替牛角棒，在胃经线上对人迎、水突这两个穴位进行点按刺激，和手四指掌面顺着胃经往下进行安抚按摩，然后再将其带至锁骨的上缘，沿着肩峰排出。

此外，在划拨筋结时注意不要把青筋（静脉血管）之处误以为是筋而进行手法操作，以免误伤自己。中医认为，颈部有明显"青筋"浮起，多是气血不畅通、气阻，静脉血回流不畅呈现的警讯，因此操作时应沿"青筋"旁将筋结疏开，肌肉恢复柔软弹性，不再僵硬紧绷，则气行自然顺畅带动静脉血回流，颈部不美观的青筋也会消失。

整个松筋开穴的过程约10分钟。

头部松筋术，让头脑日益灵活的妙法

头部松筋术主要是以牛角沿经络走向垂直划拨，在穴位处加强穴位拨，以起到防治头痛、偏头痛、失眠、神经衰弱、毛囊阻塞性斑秃，以及头部舒压放松、醒脑、增强记忆力与强化脑部功能等功效。

具体方法为：

（1）患者俯卧，医者用牛角棒沿天柱、风池、完骨划拨发际线，耳背外围采取圆拨舒缓手法。

（2）医者用牛角棒沿督脉线，放松划拨至百会穴，再分同等分比例，呈放射状，逐一划拨至百会穴。

（3）先用双手拇指指压头部的督脉与膀胱经，再使用上下波动的按摩手法，以使脑部头皮层放松。

（4）双手十指指尖微微弯曲，在头部做深层缓慢揉按，脑户、玉枕、脑空、头窍阴，加强揉按。

（5）双手合并，以中指按压哑门穴往头方向施力按摩，力度不可太深太重。

（6）双手合并，食指、中指、无名指各扣住天柱穴、风池穴、完骨穴，往头方向施力，做活络按摩手法。整个松筋开穴的过程约10分钟。

需要注意的是，施行头部松筋术的手法力度要平稳、轻柔，不宜太重，因为头部的一些穴位靠近两条椎动脉会合脑底动脉处，手法过重易造成脑部动脉损伤。

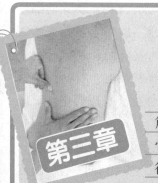

解结松筋法，让疼痛立即消失

第三章

筋结是体表出现成串或散在性的结块。《杂病源流犀烛·筋骨皮肉毛发病源流》记载："肝之经脉不调，气血失节，往往有筋结之患……"治当以调肝散结为大法。

❤ 两招就能搞定落枕的解结松筋术

落枕的常见发病经过是入睡前并无任何症状，晨起后却感到项背部明显酸痛，颈部活动受限，这就是落枕了。

发生落枕的原因，主要有以下两个方面：一是肌肉扭伤，二是感受风寒。如果晚上睡觉时的姿势不太好，脖子长时间处于过度偏转的位置；或者是枕头过高、过低或过硬，使脖子处于过伸或过屈状态，这些都可以使颈部一侧的肌肉紧张，使颈椎发生小关节紊乱，局部

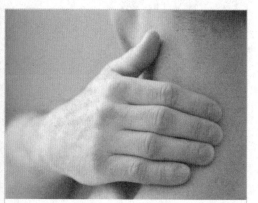

◎落枕或称"失枕"，表现为脖子酸痛，活动受限，好发于青壮年，以冬春季多见。

气血不和。再者就是如睡觉的时候受凉，造成颈背部气血凝滞，经络痹阻，这些都可以使颈部僵硬疼痛，活动不利，也就是发生了落枕。

知道了引起落枕的原因，只要想方设法祛除病因，自然就可以使局部筋肉、气血、经络恢复正常。下面一起来看看应该怎么做。

❶ 治疗方法一

（1）左手或右手中、食、无名指并拢，在颈部找到最疼痛的地方，这些压痛点一般都在肩颈部位肌肉丰富的地方，先由轻到重地慢慢按揉5分钟左右，可以左右双手交替进行。

（2）然后用双手小鱼际的地方开始拍打肩颈部，按照从上到下，再从下到上的顺序轻快迅速地击打2分钟左右。

（3）拍打之后，用拇指和食指缓慢地拿捏左右两侧的风池穴、肩井穴，共进行2分钟。

（4）通过反射区找到落枕穴（落枕穴在双手手背的第2、3掌骨间，指掌关节后半寸处），以拇指或食指进行点按，等到稍稍感觉到酸胀时再持续进行3分钟左右。

（5）最后释放头颈部，缓慢做前屈、后仰、左右侧偏及旋转的连续活动，要注意的是动作一定要缓慢进行，千万不能因为用力过猛，反而使颈部损伤加重。

❷ 治疗方法二

这种方法需要其他人的帮助来进行操作，落枕者需要采取端坐的姿势，按摩的人站在落枕者的身后，用拇指缓慢地轻按颈部，并询问落枕者，找出最痛点，然后用手掌的大小鱼际从痛侧的颈部上方开始，一直到肩背部为止，依次进行拍打，对最痛点再用力按摩，到落枕者能够感到明显酸胀即可，这时说明拍打的力量已经达到要求了，如此反复进行2～3遍，再以手指推按拍打过的部位，重复2～3遍。这样的一个过程，通常都可以迅速使痉挛的颈肌松弛而达到缓解落枕的效果。

落枕的发生和睡觉的时候颈部肌肉扭伤以及受寒有关。因此，可以从以下几个方面加以注意。

首先，要选择合适的枕头。选择什么样的枕头，取决于睡觉姿势。喜欢侧身睡觉的人适合用硬度中等的枕头，枕头的高度与肩膀的宽度有关。一般来讲，女性枕头高度在7至12厘米，男性则在11至14厘米较为合适；而喜欢平躺睡觉的人适合用较硬的枕头，枕头的高度在5至8厘米适合。但是大多数人睡眠时都会翻身，经常是仰卧和侧卧相互交替的。因此在选择枕头时，枕头高度为8至10厘米，男性枕头可以再增加2厘米，这样就可以了。

其次，要注意避免不良的睡眠姿势，如头颈部位置不正，头颈弯向一侧，过度屈曲或伸展等。

再次，要注意避免受凉，晚上睡觉时一定要盖好被子，尤其是两边肩颈部的位置一定要注意，以免熟睡时受凉，使风寒邪气侵袭颈肩部，引起气血瘀滞，脉络不通而发病。

最后，还要提醒大家要注意饮食均衡，荤素搭配，多摄入富含维生素及钙等微量元素的食品，如新鲜的蔬菜、水果、奶制品及豆制品等。这样可以增强人体的抵抗力，不容易受到外邪的侵袭，也有助于预防落枕的发生。

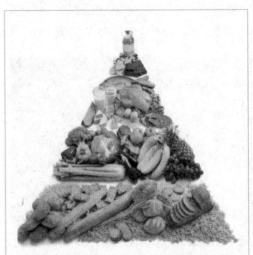

◎预防落枕要注意饮食均衡，荤素搭配，多摄入富含维生素及钙等微量元素的食品。

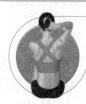

落枕的经筋疗法

▶ 检查筋结

检查筋结方法：经筋疗法治疗落枕，要先循着手少阳经筋走向检查筋结。

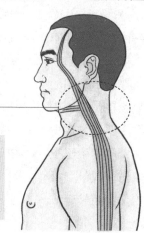

通常情况下，落枕会在手少阳经筋行经颈肩部的区域产生筋结，这就是治疗落枕的敏感区

▶ 治疗步骤

 指按法

施治者用拇指端或指腹按压颈部筋结区域 1 ～ 3 分钟，动作要轻柔和缓，以患者能够忍受为度。

 掌揉法

施治者放松手腕，以掌根着力于颈部筋结区域，用腕关节连同前臂做小幅度的旋转运动。动作要轻柔，频率为每分钟120 ～ 160 次，揉 5 分钟左右即可。

▶ 穴位按摩辅助治疗

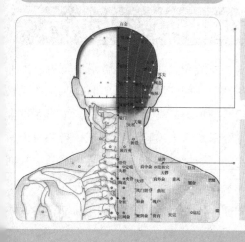

风池穴
位于后头骨下，两条大筋外缘凹陷处，与耳垂齐平

肩井穴
前直对乳中，大椎与肩峰段连线的中点，即乳头正上方与肩线交接处

在采用经筋疗法治疗落枕的同时，可以用穴位按摩法进行辅助治疗。其具体方法为：用手指揉按患者的风池穴和肩井穴，持续约 3 分钟。

颈部扭伤怎么办？试试拿、滚、揉的松筋法

颈部扭伤是由于颈部过度旋转扭曲而造成的，一般常见于外伤损伤。由于颈部的活动比较多，如果突然闪挫或者是强力扭转的话，就会损伤到颈部的肌肉和肌腱，从而引起颈部疼痛，同时还会伴有活动障碍，有的可能还会伴有局部的轻度肿胀。

颈部扭伤和落枕一样，都属于颈部的急性软组织损伤，两者的症状也是比较相似的，对其进行鉴别的时候主要根据病史判断。落枕一般没有外伤史，多发生于夜间睡觉的时候。而颈部的扭伤一般则会具有外伤史，可能会由脖子的强力扭转，或者是突然的闪挫等情况引起。

运用松筋法治疗颈部扭伤的具体操作方法为：

患者需要采取端坐的姿态，按摩的人站在患者身后，用拿揉的手法，反复对患者的颈后上、中、下三脉进行拿揉，然后再拿揉前膀肾脉和后膀肾脉。然后用双手的大鱼际采取滚法，反复滚揉颈后上、中、下三脉以及肩井穴位处，由上至下，是让

深层凝结的气血逐渐消散，使发生扭伤痉挛的肌肉缓解放松。再用双手实拳捶打法，捶打颈肩部。最后再用拍打的方法，拍打颈肩部，并扩展到上肢四面，这样就可以促使肩颈部的肌肉充分放松。运用此手法治疗一般一两次即可达到治愈。

对于颈部扭伤等颈部急性软组织损伤，一般可以用中医手法治疗，对局部采用揉、按、推、拿等具有理筋解痉作用的按摩手法。当然也可以配合药物、理疗、针灸、封闭等疗法，这样可以增加疗效，使身体能快速恢复健康。

在颈部扭伤的早期治疗中，休息也是一项特别重要的治疗。尤其是在急性期，更应嘱患者避免颈部过多活动，必要时可采用颈围或牵引治疗。需要注意的是，制动时间也不宜过长，否则会发生颈部肌肉萎缩，活动受限等不良反应。在颈部疼痛消失，颈部软组织损伤基本趋于恢复时，应逐渐开始颈部肌肉锻炼，以增加肌肉力量和弹性，确保颈椎的稳定性和灵活性。

肱二头肌肌腱炎，推荐你两种解结松筋方

也许大家看到这个病名的时候，会觉得很陌生，不知道它到底是个什么病。其实，肱二头肌肌腱炎是一种非常常见的病，一般见于长头腱。肱二头肌长头起于肩胛骨盂上结节，在肱骨结节间沟与横韧带形成的纤维管道中通过。当肩关节内收、内旋及后伸时，肌腱滑向上方；当肩关节外

展、外旋和屈曲时，肌腱滑向下方。当上肢处于外展位屈肘关节时，肱二头肌长头肌腱最容易被磨损。因此，本病多发生在经常从事上肢运动或者工作者的身上，比如说游泳、举重、投掷等。另外，长期反复地举手过头顶的话，也可能导致这个病的发生。这是由于这些动作导致肱二头

肌肌腱发炎，出现了充血、水肿、退变，严重的甚至可能出现肌腱断裂。常见的症状有肩关节前方疼痛，夜间疼痛加重，有时还会伴有肌力减弱等症状。

出现肱二头肌肌腱炎的话，有的医生会建议进行局部封闭治疗，但是应用的时候应当谨慎，这是因为反复应用的话可能会引起肌腱断裂。因此，治疗此病最好还是采取中医的手法治疗，这样比较稳妥。

① 治疗方法一

（1）先选择滚法在肩关节周围进行按摩，来放松肩部的肌肉，再点按肩周的穴位，例如肩髃、肩井、天宗、臂臑等，这样就可以使肩周的血液循环通畅，减少

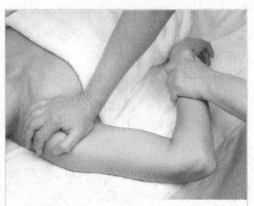

◎肱二头肌肌腱炎先选择滚法在肩关节周围进行按摩，来放松肩部的肌肉。

酸痛的感觉。

（2）用拍打法沿着肩关节最高处向下拍打，来松解肌腱与腱鞘的粘连，软化局部的硬结，并可以结合摇肩的方法恢复肩部功能。

（3）最后用揉法、摩法、搓擦法、散法等按摩舒筋，带动手臂进行整体的疏松，完成手法。

② 治疗方法二

患者采取坐位，操作的人站在患者的患侧，先用双手放松整个肩部，然后用抓抖法，抓抖上肢肌肉，再用双手虎口搓法，搓揉上肢肌肉，这样就可以达到理气活血、疏通经络的效果。最后保持拍打法对肩部以及上肢四面进行拍打，共拍打5分钟左右。

在发病急性期最好使肘关节屈曲90°，并用三角巾悬吊患肢，使肌腱松弛、制动，促进愈合。待症状消失后，可做摇肩、晃肩与摆肩锻炼，促进局部血液循环，加快康复。

如果病程已经持续了很久，属于慢性肱二头肌肌腱炎的话，患者便会出现反复发作，且疼痛难忍的症状，这时候可以考虑通过手术进行治疗。

治疗冈上肌腱炎，须学解结松筋四大手法

冈上肌肌腱炎又称冈上肌综合征，外展综合征。冈上肌腱在肩峰下面和肱骨头上面的狭小间隙内受到喙肩韧带和肩峰等的摩擦，由此而产生肩部外侧疼痛，并在

肩外展60°～120°时产生疼痛弧，这是一种无菌性炎症。冈上肌腱炎的发生不仅与慢性磨损引起退行性变有关，还与外伤及受寒等有一定关系。患者以中青年及以上

体力劳动者、家庭主妇、运动员最常见。

冈上肌腱炎以疼痛为主要表现，属于中医"痹证"的范畴。由于感受风寒湿等外邪，或者由劳损、外伤等引起气血凝滞，经络痹阻，中医认为"不通则痛"，导致了本病的发生。

这个病也是可以通过松筋手法来进行治疗的，具体的治疗方法有四种。

① 治疗方法一

（1）拿法。用拇指与其余四指构成钳形，在肌肉丰富的地方，由冈上肌的上段到上臂，由上而下反复地拿捏数次。

（2）按法。用手掌的小鱼际，以冈上肌到肩部之间为重点，反复用按法按摩数次。

（3）点按法。用拇指指腹点按重点的地方，区域也是选择冈上肌到肩部之间，反复点按数次。

（4）摇转。一手扶住患肩，另一手托住肘部，将肩部摇转外展高举，缓慢地反复操作数次。

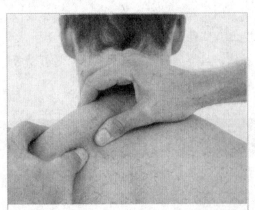

◎用拇指与其余四指构成钳形，在肌肉丰富的地方，由上而下反复地拿捏数次。

这几种方法主要具有活血散瘀、疏通筋络、理筋顺结的作用。疼痛明显的时候以轻柔手法为主，稍微缓解后手法可稍重。

② 治疗方法二

（1）摇肩。患者采取端坐的姿势，操作的人站在患者患侧，握住腕关节按照前、上、侧、后、下慢慢地画大圈，圈圈范围由小逐渐变大。

（2）搓肩。坐位，两掌分放患肩前后，掌心相对旋揉，力度适中，拨动肩前，配合点按疼痛的阿是穴及肩胛部位的动静脉。

（3）牵抖法。操作患者采取端坐的姿势，双手握腕之两侧，松臂，在向下牵引动作同时，双臂用力均匀颤动 3 ~ 5 下。既可以解除筋膜之间的粘连，也可以消除症状和疼痛。

抖臂的时候需要右手擒住患者手掌背侧，手背朝上，伸直位用腕缓慢轻抖数下，再用腕臂合力重抖 1 ~ 2 下，形似抖绳状。

结合使用牵抖的方法，可以加快消除不适的症状，和局部的炎症。

③ 治疗方法三

患者采取端坐的姿势，保持双肩自然下垂并稍内收的姿势下，在冈上肌处用拍打的方式，结合滚法来疏通血脉，然后再稍做外展肩关节的动作，并用一手托住肘关节上部，另一手在冈上肌处用大拇指做按揉手法以舒筋活络，剥离筋膜的粘连，最后可以加一些局部的按摩。

❹ 治疗方法四

患者采取端坐的姿势，操作的人站在患者的患侧，以左手前臂从后方插于患侧腋下，右手持患腕，两手做对抗牵引，同时将前臂向前旋转慢慢落下，然后操作者两膝分开屈曲，将患侧腕部夹于两膝之间，同时操作者用插于腋下的左前臂将患者上臂向外侧牵拉，使肱骨大结节突出。操作者用右手拇指掌面压于肱骨大结节前下方，用力向后上部按揉弹拨冈上肌

肌腱，同时两腿松开夹着的手腕。最后两手握患腕向上拔伸，并向前后活动肩关节3次左右。所有的牵拉都必须注意操作的力度。

在具体进行操作的时候，一定要注意对处于急性疼痛期的患者，操作的手法一定要轻柔，待疼痛减轻后再加重手法的力度；患者要主动加强锻炼肩关节各方向活动；可配合局部封闭理疗、外涂活血止痛擦剂等治疗。

💚 治疗肱骨内上髁炎，六法在手不用愁

肱骨下端两侧的隆起部位分别称为内上髁和外上髁，其中内上髁是前臂屈肌总腱的附着处，外上髁是前臂伸肌总腱的附着处。肱骨内上髁处发生的急性扭伤或慢性劳损性疾病，就是肱骨内上髁炎，又名肘内侧疼痛综合征。因为该病多发于学生、高尔夫球选手两类人群，因此也被称为"学生肘""高尔夫球肘"。

肱骨内上髁炎的表现是怎样的呢？这个病在早期的时候常表现为肘部内侧疼痛，或者是酸痛不适，重复损伤动作时疼痛加重，休息后则疼痛减轻。病情逐渐发展的话，则表现为肘关节内侧的持续性疼痛，活动受限，主要表现为不能充分伸展或过屈，上肢酸软，屈腕无力，小指、无名指可出现间歇性麻木感。有的患者可能还有轻微的肿胀及压痛等表现。

其实患上肱骨内上髁炎也不用担心，下面就为大家介绍6种简单实用的解决方法：

（1）推滚活血法。采用仰卧的姿势，水平伸臂伸肘。操作的人站在患者的伤侧，坐在稍低的凳子上，先用一个手的手掌自下而上推前臂腕屈肌几遍；然后，用手的小鱼际部往返滚腕屈肌3到5分钟，这样就可以达到活血之目的。

（2）揉搓散瘀法。同样采用仰卧的姿势。操作的人用手掌的大鱼际部位

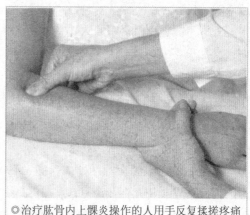

◎治疗肱骨内上髁炎操作的人用手反复揉搓疼痛出现改变的部位3～5分钟。

反复揉搓疼痛出现改变的部位3～5分钟，这样就能达到散瘀消炎以及祛痛的目的。

（3）推按回旋法。采取仰卧的姿势。操作的人用一只手的拇指按压在肘内侧疼痛部位，另一只手握住疼痛手臂的腕部，两手一起进行推按、屈伸和回旋肘关节，这样做就可以促进剥离关节内部的粘连，起到滑利关节的作用。

（4）旋臂推筋法。采取端坐的姿势。操作的人站在患者的伤侧，用一只手托住肘关节，另一只手握住腕部，然后使肘关节屈曲，进而前臂外旋，这时嘱咐患者尽量进行伸腕，然后迅速用力托肘，将肘关节屈伸过度，可听到肘内侧有撕布样的声响。而在肘关节屈伸的过程中，中指和无名进行推理、按压肌腱数遍，最后能达到舒筋活络的目的。

（5）按压腧穴。选取极泉、少海、手三里等手臂上的穴位，用中指推拨极泉穴，点揉少海或手三里穴，同时要求患者屈伸腕关节进行配合，可以通络活血，有镇痛的效果。

（6）弹拨法。操作的人与患者相对而坐，如果是右侧疼痛，操作者就用左手握患者患肢，右手在肘关节内侧痛点先用指揉法，左侧同理按摩，先放松周围软组织，然后用单侧拇指垂直屈肌附着点行分盘手法，这样可以松解周围粘连。

得了肱骨内上髁炎的话，如果症状轻微的话，一般会几天到几个月自愈。但是，得了这个病的话，不能因为它能自愈而不管不顾，一定要加以注意。这是因为，如果不加注意，急性病会转变成慢性病，换句话说，就是落下病根，稍微不注意的话，肘关节疼痛的老毛病就会找上门来，影响正常的生活和工作。

在急性期，要注意休息，患肢要制动，暂停工作。可以用冰块等进行冷敷，以减少炎症局部的渗出。对于慢性期的患者来说，除了要注意休息，患肢制动以外，还要积极进行按摩理疗，必要的时候配合口服止痛药或局部进行封闭。但是封闭治疗次数不宜过多。

对于本病，大家平时应该怎么预防呢？打球的时候最好选择质地轻、弹性好、质量佳的球拍；平时买菜的时候，少用提篮，最好用推车；拧衣服的时候要注意手腕姿势，不要背屈；拖地的时候，以腰部力量带动上肢用力，而不要单靠手臂的力量来拖动。这些只是很少的一部分，供大家参考。一旦出现症状，应尽可能减少工作量，及时就医，以免病情恶化。

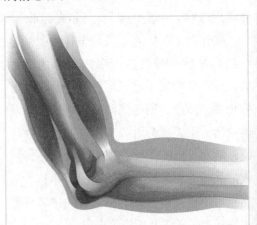

◎轻微的肱骨内上髁炎可以很快自愈，但为了避免复发，要进行适当的推拿和按摩。

解结松筋，治疗肱骨外上髁炎

肱骨外上髁炎是指以肘部外侧筋肉局部微热、压痛，做伸腕握物并前臂旋后活动时，肱骨外上髁部疼痛等为主要表现的慢性损伤性疾病，又名肘外侧疼痛综合征，俗称网球肘。和高尔夫肘一样，这个病由于打网球的人易得，而叫作网球肘。这个病主要影响的是伸腕和前臂旋转的功能。

肱骨外上髁炎的主要表现为肘关节外侧的疼痛，起初为间断性，可能是在做某一动作时发生，休息后可以缓解。后来会慢慢变成持续性疼痛，或者是酸痛感，可能会放射到前臂、腕部或者是上臂。但是一般不会影响肘关节的屈伸功能，也没有局部发红的显现。

当得了肱骨外上髁炎的时候，可以通过解结松筋的方法来对其进行治疗，具体方法如下：

（1）在肘外侧痛点部用揉捻的方法，让局部有发热的感觉，然后用按法点按曲池、外关等穴位，以达到行气活血、舒通经络的作用。用拨络法弹拨刺激桡侧腕伸肌等，以达到剥离局部粘连的作用，如果有明显压痛点可以用拇指剥筋。

（2）操作的人与患者面对面，让其他人协助拿住患者的上臂，然后右手拿患者右腕或左手拿患者左腕，另一手拿住肘部痛点，用屈肘摇法旋前以及旋后摇晃肘关节，大约5次后，在拔伸下使肘关节屈曲，在旋后位使肘关节突然伸直，以撕脱局部粘连。

（3）对手臂远离患侧的部位进行适度的拍打，保持整个手臂的血液运行畅通，使得疼痛缓解。

肱骨外上髁炎一般都是由于慢性劳损引起的疾病，其局部反应多有充血、水肿，或渗出、粘连等。为防止肘关节僵硬及周围软组织粘连，应当坚持每天主动进行握拳、屈肘、旋前、用力伸直出拳等锻炼，这样可以促进局部血液循环，使新陈代谢加快，有利于恢复健康，以及减少后遗症。

在治疗中，如果单是靠理疗及口服止疼药效果不好的话，也可以考虑其他治疗方法。对一些顽固性肱骨外上髁炎患者，可试试用小针刀疗法来松解炎症造成的粘连，从而达到治疗的作用。一些严重病例，局部骨质增生明显，也可以考虑通过手术的方式进行治疗。

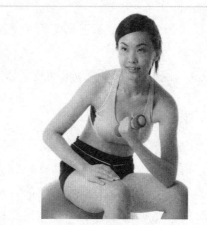

◎防止肘关节僵硬及周围软组织粘连，应当坚持每天主动进行握拳、屈肘、用力伸直、出拳等锻炼。

尺骨鹰嘴滑囊炎，五大解结松筋法来治疗

尺骨鹰嘴部有两个滑囊，一个位于鹰嘴突与皮肤之间，另一个位于肱三头肌腱下与鹰嘴尖上端的骨面之间，在这两个囊之间有时是相通的，尺骨鹰嘴滑囊炎多发生在前者。本病的发生多是由于滑囊受到慢性刺激后，局部产生无菌性炎症，从而表现为局部的肿胀、疼痛，压之有波动感，但肘关节一般没有活动受限。偶尔也会有急性感染与损伤产生粘连，甚至造成纤维性的闭锁，或者钙质的沉积，这样的话症状就比较明显，病情也比较重。在过去，煤矿工人工作条件差，长年累月爬巷道背煤，经常做匍匐动作，肘部经常与地面摩擦，并感受风寒，造成肘内侧的疼痛和活动障碍，因此，本病也被称为"矿工肘"。

尺骨鹰嘴滑囊炎可以通过五大解结松筋法来进行治疗，具体操作方法如下：

（1）按揉法或一指禅推法在患侧肘部至腕部操作 5～8 分钟。

（2）用拿法从上而下拿捏肱三头肌 10～20 次。

（3）用拇指按揉尺骨鹰嘴部及少海、曲池、手三里等穴，各约 1 分钟，同时配合患侧肘关节的被动屈伸活动。

（4）用擦法擦肘关节周围（肘关节伸直位），在肌肤涂抹按摩乳，肱三头肌和尺骨鹰嘴部位为重点，向前臂尺侧缘延伸，让肌肤深层感到有热量渗透最佳。

（5）也可以采用自我保健的方法，采取坐姿，将患臂放在腹前，用另一个手掌在肘后部及肱三头肌部位做环形揉动约 5 分钟，然后做患侧肘关节主动屈伸及前臂的旋前或旋后活动，最后用健侧手掌在患侧肘部沿前臂上下擦动，以局部透热为度。适当地拍打远处的关节和肌肉。

一般来说，按摩疗法对尺骨鹰嘴滑囊炎的治疗效果较好。治疗后应当叮嘱患者避免肘后部着力，防止复发。

如果患者出现肘部红肿、疼痛、患肢无力、肘关节功能受限时，应考虑为继发感染。这时可暂缓推拿治疗，进行必要的检查如血象、拍 X 片等，服用清热解毒药物，或给予抗生素等，待感染控制后，再行推拿治疗。也可以在严密消毒后抽出液体，然后加压包扎。

对于经久不愈及纤维性闭锁或钙质沉积的患者，如果有较严重症状，可考虑手术治疗。

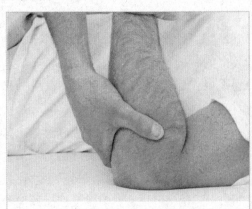

◎一般来说，按摩疗法对尺骨鹰嘴滑囊炎的治疗效果较好。

桡骨茎突狭窄性腱鞘炎，多多弹拨腕部肌腱

桡骨茎突狭窄性腱鞘炎也叫作拇长展肌、拇短伸肌狭窄性腱鞘炎。这个病好发于家庭妇女、哺乳期女性、包装工人等经常应用腕部工作的人身上。这是由于当拇指及腕部活动时，拇长展肌和拇短伸肌的肌腱会在共同的腱鞘中来回磨动，天长日久的不断劳损，使肌腱局部变粗，腱鞘管壁变厚，同时发生损伤性炎症，造成纤维管的充血、水肿、管腔变窄，肌腱在管腔内滑动困难产生相应的症状。

桡骨茎突狭窄性腱鞘炎的主要表现是腕桡侧疼痛，可向手及前臂放射，手指活动无力，在倒热水瓶等活动手腕时疼痛加重，严重的时候甚至无法用力拧毛巾，也无法刷牙，可伴有弹响和闭锁。

桡骨茎突狭窄性腱鞘炎的松筋疗法共分为3步：

（1）医者用一手托住患者患手，另一手于腕部桡侧痛处及其周围做上下来回地按摩及揉捏，然后按压手三里、阳溪、合谷等穴，并弹拨肌腱4至5次。

（2）用左手固定患肢前臂，右手握住患手在轻度拔伸下将患手缓缓旋转及伸屈，最后用右手拇、食二指捏住患手拇指末节，向远心端突然拉伸，可引起弹响，起舒筋作用。

（3）结束前再按摩患处一次，理筋手法可每日或隔日1次。

桡骨茎突狭窄性腱鞘炎主要是由于大拇指和腕关节的过度使用，以及用力不当而引起的。一般来讲，30～50岁的女性比较易患这种病，女性的发病率是男性的6倍以上，这与妇女常抱婴儿和常做家务有关，所以这个病也被称为"妈妈手"。"妈妈手"在医院很常见，除了妈妈抱孩子姿势不当的因素之外，还有其他一些诱发原因，比如那些从事雕刻、刺绣、编织等职业的女性，由于手腕长时间处在屈曲状态，导致血液运行不畅，从而引发桡骨茎突腱鞘炎。

和其他疾病一样，桡骨茎突狭窄性腱鞘炎同样也是可以预防的。比如说，女性做手工精细活的时候，一定要注意劳逸结合，适当做一些手腕的背伸运动锻炼，就可以有效消除疲劳。那些新妈妈，一定要掌握好抱孩子的正确姿势：要把孩子的主要重心放在前臂，手腕只是起到轻轻扶挡的作用，最好是两侧手臂交替抱小孩。同时注意不要一个姿势保持时间过长，要经常变换姿势。这样有助于缓解疲劳，减少发病的可能性。

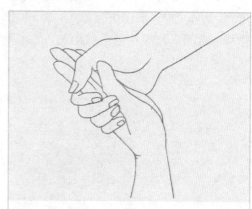

◎防止桡骨茎突狭窄性腱鞘炎，日常生活中适当做一些手腕的背伸运动锻炼。

治疗腕管综合征，按摩穴位再顿筋

腕管综合征是正中神经在腕管内受压而引起的正中神经支配的手部感觉和手内在肌受累的临床综合征。它的主要表现为患者桡侧3个半手指出现麻木或者刺痛，一般会在夜间较重，有的会因为疼痛而影响睡眠，温度高时疼痛加重，活动或甩手后可减轻；病情严重者患侧大小鱼际肌肉萎缩，甚至出现患指溃疡等神经营养障碍症状。

首先，一起来了解一下什么是腕管。腕管是一个骨性纤维管道，由腕骨和腕横韧带共同构成，其中有9条屈肌腱和正中神经通过。它缺乏伸展性，因此，腕管容积的减小（如骨折、炎症等）或腕管内容物的增多（如肿物等），都有可能造成正中神经受压，而导致腕管综合征的发生。

下面，一起来看看得了腕管综合征应该怎么办。

选择在患肢的压痛点及外关、阳溪、鱼际、合谷、劳宫穴等穴位处进行轻微的揉摩，然后将患手在轻度拔伸下再施以顿筋法。另外可以一手握住腕上，另一只手用拇指和食指二指捏住患手拇指末节，向远

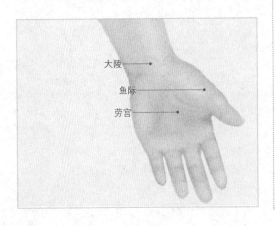

端迅速拔伸，以发生弹响为佳，依次拔伸食指、中指和无名指，每日一次。

按揉大陵108次，其余经穴和经外奇穴每次选用3个，每穴按揉30次；推按各反射区108次；点按各反射点108次；掐按各全息穴108次。每天按摩，治疗以上述穴位为重点，采用按揉拿捏等手法，以腕关节为中心进行治疗。

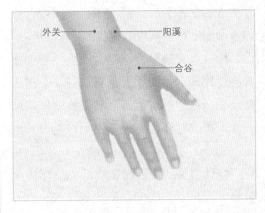

按摩时涂抹一些药用的润滑乳膏可以加强按摩的治疗效果，又可保护患者的皮肤。

用中药熏洗可缩短疗程，提高疗效。一般选用伸筋草、荆芥、桂枝、川芎等药物，煎水熏洗患部，每天早晚各一次。

对于急性期病情较重患者，应将患臂用硬纸板托住，呈功能位。用三角巾悬吊于胸前，松弛压迫，减少运动。患者每天可自行活动手部数次，以促进血液循环。急性期后，疼痛缓解。嘱患者练习腕伸屈、臂旋转、伸指握拳等，促使肌肉及肌腱的活动，防止失用性萎缩和粘连。患者应注意局部保暖，防止受凉，避免用冷水，可经常自行擦热患部。

桡侧伸腕肌腱周围炎，腕指部都要舒筋

由于桡侧伸腕肌周围没有腱鞘，仅有一层疏松的腱膜覆盖，当手腕及拇指活动的时候，肌腱相互摩擦，因此，很容易使肌腱及其周围损伤。如果经常活动，造成慢性损伤，或者是突然的外伤，都有可能使相互交叉而又摩擦的桡侧伸腕肌腱发生广泛的炎症，出现渗出和肿胀或者纤维变性，使局部表现出来明显的肿胀和疼痛。

桡侧伸腕肌腱周围炎多见于木工、砖瓦工等手腕频繁活动者，也可见于一时性突然从事紧张地伸肘腕劳动时的文职人员。本病一般以青壮年男性为多，病变部位多为右前臂。通常起病较为迅速，常出现在前臂桡背侧下 1/3 处，表现为酸痛或疼痛，伴有压痛、肿胀，腕部活动受限，并有微细的摩擦感。

处理桡侧伸腕肌腱周围炎的方法为：

（1）如果是处于急性期一般不适宜理筋手法。肿痛消退后可用拇指指腹在患处按揉、推摩再提捏伸腕肌腱，最后做相对拔伸牵拉拇指并稍加旋转动作，以使筋腱疏顺。

（2）先用滚法施于前臂桡侧伸腕肌群 5 分钟左右。然后用拿法拿前臂桡侧至腕部 3 分钟左右。用点法或按法点按手三里、偏历、温溜、下廉、合谷等穴，每穴约 2 分钟。或者可以用轻柔地拨法拨伸腕肌腱 1 ~ 3 分钟。

（3）每天按摩都要用擦法擦前臂桡侧伸肌群，以透热最佳。用搓法搓前臂，往返5 次。最后配合抖法抖上肢，约半分钟。

（4）自我推拿则可以用指按揉法在腕关节背、掌、桡、尺侧等处按压，选择少海、尺泽、阳溪、列缺、合谷等穴位做重点按压；再用摇法摇腕关节，首先将患手手背朝上，在拔伸摇腕后，充分使腕关节掌屈片刻快速复回，再令其掌心朝上，再拔伸摇腕，伸直腕关节，再快速桡屈，反复操作约 3 分钟；用擦法擦患侧前臂桡侧，以透热为最佳。

桡侧腕伸肌腱周围炎急性期一般要制动休息，推拿治疗的话宜用轻手法。对发病急、疼痛重的患者，则不宜立即用理筋手法进行治疗，需要等到病情缓解后再做手法治疗。对于后期的患者，配合功能锻炼的话有益于功能恢复。

一般来说，如及时治疗，经 1 ~ 2 周即可恢复；如不痊愈易反复发作，日久则局部可纤维变性而引起肌腱粘连，造成后遗症，影响腕关节功能。

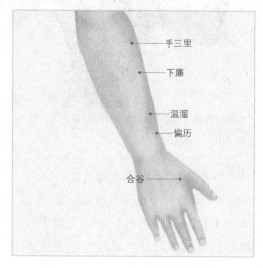

手三里

下廉

温溜

偏历

合谷

胸壁扭挫伤的治疗，常用两大方

胸壁扭挫伤一般是由于直接暴力撞击所导致的。胸壁挫伤后，局部出现血肿、水肿、渗出等创伤炎症反应。胸壁里面紧连着胸膜壁层，因此，发生胸壁挫伤后，还可能使胸膜壁层发生炎症反应，使患者呼吸时引起胸膜摩擦，而表现出来局部疼痛。

对于胸壁扭挫伤的诊断，一般有明显胸部外伤史。有的患者在受伤后数小时或1～2天后才出现症状，3～5天疼痛可达到高峰。胸肋部疼痛可牵涉肩背部，活动时加重，以后逐渐减轻。损伤局部明显肿胀、疼痛，严重者可有皮下瘀斑；如果胸壁扭挫伤还引起了肋椎关节错缝，那么患者还会有放射性肋间神经痛，吸气时因加重神经压迫，而使疼痛加重。

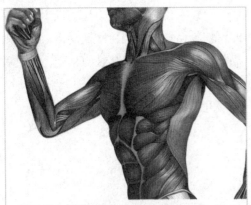

◎胸壁是由骨性胸廓与软组织两部分组成。软组织主要是指胸部的肌肉组织。

胸壁扭挫伤的具体治疗方法为：

（1）患者一般要采取端坐的姿势，其他人协助蹲在患者前方，用双手分别按住患者两胯腋部。操作者站在患者身后，双前臂由患者两腋下穿过，双手按在其胸前，并用一手持清洁毛巾准备堵患者口鼻。将患者轻轻摇晃6或7次，用提法将患者提起，令患者深吸气，并用毛巾捂其口鼻，向健侧旋转，然后使患者向患侧屈旋，一手按在所伤之肋骨由后向前戳按。

（2）依旧要采用端坐的姿势，操作的人站在患者身后，先用拇指点揉法，点揉肩胛骨，再用四肢揉法，揉环跳脉。然后一手持患侧上肢使之举起，另一手用掌揉法，揉乳侧和督脉的位置。最后用掌推法，先由上向下顺推胸肋部，再由后向前沿着肋间隙横推胸肋部，使气血消散，疼痛缓解。

如果是胸骨或剑突部位的挫伤疼痛，再加用揉法，揉胸前侧胸壁和反复揉按剑突位置。一般1～2次即可痊愈。

手法治疗后，患者要注意功能锻炼。早期疼痛甚者，施理筋手法后可用胶布做适当外固定，2周后进行功能锻炼。嘱患者尽量下地行走，可做扩胸、肢体伸展运动，加强深呼吸，鼓励患者咳嗽等。

此外，患者还应内服非甾体消炎镇痛药如双氯芬酸等。中药早期治宜以祛瘀、活血、理气为主，可用复元活血汤加减。如受伤时间较久，则治宜以舒筋、活络、止痛为主，可用伸筋片，大、小活络丸等。还应配合使用以祛瘀、消肿、止痛为主的外用药物，比如红药气雾剂等。

坐骨神经痛，多多按摩臀腿部肾经

相信大家对于坐骨神经痛这个病名并不陌生，但是要说出来这个病是怎么回事，都有些什么症状，就不是每个人都知道了。

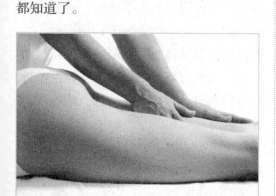

◎多多按摩臀、拍打腿部肾经能有效治疗和缓解坐骨神经痛。

坐骨神经痛是指坐骨神经通路及其分布区域内的疼痛，包括臀部、大腿后侧、小腿后外侧和脚的外侧面。坐骨神经是人体内最长的一根神经，左右各有一根，其功能包括支配肌肉运动和传导感觉两大类。腰部的长期劳损或突然扭伤，可使腰椎间盘向侧后方突出，压迫坐骨神经根，引起充血、水肿以至粘连等病理变化。表现为突出的一侧腰部疼痛，经臀部向大腿后方放射，直到小腿和足部，有时还有麻木、咳嗽、大便时症状加重。这种症状就是坐骨神经痛。它如同发热一样，只是一种症状。腰椎间盘突出症或腰椎管狭窄症等疾病才是引起坐骨神经痛的真正原因，正如引起发热的原因是上呼吸道感染、肺炎或脑膜炎等一样。

那么，得了坐骨神经痛的话，应该怎么用拉筋拍打的方法来治疗呢？

① 治疗方法一

（1）首先采取站立或者端坐的姿势，用患侧拇指的指尖按压环跳、承扶、阿是等穴，每穴按压10秒钟，以局部感到酸胀为度。

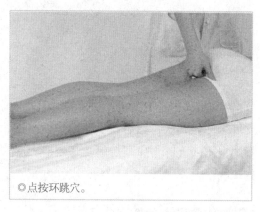

◎点按环跳穴。

（2）然后恢复体位如前，用患侧拇指的指腹对梨状肌处进行弹拨6～10次，以局部感到酸痛为度。

（3）恢复体位如前，用患侧拇指的指腹在环跳穴处进行由轻而重，再由重而轻地按揉1～3分钟，以局部感到酸胀、发热、舒适为度。

（4）最后用患侧手掌的掌根在患处进行按揉2～3分钟，以局部感到发热、舒适为度。

② 治疗方法二

（1）患者俯卧，先在腰、臀部做推、揉、滚等动作，反复多遍。然后用肘尖用力点按臀部环跳穴约30秒钟。

（2）擦摩、揉捏患侧大腿、小腿后群肌，用掌根揉小腿外侧部，反复几遍。

（3）用手指点、按、揉承山、承筋、委中、风市等穴各30秒钟。

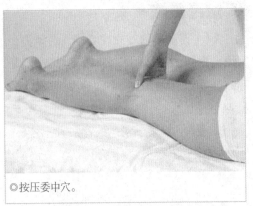
◎按压委中穴。

（4）双手拍打臀部、大腿和小腿，反复来回做几次；然后双手五指并拢，并指端自下而上啄击患腿后部及外侧部，反复几遍。

③ 治疗方法三

（1）采取健侧卧姿。用患侧的手擦、揉患侧腰、臀部，再按揉患侧肾俞穴，然后换患侧卧姿，擦、揉健康一侧腰臀部及按揉肾俞穴。

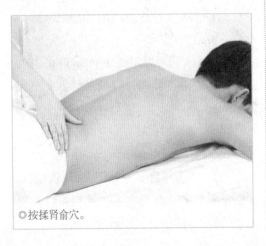
◎按揉肾俞穴。

（2）采取健侧卧姿，用手擦、捏、揉、拍、啄患侧大腿和小腿后、外侧，反复做几遍。

总之，引起坐骨神经痛的原因颇多，如腰部软组织损伤时，在痛点用拇指做按揉，若有硬强或条索状物，要施拔筋法，即用指、掌、肘等深压于治疗部位上，做直线往返地拨动。但是必须注意拨动方向一定要与肌纤维、韧带、神经走行方向相垂直，这样才能促进血液循环、放松肌肉。

臀部梨状肌损伤时，在疾病初期用掌根按法，用手掌根部为着力点，按压于所要按摩的部位上，使局部产生酸痛感，后期用拔筋法和揉法。

骶髂关节扭伤时可用侧扳法，即对患者先施与腰臀部一般按摩后，患者向右侧躺，左腿屈曲，右腿伸直。按摩者与患者对立，左手按于患者左肩前，右手按于左臀部并固定臀部不动。然后令患者上身慢慢向左后方转动，当转至最大限度时，按摩者双手需略施巧力，使患者的左臂与左肩做相反方向的轻轻扳动，这时常会听到一声轻响。接着，患者向左侧躺，再做侧扳法一次，方法同前。

腰椎间盘髓核突出症的患者，应尽快就医，平时要应睡木板床休息，注意腰部保暖，并可采用按摩方法治疗。在腰、臀部做擦、推、揉、滚、拍等一般手法，以消除肌肉紧张或痉挛后，可施行晃背法和侧扳法。晃背法的具体做法是：患者直立，按摩者背对着患者，用双手肘勾住患者双肘，臀部则顶住患者腰部，把患者背起离地 3 次，再左右摇晃 3 次，然后慢慢放下。但要注意的是，对于年老体弱、孕妇、患有心血管疾病及有脊椎骨折患者，禁止按摩。

因遭受风寒、湿气侵袭者，下肢肌肉有痉挛、疼痛时，除可对腰腿部施治一般按摩外，还可用拇指重压风市穴，用手掌重拍下肢大肌群，最后于风市、阳陵泉穴做捏法，以皮肤出现红紫色为佳。

坐骨神经痛的患者发病时要在硬板床上休息，可坚持做床上体操。平时注意劳逸结合，生活有规律，适当参加各种体育活动。运动后要注意保护腰部和患肢，衣服汗湿后要及时换洗，防止潮湿的衣服在

身上被焐干，出汗后也不要立即洗澡，以免受凉或受风。

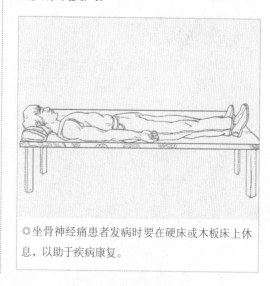

◎坐骨神经痛患者发病时要在硬床或木板床上休息，以助于疾病康复。

踝关节扭伤，快速理筋好得快

踝关节由胫腓骨下端与距骨组成，以趾屈、背伸为主。踝关节周围主要的韧带有内侧副韧带、外侧副韧带和下胫腓韧带。内侧副韧带又称三角韧带，起于内踝。踝关节扭伤甚为常见，可发生于任何年龄，但以青壮年较多，临床一般分为内翻扭伤和外翻扭伤两大类。手法治疗：损伤严重，局部瘀肿较甚者，不宜做重手法。对于单纯的踝部伤筋或部分撕裂并有关节紊乱者，可使用理筋手法。患者平卧，术者一手托住足跟，一手握住足尖部，缓缓做踝关节的背伸、趾屈及内翻、外翻动作，然后用两掌心对握内外踝，轻轻用力按压，起到理顺筋络、散肿止痛作用。恢复期或陈旧性踝关节扭伤者，手法宜重，尤其是血肿

机化，产生粘连，踝关节功能受损者，可采用牵引摇晃法，拨筋屈伸法以解除粘连，恢复功能。

由于踝关节扭伤中以外侧副韧带损伤最为多见，下面就以外侧副韧带损伤为例，介绍一下它的症状及用拉筋拍打的方法如何治疗。其症状一般为外踝部疼痛、肿胀，踝关节功能障碍。肿胀与疼痛局限于外踝的前下方，可出现皮下瘀斑、行走时跛行步态、伤足不敢用力着地、活动时疼痛加剧。当足被动跖屈内翻时疼痛加重，外翻时则减轻。外侧副韧带由于损伤的程度不同又可分为韧带扭伤和韧带断裂，严重损伤发生韧带断裂时，在韧带断裂处可摸到凹陷，甚至摸到移位的关节面。

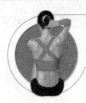

踝关节扭伤的经筋疗法

▶ 检查筋结

检查筋结方法：肿胀处或压痛点是踝关节扭伤的筋结点。此外，足少阳经筋行经的踝部外侧以及中封、照海两穴附近也是此症的固定筋结点。

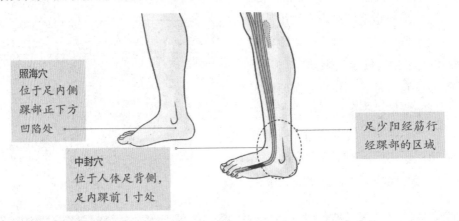

照海穴
位于足内侧
踝部正下方
凹陷处

中封穴
位于人体足背侧，
足内踝前1寸处

足少阳经筋行
经踝部的区域

▶ 治疗步骤

1 按法

患者取侧卧位，伤肢在上，施治者用点、按、揉、拨等方法按摩各筋结，以缓解疼痛。用拇指指端按压外踝部，直至患者感到酸痛麻木为止。

2 摇法

采用摇法以松动关节。施治者一手托住患者足跟，另一手握住踝关节处，使踝关节做顺时针或逆时针环转运动。

3 揉法

在外踝部筋结以手掌大小鱼际施行揉法，使筋骨离而复合。

▶ 穴位按摩辅助治疗

解溪穴
足背与小腿交界处的横纹中央凹陷处，当拇长伸肌腱与趾长伸肌腱之间

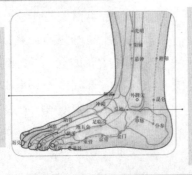

丘墟穴
在足背，外踝前下方，当趾长伸肌腱的外侧，距跟关节间凹陷处

在采用经筋疗法治疗踝关节扭伤的同时，可以用穴位按摩法进行辅助治疗。其具体方法为：用手指揉按患者丘墟穴和解溪穴，持续约3分钟。

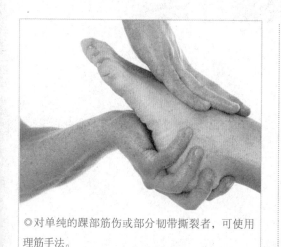

◎对单纯的踝部筋伤或部分韧带撕裂者，可使用理筋手法。

损伤严重、局部瘀肿较甚者不宜行手法治疗。对单纯的踝部筋伤或部分韧带撕裂者，可使用理筋手法。

（1）外踝扭伤时，患者取侧卧位，伤膝在上，助手双手握住患者伤侧小腿下端，固定伤膝，医者双手相对，拇指在上拿住足部，做踝关节摇法，然后徐徐使足跖屈内翻，然后在牵引下将足背伸、外翻，同时双手拇指向下按压伤处，最后以手拇指在韧带损伤处做捋顺法。

（2）患者平卧，医者一手托住其足跟，另一手握住其足尖部，环旋摇晃踝关节，并做踝关节的背伸、跖屈及内翻、外翻动作。

内侧副韧带的损伤治疗手法同外侧副韧带损伤的治疗手法，只是内、外翻的方向相反。

● 按摩足部穴位，有效缓解跟痛症

足跟痛是上一些年纪的人较为常见的一种现象，经常是行走时足跟在承重后感到疼痛，不敢用足跟着地，也有一些人并不是在行走时出现的，相反的是在长时间坐卧或站立后准备行走时感到足跟疼痛加剧。这些都属于足跟痛，一般人出现足跟痛的现象后并不会引起足够的重视，因为在活动一会儿后，疼痛会慢慢减轻，甚至消失，也有人休息后症状会减轻。是由于足跟的骨质、关节、滑囊、筋膜等处病变引起的疾病。

足跟痛是老年人常见的一种疾病，可是现在在年轻女性中的发病率也在逐年上升，特别是在写字楼工作的白领一族，上班穿着时尚款式的凉拖鞋，足后跟部长期暴露，在空调的环境下非常容易受寒，闲暇时忙于逛街、跳舞，足部又未能得到很好的休息，由于足跟长期受压、运动过度和受风寒，引起足跟脂肪纤维垫无菌性炎症，最终诱发疼痛。

缓解足跟痛的具体方法为：

（1）采取盘坐的姿势，将双脚盘起放在两侧大腿上，然后寻找足跟部最疼痛的部位，用拇指或食指持续按压5分钟。

（2）采取端坐的姿势，用手指推按双脚的脚心涌泉穴，每个穴位2分钟。

（3）手掌微屈，用手掌拍打双脚的承山穴，如果无法自己进行拍打，可以由其他人操作，采用俯卧的姿势。

（4）找到双脚的昆仑穴，用手指按压穴位处2分钟。然后在穴位附近进行拍打，放松局部的肌肉，促进血液的运行。

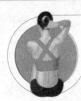

足跟痛的经筋疗法

▶ 检查筋结

　　检查筋结方法：施治者用两手拇指指腹按压患者足跟的内外两侧，对比足跟两侧的深层肌腱结构，以发现筋结和压痛点。

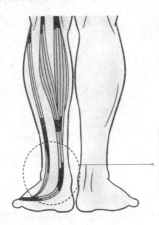

足太阳经筋在脚跟的分布区域是足跟痛的固定筋结点产生区域

▶ 治疗步骤

 揉法

　　患者取俯卧位，患侧下肢屈曲，足底朝上。施治者在筋结处进行轻缓地揉按，以减轻患者疼痛。

 叩击法

　　采用侧击法或者指尖击法叩击患部3～10次，也可用木棒或者木槌代替手部进行叩击，但用力要适当。

▶ 穴位按摩辅助治疗

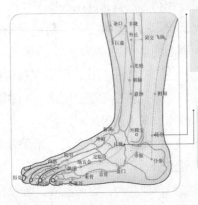

昆仑穴
在外踝后方，当外踝尖与跟腱之间的凹陷处

丘墟穴
足外踝的前下方，当趾长伸肌腱的外侧凹陷处

　　在采用经筋疗法治疗足跟痛的同时，可以用穴位按摩法进行辅助治疗。其具体方法为：用手指揉按患者昆仑穴和丘墟穴，持续约3分钟。

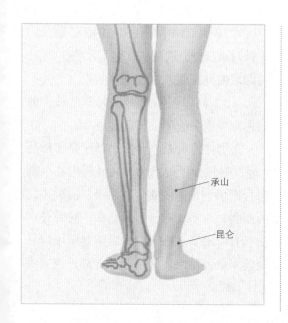

承山

昆仑

有足跟痛的人要补充综合维生素，这样有助于减缓疼痛并且防止进一步加深。还要避免食用酒精、咖啡、糖类食品。另外女士应该尽量减少穿高跟鞋的时间，避免足底长时间处于高承重符合的状态。

假性足跟痛是可以预防的，平时注意足跟部的保暖，避免过度行走或站立过久，睡前可用温水泡脚，或对足部予以热敷，平时尽量选择穿软底鞋，至于扁平足者，更要注意避免过度运动，最好还能穿上矫正鞋。

跗跖关节扭伤，对抗拔伸来理筋

跗跖关节的字眼看似陌生，但它与足部的健康息息相关，它是中足部分的一个复杂的结构，在步行时完成重力由中足向前足的传导，并在步态各期中支持体重。跗跖关节是前中足之间的关节，1～3跖骨和相应楔骨形成关节，骰骨与第4、5跖骨相关节，组成足的横弓结构。其骨和韧带结构特点使该关节具有相当的稳定性。关节的背后面及足底面有均匀长短不一的韧带将足骨紧密地连接在一起，有的韧带构成关节囊的一部分。跗跖关节跖侧有丰富的软组织保护，在结构上较牢固。而背侧仅有关节囊及韧带覆盖，在结构上较薄弱，受到外力作用易发生背侧损伤或脱位。跗跖足底韧带较坚韧，维持足弓的重要韧带还有跟舟韧带、跖长短韧带、内侧韧带和足底腱膜。跗跖足底韧带的主要作用是拉紧跟骰和跟跖，防止关节脱位。足底腱膜为一坚强腱膜，犹如弓弦维持足弓，同时保护足底的肌肉、血管和神经。

生活中，人们偶尔会多因行走不慎或上、下楼梯时踏空，或是在运动中如跑、跳等情形下扭伤，由此导致在足内收、内翻时，使跗跖关节韧带撕裂，以至部分或全部跗跖关节错缝及半脱位，这就是跗跖关节扭伤。其临床表现主要为：足部明显肿胀、疼痛，足的活动功能受限，着地走路时疼痛加重。足内翻损伤时，第4、第5跖跗关节处压痛明显；足外翻损伤时，第1楔骨与第1跖骨组成的跗跖关节处疼痛明显。

针对这种病症，人们可采取以下的拉筋拍打法来松筋治疗。

（1）患者平卧，伤足伸于床边，助手用两手固定其踝部。

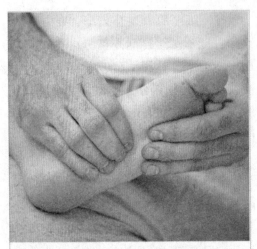

◎对抗拔伸理筋法治疗跖跗关节扭伤安全有效，而且手法简单、方便，可及时帮助伤者缓解疼痛。

（2）医者两手握住患足的跖骨部位，先做对抗拔伸，然后在拔伸下做轻微摇摆，再做足内翻跖屈，然后外翻背屈。

（3）同时医者两拇指向下戳按，最后再用理筋手法理顺筋肌。

需要注意的是，术后患者应卧床休息2周，尽量少下地活动，此外还应在早期配合内服虎力散胶囊等血化瘀、消肿止痛的药物，每次1粒，每日2次，同时外用伤痛膏，每日1贴；中、后期则服用伸筋胶囊来舒筋活络，并用苏木合剂外洗，每3日1剂。

治疗跖痛症，五大手法随你选

跖痛症是指前足横弓劳损或跖神经受压或刺激而引起的前足跖骨干及跖骨头跖面（即前足底部）的疼痛，临床上分松弛性和压迫性。松弛性跖痛症主要由于第一跖骨先天发育异常导致横弓慢性损伤，为原发性跖骨内翻症和跖骨过度活动症。

在走路时经常感到持续性的烧灼痛，就在脚面的部位，或者出现阵发性的放射性疼痛，这些都是由于脚部的跖指发生挤压神经，产生的疼痛，有的人也会出现轻微的足部肿，这种情况被称作跖痛症。这种疾病好出现在中老年的女性身上，或者长期不从事体力运动的人身上，有一些患有消耗性疾病的人也会出现跖痛症。

跖痛症多发于30~50岁中老年妇女，和足部狭瘦松弛者，大多为单侧。松弛性跖痛症经非手术疗法，常可奏效，极少数才需手术治疗。压迫性跖痛症则需行手术治疗，疗效满意。对本病治疗的关键是分清是属于何种病因所致。

具体方法：

（1）捻法。双手的拇指分别放在患足的足背内侧和外侧，其余四指放在足底，同时从跟部开始缓慢捻揉，一直到足趾部

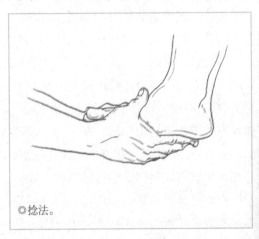

◎捻法。

位，再从脚尖的部位向足跟部捻揉，反复20次。

（2）揉法。用患侧手的拇指指腹按揉同侧的阴谷、阴陵泉、三阴交、解溪、太溪、照海、然谷等穴位处。然后健侧的手指中指按压足背的阿是穴，先按足跟向足尖的方向按揉20次，在由内侧向外侧按揉20次。

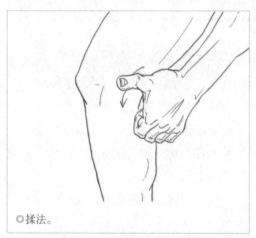

◎揉法。

（3）擦法。用手掌的根部进行揉擦，使患足的全足底达到透热的效果。

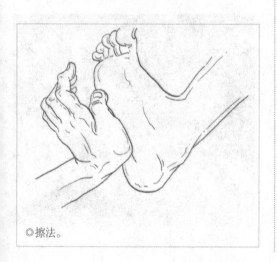

◎擦法。

（4）屈伸活动。做跖趾关节的屈和背伸的动作，反复进行20次。

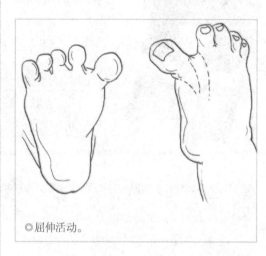

◎屈伸活动。

（5）足趾牵拉。用手握住足跟的部位，另一只手抓住患侧足趾，进行牵拉，注意力量要适度。

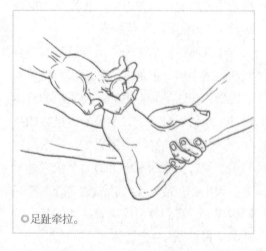

◎足趾牵拉。

跖痛症非常严重的患者应该首先进行适量的休息，并且要抬高患肢，症状稍好转后要进行康复活动，避免长时间步行，穿适合的鞋，使跖骨头尽量减少负重，减轻疼痛。

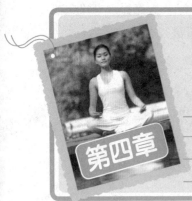

经络瑜伽，日益盛行的松筋秘方

第四章

经络瑜伽就是将传统瑜伽和中国传统中医学相结合的练习方法。通过独特的瑜伽体式来配合相关穴位的刺激和点揉，以此达到治疗疾病和预防"未"病，塑形健身的效果。

♥ 经络瑜伽，你了解多少

瑜伽，在印度语当中意为"身心处于最佳的稳定状态"，有很多人都不知道瑜伽具体有什么样的效果。瑜伽主要以使精神与肉体免受压力与环境的侵扰，并使身心能够很快地适应环境与压力为主，同时，运动肢体的行动能力也可以得到加强。

在瑜伽学派里认为，人类虽然有着种族肤色的不同，但是这些却仅仅只是表面的区别。在这个看得见的、物质性的身体以外，我们还有一个看不见的、灵性的身体。这个灵性的身体是由灵量、三条经脉和七个轮穴（瑜伽中所讲的七个轮穴是七个能量中心，是人体经脉汇集之处）所共同构成的。它们分别控制着身体的某个特殊部位和某些内分泌腺体。

瑜伽里的七个轮其实跟中医经络的概念也是有着惊人的相似的。那经络具体又是什么，存在于人体何处呢？中医上所讲的经络就是指人体内气血运行通路的主干和分支，也是人体运行气血的通道，包括经脉和络脉两部分。人体的五脏六腑、四肢百骸、五官九窍、皮肉筋骨等组织器官，之所以能保持相对的协调与统一，完成正常的生理活动，就是依靠经络系统的联络沟通而实现的。

经络畅通，气血正常的运行，才能营养全身，从而实现健康长寿。身体的病痛都是开始于气血的循环不良，并且从肢体末端的经络就开始显现。

中医治未病，西医治已病，而瑜伽是

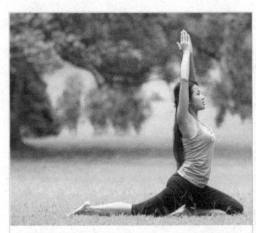

◎经络畅通，气血正常的运行，才能营养全身，从而实现健康长寿。

通过瑜伽体位法的练习以及呼吸法、冥想的帮助，顺利开启身体的七轮，让七轮分别对应的不同腺体与内在器官达到平衡身体的目的。

经络瑜伽是将传统瑜伽与东方医学相结合的一种练习方法。这种内外兼施的和缓运动，通过独特的瑜伽动作作用于全身的经络和经穴，再结合适当的经穴刺激以产生自然能量，达到祛除身体异常、塑身健体的效果。经络瑜伽理论认为，通过经络的联系，人体的五脏六腑以及皮肤筋骨等组织成了一个有机的整体，穴道以及经络对脊椎、骨髓、中枢神经、自律神经具有一种反射作用，所以，刺激经穴就可以影响到人体内脏的功能，从而将人体固有的自然治愈能力激发出来。

经络瑜伽通过一系列连贯的伸展、扭动、弯曲体位，利用身体各个部位之间的接触，可以有效地对各个穴位进行刺激，从而调整内分泌，改善淋巴和血液循环，促进皮肤和各个器官的新陈代谢，去除人体内不良的和

有毒的积物，增强人体免疫力。在做完瑜伽动作之后，再对相关重点穴位辅以按摩，便可以达到事半功倍的效果。

但值得注意的是，做上体往下倒立这个姿势的时候，高血压、低血压患者，头部受过伤害的人，晕眩病人、心衰患者都不可以做，经期妇女也要禁止，以免令头部充血而发生危险。

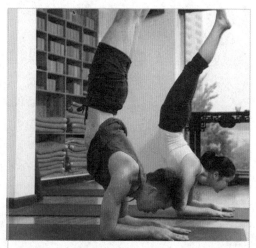

◎做倒立这个姿势的时候，高血压、低血压患者等应禁止，以免发生危险。

清晨令你容光焕发的伸展十二式

经络瑜伽，是一种内外兼修的和缓运动。人们通过练习经络瑜伽，聆听到身体的声音，学会掌控自己的身体，进而掌控自己的心。只要长久坚持练习经络瑜伽，往往能使练习者容光焕发，如果再注意日常饮食的调养，更能使练习者身心都保持在一种最好的状态。

在清晨，人们可以先做几个回合的瑜伽呼吸：横膈膜呼吸法、单鼻孔呼吸法。

完成呼吸练习之后，休息5分钟，然后以简单、伸展为主要原则，以消除身体僵硬感、恢复精力为目的进入下面瑜伽的姿势练习。相信这也是你快乐、充实地开始一天的最佳方式。

在远古时代，人们一向是在太阳刚出现在地平线上时，就对着朝阳做拜日式，祈祷阳光给予生命能量。今天，人们更多地利用拜日式来提升自己的精气神并且塑造形体。

拜日式由12个连贯的动作组成，所以又叫伸展十二式。它作用于全身，每一个姿势都是前一个姿势的平衡动作。它包括前弯、后仰、伸展等动作，配合一呼一吸，加强全身肌肉的柔韧性，同时促进全身的血液循环，调节身体各个系统的平衡，如消化系统、呼吸系统、循环系统、神经系统、内分泌系统等，使人体各个系统都处于一种协调的状态。

拜日式的具体操作方法为：

（1）直立，两脚并拢，双手于胸前合十，调整呼吸，使身心平静。

（2）吸气，向上伸展双臂，身体后仰，注意髋关节往前推，这样可减少腰部压力，双腿伸直，放松颈部。

（3）吐气，向前屈体，手掌下压，上身尽可能接近腿部（如有需要的话，可以令双膝稍微弯曲）。注意放松肩膀、颈部和脸部。

（4）吸气，右腿往后伸直（初学时也可膝盖着地），右腿膝盖弯曲，伸展脊柱，往前看。

（5）保持呼吸，左腿退后，使身体在同一直线上，用两手和脚趾支撑全身，腹部和腿部要尽量伸展、收紧，肩下压。

（6）吐气，使膝盖着地，然后放低胸部和下巴（也可前额着地），保持髋部抬高。注意放松腰部和伸展胸部。

（7）吸气，放低髋部，脚背着地，保持双脚并拢，肩下压，上半身后仰，往上和往后看。

（8）吐气，抬高髋部，使身体呈倒"V"形，试着将脚跟和肩膀下压。

（9）吸气，左脚往前迈一步，两手置于左脚两边，左腿往后伸展，往前看。

（10）吐气，两脚并拢，身体慢慢前弯，两手置于地面或腿部。

（11）吸气，两手臂向前伸展，然后身体从髋部开始慢慢后仰。

（12）吐气，慢慢还原成直立。

清晨练习瑜伽时要注意以下几个方面：

（1）室内练习时，要开窗通风，保持空气的流通，这对于调息练习显得尤为重要。可以摆放绿色植物或鲜花。

（2）关注自己的身体状况，切忌强己所难。如果身体有不适的地方或是病状，尽量不要练习过难的动作，也可以完全不进行练习。

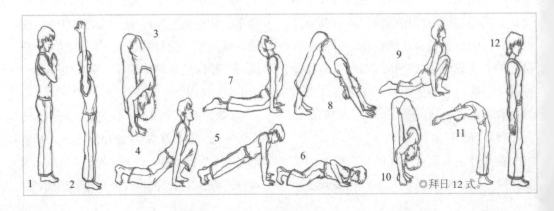

◎拜日12式。

增加头部血流的顶峰功

紧张工作一天之后，大脑的过度疲劳已经使你无心再做其他的事情了。那么，这个时候就可以静下心来，做做顶峰功，顶峰功能够有效增加头部的血液流量，让你的头脑变得清晰，内脏器官得以放松，还能够伸展腿部韧带，将腹肌练得平滑而又有力。

顶峰功的具体做法为：

（1）屈膝坐好，臀部坐在脚跟上，两手放在膝盖上面。调匀呼吸，让自身能够感觉到自己内心的平和。

（2）两手放在体前地面上，臀部从脚跟处慢慢抬起，保持均匀的呼吸。

（3）呼气，抬高臀部，头夹在两手臂中间，足跟抬离地面，保持30～60秒。此时内脏颠倒过来，内脏器官得以放松，头部充满新鲜的血流。注意：这个时候不要吞咽，不要咳嗽，以免发生头部充血，引起不必要的危险。

（4）呼气，屈膝，慢慢将臀部坐在脚跟上，两手放在膝盖上，微微闭上双眼，想象一股新鲜的血液正在流遍全身的每一个细胞，血液循环也得以改善。

（5）待呼吸调匀了，我们再做一次。

当臀部再次抬高时，我们将头、上体尽量贴近腿部，脚跟高高抬起。这时腿部后侧韧带便得到了拉伸，腹肌也会自然收紧，腹部所堆积的多余脂肪便可以慢慢消除掉。

（6）呼气，屈两膝，臀部慢慢坐在脚跟上时，我们会再次感到全身的血流通畅，头脑非常清晰。

（7）做完后，我们以一种舒适的方式坐好，对头部几个重要穴位如百会、通天、风池、风府、太阳、印堂进行揉按。这样可以促进头部的血液循环，而且对头疼和偏头疼也具有不错的疗效。它对于整个呼吸道都具有刺激作用，可以预防和缓解感冒、头疼、发热等疾病，提高身体的免疫能力。

这套动作对于增强头部血液流通、缓解脑疲劳具有很好的疗效，同时还兼具塑身美体的效果，平时不妨多做一做。

不过，在此有一点注意事项要提醒大家，患有高血压、低血压，或者是正处于经期的女性都不宜做这个动作，否则容易对身体的健康状况产生不良影响。

扩胸、收腰、减腹的展臂式

不管是长期伏案工作的白领丽人，还是整天忙前忙后的家庭主妇，都请留出一点儿时间给自己，让自己来享受美丽吧。接下来就向大家介绍一种展臂式瑜伽运动，这套动作能够让你拥有魔鬼般的身材，能够让

你真正成为富有魅力的现代时尚女郎，还等什么呢？就让我们一起来做吧。

这套展臂式瑜伽运动的具体做法为：

（1）将两脚并拢，站好，将两手放于身体的两侧，大脚趾微微分开，头部放

松，面向前方。

（2）两个手腕相交于腹前，手心向内。将精力集中，内心保持平和。

（3）深深吸气，将两只手慢慢向上举，延伸至头顶，脸朝上，眼睛看着上方。体会胸部的扩张感，这个时候肺活量便会增大，也就吸入了更多的氧。

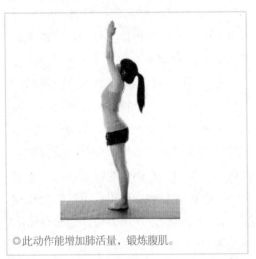

◎此动作能增加肺活量，锻炼腹肌。

（4）呼气，将两只手分开，从旁边慢慢地放下来，放于体侧。这个时候可以感觉到有更多的废气正在呼出来。

（5）深深吸气，两只手从旁边上举，举到头顶的位置，两手腕在腹前相交，脸朝上，眼睛看着上方。再次体会胸部扩张，肺活量增大，吸入了更多氧的感觉。

（6）呼气，将两只手臂从前面放下来，放于腹前，这就完成了一个回合。

在这个姿势当中，我们的呼吸会变得深长而又缓慢，呼吸道得到了良好的刺激。等待呼吸慢慢平稳的时候，我们再进行第二次。

具体的操作方法为：

（1）当手慢慢上升的时候，头也慢慢抬起。手臂升到头顶上方的时候，能够感觉到身体两侧的强烈舒展。这种练习，是非常有利于减掉腰侧脂肪的。同时，对腋窝处也是一个不错的锻炼，腋窝处的皮下脂肪很少，非常容易出现皱褶，如果经常做这套动作进行练习，便可以令其弹性增强一些。

（2）两手从旁边慢慢地放下来。

（3）再次深深地吸气，手从旁边缓缓地上举；呼气，手从胸前放下。

待呼吸逐渐平稳，我们再做第三次。

当做完第三个回合时，我们会感觉到疲劳得以消除，全身精力增强了。

做完上面的动作可以按摩以下穴位：肩髎、曲池、手三里、外关、内关和合谷等。但要注意的是，孕妇不可按揉合谷穴，因为按摩这个穴位容易造成流产。

消除疲劳的四种经络瑜伽

随着现代社会生活节奏的加快、工作压力的增加，人们的疲劳感也接踵而来了。因此，人们便会通过各种各样的方法来对自己进行调节，以达到消除疲劳的效果。而经络瑜伽的调节功能则能够将来自各个方面的疲劳症状逐个击破，可以有效得缓解人的疲劳状态。接下来就让我们一起来学习一下这几种消除疲劳的瑜伽动作吧。

❶ 摩天式

具体操作方法为：

（1）取站立的姿势，将脚分开。

（2）吸气，踮起脚尖，将两手臂交叠，举过头顶向上伸展身体。

（3）呼气，令脚跟慢慢地着地，向后延展背部。

（4）吸气，将脚跟提起，同时向上抬起身体。

（5）呼气，将手臂侧平举打开。

❷ 舞蹈式

具体操作方法为：

（1）将两脚并拢，目视前方的地面，抬起右脚，并将右脚用右手握住。

（2）保持这个姿势，同时进行6次呼吸。

（3）吸气，左手扶住树干（在家可以扶墙壁或者是门框），形成舞蹈式。

（4）保持同样的姿势，坚持一段时间，时间的长短以自己感觉舒适为限度。

（5）将右脚放回到地面上面，慢慢放下手臂，保持正常的呼吸。换侧，重复进行练习。

❸ 蹲式莲花

具体操作方法为：

（1）半蹲，保持均匀的呼吸。

（2）吸气，将趾尖踮起；呼气，将双膝向两侧打开，身体继续下蹲；再吸气，同时手掌合拢于胸前。

（3）呼气，将双膝向两侧延展到极限，同时脚掌尽量相对，脊柱中正，目视前方，将这个姿势保持15秒钟左右，身体慢慢直立。

（4）重复进行这个姿势，共4~5次。

❹ 门闩式

具体操作方法为：

（1）双膝跪地，将右腿伸向右方，右脚与左膝一线。

（2）吸气，双臂向两侧平举，与地面平行；呼气，躯干和右臂都屈向右腿，将头放松，身体保持在一个平面上面，不要进行扭动。

（3）保持这个姿势，共持续1分钟；吸气，将身体放直；呼气，放松手臂。换侧，再重复进行练习。

办公室工作者因为久坐不动，容易形成各种疾病，处于亚健康状态。颈椎病、腰椎病等都是办公室一族经常面对的烦恼。经常做一些简单的瑜伽动作，坚持一段时间，你将会变得容光焕发、精力充沛。

💜 防治肠胃病的三种经络瑜伽

现代的人们在每天的生存竞争当中，肯定少不了应酬，三餐也很难定时、定量，长此以往，自己的肠胃便很容易就会被牺牲掉了。尤其是具有遗传困扰的人（家族中有多人罹患胃病）、比较神经质或过度拘谨的人、抽烟的人（特别是在焦躁状态下抽烟），以及胃酸分泌过多的人，更是难逃肠胃病的折磨。

保护好胃肠除去要注意合理饮食之外，经常做做下面的3种瑜伽动作，对于健胃整肠也会具有很大的帮助，不信可以试一试。

① 椅上拔瓦斯式

此式可以排除胀气，强化胃肠功能，舒缓胃痛以及释放压力。

具体操作方法为：

（1）端正坐于椅子上面，右腿屈膝踩于椅座上，双手抱住弯曲的腿，进行深呼吸。

（2）配合呼吸节奏，吐气时用力抱紧腿，并使大腿对腹部进行挤压。

（3）还原，换另一腿继续做。

② 椅子站立后视式

此式可以缓解胃部的痉挛，解除胃肠不适，促进血液循环，亦可使腹部以及腰部的肌肉放松，可以调整身体久坐后所产生的不适感，同时还能够使腰围变得纤细。

具体操作方法为：

（1）站立于椅子前方，做深呼吸。

（2）左脚踩在椅座上，吸气。

（3）上身向左边扭转，右手握住左膝盖，左手自身后绕过贴紧右腰，吐气，上身尽量向左转至腰部有扭紧的感觉时停住，做深呼吸。

（4）还原，换边再做一次。

③ 椅上正坐侧弯式

此式可以缓解紧张性胃痛，亦可以消除胁腹部赘肉，美化手臂以及使腰围变得纤细，同时也能够平衡、矫正长期不良久坐姿势所导致的脊椎侧弯。

具体操作方法为：

（1）坐正于椅上 1/2 处，腰背挺直。

（2）吸气，左手尽量向上伸展，右手扳紧椅面。

（3）吐气时，左手与上身向右侧弯，保持挺胸，停住后做深呼吸。

（4）还原，换边再做一次。

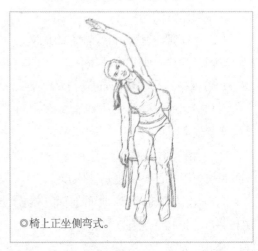

◎椅上正坐侧弯式。

对于已经出现胃病的病人，在饮食方面则更应该注意。尽量做到定时进餐，每日 5～6 次，进食量少，能减轻胃的负担，避免胃部过度扩张；进餐次数多，可使胃中经常存有少量食物，以中和胃内过多的胃酸。病重的人最好食用营养丰富且又易于消化的松软食品，如米粥、牛奶等。此外，还可以多吃点儿蜂蜜，因为蜂蜜有抑制胃酸分泌、促进溃疡愈合的功能。

♥ 消除肩颈痛的"椅上瑜伽"

对于办公族来说，肩膀肌肉总是发紧，脖子也常常容易扭痛这种状况是非常常见的。其实，在办公室伏案工作的人们大多都会有此病，原因就在于关节、肌肉缺少运动，血液循环不良。长时间保持同样的姿势，很容易造成肌肉缺血、缺氧或者是疲劳，严重时还有可能会演变成慢性拉伤，所以办公室一族千万不能对此掉以轻心。

预防重于治疗，为了避免被肩颈僵痛缠上身，除了保持正确的坐姿和进行适度的休息之外，还要不时拉拉臂、耸耸肩，或者是做做瑜伽。

那就从现在起练习瑜伽吧。它可以强化腰椎，有了瑜伽基础，更不容易引起运动伤害。练习瑜伽要靠自己的毅力与努力，才能克服身体病痛，重拾健康。同时，瑜伽能克服腰酸背痛，更能使你的身材窈窕，保持健康。

那么，下面就让我们一起来学几招治疗肩颈痛的瑜伽吧。

① 椅上松肩式

此式可消除肩颈酸痛，促进肩部和颈部的血液循环，防止肩颈僵硬。

具体操作方法为：

（1）坐正于椅上 1/3 处，挺直腰背，双膝并拢，两眼平视。

（2）吸气，上身不动，将双肩耸起，止息，停留数秒。

（3）缓慢吐气，上身不动，放松肩膀。

（4）还原，来回重复做数次。

② 椅上细臂变化式

此式可美化手臂线条，消除手臂赘肉，柔软肩关节，促进肩颈部的血液循环，预防肩部僵硬。

具体操作方法为：

（1）坐正于椅上 1/2 处，挺直腰背，双膝并拢。

（2）右手平直上伸，手心向内侧。

（3）左手绕过头部后方抓住右手手肘。

（4）吸气，右手掌心以逆时针方向旋转成手心向下，同时右手缓慢向右侧拉开，直到左手臂拉紧，停留做深呼吸。

（5）还原，换手再做一次。

③ 椅上肩臂式

此式可消除肩颈酸痛，柔软肩关节，美化手臂线条，促进血液循环。

具体操作方法为：

（1）坐正于椅上 1/3 处，挺直腰背。

（2）左手肘弯曲，左手掌贴住右边背部，右手握住左手肘处，双肩尽量外扩，停留做深呼吸。

（3）还原，换手再做一次。

（4）左手上举，手肘自上向后弯曲，右手由下向上，绕过背后与左手互握，尽量扩胸挺腰，停留做深呼吸。

（5）还原，换手再做一次。

❹ 椅上拉臂式

此式可消除肩颈与手臂的疲劳，预防酸痛，并能消除手臂的赘肉，美化手臂线条。

具体操作方法为：

（1）坐正于椅上 1/2 处，挺直腰背，右手向左前方伸直。

（2）吸气，左手缓慢用力地将右手肘往左侧拉紧。

（3）缓慢吐气，如拉绳般，左手尽可能将右手向左拉，而右肩同时尽可能向右侧方向拉开，使右手臂的伸展有紧实感，停留数秒。

（4）还原，换手再做一次。

瑜伽是一种很好的运动，练习瑜伽可以伸展、放松肌肉，所以也有减缓疼痛的效果。不过，要注意的是，一般人不可以贸然做幅度太大的前后弯仰动作。练习瑜伽应量力而为，且应做好充分暖身的预备工作，才不会引起运动伤害。

孕妇瑜伽，情感身心的"双赢"

孕妇练习瑜伽可以增强体力和肌肉张力，增强身体的平衡感，提高整个肌肉组织的柔韧度和灵活度；同时刺激控制激素分泌的腺体，增加血液循环，加速血液循环，还能够很好地控制呼吸。练习瑜伽还可以起到按摩内部器官的作用。此外，针对腹部练习的瑜伽可以帮助产后重塑身材。瑜伽有益于改善睡眠，消除失眠，让人健康舒适，形成积极健康的生活态度。瑜伽还帮助人们进行自我调控，使身心合二为一。

具体操作方法为：

（1）屈膝坐好，脚心相对，两手十指相交，手心抱脚尖。

（2）脚跟向后挪，尽量靠近会阴（刚练习瑜伽的朋友如果感觉这样坐有困难，可以在臀部下放一个小垫子），伸直脊柱，眼望前方。经常保持这种姿势会使我们体态更好，还能消除含胸、驼背的不良习惯。

（3）呼气，以腰部为支点，身体前倾，慢慢使整个上体尽量贴近前侧地面，前额贴近地面，同时肘部紧贴膝盖窝，将两膝压向地面。保持自然呼吸 20 ~ 30 秒。意识集中在脊柱，体会脊柱的延伸感，整个背部肌群得以扩张了。

（4）深深吸气，以头部带动颈部、上背部、中背部、下背部，缓缓回到坐立姿势。

（5）呼气，将两脚稍移开会阴部位，放松。

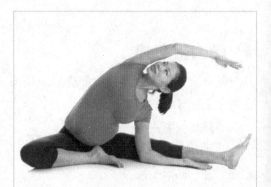

◎孕妇练习瑜伽可以增强体力和肌肉张力，增强身体的平衡感及柔韧度和灵活度。

（6）继续来做这个姿势。当上体再次贴近前侧地面时，我们将意识集中在腹部，感觉内脏得以按摩，消化功能得到改善，促进了新陈代谢。腿部患有痉挛疾患的朋友若常做这种练习，痉挛能慢慢得以缓解甚至消除。

（7）吸气，将上体慢慢抬高，回到坐立姿势。

（8）一般每个瑜伽姿势都是做3次，那我们再做一次吧！

（9）当上体再次贴近前侧地面时，我们感觉腿部的柔韧性得到锻炼。对患有坐骨神经痛的朋友来说，这也是一个极佳锻炼。同时还锻炼了髋关节和骨盆区域。

（10）吸气，我们将上体抬起，两脚略向前，两手臂抱在小腿前侧，放松。

（11）做完瑜伽后，对足底的一些穴位如涌泉、心包区、足心、失眠点进行按摩。

孕妇瑜伽练习要保持身心愉快和舒适，不应当过度疲劳，不必太用力以免引起不适和疼痛。练习时应当有一种伸展的感觉，每个动作要做得自然优雅和舒展。

另外孕妇瑜伽对于准妈们来说还有以下几点好处：

首先，益于准妈妈。适当运动可以使准妈妈保持良好的心理状态，也不至于长得太胖，同时能够促进血液循环、增强心肌收缩力、增加氧气的摄取量、促进新陈代谢；利于神经内分泌系统功能的增强，可使消化液分泌增多，有利于食物的消化、吸收和利用；还能增进肌肉的协调性，帮助孕妈妈适应身体重心的转移和体重的增加。

其次，可以体会到运动能缓解紧张感、使腰部及骨盆的关节更柔软、肌肉更富弹性，特别是有意识地锻炼腹部、腰部、背部和骨盆的肌肉，可以避免由于妊娠体重增加和重心改变而导致的腰腿痛，并有助于减轻临产时的阵痛，促进顺利地自然分娩。

再次，宝宝也受益。由于胎儿与母体血脉相连，因此，孕妇适当地运动也有利于胎儿的成长。母体血液循环的增强，也增加了对胎儿的氧气和营养供给，促进胎儿大脑和身体的发育。准妈妈们在户外活动时晒晒太阳，还有利于胎儿的骨骼生长发育而且，母亲经常保持良好的心理状态，对孩子将来形成乐观开朗的性格有一定的作用。

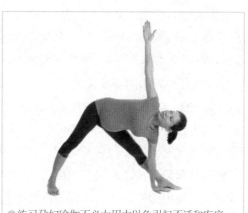

◎练习孕妇瑜伽不必太用力以免引起不适和疼痛。

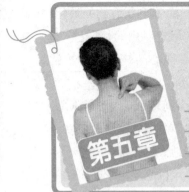

第五章

疏气活血，也有间接的松筋效果

中医学认为气与血各有其不同作用而又相互依存，以营养脏器组织，维持生命活动。在生活中经常疏气活血同样能够起到松筋健身的作用。

气血不畅，就易出现筋缩现象

中医认为，人体是由脏腑、经络、皮肉、筋骨、气血、津液等共同组成的一个整体。筋伤可导致脏腑、经络、气血的功能紊乱，除出现局部的症状之外，常可引起一系列的全身反应。"肢体损于外，则气血伤于内，营卫有所不贯，脏腑由之不和。"同样，气血不畅也可能导致筋缩，进而导致筋伤。

气血运行于全身，周流不息，外而充养皮肉筋骨，内而灌溉五脏六腑，气血与人体的一切生理活动和各种病理变化密切相关。

"气"一方面来源于与生俱来的肾之精气，另一方面来源于从肺吸入的自然之清气和由脾胃所化生的"水谷精气"。前者为先天之气，后者乃后天之气，这两种气相互结合而形成"真气"，成为人体生命活动的动力源泉，也可以说是维持人体生命活动最基本的力量。《灵枢·刺节真邪》说："真气者，所受于天，与谷气并而充身者也。"真气形成之后，沿着经脉分布到全身各处，与各个脏腑、组织的特点结合起来，就成为各种具有不同特点、

不同功能的气，如心气、肺气、胃气、肾气、营气、卫气，等等。气是一种流动的物质，气的运动形式只有通过人体各个脏腑、组织的生理活动才能体现出来。它的主要功能是一切生理活动的推动作用，温养形体的温煦作用，防御外邪侵入的防御作用，血和津液的化生、输布、转化的气化和固摄作用。总之，气在全身流通，无处不到，上升下降，维持着人体的动态平衡。

"血"由脾胃运化而来的水谷精气变化而成。《灵枢·决气》说："中焦受气取汁，变化而赤，是谓血。"血形成之后，循行于脉中，依靠气的推动而周流于全身，有营养各个脏腑、器官、组织的作用《素问·五脏生成》说："肝受血而能视，足受血而能步，掌受血而能握，指受血而能摄。"说明全身的脏腑、皮肉、筋骨都需要得到血液的充足营养，才能进行各种生理活动。

"气"与"血"两者之所以密不可分，是因为血随气沿着经脉而循行于全身，以营养五脏、六腑、四肢、百骸，周流不息。

《素问·阴阳应象大论》就阐述了气血之间的关系："阴在内，阳之守也；阳在外，阴之使也。"而《血证论·吐血》则比喻为："气为血之帅，血随之而运行；血为气之守，气得之而静谧。"血的流行，靠气的推动，气行则血随之运行。这些阴阳、内外、守使等概念，不仅说明了气血本身的特点，而且也生动地阐明了二者之间相互依存的关系。

而当人体受到外力损伤后，常可导致气血运行紊乱而产生一系列的病理变化。也就是说，人体一切筋伤病的发生、发展无不与气血有关，气血调和能使阳气温煦，阴精滋养。若气血失和，便会百病丛生。《素问·调经论》中指出："五脏之道，皆出于经隧，以行血气，血气不和，百病乃变化而生，是故守经隧焉。"又如《杂病源流犀烛·跌仆闪挫源流》中所说："跌仆闪挫，卒然身受，由外及内，气血俱伤病也。"损伤后气血的循环不得流畅，则体表的皮肉筋骨与体内的五脏六腑均将失去濡养，出现筋缩、筋伤现象，以致脏器组织的功能活动发生异常，而产生一系列的病理变化。因此可以说，气血不畅是筋伤的重要原因。

此外，急骤的暴力作用可致气血运行失常。如《杂病源流犀烛·跌仆闪挫源流》说："跌仆闪挫，卒然身受，由外及内，气血俱伤病也。"又说："忽然闪挫，必气为之震，震则激，激则壅，壅则气之周流一身者，忽因所壅，而凝则血亦凝一处……是气失其所以为气矣。气运乎血，血本随气以周流，气凝而血亦凝矣，气凝在何处，则血亦凝在何处矣。人至气滞血凝，则作肿作痛，诸变百出。"详细阐明了损伤与气血的关系。

"跌仆闪挫""卒然身受"虽为皮肉筋骨损伤，但亦必损及气血，形成气滞、血瘀。气血瘀阻，为肿为痛，故《素问·阴阳应象大论篇》有"气伤痛，形伤肿。故先痛而后肿者，气伤形也，先肿而后痛者，形伤气也"之说。如瘀血逆于肌腠则局部肿胀，滞于体表则皮肤青紫。

《洞天奥旨》曰："气血旺则外邪不能感，气血衰则内正不能拒"，说明了气血的盛衰与筋伤的关系。筋的正常生理赖气以煦之，血以濡之。若气血虚弱之人，筋肉失养，失养则虚，虚则不耐疲劳，因而"内正"不能拒其"外邪"。所以，虽较小的外力，或单一姿势的长期操作，或风寒湿邪侵袭，皆可致筋的损伤。疲劳则筋伤，气血运行阻滞，不通则痛，故慢性筋伤常表现为局部酸痛，且常与气候变化关系密切。

总之，人们要想减少筋缩、筋伤的概率，就需要调养好体内的气血，只有气血畅通，才能骨正筋柔，而只有骨正筋柔，才能气血畅通。

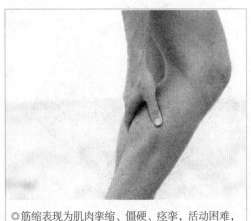

◎筋缩表现为肌肉挛缩、僵硬、痉挛，活动困难，周身酸楚疼痛，小腿抽筋等。

保持身体温暖，才能气血畅行、经络畅通

气血掌握着人体的生杀大权，气血流通顺畅，我们就会安然无恙，如果气血出现瘀滞，体内经络就会被堵塞，我们就会生病。我们知道血在体内的流通是由气来推动的。那么，气又是被谁掌控着呢？答案是，温度。

对于我们的身体来说，当温度适宜时，血流畅通，我们便会感觉温暖舒适；当温度降低时，血液流速减慢，就会出现滞涩、瘀堵，当出现这种情况时，我们的第一感觉就是"冷"；当温度进一步降低，血液就会凝固，我们就会面临死亡。所以说，使血液流动起来的动力就是温度，温度可以决定人体的气血盛衰。

中医对气的解释是，"气是由先天之精气、水谷之精气和吸入的自然界清气所共同组成的"，其中的先天之精气、水谷之精气都能用温度来进行解释。

先天之精气代表人体先天之本的

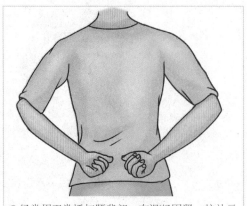

◎经常用双拳捶打腰背部，有温经固肾、培补元气的作用。

"肾"。肾为人体之阳，就像人体内的一团火，温煦地照耀着全身。对于肾脏，中医里永远只存在着补，从没有泻的说法。只有通过不断地、适度地添加燃料，才能让肾火旺盛，肾气充足。而给人的肾不断补充营养、添加燃料的，就是被称为"后天之本"的脾胃，是脾胃把食物化成了充足的血液，这就是中医里常说的"血为气之母，气为血之帅"。

补气就是补肾、暖肾、保暖、祛寒，气血充足就是身体内血液的量足、肾气足、基础体温偏高、各脏器功能正常、代谢旺盛、血脉畅通；气血两亏就是身体血液的量少、质劣、肾气虚、基础体温低、脏器功能低下、代谢缓慢、血脉运行不畅。在生活中，我们经常见到小朋友的火力很足，冰天雪地还在外面玩耍，根本不怕冷；而他们的爷爷、奶奶却要围着火炉取暖，这说到底还是肾气的缘故。小孩子肾气足，火力旺，代谢旺盛，总是处于生长、发育的状态，所以不会非常怕冷；而老人肾气衰，火力不足，循环代谢慢，体温就偏低，身体逐渐衰弱。

所以，我们一定要经常处于温暖的状态，这样气血畅行无阻，而经络也得以疏通，人体的器官也得以正常运转，身体的健康也就得到了维护。

补气血固然重要，但由于人和人的体质不同，气血水平不同，补气血的方法自然也就不能一样。在生活中，我们一不小心就会陷入补气血的误区中。

① 运动能增加气血能量

运动可以打通经络，强化心脏功能，提高清除体内垃圾的能力，但是不会增加人体的气血能量。运动对健康的影响，主要是加快血液循环的速度，可以使一些闭塞的经络畅通，特别是对于心包经的打通有很好的效果。心包经的通畅，可以强化心脏的能力，提升我们身体的免疫功能，也会加快身体的新陈代谢，加快身体排出体内废物的能力。

如果只是单纯地进行运动，完全不改善生活习惯，增加或者调整睡眠的时间，那么运动只是无谓地消耗血气能量而已。

② 寒凉的食物不能吃

并不是所有的寒凉食物进入肚子里都会对身体产生负面影响，只要与我们孩子的体质、吃的季节相适宜，能起到中和、平衡的作用，就可以吃。比如夏天，孩子的身体大量出汗，就应该适量吃些大寒的西瓜，因为它能除燥热，又能补充身体内因出汗过多而丢失的水分、糖分，这时的西瓜对身体来讲就能起到协调、补血的作用，而天冷时吃西瓜就容易导致血亏。

另外，寒、热食物要搭配着吃，比如吃大寒的螃蟹时，一定要配上温热性质的生姜，用姜去中和蟹的寒凉，这样就不会对人们的身体有任何的伤害，还有利于蟹肉的消化、吸收。

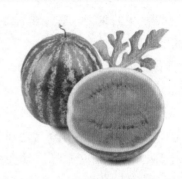

◎有慢性肠炎、胃炎及十二指肠溃疡的患者，平常不宜多吃西瓜，不然会加重病情。

③ 黑色食物一定能补血

在我们的思维里，一向认为黑色食物能补血，如黑芝麻、黑豆、黑米、黑木耳、海带、紫菜、乌鸡等。其实并不尽然，温热是补、寒凉是泻。黑米、乌鸡性温，补血、补肾效果明显；黑芝麻，性平，补肾、补肝、润肠、养发；黑豆，性平，补肾、活血、解毒；黑木耳性凉，海带、紫菜性寒，夏天可以经常吃，冬天尽量不要吃。

所以，任何食物补还是不补，一定要看食物的属性，而不是根据颜色来决定。

♥ 青筋暴突正是血液中废物积滞的结果

从科学角度，人体血红细胞的衰老变异一般都要先于其他组织细胞的衰老病变。人的组织器官发生衰老病变，往往都伴随着血红细胞的衰老变异。而血红细胞的衰老变异又是造成相关循环障碍最直接最根本的原因。所以，从某种程度来讲，万病之源始于血。

人体正常的血液是清洁的，但环境污染的毒物，食物中残留的农药和激素，肉、蛋等酸性食物产生的酸毒，以及人体新陈代谢中不断产生的废物，都可进入血液中形成血液垃圾，使血液污浊。

污浊的血液不仅损害我们姣美的容颜，其蓄积体内还会产生异味使人臭秽不堪，甚至损伤组织器官，形成多种慢性病，如糖尿病、冠心病及高血压等。更严重的是，毒素还能破坏人体免疫功能，使人体正常细胞突变，导致癌症的发生。可见，想要健康长寿，净血就显得非常重要了。

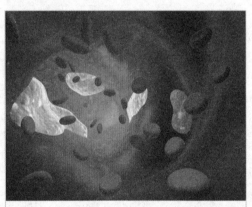

◎如果血液污浊的话，往往会给身体带来损害，时间久了就会造成糖尿病、高血压等症状。

在生活中，我们偶尔会看到这样一些人，在他们的四肢上会暴露出一条条可怕的青筋，通常这些人都比较瘦，所以人们就认为，是这个人缺少脂肪才导致身体的筋暴露出体外。事实上，暴露出体外的这一条条的东西不是筋，并且它们也不是因为人瘦造成的，它们实际上是人体内废物积滞过多的产物，这一条条的"青筋"正是我们的静脉血管。

我们都知道，人体的血管有静脉和动脉之分，人体通过动脉把心脏的血液输送到全身，通过静脉把血液回收到心脏。当静脉血液回流受阻，压力增高时，青筋常常在人体表面出现凸起、曲张、扭曲变色等反映状。如果身体中有各种瘀血、痰湿、热毒、积滞等生理废物不能排出体外，就会导致全身各个系统都会发生障碍，此时在脸部、腹部、脚部，特别在手掌和手背的青筋就会显得非常的明显。所以，青筋就是人体的积滞。身体内的废物积滞越多，青筋就会越为明显。

事实上，根据青筋的分布，我们还可以判断出不同的病情：

❶ 手部青筋

（1）手背青筋。手背青筋提示腰背部有积滞，容易导致腰肌劳损，疲劳乏力，常见腰酸背痛，甚至出现肌肉紧张、硬结节。

（2）手指青筋。小孩手指青筋，提示肠胃积滞消化不良。成人手指青筋，不但提示消化系统有问题，且还反映了头部血管微循环障碍，脑血管供血不足，头部不适，严重者会出现头晕、头痛、中风等。

（3）手掌青筋。手掌到处可见青筋，表示胃肠积滞，血脂高，血黏稠，血压高，血液酸性高，含氧量低，血液容易凝聚积滞，则容易出现头晕、头痛、疲倦乏力、身体虚弱等。

② 头部青筋

（1）当太阳穴青筋凸起时，往往提示头晕、头痛；当太阳穴青筋凸起、扭曲时，表示脑动脉硬化；紫黑时，则容易中风。

（2）鼻梁有青筋，提示肠胃积滞，容易胃痛、腹胀、消化不良、大便不利，紫色时则情况更加严重。

（3）嘴角腮下有青筋，往往提示妇科疾病，带下湿重，疲倦乏力，腰膝酸软，下肢风湿。

③ 胸腹部青筋

（1）胸腹部青筋，多注意乳腺增生。

（2）腹部青筋，即俗话说的"青筋过肚"，这已经是比较严重的积滞，一般是肝硬化的标志。

④ 下肢青筋

（1）膝部青筋提示膝关节肿大、风湿性关节炎。

（2）小腿有青筋多是静脉曲张，此病严重者往往发生腰腿疾病、风湿关节痛。多见于久站的老师和久行的农民。

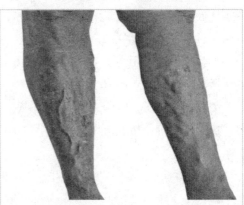

◎人体体表部异常显露的青色筋脉，由瘀血、虫积或瘀证等引起。

总之，人体任何地方出现青筋，不但影响外表美观，更重要的是身体废物积滞的反映。青筋即积滞清除的关键是平时要学会清血净血。一般来说，消除青筋的凸现，达到清血净血的效果，最好是平常就运用拍打和刮痧疗法。

活血通脉，增强自愈力的全身按摩法

在现代社会，许多人不知不觉中体质就变得很差，血液流通也会减慢，如果此时多活动活动手脚，没事时多做做按摩，就可以保证血液流通顺畅。在《黄帝内经》中，《素问》有九篇、《灵枢》有五篇论及按摩。由此也可以看出按摩对养生，尤其是老年人养生的重要性。下面介绍一套全身按摩法。此按摩法通常从开始按摩到最后结束，从整体中分出若干节来进行。既可分用，也可合用。操作顺序由下而上，即从足趾到头部。老年人则可从上到下。

具体操作方法为：

（1）搓手。用两手掌用力相对搓动，由慢而快，到搓热手心。手是三阳经和三阴经必经之处，摩擦能调和手上血液，使经路畅通，十指灵敏。

（2）梳头。十指微屈，以指尖接触

头皮，从额前到枕后，从颞颥到头顶进行"梳头"20次左右。

（3）揉按太阳穴。用两手食指指端分别压在双侧太阳穴上旋转运动，按时针方向顺、逆各10次左右。

（4）揉胸脯。用两手掌按在两乳上方，旋转揉动，顺逆时针各10次左右。

（5）抓肩肌。用手掌与手指配合抓、捏、提左右肩肌，边抓边扭肩，各进行10次左右。

（6）豁胸廓。两手微张五指，分别置于胸壁上，手指端沿肋间隙从内向外滑动，各重复10次左右。

（7）揉腹。以一手五指张开端向下，从胃脘部起经脐右揉到下腹部，然后向右、向上、向左、向下，沿大肠走向擦揉。可以牵拉腹内脏器，使肠胃蠕动加大，促进

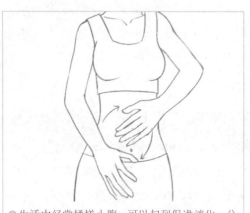

◎生活中经常揉搓小腹，可以起到促进消化、分泌胆汁的作用。

胃液、胆汁、胰腺和小肠液的分泌，增加消化吸收作用。

（8）搓腰。用手按紧腰部，用力向下搓到尾闾部，左右手一上一下，两侧同时搓20次左右。

（9）擦大腿。两手抱紧一大腿部，用力下擦到膝盖，然后擦回大腿根，往来20次左右。

（10）揉小腿。以两手掌挟紧一侧小腿腿肚，旋转揉动，左右各20次左右。腿是担负人体重量的骨干，是足三阳经和足三阴经的必经要路，浴腿可使膝关节灵活，腿肌增强，防止肌肉萎缩，有助于减少各种腿疾。

（11）旋揉两膝。两手掌心各紧按两膝，先一起向左旋揉10次，再同时向右旋揉10次。膝关节处多横纹肌和软性韧带组织，恶温怕冷，经常浴膝，可促进皮肤血液循环，增高膝部温度，驱逐风寒，从而增加膝部功能，有助防止膝关节炎等难治之症。

（12）按摩脚心。两手摩热搓涌泉穴，快速用手搓至脚心发热，先左后右分别进行。

依上各法进行全身按摩可去风邪，活血通脉，解除腰背病。如果能够长期坚持，就可坐收强身健体之功。

打通胃经，强大气血的"绿色通道"

中医学认为，养生就是保养生命，而生命是身体和精神的统一体。因此，养生不但要养护身体，更要调适精神，也就是要修炼"精、气、神"。精气神正是养生

的目标，也是养生的基本要素。而先天之本——肾脏的强壮，正是精气神充沛的源泉。简而言之，养生要以强肾为功。

中医认为，肾为先天之本，是人体健康长寿的根基。很多人都知道肾脏功能的重要，想尽各种办法来补肾，以益寿延年、永葆青春。因此，人们开始寻找更简单安全的方法来达到补肾强身的目的，经过多年的实践，人们终于找到了一种简单安全的补肾方法——打通胃经。

从中医的角度来分析，补肾，就是要增强肾的功能，而肾的功能无非是两个：一个是生殖的功能，一个是排毒的功能。其中，生殖的功能通常在40岁以后就会渐渐减弱。但如果能将生殖的功能保持旺盛不衰，那么人就不容易衰老。如何保持这种精力呢？人们可以借助自身一条不易枯竭的经络——胃经来实现。

打通胃经，首先可以使人体的脾胃得益，因为脾胃为人体的后天之本，后天的营养给人以气血持续地供应。我们每天都要吃饭，所以胃是人体最活跃的器官，也是人体气血最容易汇聚的地方。但气血总是随进随出，并没有真正地保存下来。如果你要想健壮，想长寿不衰，那就需要有足够的气血储备才能实现，这就需要人们打通胃经。

脾胃为体内积聚了足够的气血，就有补益肾脏的功效。这是因为肾脏为人体的先天之本，能够调动激发出人体的原动力，而这种原动力就是生殖的力量。这种生殖力量，也是万物得以繁衍的动力。男性在青少年的时候，通常会有一种"精满自溢"的现象，这也是气血充足的表现。但是过了中年，尤其是在结婚生子以后，这种现象就会日益减少，渐渐地表现为精力不足。这时采用通常的健身方法，往往只是满足于维持身体不至于衰老过快，并不能让身体长久地保持活力。而身体的潜能是无限的，人们可以通过保持肾精的充足，激发体内的大药库。而且，肾精就像银行里的存款，生活在温饱水平的人都是随挣随花，没有多余的储备。而没有存款，日常生活也可以维持，只是无法进入小康。人的身体如果没有多余的能量储备，也可以活得很正常，只是不能达到强壮和长寿。如果只是活得长而不健康，也不是什么快乐的事情。所以想要强壮，就一定要培补肾精。肾精就是人体气血的储备。

但是积聚肾精谈何容易，因为肾精不是光靠集中意念于一点就可以生成的。而且，集中意念本身，很多人就无法做到。通常一打坐，就会杂念纷飞。这样何时才能补足肾精呢？我们可以尽全力打通后天之本的胃经，来补足先天之本的"肾精"。实际上，只要打通胃经，补泻的事情身体自会处理得很完美，无须外力画蛇添足。那什么是"痿症"呢？就像花枯萎了一样，人的气血不足了，血液流不到它该流的地方，脏腑、肢体、肌肉、筋脉自然就萎缩了。所以，要想保持青春常驻，我们一定要在胃经上多费些工夫。因此，许多中医学家认为，女性如果每天敲打一下胃经，以保持气血对面部的供应，就能达到抗衰、美容的目的。

舒筋活络、调和气血，多多按捏腋窝

在我们上肢与肩膀相连之处，靠里面有一个凹陷的部分，被称为腋，同时又叫作腋窝、胳肢窝、夹肢窝。腋窝为颈部与上肢间血管和神经通路，是腋窝动脉、静脉、臂丛、腋淋巴结群组织的集合处。

据医学研究者证实，经常自我按捏腋窝，可起到舒筋活血、调和气血、强身抗老的作用。具体说来，主要有以下几个方面的作用：

（1）大大增加心肺活量，促进全身血液的回流通畅，提高气体交换能力，从而使机体获得更多的养分和氧气。

（2）可刺激各种感觉器官，使眼耳鼻舌和皮肤感官装置在接受外界刺激时反应更加灵敏。

（3）帮助消化、健脾开胃、增加食欲，而且还能防治阳痿阴冷。

（4）还能缓解"心痛"，对肘臂冷痛也具有一定的疗效。

（5）腋窝顶端动脉搏动处有一个穴位，名为极泉。中医学认为，针灸或者按摩极泉穴，具有防治心脏病、肩周炎、乳腺病等疾病的作用。

按捏的方法是：左右臂交叉于胸前，左手按右腋窝，右手按左腋窝，用手指适度地按摩捏拿，用力不宜重，每次按捏约3分钟即可。最好早晚各按捏1次。

此外，按捏腋窝简单易行，自我按捏时，左右臂交叉于胸前，左手按右腋窝，右手按左腋窝，运用腕力，带动中、食、无名指有节律地轻轻捏拿腋下肌肉3～5分钟（至少108次），用力不宜过重，早晚各进行1次。也可夫妻间每日早晚互相按摩各1次，每次进行1～3分钟。

在按捏腋窝时还要注意，按捏时两肘要略抬高，切忌暴力钩拉。同时也应该注意将指甲剪短，避免触伤皮肤以及血管神经。

同时，还要提醒大家注意，人体的腋毛，同阴毛一样，对它所生长的体表部位，能够起到遮挡、保护人体皮肤的作用，使之不受外来细菌、灰尘等的侵袭，御"敌"于肌肤大门之外。

而且，腋毛的另外一个作用是当人体活动时，手臂运动，腋窝除牵拉着周围皮肤间总有摩擦力产生，若摩擦过久、过重，腋毛就起到缓解皮肤摩擦的力量，保护腋窝皮肤，使之不受擦伤，所以腋毛的作用不能否认。由此可以看出，腋毛对人体存在一定的养护作用，因此女性不宜因爱美而去除腋毛。

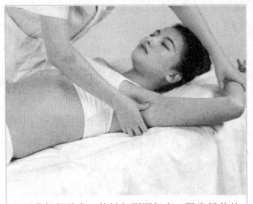

◎经常按捏腋窝，能够起到调气血、强身健体的作用。